中医临床带教
经典医案

主 编　宫晓燕／王健／冷炎

中国中医药出版社
·北京·

图书在版编目（CIP）数据

中医临床带教经典医案 / 宫晓燕，王健，冷炎主编
. —北京：中国中医药出版社，2019.10
ISBN 978 - 7 - 5132 - 5682 - 7

Ⅰ .①中…　Ⅱ .①宫…②王…③冷…　Ⅲ .①医案—
汇编—中国—现代　Ⅳ .① R249.7

中国版本图书馆 CIP 数据核字（2019）第 182910 号

中国中医药出版社出版

北京经济技术开发区科创十三街 31 号院二区 8 号楼
邮政编码　100176
传真　010－64405750
赵县文教彩印厂印刷
各地新华书店经销

开本 787×1092　1/16　印张 30.5　字数 650 千字
2019 年 10 月第 1 版　2019 年 10 月第 1 次印刷
书号　ISBN　978 - 7 - 5132 - 5682 - 7

定价　118.00 元
网址　www.cptcm.com

社 长 热 线　010-64405720
购 书 热 线　010-89535836
维 权 打 假　010-64405753

微信服务号　zgzyycbs
微商城网址　https://kdt.im/LIdUGr
官 方 微 博　http://e.weibo.com/cptcm
淘宝天猫网址　http://zgzyycbs.tmall.com

中医临床带教经典医案

主　编　宫晓燕　王　健　冷　炎

副主编　王　爽　王　铃　辛　国

编　委　杨　明　冯长卓　李济同　刘　健

　　　　邓厚波　张子沛　才华兴　史梦琦

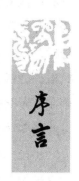

序言

长春中医药大学前身为 1958 年成立的长春中医学院，2006 年更名长春中医药大学。历经 50 余年的辛勤耕耘和创新发展，学校形成了"启古纳今，厚德精术"的校训，为国家培养输送 4 万余名毕业生，校友遍及海内外，为国家和吉林省的经济社会发展提供了坚实的人力和智力支撑。

现今，中医学蓬勃发展，学术上各个流派百家争鸣，临床实践中，疾病的个体化差异明显，因此相应的治疗方法也更具多元化。这些都给刚刚步入临床实践的杏林学子们带来了问题与挑战。在我参与临床教学工作的 10 余年中，看着一届又一届莘莘学子抱着济世救人的伟大理想进入了长春中医药大学，在这里学习医学知识，实践临床技能，最后走出校门，为社会贡献自己的绵薄之力。在此期间，经常有学生抱有疑问，不知道自己背得的经典，习得的中医基础知识，练得的临床技能如何付之于实践，用之于临床。甚至许多学生在教学实习时，关注的大都是各项实验室指标，而对患者的自觉症状及望、闻、问、切四诊收集的体征的认识模糊不清，对其带教老师的理法方药分析较为粗浅。把老师开的方子走马观花地看几遍，很难真正理解其临证思路，临床医师也很难抽出时间对病案抽丝剥茧，一一分析，为学生讲解自己的诊病思维。种种困扰提醒着我们，在非师带徒的新型中医人才培养模式下，有着许多我们不得不面对的问题。

在教学与临床衔接的过程中，看医案是必不可少的过程。诚然古今名家医案已汗牛充栋，数不胜数，但对初出茅庐的学生们来说，古代医案晦涩难懂，且时代不同，环境不同，对疾病的理解及诊治也多多少少有些出入；现代医案林林总总，挑选一本适合自己的也实属不易；而仅仅依靠在临床上记录病程、查看病例又很难理解带教老师辨证论治的精髓所在。因此，我一直考虑编著一本综合新环境下吉林省乃至北方地区临床常见疾病，并能对其症因脉治深入浅出地讲解分析，适合学生在临床实践过程中学习借鉴的教学医案。这样既能加强学生对病因、病机、症状、体征、治则、治法等传统中医理法方药的理解，又能使其直观地认识到在对大量疾病的中西医结合治疗过程中，中医方药具有什么特点，起到什么作用，以此提高学生的中医临床思维能力，为其今后的悬壶道路打下重要的基础。

2012 年初，在宫晓燕教授的提议倡导下，我校中医学专业研究生在跟师实习期间，记录带教老师的经典医案并整理成书。本书既有我院名老中医对疾病独到的诊治方法，也记录了青中年骨干医师在中医临床上的探索过程。学生在整理随师临证医案的过程中，边分析边学习，有助于加深对中医诊治方法的理解，提高中医临床能力。如此，中医学才能薪火相传并发扬光大。

学分三类，曰已然，曰当然，曰未然，观已然之继，习当然之法，知未然之理。继承是发展创新的基础和前提，创新是在继承与发展基础上的突破。希望同学们继续努力，以科学与创新的精神，在临床学习及工作中大胆探索。借此也祝愿长春中医药大学百尺竿头，更进一步，为中医药事业贡献更大的力量。

王健

2019 年 6 月

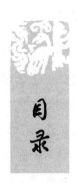

目 录

任继学医案 / 001

赵建军医案 / 004

王　健医案 / 013

赵德喜医案 / 017

王中男医案 / 024

黎明全医案 / 029

张为民医案 / 034

南红梅医案 / 038

李　霞医案 / 043

金　曦医案 / 048

黄永生医案 / 052

邓　悦医案 / 055

隋殿军医案 / 061

刘爱东医案 / 064

盖国忠医案 / 069

姜丽红医案 / 074

陈　颖医案 / 082

郑大为医案 / 086

宫晓燕医案 / 091

王　檀医案 / 103

仕　丽医案 / 113

杨海淼医案 / 118

张芬兰医案 / 122

江海艳医案 / 125

南　征医案 / 129

王秀阁医案 / 138

朴春丽医案 / 148

何　泽医案 / 159

张守琳医案 / 166

童延清医案 / 170

刘艳华医案 / 173

韩　冰医案 / 177

杨丽华医案 / 180

闫凤杰医案 / 185

李　磊医案 / 189

贾秋颖医案 / 194

王成武医案 / 199

姜　坤医案 / 205

王颖航医案 / 213

刘铁军医案 / 218

冷　炎医案 / 227

杨世忠医案 / 230

刘彦晶医案 / 233

牛春风医案 / 237

韩万峰医案 / 241

魏鞍钢医案 / 244

魏　明医案 / 247

杨宗孟医案 / 250

李春光医案 / 256

陈立怀医案 / 260

凌　霞医案 / 269

王艳萍医案 / 279

陈丽文医案 / 282

王　慧医案 / 288

王　烈医案 / 293

原晓风医案 / 302

冯晓纯医案 / 310

孙丽平医案 / 318

宋柏林医案 / 325

丛德毓医案 / 329

黄铁银医案 / 333

尹宏兵医案 / 337

齐　伟医案 / 343

刘　鹏医案 / 346

楚云杰医案 / 349

王立新医案 / 352

张颖新医案 / 355

许广里医案 / 360

陈新华医案 / 364

刘　春医案 / 368

刘　洋医案 / 373

赵立杰医案 / 378

周建华医案 / 381

赵　和医案 / 387

杨铁峥医案 / 390

陈　亮医案 / 394

刘柏龄医案 / 398

赵文海医案 / 405

冷向阳医案 / 415

李新建医案 / 418

闻　辉医案 / 423

王晶石医案 / 426

齐万里医案 / 428

李跃飞医案 / 433

李晓春医案 / 435

郝东明医案 / 438

黄丹奇医案 / 441

刘　颖医案 / 444

景　瑛医案 / 448

魏丽娟医案 / 452

韩　梅医案 / 458

王丽鸣医案 / 461

夏清艳医案 / 465

刘桂霞医案 / 471

赵为民医案 / 475

中医临床带教经典医案

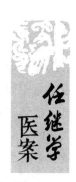

任继学（1926 — 2010），长春中医药大学终身教授、博士研究生导师，国家第一批、第二批、第三批全国老中医药专家学术经验继承工作指导老师，享受国务院政府特殊津贴，2009 年被授予"国医大师"荣誉称号。从事中医脑病、心病、肾病研究，是中医急诊学的开拓者之一，创建了中医急证医学体系。主编我国中医急诊第一部规划教材《中医急诊学》，专著有《悬壶漫录》《任继学经验集》。任继学教授，博极医源，精勤不倦，治学严谨，辨证准确，遵经而不拘泥，守方而善变通，临证法圆机活，组方缜密有度，在运用中医药治疗各种疑难重症方面验识俱丰，造诣颇深。

缺血性中风（脑梗死）案

汉代张仲景《金匮要略》首创"中风"之名。明代张景岳认为中风与外风无关，而提出"非风"之说，立"内伤积损"的论点。

【一诊】

郑某，男，47 岁。1994 年 11 月，因"右侧肢体瘫痪 3 天"就诊。3 天前酒后夜寐中，出现右侧肢体麻木，未诊治。逐渐加重至右侧肢体活动不遂，语言謇涩，形盛，面红赤，神清，大便秘结，小便黄赤，舌红，苔薄白，脉弦滑。查体：右侧肢体全瘫，血压 120/80mmHg。头颅 CT：右侧基底节区多发性脑梗死。

中医诊断：缺血性中风（风痰瘀血，闭阻脉络）；**西医诊断：**脑梗死。

治则治法：活血化瘀，化痰通络。

方药：炒水蛭 5g，虻虫 5g，地龙 15g，豨莶草 25g，赤芍 15g，胆星 7.5g，半夏 15g，瓜蒌 30g，丹参 15g，白薇 15g，酒大黄 5g。

其他疗法：清开灵注射液 40mL 加入 5% 葡萄糖注射液 500mL，日 1 次静点。

【治疗效果】

住院 23 天，痊愈，巩固 1 个月，追访 1 年未犯。

【按语】

《素问·通评虚实论》指出："仆击偏枯……肥贵人则膏粱之疾也。"

该患平素嗜食酒肉肥甘太过，致使形体丰盛，腠理致密，脂膏堆积于内，为瘀为滞，久则转化为脂液，渗透于营血，附着于脉络，气血难以通利，积损为病，又可滋生湿热，蕴积为痰，热亦煎津为痰，痰热瘀互结，循经上犯于脑脉，窍络失利，脑脉细急，而发本证。治以活血化瘀、化痰通络。方中水蛭、虻虫活血破瘀生新，"借虫蚁血中搜逐，以攻通邪结"（《临证指南医案》）；地龙清热平肝息风；豨莶草祛风平肝；赤芍凉血活血，丹参"达脏腑而化瘀滞"（《本草正义》）；胆星、半夏、瓜蒌、酒大黄四者配伍，清热化痰、润肠通便，且可祛瘀息风；白薇清热凉血，中风热证用之效佳。瘀血去，热痰消，腑实通而病愈。

本例患者治疗及时亦是取效的关键所在。中风病急性病程为 28 天，此期以破血化瘀、泄热醒神、豁痰开窍治疗，效果良好，若进入恢复期才予以治疗，则肢体功能不易恢复。《中风斠诠》指出："活血通络以疗瘫痪，亦仅可施之于旬月之间，或有效力。若其不遂已久，则机械固已锈蚀，虽有神丹，亦难强起矣！"

（整理：刘艳华）

溢饮（特发性水肿）案

《金匮要略》指出，"饮水流行，归于四肢，当汗出而不汗出，身体疼重，谓之溢饮"，确定了该病病位在皮肤与四肢，同时亦指出，"病痰饮者，当以温药和之"，把温化法确立为治疗痰饮的重要法则。

【一诊】

冯某，女，49 岁。2004 年 6 月 28 日，因"双下肢反复浮肿 35 年"就诊。患者 35 年前无明显诱因出现双下肢浮肿，曾多次理化检查未见异常，自服"双氢克尿噻"可利尿消肿。但仍时有反复，为求中医药治疗来我院门诊。双下肢浮肿，按之凹陷如泥，晨起肿消，活动后至下午逐渐加重，夏季加重，冬季缓解，小便量少，舌淡红，苔薄白，脉沉濡。专科检查：血压 95/60mmHg。理化检查：未见明显异常。

中医诊断：溢饮（脾气亏虚）；**西医诊断：**特发性水肿。

治则治法：补气健脾，温阳利水。

方药：补中益气汤合五苓散加减。

党参 15g，炙黄芪 15g，柴胡 5g，升麻 5g，茯苓 50g，白术 20g，桂枝 15g，白芥子 3g，大腹皮 15g，泽泻 15g，白蔻皮 15g。2 剂，水煎服。

【二诊】

服药后双下肢浮肿减轻，舌淡红，苔薄白而干，脉缓滑。血压 100/70mmHg。原方去白芥子；改党参为米党参 15g、炙黄芪为黄芪皮 15g、茯苓为赤茯苓 50g；加清夏 15g、金星草 15g。4 剂，水煎服。

【三诊】

服药后浮肿已消，乏力，舌淡红，苔薄白而干，脉沉虚无力，两尺尤甚。血压 110/80mmHg。药用：党参 15g，苍术 15g，米寸冬 15g，黄芪皮 15g，柴胡 5g，茯苓 20g，陈皮 15g，佩兰 15g，生姜皮 15g，建曲 15g，白蔻皮 15g。4 剂，水煎服。

【治疗效果】

三诊后，诸症消失，未再复发。

【按语】

该患双下肢浮肿 35 年，而多次理化检查未见异常，治疗似乎无从下手。但中医治病的灵活性就在于"观其脉证，知犯何逆，随证治之"。劳则气耗，该患活动后消耗脾气，故而症状加重，脉沉濡亦是脾虚不能运化水湿之象。故以补气健脾、温阳利水为治疗大法。方中党参、炙黄芪、柴胡、升麻取义于"补中益气汤"，用以补气健脾；茯苓、白术、桂枝、泽泻化裁于五苓散，用以温阳化气利水；白芥子祛皮里膜外之痰，大腹皮行气利水，更用柴胡伍泽泻，升降相因而加强利水之功。该方补气温脾以治本，利水渗湿以治标，因而奏效。

二诊时方药得效，故原法不变，微调用药。用米党参使补而不滞；黄芪皮、大腹皮、白蔻皮诸皮走表而利皮肤水湿；茯苓"白化痰涎，赤通水道"，故改用赤茯苓加强利水；清夏化痰，金星草利湿。诸药合用搜剔皮肤水湿。三诊时，水湿已除，故以补气健脾扶正为主，兼化水湿，本正源清以善后。

（整理：刘艳华）

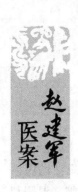

赵建军医案

赵建军（1956—），博士研究生导师，吉林省名中医，吉林省高等学校学科建设工程首席教授，首批吉林省跨世纪学术和技术带头人，吉林省医药卫生第一批重点学科骨干。擅长治疗中风病、痴呆、偏头痛、郁病、失眠、癫痫等疾病。

中风（脑出血）案

中风一病，源于《黄帝内经》（下简称《内经》），其病名有"仆击""大厥""薄厥""偏枯""偏风""身偏不用""痱风"等。《灵枢·刺节真邪》记载了中风的病因病机："虚邪偏客于身半，其入深，内居营卫，营卫稍衰，则真气去，邪气独留，发为偏枯"；《素问·通评虚实论》指出中风的发生与个人的体质及饮食有关："仆击、偏枯……肥贵人则膏粱之疾也"；《素问·玉机真脏论》指出中风病变的部位在头部："春脉如弦……其气来实而强，此为太过……太过则令人善忘，忽忽眩冒而颠疾"。

【一诊】

张某，男，57岁。2011年5月4日，因左侧肢体活动不利4小时就诊。患者4小时前晨起时突然出现左侧肢体活动不利，头痛，伴恶心，阵发性左侧肢体痉挛，逐渐出现神昏，遂于我院行头部CT等检查。现患者左侧肢体活动不利，神昏，头痛，阵发性左侧肢体痉挛，言语謇涩，偶有饮水返呛，饮食一般，夜眠尚可，二便正常。舌质暗红，苔白腻，脉弦滑。专科检查：嗜睡，不完全运动性失语，概测智能不配合，双侧瞳孔不等大，左侧直径约3mm，右侧直径约2mm，对光反射灵敏，右眼内收不到位，左眼外展不到位，露白3mm，双侧额纹等深对称，左侧鼻唇沟变浅，伸舌左偏，左侧肢体肌力0级，肌张力增高，右侧肢体肌力及肌张力正常，左侧肢体腱反射减弱，双侧肢体痛觉、音叉振动觉对称存在，双侧巴氏征阳性，项强约4横指。理化检查：血常规：中性粒细胞百分比88.11%，淋巴细胞百分比8.12%，中性粒细胞数$7.79×10^9$/L，淋巴细胞数$0.72×10^9$/L，血红蛋白163g/L；尿常规、糖代谢及电解质均正常；肾功能：血尿酸461.0μmol/L。头部CT：右侧丘脑斑片状血性密度增高影，形态不规则，CT值70HU，脑干及左侧丘脑多发局灶性、点状密度减低影，界限模糊，脑沟、脑裂形态增宽，变深。心电图示：窦性心律，QRS额面心电轴不偏，不正常心电图，ST段下移。印象诊断：①右侧丘脑脑出血，约15mL。②多发腔隙性脑梗死。③脑萎缩。

中医诊断：出血性中风（中脏腑，血瘀髓虚）；**西医诊断**：脑出血，脑梗死。

治则治法：破血化瘀，泄热醒神，豁痰开窍，填精补髓。

方药：脑出血Ⅰ号。

烫水蛭 8g，虻虫 5g，蒲黄 15g（包煎），大黄 5g（后下），瓜蒌 20g，三七粉 10g（冲服），石菖蒲 15g，龟甲胶 10g（烊化）。3 剂，水煎服。

其他疗法：

1.醒脑静注射液 20mL，加入 0.9% 氯化钠注射液 250mL，日 1 次静点。

2.安宫牛黄丸 1.5g，日 2 次口服；云南白药 0.5g，日 4 次口服，以防止胃应激性溃疡出血。

【二诊】

患者左侧肢体活动不利，神昏，头痛改善，言语謇涩，偶有饮水返呛，饮食一般，夜眠尚可，小便正常，大便仍未行，舌质暗红，苔白腻，脉弦滑。在前方基础上调整大黄 10g(后下)、瓜蒌 30g，加玄明粉 10g、厚朴 15g、枳实 15g。3 剂，水煎服。醒脑静及安宫牛黄丸用法、用量如前。

【三诊】

患者神志渐清，左侧肢体活动不利较前改善，头痛改善，言语謇涩改善，无饮水返呛，饮食一般，夜眠尚可，二便正常，舌脉如前。继服上方。前方去虻虫，加清半夏 15g，白术 15g，天麻 15g。3 剂，水煎服。醒脑静应用如前。

【四诊】

患者症状进一步改善，舌脉如前。神经系统检查：意识清楚，不完全运动性失语，概测智能正常，双侧瞳孔不等大，左侧直径约 3mm，右侧直径约 2mm，对光反射灵敏，右眼内收不到位，左眼外展不到位，露白 2mm，双侧额纹等深对称，左侧鼻唇沟变浅，伸舌左偏，左侧肢体肌力 1 级，肌张力增高，右侧肢体肌力及肌张力正常，左侧肢体腱反射减弱，双侧肢体痛觉、音叉振动觉对称存在，双侧巴氏征阳性，无项强。

1.守方继服。

2.予针刺治疗，取穴如下：足三里(双)，血海(双)，丰隆(双)，太阳(双)，阴陵泉(双)，曲池(双)，合谷(双)，太溪(双)，太冲(双)，副廉泉(双)，大椎。

3.予中风复肢液，外用涂擦，日 2 次，促进肢体功能康复。

【五诊】

患者病情稳定，大便排出困难，舌质暗红，苔白腻，脉弦滑。调整方药。水蛭 8g，蒲黄 15g（包煎），三七 10g，瓜蒌 30g，石菖蒲 15g，厚朴 15g，枳实 15g，清半夏 15g，天麻 15g，胆南星 10g，竹茹 20g，大黄 10g（后下），玄明粉 10g，龟甲胶 10g（烊化）。5 剂，水煎服。针刺治疗、中风复肢液应用如前。

【六诊】

患者病情稳定，头 CT 回报：右侧丘脑及基底节区有不规则等密度影，右侧侧脑室轻度受压；左侧丘脑、脑干及右侧半卵圆中心有多个低密度影，边界清晰；中线结构无移位。印象诊断：①右侧基底节区及丘脑脑出血已基本吸收。②左侧丘脑、脑干及右侧半卵圆中心多发腔隙性脑梗死。病程进入恢复期，根据舌质暗红，苔白腻，脉弦滑，调整治则治法为破血化瘀，填精补髓。酒大黄5g（后下），桃仁15g，烫水蛭6g，白薇20g，虻虫5g，川芎15g，石菖蒲25g，郁金15g，生蒲黄15g（包煎），豨莶草30g，龟甲胶10g（烊化）。10剂，水煎服。继续肢体功能康复。

【治疗效果】

患者左侧肢体活动不利较前改善，神清，头痛较前有好转，言语謇涩有改善。头CT示：右侧基底节区及丘脑脑出血已基本吸收。

【按语】

本案方选脑出血Ⅰ号。方中以大黄、虻虫、三七、水蛭破血化瘀，作为主药而加以重用。大黄，走而不守，既可泻火清热，又可荡涤风火热痰之邪。《神农本草经》谓本品能"荡涤肠胃，推陈致新"，并能活血祛瘀。水蛭"为其味咸，故善入血分，为其原为噬血之物，故善破血；为其气腐，其气味与瘀血相感召，不与新血相感召，故但破瘀血而不伤新血；且其色黑下趋，又善破冲任中之瘀，盖其破瘀血者乃此物之良能，非其性之猛烈也""凡破血之药，多伤气分，惟水蛭味咸专入血分，于气分丝毫无损"；虻虫，散瘀力量较强，为行瘀通经要药，配合水蛭可增强破血逐瘀之功，故二者皆为破血逐瘀通经要药。石菖蒲，芳香疏达，能开窍豁痰，常用于热病神昏、痰厥、癫病等证，凡湿热痰浊蒙蔽清窍，症见身热，神昏谵语者，可与郁金等配伍；生蒲黄、三七、大黄均能活血祛瘀。瓜蒌可润肺，化痰，散结，滑肠。张锡纯《医学衷中参西录》云："瓜蒌，能开胸间及胃口热痰，故仲景治结胸有小陷胸汤，瓜蒌与连、夏并用，治胸痹有瓜蒌薤白等方，瓜蒌与薤、酒、朴、桂诸药同用。"龟甲胶功用与龟甲相似，滋阴潜阳，补肾健骨，滋阴的功效更强，并有补血的功效。纵观全方，乃取《伤寒论》抵当汤破血化瘀之意结合填精补髓之法而成。全方重用破血化瘀诸药，配伍填精补髓之品，破血化瘀以治其标，填精补髓以治其本，标本兼顾。

（整理：李萍）

郁病（抑郁状态）案

中医学并无抑郁症的病名，根据其症状表现当属"百合病""癫病""脏躁""梅核气"以及"郁证"等范畴。明代虞抟《医学正传》首先把"郁证"作为病证名称，所论之郁包括情志、外邪、饮食等因素所致的广义的郁。《内经》中即有郁证之说。《素问·六元正纪大论》曰："木郁达之，火郁发之，土郁夺之，金郁泄之，水郁折之。"此为五气之郁，后世合称五郁。

【一诊】

张某，女，55岁。因心情抑郁2个月，于2011年3月1日就诊。该患于2个月前生气后出现心情抑郁，入睡困难，睡后易醒，未予特殊治疗。现症：心情抑郁，入睡困难，睡后易醒，偶有头晕，自汗，后头部疼痛，胸闷，气短，饮食差，二便尚可。舌质红，苔白腻，脉沉弦。专科检查：HAMD 32 分。神经系统检查：意识清楚，语言流利，概测智能正常，双侧瞳孔等大同圆，直径 3mm，对光反射灵敏，眼球各方向运动正常，无眼震，鼻唇沟对称等深，伸舌不偏，四肢肌力 5 级，肌张力正常，轮替试验（−），指鼻试验（−），四肢痛觉及音叉振动觉正常，双侧腱反射对称存在，双巴氏征阴性，脑膜刺激征阴性。理化检查：血常规示：嗜酸性粒细胞 $0.04 \times 10^9/L$，红细胞压积 35.2%，平均血红蛋白量 34.2pg，平均血红蛋白浓度 369g/L。尿常规示：亚硝酸盐（＋）。甲功常规未见异常。载脂蛋白 B 1.17g/L，胱氨酸蛋白酶抑制剂 C 1.22mg/L。离子常规示：氯 112mmol/L。血糖示：葡萄糖 6.7mmol/L。心电图未见异常。

中医诊断：郁病（肝郁化火）；**西医诊断：**抑郁状态。

治则治法：疏肝泻火安神。

方药：柴胡 15g，川芎 15g，当归 15g，白芍 15g，神曲 20g，栀子 15g，淡豆豉 20g，香附 15g，郁金 30g，枳壳 20g，炙远志 15g，酸枣仁 30g，夜交藤 60g，佛手 20g，浮小麦 35g，茯神 20g，黄连 15g，黄芩 15g，龙齿 25g（先煎），朱砂 0.5g（冲服），琥珀粉 7.5g（冲服），磁石 25g（先煎）。7 剂，水煎服。

【二诊】

心情抑郁略有减轻，仍入睡困难，睡后易醒改善，头晕消失，自汗，后头部疼痛，胸闷，气短，饮食差，二便尚可。舌质红，苔腻，脉弦。上方加柏子仁 30g、红花 15g、羚羊角 3g（单煎）。14 剂，水煎服。

【三诊】

患者心情抑郁明显改善，偶有入睡困难，睡眠较实，自汗消失，后头部疼痛明显改善，胸闷及气短基本消失，饮食一般，二便尚可。舌质淡，苔白，脉弦。HAMD 20 分。去淡豆豉、黄芩，枳壳改为 15g，余方不变，14 剂，水煎服。

【四诊】

HAMD 10 分。患者诸症状明显改善，上方去浮小麦，余药不变，继服 14 剂。

【治疗效果】

患者诸症均消。

【按语】

方中柴胡，疏散退热，升阳疏肝。枳壳主治胸膈痞满，胁肋胀痛，食积不化，脘腹胀满。柴胡与枳壳升降调气，既能调理肝胆气机，又能调理脾胃气机。香附理气解郁，调经止痛，郁金行气解郁，凉血破瘀。香附配合郁金入血分，协助柴胡疏肝解郁。栀子苦寒清降，能清泻三焦火邪、泻心火而除烦，为治热病心烦、躁扰不宁之要药，与淡豆豉合用清上焦郁热。神曲消食和胃。佛手疏肝理气，和胃止痛。二者配伍疏肝消食，增进食欲。川芎活血化瘀，气血冲和。当归补血活血。白芍养血柔肝，缓中止痛，敛阴收汗。二者配伍养血柔肝，防止理气太过劫伤肝阴。远志开窍醒神。夜交藤养心安神，配合琥珀粉养心安神。诸药合用，配伍精当，上方主要针对气、血、火、食四郁，共奏疏肝理气、化瘀安神之功。其主治作用的发挥，正是针对致郁之病机，通过"顺气为先"，达到"气得流通，郁之何有"之目的。如湿郁可加茯苓；痰郁加南星、半夏、瓜蒌；血郁日久可加桃仁、红花；入睡困难可酌情加镇静安神药物，如龙齿、磁石、龙骨；如舌尖红明显者，可加黄连、黄芩、朱砂。

（整理：吕志国）

头痛（偏头痛）案

头痛在《素问·风论》中被称为"脑风""首风"。明代王肯堂系统论述了头痛和头风之区别，正所谓"浅而近者名头痛，深而远者为头风"。

【一诊】

黄某，女，36岁。2011年8月9日因"双侧头部阵发性疼痛2年，加重1周"就诊。患者2年前因工作环境嘈杂致两侧头痛，并反复发作，发作前眼前有一过性黑蒙，自行服用止痛药物可略有好转。近1周患者阵发性头痛加剧。现患者阵发性头痛，头痛呈胀痛伴双眼模糊，头昏沉、胸闷、多梦，口苦，心烦易怒，饮食差，夜眠一般，大便黏，不成形，小便正常，月经正常。舌淡胖大，苔白腻，脉沉弦细，左脉无力。专科检查：脑膜刺激征阴性。理化检查：血常规正常。头部CT示：头颅CT平扫未见明显异常。

中医诊断：头痛（肝风夹瘀）；**西医诊断：**偏头痛。

治则治法：平肝息风化瘀，行气活血止痛。

方药：天麻20g，川芎25g，细辛5g，水牛角25g（先煎），当归15g，白芍15g，白芷15g，柴胡15g，香附15g，郁金30g，栀子15g，红花15g，黄芪25g，丹参20g。7剂，水煎服。

【二诊】

患者阵发性头痛减轻，头痛发作次数减少，头昏沉及多梦好转，汗多，仍有胸闷，口苦减轻，心烦易怒减轻，饮食可，夜眠一般，二便正常。舌淡胖大，苔白腻，脉沉弦细。BP 110/70mmHg。脑膜刺激征阴性。前方加浮小麦35g、川楝子15g、枳壳20g、厚朴15g，14剂，水煎服。

【三诊】

患者头痛明显减轻，发作次数减少，仍多梦，汗多，胸闷、口苦、心烦减轻。舌脉如前。BP120/75mmHg。二诊方加神曲20g、茯神20g，14剂，水煎服。

【四诊】

患者阵发性头痛未再发作，偶有心烦，饮食可，睡眠、二便如前。守三诊方续用

14剂。

【治疗效果】

患者治疗期间头痛明显减轻，发作次数减少，治疗后未再发作。

【按语】

自拟平肝息风化瘀通络方，方中川芎能上至颠顶，旁达四肢，下行血海，为"血中之气药"，功擅活血行气，祛风止痛。本品性升散，善"上行头目"，为治头痛之要药。配以天麻、细辛、水牛角、白芷以平肝息风止痛；又用柴胡、香附、郁金、白芍疏肝理气，肝气顺则肝阳得敛，则脉络得养，清窍不伤。佐以少量当归、红花、丹参活血化瘀，使脉络通利，配栀子清心除烦，黄芪以补气。诸药合用，共奏平肝息风化瘀，行气活血止痛之效。

（整理：徐云龙）

痫病（癫痫）案

痫病源于《内经》而称"胎病"，属"癫疾"范畴。《素问·奇病论》曰："人生而有病癫疾者……病名为胎病，此得之在母腹中时，其母有所大惊，气上而不下……故令子发为癫疾也。"

【一诊】

周某，男，16岁。2010年7月13日，因"发作性意识丧失、四肢抽搐3年，加重2个月"就诊。患者3年前受到惊吓后出现意识突然丧失，仆倒不省人事，两目上视，喉中痰鸣，口吐涎沫，四肢抽搐，醒后如常人，每次持续30秒至1分钟不等，每年发作4～5次，未予系统诊治，2个月前发作频率较前明显增多，每月发作2～3次。现发作性意识丧失，仆倒不省人事，两目上视，喉中痰鸣，口吐涎沫，四肢抽搐，醒后如常人，每次持续30秒至1分钟不等，发作前有头痛而胀、胸闷等症状，平素情绪急躁，心烦，口苦咽干，纳差，大便干，小便黄，夜眠尚可，舌红，苔白微腻，脉弦滑。神经系统查体未见明显异常。脑电图未见明显异常。头部MRI平扫未见明显异常。

中医诊断：痫病（肝郁脾虚痰盛）；**西医诊断：**癫痫（强直－阵挛发作）。

治则治法：疏肝健脾化痰，定痫安神。

方药：柴胡15g，川芎15g，香附15g，郁金30g，当归15g，白芍15g，全蝎10g，僵蚕10g，石菖蒲30g，羚羊角5g，蜈蚣2条，砂仁5g（后下），栀子15g，枳壳15g。14剂，水煎服。

【二诊】

患者未发作，心烦、口苦、咽干症状较前好转，食纳好转，二便尚可，夜眠差，易醒。舌质淡红，苔白，脉弦滑。主证未变，续用前方，患者心烦、口苦咽干症状较前好转，减少栀子用量为 10g；夜眠差，易醒，加用夜交藤 30g、炒枣仁 30g、琥珀粉 7.5g（冲服），14 剂，水煎服。

【三诊】

患者发作 1 次，发作前头痛、胸闷症状较前减轻，心烦、口苦咽干症状较前好转，食纳尚可，大便次数增多，质稀，小便调，夜眠较前好转。舌质淡，苔白，脉弦滑。大便次数增多，质稀，上方加用藿香 15g、佩兰 15g，14 剂，水煎服。

【四诊】

患者发作次数明显减少，3 个月共发作 1 次。心烦、口苦咽干症状较前好转，食纳尚可，二便调，夜眠较前好转。舌质淡，苔白，脉弦滑。三诊方去藿香、佩兰，续服 14 剂。

【治疗效果】

患者连续服用药物半年，发作次数明显减少，共发作 2 次。随访 1 年未再发作。

【按语】

方选柴胡疏肝散化裁。方中柴胡、白芍疏肝解郁；枳壳、香附助肝气条达；郁金、川芎、当归行气活血，取血行则气行之意；全蝎、僵蚕、蜈蚣、羚羊角息风、解痉、定痫以治其标；石菖蒲辛温芳香，能化痰浊，开神窍，一则加强方中化痰之力，二则能增强开窍之功；栀子泄肝经实火，少量砂仁以化湿醒脾；诸药合用，共奏疏肝健脾化痰、定痫安神之功效。

（整理：闫雪）

痿证（格林–巴利综合征）案

《素问·痿证》是论述痿证最早的文献，指出本病主要病理为"肺热叶焦"，在治疗法则上提出"治痿独取阳明"之说。《素问·生气通天论》又云："因于湿，首如裹，湿热不攘，大筋软短……软短为拘，弛长为痿。"说明湿热也是痿证发病原因之一。

【一诊】

曹某，女，64 岁，退休。于 2010 年 6 月 6 日因"四肢无力 17 天"就诊。患者 17 天前出现四肢无力，伴吞咽及呼吸困难，遂到当地医院就诊，诊断为"格林–巴利综合征"，经治疗（具体用药及用量不详），上述症状好转。现患者四肢无力，以双下肢无力为著，四肢麻木，饮食尚可，睡眠一般，二便尚调。舌质红，苔白微腻，脉沉无力。神经系统检查：意识清楚，语言流利，概测智能正常，双侧瞳孔等大等圆，对光反射灵敏，直径 3mm，眼球各方向运动正常，双侧鼻唇沟对称等深，伸舌居中，双上肢肌力 5⁻ 级，双下肢肌力 2⁺ 级，肌张力减弱，双上肢腱反射对称，双下肢腱反射减弱，双侧上肢肘关节以下痛觉减弱，双下肢音叉振动觉减退，病理反射未引出，脑膜刺激征阴性。神经传导速度测定及肌电图：①右侧正中神经：运动神经波幅降低明显；右侧尺神经：运动神经波幅降低明显，传导速度减慢。②F 波：正中神经：F 波未引出；腓神经：F 波检出率明显下降。③EMG 检测：伸指总肌、胫前肌无力收缩，未见明显纤颤电位及正锐波。

中医诊断：痿证（湿热浸淫）；**西医诊断：**格林 - 巴利综合征。

治则治法：清热燥湿，解毒活络。

方药：苍术 15g，黄柏 20g，黄芩 20g，黄连 15g，土鳖虫 10g，龙胆草 10g，泽泻 15g，川木通 10g，金银花 25g，大青叶 25g，连翘 25g，制马钱子粉 0.225g（单包）。5 剂，水煎服。

备以生甘草（颗粒剂）5 袋，如患者出现黄视或绿视及口角麻木等服用制马钱子粉中毒症状，立即冲服解毒。

【二诊】

患者四肢无力，双下肢无力较前略减轻，四肢麻木症状较前亦好转，饮食及睡眠尚可，二便尚调。舌质红，白苔微腻，脉沉无力。神经系统检查：双上肢肌力 5⁻ 级，双下肢肌力 3⁻ 级。主方未变，续用本方，患者暂无口服制马钱子粉中毒症状出现，故加大制马钱子粉的计量，制马钱子粉 0.45g（单包）5 剂，水煎服。

【三诊】

患者四肢无力较前好转，双下肢无力好转较为明显，四肢麻木症状较前继续缓解，饮食及睡眠尚可，小便正常，大便稀。舌质红，苔白微腻，脉沉无力。神经系统检查：双上肢肌力 5⁻ 级，双下肢肌力 4 级。续用上方，减少苦寒之品，加入滋肾阴、补肾阳药物。苍术 15g，黄柏 20g，黄连 10g，土鳖虫 10g，泽泻 15g，金银花 25g，大青叶 25g，连翘 25g，石菖蒲 15g，附子 5g，远志 15g，肉苁蓉 15g，肉桂 10g（后下），龟甲胶 15g（烊化），熟地黄 15g，巴戟天 10g，五味子 15g，制马钱子粉 0.45g（单包）。10 剂，水煎服。

【四诊】

患者症状继续减轻，饮食一般，睡眠尚可，二便排泄偶感乏力。舌质暗，苔白微腻，脉沉。患者湿热症状减轻，故减少清利湿热药物，且制马钱子粉为有毒药物，有大寒，不宜久服，故去掉。酌加滋阴药物。黄柏 15g，土鳖虫 10g，金银花 25g，连翘 25g，石菖蒲 15g，远志 15g，肉苁蓉 15g，肉桂 10g（后下），附子 5g，巴戟天 10g，熟地黄 15g，石菖蒲 15g，远志 15g，知母 15g，山茱萸 15g，石斛 15g，天冬 10g，枳壳 10g，厚朴 10g，薄荷 10g，龟甲胶 15g（烊化）。10 剂，水煎服。

【五诊】

患者四肢无力、麻木症状继续缓解，饮食及睡眠尚可，二便排泄乏力症状减轻。舌质暗，苔白微腻，脉沉。神经系统检查：双上肢肌力 5⁻ 级，双下肢肌力 4⁺ 级，续用前方，减少清热利湿药物，病久入络，加入活血通络药物。土鳖虫 10g，金银花 25g，连翘 25g，石菖蒲 15g，远志 15g，肉苁蓉 15g，肉桂 10g（后下），巴戟天 10g，熟地黄 15g，石菖蒲 15g，远志 15g，知母 15g，山茱萸 15g，石斛 15g，天冬 10g，枳壳 10g，厚朴 10g，薄荷 10g，鸡血藤 30g，伸筋草 30g，龟甲胶 15g（烊化）。10 剂，水煎服。

【六诊】

患者四肢无力好转，四肢麻木症状明显缓解，饮食及睡眠尚可，二便排泄乏力症状好转。舌质暗，苔白，脉沉。守五诊方续用 10 剂。

【治疗效果】

患者四肢无力好转，四肢麻木症状基本消失，饮食及睡眠尚可，二便排泄乏力症状好转。舌质暗，苔白，脉沉。神经系统检查：意识清楚，语言流利，概测智能正常，双侧瞳孔等大等圆，对光反射灵敏，直径 3mm，眼球各方向运动正常，双侧鼻唇沟对称等深，伸舌居中，双侧肢体肌力均为 5$^-$ 级，双侧肢体肌张力均正常，双上肢腱反射对称，双下肢腱反射减弱，双侧上肢肘关节以下痛觉减弱，双下肢音叉振动觉减退，病理反射未引出，脑膜刺激征阴性。

【按语】

首方选二妙散合龙胆泻肝汤加减，后续用地黄饮子加减化裁。根据患者发病特点，结合导师多年治痿经验，以"脑髓"理论为指导，认为痿证发生的病理机制为髓虚毒损，督脉虚滞，络脉不畅，神经不能传导而发为本病。发病初期多以毒损为主，后期多以髓虚为主，故在遣方用药上，发病初期以清热利湿为主，后期多以填精益髓为主。方中用苍术、黄柏、黄连、黄芩、龙胆草以清热燥湿、泻火解毒；以金银花、连翘、大青叶清热解毒，加强清热之效。张锡纯在《医学衷中参西录》中提到"马钱子，其毒甚烈……开通经络，透达关节之力，远胜于他药也"。方中用制马钱子，味苦，性寒，有大毒，归肝、脾经，有开通经络、透达关节、清热解毒之功效，使湿热毒邪尽去，血脉、络道通畅，筋脉肌肉得养，肌力恢复，达到通络之效，并配伍土鳖虫加强活血通络之功。泽泻开通关节、川木通泻热通淋，使热邪从小便而解。后因湿热毒邪去后以填精益髓为主，故选方地黄饮子加减以滋肾阴，补肾阳，填精补髓，并且加入血肉有情之品龟甲胶以滋阴养血、益肾健骨，使任脉通，精血充，脉络不滞。诸药合用，共奏清热利湿，益髓通经之效，使湿热毒去，经脉通畅，脑髓充盈，筋肉得养，则痿证自除。

（整理：王昕昕）

王健（1970—），主任医师，教授，医学博士，博士研究生导师，岐黄学者，吉林省名中医，承担多项国家自然基金项目。对脑梗死、失眠、偏头痛等中医脑病科疾病的治疗，特别是对疑难疾病重症肌无力、多发性硬化的疗效较好。

痿证（多发性硬化）案

痿之名称首见于《内经》，《素问·痿论》将痿证分为皮、脉、筋、骨、肉五痿，还指出"肺主身之皮毛……肝气热，则胆泄口苦，筋膜干……发为筋痿"。

【一诊】

邵某，女，45岁。2010年9月2日，因"肢体麻木感1年"来我院就诊。患者1年前无明显诱因出现左下肢麻木，无力，伴行走困难，步态不稳，头晕，遂前往某院就诊，诊断为多发性硬化，给予人免疫球蛋白等治疗，症状缓解后出院。现自觉肢体麻木、无力，左侧为著，头晕，饮食、睡眠尚可，二便正常，舌质暗，苔白，脉沉细无力。神经系统检查：未见异常。头部磁共振平扫示：双侧半卵圆多发片状长 T_2 信号。

中医诊断：痿证（脾肾亏虚）；**西医诊断：**多发性硬化。

治则治法：补肾健脾。

方药：熟地黄50g，山茱萸30g，肉苁蓉15g，肉桂10g，石菖蒲20g，盐巴戟天15g，炙黄芪40g，当归30g，党参30g，炙甘草10g，白术15g，陈皮15g，柴胡10g，红花15g，丹参20g。10剂，水煎服。

【二诊】

下肢麻木、无力较前好转，但仍存在，偶有头晕，舌质暗，苔微黄腻，脉沉滑。上方加炒苍术20g、山药20g、石斛15g、麦冬15g、薏苡仁20g，10剂，水煎服。

【三诊】

下肢麻木、无力较前好转，饮食正常，二便正常，舌质暗，苔黄腻，脉沉无力。上方去丹参、红花，加黄柏15g、牛膝15g、菟丝子20g、川芎15g，肉桂减量为5g，14剂，水煎服。

【四诊】

麻木、无力较前明显好转，无头晕，效不更方，继续以上方为主方加减，治疗近1年。

【治疗效果】

患者麻木、无力症状基本消失，

【按语】

方选地黄饮子合补中益气汤加减。地黄饮子滋肾阴、补肾阳，而补中益气汤健脾益气，二方合用，共奏补肾健脾之意。方中熟地黄、山茱萸滋补肾阴，肉苁蓉、巴戟天温补肾阳，达到阴阳双补之效；加入肉桂，协同上药温养真元；石菖蒲开窍化痰；患者先天之本不足，不能滋助后天，必然导致脾气亏虚，故以黄芪、党参、白术益气健脾；陈皮理气燥湿、当归养血活血，使补中有行，补而不滞；柴胡升清阳之气；气不通则麻，血不通则木，故佐以红花、丹参活血通络；炙甘草补益中气，调和诸药。

（整理：张艺花）

头痛（偏头痛）案

头痛一证首载于《内经》，在《素问·风论》中指出外感与内伤是导致头痛发生的主要病因。《丹溪心法》中有痰厥头痛和气滞头痛的记载，并提出头痛"如不愈可加引经药，太阳川芎，阳明白芷，少阳柴胡，太阴细辛，厥阴吴茱萸"。《医林改错》倡导瘀血头痛之说。

【一诊】

陈某，女，26岁。2010年11月12日，因"头痛时有发作5年，加重3个月"就诊。患者5年前出现头痛，时发时止，生气、心烦时加重，未进行系统诊治，自行服用止痛药物（具体用药及用量不详）治疗，病情时有反复，近3个月病情加重。头痛以颞侧为主，胀痛，持续1小时左右，重时伴有恶心、呕吐，头晕，畏声，口干，食少纳呆，少寐多梦，小便黄，大便时干。舌质暗红，苔黄，脉弦。病人平素性格内向。神经系统检查：未见异常。头部CT未见异常。

中医诊断：头痛（肝气郁结，瘀血阻络）；**西医诊断：**偏头痛。

治则治法：疏肝解郁，祛瘀止痛。

方药：柴胡30g，川芎15g，醋香附30g，陈皮10g，赤芍15g，地龙30g，全蝎5g，炒僵蚕10g，丹参30g，当归30g，天麻15g，天花粉15g，炒栀子15g，炒酸枣仁30g，炙甘草10g。7剂，水煎服。

【二诊】

患者头痛发作2次，程度、时间较前好转，持续10分钟，食少纳呆，口干，少寐多梦，小便黄，大便时干。舌质暗红，苔黄，脉弦。上方加麦冬10g、神曲15g、石菖蒲 20g、川楝子 10g，7 剂，水煎服。

【三诊】

患者有 1 次轻微头痛，食欲稍有好转，时有不能控制情绪，心烦，舌质红，苔黄，脉弦。上方去地龙、僵蚕、丹参、当归、天花粉、栀子，加丹皮 20g、淡豆豉10g、郁金 20g，7 剂，水煎服。

【四诊】

患者未头痛，饮食、睡眠尚可，舌质暗，苔白，脉微弦滑。守三诊方续用 5 剂。

【治疗效果】

随诊 1 年，患者头痛未再发作，饮食、睡眠基本正常。

【按语】

方选柴胡疏肝散，疏肝行气，和血止痛。方中柴胡、香附疏肝理气解郁；川芎具有升散之性，能上行头目，为治头痛之要药，故加川芎以祛风止痛；赤芍、丹参、当归相配活血祛瘀止痛，另外当归补血和血，使方中有补有行；肝阳易动而化风，故配合天麻、炒僵蚕、地龙、全蝎平抑肝阳，且可搜风通络而止痛；炒栀子清心除烦，导邪热于小便而下；天花粉清热生津；炒酸枣仁养心安神；炙甘草调和诸药。诸药配伍，使肝气条达，血脉通畅，以达止痛之效。

（整理：宋黎黎）

痿证（重症肌无力）案

宋代陈言认为脏气不足是痿证发病的关键，在《三因极一病证方论·五痿叙论》中明确指出，"痿躄证属内脏气不足之所为也"。

【一诊】

赵某，女，59 岁。2010 年 9 月 17 日，因"眼睑下垂 4 年，加重 1 个月"就诊。患者 4 年前无明显诱因出现眼睑下垂，晨轻暮重，遂就诊于吉林大学第一医院，诊断为"重症肌无力"，给予溴吡斯的明片 60mg，日 2 次，口服后症状缓解。1 个月前眼睑下垂加重，伴有咀嚼困难，手无力，偶有吞咽困难，颈部抬举无力，畏寒肢冷，纳差，夜寐可，小便正常，大便溏。舌质暗，苔白，脉沉无力。专科检查：患者持续注视上方左眼睑约 6 秒后遮住瞳孔 9～3 点，右眼睑自然下垂至瞳孔 7～5 点；上臂平举，左臂大约 8 秒后下落，右臂大约 12 秒后下落，双臂休息后恢复正常；左下肢举起约 3 秒后下落，右下肢举起约 3 秒后下落，双下肢休息后恢复正常；双眼用力闭目时，埋睫征消失。半流食，较硬食物咀嚼无力，进食速度较慢，食量减少；平地慢走约 350m 后出现气喘现象。理化检查：新斯的明试验（＋）。胸腺 CT：未见异常。肌电图（重频电刺激）：刺激尺神经，高频刺激未见递增，低频刺激未见递减；刺激腋神经，低频刺激可见递减；刺激面神经低频刺激未见递减。

中医诊断：痿证（脾肾亏虚）；**西医诊断**：重症肌无力。

治则治法：健脾益气补髓。

方药：党参30g，白术20g，当归30g，陈皮15g，炙黄芪30g，柴胡10g，炒白扁豆30g，盐菟丝子30g，盐巴戟天15g，红花15g，丹参30g，升麻10g，砂仁15g。10剂，水煎服。

【二诊】

上眼睑下垂，咀嚼困难较前好转，仍偶有吞咽困难，但较前减轻，畏寒减轻。舌质暗，苔白，脉沉。上方去丹参、升麻、砂仁，加山药20g、熟地黄15g、狗脊15g，10剂，水煎服。

【三诊】

眼睑下垂明显好转，吞咽困难、咀嚼困难较前好转，四肢倦怠乏力，后头部疼痛，舌质暗，苔白滑，脉弦滑无力。专科检查：患者持续注视上方左眼睑约28秒后遮住瞳孔9～3点，右眼睑22秒后遮住瞳孔9～3点；上臂平举，左臂大约34秒后下落，右臂大约46秒后下落，双臂休息后恢复正常；左下肢举起约10秒后下落，右下肢举起约10秒后下落，双下肢休息后恢复正常；双眼用力闭目时，埋睫征不全。普食为主，较硬食物偶有咀嚼无力，进食速度稍慢，进食量正常；平地行走约800m后偶有气喘现象。上方去白扁豆、巴戟天、红花、山药、熟地黄，加薏苡仁30g、泽泻10g、茯苓30g、苍术20g、桂枝10g、甘草10g，10剂，水煎服。

【四诊】

诸症减轻，继续以健脾益气补髓为原则，以补中益气汤为主方加减，治疗半年余。

【治疗效果】

眼睑下垂基本消失，四肢力量基本恢复正常。舌质暗，苔白滑，脉沉滑。患者持续注视上方双眼无眼睑下垂；上臂平举正常；下肢抬起正常；用力闭目时，埋睫征正常。普食为主，平时可食生黄瓜、胡萝卜等食物，进食速度正常，进食量正常；一般活动后无气喘现象。肌电图示（重频电刺激）：刺激尺神经，高频刺激未见递增，低频刺激未见递减；刺激腋神经，低频刺激未见递减；刺激面神经低频刺激未见递减。

【按语】

方选补中益气汤加减，健脾益气。方中重用补气要药黄芪，配合党参、白术健脾益气，达到补中益气之功，佐以当归养血活血，陈皮理气和胃，使补药补而不滞，脾虚水湿不化，故以白扁豆健脾化湿、砂仁行气化湿，以菟丝子、巴戟天温补肾阳。气虚日久必致血行瘀滞，即因虚而致瘀，故加入丹参、红花以活血通络；升麻、柴胡升清阳之气。诸药同用，以治脾肾亏虚之本，使得清气得升，脾胃得健，气血生化有源，筋脉、肌肉得养。

（整理：张冬梅）

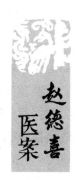

赵德喜（1967—），博士研究生导师。全国优秀中医临床人才。从事中医内科脑病方向研究20余年，推崇《伤寒论》六经八纲辨证体系，提出"从少阳病论治偏头痛""从少阳病论治失眠"的学术观点。

头痛（紧张性头痛）案

头痛病名首见于《内经》，《素问·风论》有"新沐中风，则为首风""风气循风府而上，则为脑风"的论述，此不仅描述了"首风"与"脑风"的临床特点，同时指出外感与内伤是导致头痛发生的主要病因。《伤寒论》中论及太阳、阳明、少阳、厥阴病头痛的见症，《东垣十书》补充了太阴头痛和少阴头痛。元代朱丹溪的《丹溪心法·头痛》有痰厥头痛和气滞头痛的记载。清代医家王清任在《医林改错》中论述血府逐瘀汤证时说："查患头痛者无表症，无里症，无气虚痰饮等症，忽犯忽好，百方不效，用此方一剂而愈。"

【一诊】

占某，女，60岁，退休。2010年11月22日，因"发作性头痛30年，加重1个月"就诊。患者30年前无明显诱因出现头痛，曾自行服用脑清片，未予系统治疗，病情时有反复。近1个月患者头痛加重，自行服用脑清片，无明显效果。现头顶及后头部钝痛，麻胀感，头昏沉，伴头晕，有时恶心，呕吐黏液，面白少华，畏寒肢冷，食少纳呆，无耳鸣，睡眠后可缓解。舌质瘀暗，苔白腻，脉沉弦。头部CT显示左侧基底节区腔隙性脑梗死。

中医诊断：头痛（痰瘀互结）；**西医诊断：**紧张性头痛。

治则治法：温化痰饮，利水祛瘀。

方药：吴茱萸20g，茯苓30g，桂枝15g，葛根20g，竹茹10g，威灵仙15g，鸡血藤15g，炙甘草10g，白芍15g，土鳖虫5g，仙灵脾10g。7剂，水煎服。

【二诊】

患者头痛好转，头晕减轻，恶心、呕吐消失，手足温暖，食纳好转，睡眠差。舌体胖大，质暗，苔白而干，脉沉弦。前方去仙灵脾，白芍改为20g，加全蝎5g，7剂，水煎服。

【三诊】

患者头痛减轻，心烦，口干，时有叹息，食纳明显好转，睡眠尚可。舌质暗，边尖红，苔白腻，脉弦。辨证为肝胆郁滞，改以小柴胡汤为主方调畅气机。柴胡25g，清半夏10g，黄芩5g，党参10g，炙甘草10g，生牡蛎25g（先煎），生龙骨50g（先煎），当归10g，水蛭5g，土鳖虫5g。10剂，水煎服。

【四诊】

患者头痛基本消失，自述易疲劳。舌体胖大，质暗，苔白，脉沉弦。故在原方的基础上去黄芩，加茯苓30g、炒白术20g，以健脾益气，7剂，水煎服。

【治疗效果】

患者头痛消失，无头晕，恶心，呕吐，四肢温暖，食纳好，睡眠良好。

【按语】

此患者年老素体阳虚，肝胃虚寒，痰饮内生，寒滞肝脉，从肝脉上至颠顶，扰乱清空而致头顶及后头部钝痛，麻胀，头晕；脾虚不运，痰饮内停，胃气不降，则恶心，呕吐黏液；阳虚不能温煦，则面白少华，畏寒肢冷；脾虚则运化失常，故食少纳呆；阳虚日久，则脉道失于温通而滞涩，故可见舌质瘀暗，脉沉弦；苔白腻为痰浊之象。方中吴茱萸辛热，归肝、脾、胃、肾经，温中散寒，降浊阴，止呕吐；茯苓健脾利水，渗湿化饮。二者合用，温中降浊，健脾利水。桂枝温中化气，降逆平冲；鸡血藤、土虫活血祛瘀，行血中之瘀滞；葛根升发清阳，鼓舞脾胃清阳之气上升；仙灵脾补命门之火以助脾阳；威灵仙可消痰水，为治痰饮积聚要药；竹茹善开胃郁，降胃中上逆之气使之下行；白芍敛阴养血；炙甘草调和诸药，益气和中。诸药合用，共奏温化痰饮，利水祛瘀之效。

（整理：刘小燕）

不寐（失眠）案

不寐病名，首见于《难经·四十六难》。《内经》中称此病为"目不瞑"等。《灵枢·大惑论》详细地论述了"目不瞑"的病机，认为"卫气不得入于阴，常留于阳。留于阳则阳气满，阳气满则阳跷盛；不得入于阴则阴气虚，故目不瞑矣"。汉代张仲景对"不寐"的临床证候和治法方药有详细论述。如："少阴病，得之二三日以上，心中烦，不得卧，黄连阿胶汤主之""虚劳虚烦不得眠，酸枣仁汤主之"。在治疗方面，《灵枢·邪客》提出了具体治法："补其不足，泻其有余，调其虚实，以通其道而去其邪，饮以半夏汤一剂，阴阳已通，其卧立至。"

【一诊】

王某，女，61岁，退休。2010年11月11日，因"入睡困难20年，加重5天"就诊。该患于20年前因工作压力大，逐渐出现入睡困难，睡后易醒，醒后难再入睡等症状，严重时彻夜不睡，未予系统诊治。曾间断应用佐匹克隆片，每次 7.5mg；地西泮片，每次 2.5mg，夜间不能入睡时服用。服药后上述症状时轻时重。5 天前，患者因情志不遂上述症状加重。现症：入睡困难，睡后易醒，有时整夜不睡，多梦，胸闷胁痛，心烦，口干渴喜饮，眼干，不思饮食，小便黄赤，大便秘结。舌质红，有瘀斑，苔黄腻，脉弦数。既往史：糖尿病 7 年，现应用诺和灵 30R，早 20U，晚12U，餐前 30 分钟皮下注射，血糖控制尚可；风湿病病史 1 年。匹兹堡睡眠质量指数（PSQI）17 分。

中医诊断：不寐（肝郁气滞）；西医诊断；失眠症。

治则治法：清肝泻火，理气安神。

方药：自拟开郁安神汤加味。

柴胡 25g，黄芩 10g，清半夏 10g，夏枯草 20g，党参 15g，生龙骨 50g（先煎），生牡蛎 25g（先煎），炙甘草 10g，三棱 10g，莪术 10g，栀子 5g，白术 10g，生姜 10g，大枣 8 个。11 剂，水煎服。

【二诊】

患者自述夜间有困意，能较快入睡，睡眠中易醒，每天睡眠约 4.5 小时，口渴喜饮，眼干，胸闷减轻，食欲好转，小便色淡黄，大便秘结。舌质红，有瘀斑，苔黄厚腻，脉弦。匹兹堡睡眠质量指数 14 分。在原方的基础上去白术。7 剂，水煎服。

【三诊】

患者睡眠情况明显好转，心烦，手足热，偶有夜间醒，醒后能再入睡，多梦，胸闷心烦，饮食尚可，小便正常，大便秘结。舌质红，苔白，脉滑。匹兹堡睡眠质量指数 10 分。现患者仍以心烦、手足热为主，余症减轻，故在上方基础上去三棱、莪术、栀子，加入养血除烦清热之品，白芍 20g、当归 20g、枳壳 10g、炒枣仁 40g、川芎 10g。7 剂，水煎服。

【四诊】

患者每夜睡眠约 6 小时，手足热消失，偶有夜间醒，每夜 1～2 次，多梦，胸闷、心烦明显减轻，饮食、二便正常。舌质淡，苔白，脉弦。匹兹堡睡眠质量指数 5 分。在上方基础上减白芍、当归、枳壳、川芎，加入健脾安神、活血通络之品，生白术 20g、桃仁 10g、红花 10g。10 剂，水煎服。

【治疗效果】

患者可以正常入睡，每夜睡眠 6～7 小时，偶有睡眠中断，但醒后能够随即入睡，晨起精力充沛，无疲劳感，手足热消失，饮食、二便正常。舌质红润，苔白，脉弦。匹兹堡睡眠质量指数 2 分。

【按语】

方中柴胡，主疏解少阳之郁；黄芩清热燥湿，泻火解毒，可使少阳胆腑邪热内消，使心经浮越之邪借少阳枢转出于太阳。柴芩合用，外透内泄，可以疏解少阳半表半里之邪。清半夏启少阳三焦之枢机，温中化痰，降逆止呕，镇静安神；夏枯草引阳入阴，可清肝明目。夏、草合用，散结之效益彰，且以夏枯草之苦寒制半夏之温燥，寒温并用，相辅相成，此外半夏得至阴之气而生，夏枯草得至阳之气而长，二药伍用，调和肝胆，平衡阴阳，交通心肾。清代陆以湉《冷庐医话》谓："盖半夏得阴而生，夏枯草得阳而长，是阴阳配合之妙也。"龙骨、牡蛎入阴摄魂，重镇安神；党参、炙甘草、大枣配伍益气和中，扶正祛邪，使中土健旺，不受木乘之害。炙甘草又可益气和中，调和诸药。生姜、大枣调和营卫，健运中焦。诸药合用，有疏利三焦，调达上下，宣通内外，和畅气机，而宁心安神的疗效。本案首诊在该方化裁的基础上加三棱、莪术破血行气，消积止痛，增加疏肝理气之功效；加栀子清肝泻火；加炒白术补气健脾。

（整理：赵莹）

郁病（抑郁状态）案

金元时代，明确地把"郁"作为一种独立的病证来论述，朱丹溪提出了气、血、火、食、湿、痰六郁之说，并创立了六郁汤、越鞠丸等有效方剂。清代叶天士《临证指南医案》所载的病例均属情志之郁，其治法涉及疏肝理气、苦辛通降、平肝息风、清心泻火、健脾和胃、活血通络、化痰涤饮、益气养阴等，并且注意到精神治疗对郁病有十分重要的意义，指出："郁证全在病者能怡情易性。"

【一诊】

姜某，女，47岁，教师。2010年7月3日，因"情绪低落1个月，加重1周"就诊。患者于1个月前因子宫肌瘤行子宫切除术，术后出现精神不振，情绪低落，于某医院就诊，诊断为"抑郁状态、失眠"，给予路优泰、安定等药对症治疗，疗效欠佳。近1周患者上述症状加重。现症：心烦，无趣，少语，不爱活动，睡眠差，易醒，每日睡眠时间3～4小时，伴有多汗，胸脘满闷，嗳气频作，胁肋胀痛，痛无定处，恶心，纳差，大便不调。舌体胖大，质暗，苔黄腻，脉弦。抑郁自评量表（SDS）52分。

中医诊断： 郁病（肝气郁结）；**西医诊断：** 抑郁状态。

治则治法： 疏肝解郁，祛瘀化痰。

方药： 柴胡25g，川芎10g，当归15g，鸡血藤15g，生龙骨20g（先煎），生牡蛎20g（先煎），桂枝15g，半夏10g，夏枯草20g，姜黄10g，青礞石20g，炙甘草10g。14剂，水煎服。

【二诊】

患者自述情绪低落症状减轻，时有胸闷，痰多，口干，大便干，饮食尚可，睡眠好转。舌体胖大，质暗，苔白腻，脉弦略沉。前方的基础上加茯苓、红参，以健脾利湿化痰。柴胡25g，川芎10g，当归15g，鸡血藤15g，生龙骨20g（先煎），生牡蛎20g（先煎），桂枝15g，半夏10g，夏枯草20g，姜黄10g，青礞石20g，炙甘草10g，茯苓 100g，红参 10g。14 剂，水煎服。

【三诊】

患者胸部满闷、痰多、口干症状基本消失，偶有头部两侧近太阳穴处疼痛，并伴有头重昏沉之感，饮食及睡眠尚可，大便正常。舌体胖大，质暗，苔白，脉弦。前方基础上加补脾益气，养阴润燥，缓急止痛之品。柴胡 25g，当归 20g，鸡血藤 15g，姜黄 10g，生龙骨 20g（先煎），生牡蛎 20g（先煎），白芍 20g，玉竹 20g，生山药 50g，桂枝 15g，半夏 10g，夏枯草 20g，青礞石 20g，炙甘草 10g。14 剂，水煎服。

【治疗效果】

患者自觉精神状态良好，心情舒畅，情绪稳定，夜寐尚可，饮食及二便正常。胸闷、痰多、口干、自汗盗汗等症状均已消失。舌质红润，苔白，脉弦。SDS 评分 35 分。

【按语】

郁病症状多端，但以情绪低落为核心症状，多见早醒，晨起时情绪低落严重，正是少阳不升所致，其郁滞不惟在肝，更在于胆，所以，导师以小柴胡汤化裁治疗。方中柴胡苦平，入肝胆经，透泄少阳之邪，并能疏泄气机之郁滞。姜半夏启少阳三焦之枢机，温中化痰，降逆止呕，引阳入阴，青礞石降火逐痰，二者合用，共奏降逆化痰之功。当归、川芎、鸡血藤、姜黄行气活血祛瘀。生龙骨、生牡蛎二药，入阴摄魂，重镇安神。夏枯草清肝泄热，与半夏合用寒温并用，相辅相成。桂枝取其疏肝之用。炙甘草调和诸药。诸药合用，共奏疏肝解郁，祛瘀化痰之效。

就本病而论，肝胆郁滞是病机之关键，但在气滞之外，尚有痰瘀，系肝胆郁滞，横克脾土，脾虚运化不及，水谷不化精微而为痰浊，积久化热而成痰热；肝气郁结，血行不畅则血瘀。痰、瘀均是本病的常见证候，而痰热者尤多，导师常讲，痰与热合，如同以油入面，最难分解，而青礞石具降火逐痰之性，善治顽痰怪症，老痰结聚，故凡见此证，常以青礞石治之，取礞石滚痰丸之意。二诊加茯苓、红参，是用其健脾利湿化痰，与疏肝理气之药同用以标本同治。三诊时患者病情明显好转，偶有头部两侧近太阳穴处疼痛，并伴有头重昏沉之感，故配伍白芍以缓急止痛，且白芍与甘草酸甘化阴，缓急止痛，并可制约肝胆之火上炎；因该患服药已月余，为防止活血过重，耗伤阴液，故减活血化瘀理气之川芎，加玉竹、山药以养阴健脾。服药半月后，患者诸症均消失。

（整理：李影）

眩晕（椎－基底动脉脑供血不足）案

眩晕首见于《内经》，称为"眩冒""眩"。《素问·至真要大论》认为，"诸风掉眩，皆属于肝"，指出眩晕与肝关系密切。元代朱丹溪倡导痰火致眩说，指出："头眩，痰夹气虚并火，治痰为主，夹补气药及降火药。无痰则不作眩，痰因火动，又有湿痰者，有火痰者。"明代张景岳在《景岳全书·眩晕》中指出"虚者居其八九"，提出"无虚不作眩"。

【一诊】

张某，女，61岁。2010年10月28日，因"头晕6年，加重3天"就诊。患者6年前突发头晕，伴恶心，在附近诊所测量血压为150/95mmHg，医生给予硝苯地平控释片30mg，每日1次口服，定期测量血压，血压维持在正常水平。近3天患者头晕，不敢睁眼，症状持续不缓解，BP 140～130/90～85mmHg。现症：头晕，不敢睁眼，纳呆，呕恶，睡眠尚可，大便黏滞不爽，小便黄。舌质暗红，苔黄腻，脉弦。既往冠心病病史16年，胃溃疡病史10年，胆结石病史8年，高血压病史6年，血压最高160/110mmHg，腔隙性脑梗死病史1年。BP 130/80mmHg，意识清楚，语言流利，概测智能正常，双侧瞳孔等大等圆，直径3mm，对光反射灵敏，眼球各方向运动正常，无眼震，无复视，双侧额纹等深对称，伸舌不偏，四肢肌力正常，肌张力正常，腱反射正常，肢体痛觉及音叉振动觉正常，双侧巴氏征（－），脑膜刺激征（－）。患者自带脑彩超检查结果（2010年4月14日）：左大脑中动脉、左颈内动脉末端狭窄，双颈动脉内中膜增厚。

中医诊断：眩晕（痰热上扰）；**西医诊断：**椎－基底动脉脑供血不足。

治则治法：清热化痰。

方药：茯苓30g，牛膝10g，枳实5g，盐泽泻10g，竹茹10g，生甘草5g，黄连10g，龙胆草15g，生地黄20g，车前子10g（包煎）。7剂，水煎服。

【二诊】

患者头晕、纳呆、呕恶等症状减轻，睡眠尚可，大便较前通畅，小便色黄。舌质红，苔薄黄腻，脉弦。BP 135/80mmHg。主证未变，故守前方，去竹茹，加淡竹叶10g，7剂，水煎服。

【三诊】

患者头晕消失，头鸣，纳呆、呕恶等症状均较前减轻，睡眠尚可，大便正常，小便略黄。舌质暗红，苔白腻，脉弦。BP 125/90mmHg。痰热渐清，治疗要兼顾血瘀，故在前方基础上去龙胆草，加桃仁10g、红花10g、蔓荆子20g，7剂，水煎服。

【四诊】

患者头晕、纳呆、呕恶等症状消失，仍有头鸣，自觉心烦，饮食、夜眠、大便均正常，小便稍黄。舌质暗红，苔白腻，脉弦。前症均消失，以抑郁、心烦、头鸣为主，证属肝胆郁滞，故改用自拟开郁安神汤加栀子、蔓荆子、车前子。柴胡25g，姜半夏10g，党参15g，黄芩10g，炙甘草10g，夏枯草20g，生牡蛎25g（先煎），生龙骨50g（先煎），栀子10g，蔓荆子20g，车前子15g（包煎）。7剂，水煎服。

【治疗效果】

患者头晕、头鸣、抑郁、心烦诸症均消失，食可，眠安，二便调。

【按语】

此患者年老体衰，脾肾亏虚，平素嗜食肥甘，饥饱劳倦，伤于脾胃，健运失司，以致水谷不化精微，聚湿生痰，痰湿中阻，则清阳不升，浊阴不降，清窍失养，故头晕，不敢睁眼；脾失健运，痰浊中阻，故见纳呆、呕恶等；痰浊中阻初起多为痰湿偏盛，日久可痰郁化热，故大便黏滞不爽，小便黄。舌质红，苔黄腻，脉弦均为痰热之征。眩晕一病以痰浊为主要表现者比较常见，本例患者初诊时痰浊已化热，此类患者选用温胆汤具有较好疗效，结合患者症、舌、脉均为脾失健运，肝胆痰热之象，故治以清热化痰。方选黄连温胆汤合龙胆泻肝汤加减。其中，茯苓配枳实对有热之痰浊最为有效，但枳实用量要根据患者体质、年龄、对药物敏感程度等调整用量。此时，从舌象来看，已具瘀象，但仍以痰热为先，故急需清热化痰。二诊患者头晕减轻，但辨证仍以痰热上扰为主，故守原方，小便色黄，以竹叶易竹茹。三诊患者诸症明显好转，舌苔变白，观察舌质尚有瘀象，故此时兼顾活血化瘀，加桃仁、红花，邪热渐清，故去龙胆草，因有头鸣，加蔓荆子，该药为古代医籍中记载的治疗头鸣的惟一药物。四诊患者头晕、呕恶、纳呆等症状消失，而见心烦等症状，是肝胆郁滞之表现，故改以开郁安神汤加减治疗，该方是导师治疗不寐、郁病等病之常用方，最后患者诸症消失而愈。

（整理：贾贫慧）

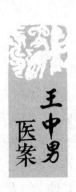
王中男医案

王中男（1955—），博士研究生导师，"863"首席科学家、中组部直管专家。从事中医内科脑病、神志病防治研究30余年。提出了五神辨证、不寐与抑郁合病辨证理论观点；确定了滋阴、温阳、溯源安神、对药配伍方法，形成了固定方药和制剂。

出血性中风（脑出血）案

中风一病最早见于《内经》，但其病名为"仆击""大厥""薄厥""偏风""偏枯"等，唐宋以前多认为该病为外风所致而突然发病。如隋代巢元方《诸病源候论·风病诸候》说，"风偏枯者……受于风湿"。金元时期的医家多认为该病为内风所患，如叶天士阐明"内风旋动"的发病机理。该病的治疗原则以急则治其标，以祛邪为主；而后遗症期多虚实夹杂，故宜扶正祛邪。

【一诊】

王某，男，56岁。2003年4月2日，因"右侧肢体麻木伴活动力弱2天"就诊。该患者2天前搬重物后自觉劳累，随即出现右侧肢体麻木感，当时未予重视，休息后，夜里如厕时自觉右侧肢体活动力弱，行走困难，右手持杯欠稳，于当地医院行头部CT检查回报"脑出血"，并予相关药物（具体用药及用量不详）治疗后，症状未见缓解。现患者右侧肢体麻木伴活动力弱，右手持物不稳，行走困难，言语謇涩，口舌歪斜，时有头晕目眩，纳可，夜眠一般，小便调，大便2日未行，舌质暗，苔白腻，脉弦滑。专科检查：意识清楚，不完全运动性失语，概测智能正常。双侧额纹对称，双侧瞳孔等大等圆，直径约3.0mm，对光反射灵敏，双眼活动灵活，右侧鼻唇沟变浅，伸舌右偏，右上肢远端肌力4级，近端肌力4^+级，右下肢肌力5^-级，双侧肢体腱反射对称，双侧肢体肌张力正常，右侧面部及肢体浅感觉减弱，深感觉检查未见异常，右侧巴氏征阳性，共济运动（–），脑膜刺激征（–）。头CT检查结果：左侧丘脑可见高密度影，边界较清楚，CT值约78HU，周围可见低密度影，侧脑室未受压，左侧基底节可见低密度影，双侧放射冠可见多发低密度影。

中医诊断：出血性中风（中经络，风痰瘀阻）；**西医诊断**：脑出血。

治则治法：息风化痰通络。

方药：姜半夏15g，天麻15g，白术10g，茯苓15g，生地10g，白芍10g，远志10g，石菖蒲15g，水蛭5g，豨莶草15g，牛膝10g。7剂，水煎服。

【二诊】

患者仍右侧肢体麻木伴活动力弱，右手持物不稳，行走困难稍有减轻，言语謇涩，口舌歪斜，头晕症状有所改善，大便秘，舌质暗，苔白腻，脉弦滑。神经系统查体同一诊。主证未变，续用前方，加桂枝 10g、桃仁 9g，以缓解便秘，7 剂，水煎服。

【三诊】

患者右侧肢体麻木感有所减轻，行走困难有所改善，言语謇涩略有改善，口舌歪斜、头晕症状明显好转，大便正常，舌质暗，苔白腻，脉弦滑。神经系统查体同前。复查头 CT 回报：左侧丘脑低密度影，左侧基底节可见低密度影，双侧放射冠可见多发低密度影。根据影像学结果，血肿已吸收，结合患者临床症状，主证未变，续用前方，加地龙 5g、当归尾 15g，加强通络祛瘀之效，10 剂，水煎服。

【治疗效果】

患者右侧肢体麻木伴活动力弱明显减轻，右手持杯稳妥，但力量稍弱，行走困难明显改善，言语謇涩有所改善，口舌歪斜，无头晕症状，纳可，夜眠一般，二便调。神经系统查体：意识清楚，不完全运动性失语，概测智能正常。双侧额纹对称，双眼瞳孔等大等圆，直径约 3.0mm，对光反射灵敏，双眼活动灵活，右侧鼻唇沟变浅，伸舌右偏，右上肢肌力 5⁻ 级，右下肢肌力 5⁻ 级，双侧肢体腱反射对称，双侧肢体肌张力正常，右侧面部及肢体浅感觉减弱，深感觉检查未见异常，右侧巴氏征阳性，共济运动（﹣），脑膜刺激征（﹣）。

【按语】

方选半夏白术天麻汤加减。方中姜半夏燥湿化痰，降逆止呕；天麻平肝息风，止头眩。该患者平素饮食不当，情志不遂，加之劳累，气乱而痰浊之邪上扰头目，而天麻又称定风草，是治疗内风眩晕之佳品。白术健脾燥湿，起到祛湿化痰、止眩之效；佐以茯苓健脾利湿，与白术共奏治痰之功；白芍、生地滋阴养血，故起到柔肝养阴之效；远志、石菖蒲开窍豁痰醒神；豨莶草、牛膝活血通络，引药入经；水蛭破血逐瘀。总综上，此方有息风化痰通络之效。

复诊时患者下肢功能障碍及头晕症状有所改善，但余症仍在，说明主证未变，故续原方，因患者仍存在大便秘结，故予缓润通便，辅以通脉行瘀之品桂枝、桃仁以增效。三诊患者诸症明显改善，加之复查头 CT 血肿已吸收，故加强活血化瘀之品祛除血瘀余邪，续服 10 剂，患者诸症明显好转。

（整理：张昊旻）

不寐（失眠）案

失眠亦称不寐，《内经》中称"不能眠""不得卧""卧不安""目不瞑"。根据病性的不同，采用祛邪或扶正的治疗原则。

【一诊】

李某，女，43岁。2002年4月18日，因"失眠2年，加重6天"就诊。该患2年前与亲属发生争执后出现入睡困难，多梦易醒、醒后难以入睡，当时未予重视及处置，次日于当地门诊就诊，诊断为"失眠"，并予相关药物（具体用药及用量不详）治疗后，效果不理想。6天前患者生气后自觉上述症状加重，且自觉夜间睡眠不足2小时，醒后疲劳。现患者入睡困难，醒后难以入睡，急躁易怒，伴有头胀，时有耳鸣，口苦，两胁疼痛，纳差，小便黄，大便秘结，舌质红，苔黄，脉弦数。各系统检查未见妨碍睡眠质量的阳性体征及相关器质性病变。各项常规实验室检查未见异常。

中医诊断： 不寐（肝郁化火）；**西医诊断：** 失眠症。

治则治法： 清肝泻火，镇心安神。

方药： 龙胆草15g，香附9g，郁金15g，栀子10g，黄芩15g，柴胡10g，生地10g，白芍10g，茯神15g，当归15g，甘草10g，夜交藤20g。7剂，水煎服。

【二诊】

患者入睡困难稍有减轻，仍睡后易醒，食纳好转，头胀略有好转，仍易怒及时有耳鸣，口苦、两胁疼痛，二便明显好转，舌质淡红，苔薄黄，脉弦数。主证未变，续用前方，去茯神、甘草，加川楝子10g、生龙骨30g，10剂，水煎服。

【三诊】

患者入睡困难及睡后易醒明显好转，醒后无疲乏感，食纳好转，头胀好转，易怒较初诊时明显好转，偶有耳鸣，无口苦及两胁疼痛，二便调，舌质淡红，苔薄黄，脉弦数。前方基础上减少苦寒之品，加炒酸枣仁。龙胆草10g，香附9g，郁金15g，当归15g，柴胡10g，生地15g，白芍10g，夜交藤20g，生龙骨15g（先煎），炒酸枣仁15g。10剂，水煎服。

【治疗效果】

患者无入睡困难，偶有睡后易醒，醒后无疲乏感，食纳好转，头胀好转，情绪平稳，偶有耳鸣，无口苦及两胁疼痛，二便调。

【按语】

方选龙胆泻肝汤加减。方中龙胆草大苦大寒之品，可上清肝胆实火，下泻肝胆湿热。黄芩、栀子燥湿清热，使肝热从下而行；佐以香附、郁金疏肝解郁；柴胡升散，疏畅肝胆之气；因肝藏血，肝之邪火易伤阴血，加之诸药均为苦燥伤阴之品，故配以当归、生地、白芍养血和肝，以固肝血；茯神、夜交藤宁心安神助眠；甘草可缓苦寒之品，亦调和药性。此方泻中有补，祛邪兼有扶正，诸药合用，共奏清肝泻火、镇心安神之效。

（整理：张昊旻）

出血性中风（脑出血）案

中风一病最早见于《内经》，该病的治疗原则为急则治其标，以祛邪为主，如活血通络，化痰通腑等；而后遗症期多虚实夹杂，故宜扶正祛邪，如益气活血。

【一诊】

钱某，男，75岁。2002年11月16日，因"左侧肢体活动不利伴言语不利6年，加重15天"就诊。该患6年前情绪波动后出现意识不清，仆倒在地，家人随即将其送至当地医院，查头CT回报"右侧基底节出血，出血量约25mL，侧脑室受压"，治疗过程中出现呕吐，呕吐物为胃内容物，经对症治疗（具体用药及用量不详），患者意识转清，见左侧肢体活动不利及言语不利，出院后遗留上述症状。15天前患者与家人发生争执后上述症状加重，无头痛及呕吐，无意识不清，遂由家人送至当地医院复查头CT，"右侧基底节处可见少量出血，双侧基底节及放射冠多发梗死灶"。经对症治疗（具体用药不详），上述症状未见明显改善。现患者左侧肢体活动不利，言语謇涩，两目干涩，口鼻干燥，口舌歪斜，头晕，烦躁失眠，纳可，二便尚调，舌质暗红，少苔，脉弦细数。专科检查：意识清楚，不完全运动性失语，概测智能正常。双侧额纹对称，双眼瞳孔等大等圆，直径约3.0mm，对光反射灵敏，双眼活动灵活，左侧鼻唇沟变浅，伸舌左偏，左上肢肌力2级，左下肢肌力3级，双侧肢体腱反射对称，左侧肢体肌张力增高，左侧面部及肢体浅感觉减弱，深感觉检查未见异常，双侧巴氏征阳性，共济运动（－），脑膜刺激征（－）。头CT检查结果：右侧基底节可见低密度影，边缘清晰，双侧基底节及放射冠可见多发点状低密度影，边缘清楚；脑萎缩（老年性）。

中医诊断： 出血性中风（中经络，阴虚风动）；**西医诊断：** 脑出血。

治则治法： 滋养肝肾，潜阳息风。

方药： 怀牛膝25g，生龙骨15g（先煎），生牡蛎15g（先煎），白芍15g，玄参15g，沙参15g，当归15g，生地15g，麦冬10g，川楝子6g，龟甲15g（先煎），枸杞子20g，五味子20g，地龙5g。10剂，水煎服。

【二诊】

患者仍左侧肢体活动不利、言语不利、口舌歪斜，头晕有所改善，烦躁失眠有所缓解，舌质暗红，少苔，脉弦细数。神经系统查体同前。主证未变，续用前方，加钩藤10g、菊花10g增强平肝息风之力，加银柴胡15g、莲子心15g滋阴清热，7剂，水煎服。

【三诊】

患者左侧肢体活动不利有所改善，以左下肢为主，仍言语不利，口舌歪斜略有好转，无头晕，夜眠可，舌质暗，少苔，脉弦细数。神经系统查体左下肢肌力4级，较前好转，余查体同前。结合患者临床症状，现睡眠可，故在原方基础上去生龙骨及生牡蛎，加熟地黄 15g、当归尾 15g，增强化瘀通络之效，祛除血瘀，改善症状。10 剂，水煎服。

【治疗效果】

患者左下肢活动不利症状明显改善，言语不利稍有改善，口舌歪斜略有好转，无头晕，纳可，夜眠一般，二便调。神经系统查体：意识清楚，不完全运动性失语，概测智能正常。双侧额纹对称，双眼瞳孔等大等圆，直径约 3.0mm，对光反射灵敏，双眼活动灵活，左侧鼻唇沟变浅，伸舌左偏，左上肢肌力 2 级，左下肢肌力 4^+ 级，双侧肢体腱反射对称，左侧肢体肌张力增高，左侧面部及肢体浅感觉减弱，深感觉检查未见异常，双侧巴氏征阳性，共济运动（－），脑膜刺激征（－）。

【按语】

方选镇肝息风汤加减。方中怀牛膝引血下行，兼有补肝肾之用，《本草经疏》言其"走而能补，性善下行"，故其行而能补。龙骨、牡蛎、龟甲为重镇潜阳药，白芍养肝血，补肝阴。玄参、沙参、麦冬共奏滋阴清热，引水上行之功。川楝子清泻肝热，疏肝理气。枸杞子、五味子滋补肝肾。地龙活血化瘀。上药同用有滋养肝肾、潜阳息风之效。

（整理：张昊旻）

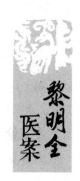

黎明全（1971—），医学博士，博士后，主任医师，经方家黄煌教授弟子，博士研究生导师。擅长探索经方诊治疑难病及体质调理，擅长治疗脱髓鞘疾病、周围神经病及脑血管疾病等，如三叉神经痛、多发性硬化、视神经脊髓炎等。

眩晕（椎－基底动脉供血不足）案

眩晕病证的记载，最早见于《内经》。汉代张仲景认为痰饮是眩晕发病的原因之一，为后世"无痰不作眩"的论述提供了理论基础。眩晕的治疗原则主要是补虚泻实，调整阴阳。明代虞抟《医学正传·眩晕》指出："大抵人肥白而作眩者，治宜清痰降火为先，而兼补气之药；人黑瘦而作眩者，治宜滋阴降火为要，而带抑肝之剂。"

【一诊】

夏某，女，61岁。2011年8月9日，因"头晕、右头部麻木4小时"就诊。患者缘于4小时前无明显诱因出现头晕，不敢睁眼，右头部麻木，口唇拘紧，患者自行量血压138/80mmHg，自服止痛片及阿司匹林肠溶片（具体用量不详）后，上述症状无明显改善，并出现恶心及呕吐胃内容物。患者发病前后无意识障碍，无发热，无耳聋耳鸣，无抽搐等症状。头晕，不敢睁眼，右头部麻木，口唇拘紧，右侧肢体活动不利，右上肢远端麻木，饮食一般，睡眠尚可，二便正常。舌质暗，苔白腻，脉弦滑。既往高血压病史10余年，血压最高180/120mmHg，自服缬沙坦胶囊80mg，日1次；阑尾炎术后10年；脑梗死病史1年，经治遗留有右侧肢体活动不利。

血压160/100mmHg。神经系统检查：意识清楚，语言流利，概测智能正常。双侧瞳孔等大等圆，直径3mm，对光反射灵敏，眼球各方向运动正常，无眼震、复视，双侧额纹等深对称，左侧鼻唇沟变浅，伸舌右偏，右侧肢体肌力4级，肌张力高，右侧肢体腱反射亢进，左侧肢体肌力及肌张力正常，左侧肢体腱反射活跃，右侧肢体痛觉及音叉振动觉减弱，双侧巴氏征（＋），脑膜刺激征（－）。头颅MRI示：多发腔隙性脑梗死（含脑干）。颈动脉彩超提示：双侧颈动脉硬化伴斑块形成，左椎动脉入横突孔位置先天变异，左侧椎动脉管径较细，双侧椎动脉走形略迂曲。

中医诊断：眩晕（风痰阻络）；**西医诊断：**椎－基底动脉供血不足，脑梗死，高血压病（3级，极高危险组）。

治则治法：息风化痰通络。

方药：瓜蒌 30g，胆南星 5g，白芍 25g，玄参 15g，龙骨 30g（先煎），川芎 10g，炒蒺藜 30g，钩藤 30g，菊花 30g，牡蛎 30g（先煎），茵陈 30g，代赭石 15g（先煎）。7 剂，水煎服。

【二诊】

患者头晕较前明显缓解，仍有右头部麻木，口唇拘紧，右侧肢体活动不利，右上肢远端麻木，饮食一般，睡眠尚可，二便正常，舌质淡暗，苔白微腻，脉弦滑。血压 135/80mmHg；神经系统检查同前。根据患者的症状、舌苔及脉象，在前方基础上酌加枳壳 15g、当归 25g、甘草 10g，7 剂，水煎服。

【治疗效果】

患者头晕未发作，右头部麻木较前减轻，无口唇拘紧，右侧肢体活动不利，右上肢远端麻木，饮食一般，睡眠尚可，二便正常。舌质淡，苔白，脉弦。血压 125/80mmHg。

【按语】

方选镇肝息风汤加减。肝为风木之脏，患者风痰阻络日久，肝阳偏亢，肝肾阴虚为本，气血逆乱为标，以标实为主。故治以镇肝息风汤为主，佐以滋养肝肾。《素问·调经论》谓："血之与气，并走于上，则为大厥，厥则暴死。气复反则生，不反则死。"方中龙骨、牡蛎益阴潜阳，镇肝息风，用以平肝潜阳；玄参下走肾经，滋阴清热；白芍滋水以涵木，养阴柔肝；肝为刚脏，性喜条达而恶抑郁，过用重镇之品，势必影响其条达之性，故又以茵陈清泄肝热，疏肝理气，以遂其性；方中配瓜蒌、胆南星，以加强清热化痰，息风定惊之效；配蒺藜、钩藤、菊花，以平肝息风，上利清窍；再稍佐川芎以祛风活血行气。诸药合用，共奏息风化痰通络之效。

（整理：刘聪）

面痛（疱疹后神经痛）案

《素问·举痛论》总结出通则不痛、痛则不通是治疗本病的指导原则。

【一诊】

樊某，女，71 岁。2011 年 8 月 17 日，因"右侧面部疼痛 25 天"就诊。患者于 25 天前劳累后出现右侧面部疼痛，呈刺痛，约 3 天后患者右侧面部出现小疱疹，前往某院门诊治疗，诊断为带状疱疹，应用伐昔洛韦、弥可保等治疗未见明显好转。患者又辗转治疗，应用膦甲酸钠氯化钠注射液、复方甘草酸苷注射液、地塞米松注射液、阿昔洛韦滴眼液等治疗，症状有所缓解，但仍遗留有右侧面部疼痛。患者发病前后无口眼歪斜，无恶心、呕吐，无肢体活动不利等症状。右侧面部疼痛，呈刺痛，目痛，畏光，心情抑郁，饮食一般，睡眠尚可，二便调。舌质淡暗，苔黄微腻，脉弦滑数。既往：阑尾炎术后约 60 年；高血压病史 25 年，最高血压达 220/120mmHg。有青霉素、头孢类药物过敏史。血压 140/90mmHg。神经系统检查：右侧鼻唇沟略浅，其余未见阳性体征。血常规：中性粒细胞百分比 46.0%，单核细胞百分比 11.10%。

中医诊断：面痛（气郁化火）；**西医诊断**：疱疹后神经痛，高血压病（3级，极高危险组）。

治则治法：和解攻里，清热止痛。

方药：桃仁 10g，桂枝 15g，川芎 15g，炙甘草 10g，枳实 15g，白芍 25g，柴胡 15g，茯苓 30g，牡丹皮 15g，酒大黄 15g（后下），栀子 15g，黄芩 15g，葛根 15g，黄连 15g。5剂，水煎服。

【二诊】

患者右侧面部疼痛、目痛、畏光等症状均较初诊时明显缓解，右眼睑闭合力弱，心情抑郁症状缓解，饮食一般，睡眠尚可，二便调。舌质淡，苔微黄，脉弦数。血压 160/90mmHg。神经系统检查未见阳性体征。根据患者的症状、舌苔及脉象，在前方基础上酌加红花 10g，5剂，水煎服。

【治疗效果】

患者面部疼痛、目痛、畏光等症状均消失，右眼睑闭合力略差，心情抑郁症状消失，饮食一般，睡眠尚可，二便调。舌质淡，苔白，脉弦。血压 140/90mmHg。

【按语】

大柴胡汤为《伤寒论》中的经典方，用于伤寒十余日，热解在里，复往来寒热者，方选大柴胡汤合葛根芩连汤合桂枝茯苓丸。黎老师认为，本病人因病初应用西药抗病毒等药物，苦寒之品导致热郁于内，不能外解，故予以大柴胡汤和解攻里，热去则痛止。方中柴胡配黄芩和解清热，以除肝胆之邪，用大黄配枳实以行气消痞；用葛根芩连汤清热燥湿，升发脾胃清阳之气；又用桂枝茯苓丸活血化瘀，以散瘀久所化之热，使热邪去而诸症消；稍佐栀子以清热泻火，川芎善"上行头目"，活血行气，祛风止痛，以通气血经络；甘草甘缓和中，调和诸药。诸药合用，共奏和解攻里、清热止痛之效。

（整理：刘聪）

郁病（抑郁状态）案

郁病之病名首见于明代虞抟《医学正传·郁证》，其谓："或七情之抑遏，或寒热之交侵，故为九气悱郁之候。"张景岳提出"因郁而病"和"因病而郁"以及"郁由于心"等观点。对于治疗，《素问·六元正纪大论》曰："木郁达之，火郁发之，土郁夺之，金郁泄之，水郁折之。"

【一诊】

姚某，女，60岁。2011年3月16日，因"心情抑郁4个月，伴阵发性头晕2天"

就诊。患者于4个月前无明显诱因出现左侧肢体活动不利，前往某医院，行头颅MRI平扫＋增强。诊断：右侧放射冠区及右侧颞叶深部多发梗死（亚急性期）；双侧大脑半球、右侧丘脑多发腔隙性梗死；鞍内囊性病变。经住院治疗（具体用药用量不详），病情有所好转出院。患者中风后心情抑郁，2天前无明显诱因出现阵发性头晕。患者发病过程中无视物旋转，无恶心、呕吐，无耳鸣。心情抑郁，阵发性头晕，左侧肢体活动不利，时有头痛，令患者最痛苦的是每日都有数次自觉胸腹有气自上而下攻冲，令其更加烦躁，曾服用很多中药汤剂，多从疏肝解郁入手，但疗效甚微，夜眠及饮食较好，二便正常。舌质暗，苔黄微腻，脉弦滑。既往糖尿病病史7年，现应用诺和灵30R皮下注射；高血压病史2年，最高时达180/110mmHg，现应用络活喜及替米沙坦口服；左眼外展神经麻痹病史4个月，双眼老年性白内障病史4个月。

血压140/80mmHg。神经系统检查：意识清楚，语言流利，概测智能正常。双侧瞳孔等大等圆，对光反射灵敏，直径约3mm，眼球各方向活动自如，双侧鼻唇沟对称，伸舌左偏，左侧上肢近端肌力2级，远端肌力1级，下肢肌力3级，肌张力正常，左上肢痛觉减退，四肢腱反射对称存在，双侧巴氏征阳性，脑膜刺激征阴性。头颅MRI平扫＋增强示：右侧放射冠区及右侧颞叶深部可见多发点片状长T_1、长T_2信号，边缘欠清晰，双侧大脑半球、右侧丘脑可见多发点片状长T_1、长T_2信号，边缘清晰。诊断：右侧放射冠区及右侧颞叶深部多发梗死（亚急性期）；双侧大脑半球、右侧丘脑多发腔隙性梗死；鞍内囊性病变。颈椎正侧双斜位检查所见：钩椎关节变尖，项韧带内见条状钙化影。印象诊断：颈椎病。抑郁自评量表（SDS）报告单回报，SDS 53.75分，诊断：轻度抑郁。焦虑自评量表（SAS）报告单回报，SAS 53.75分，诊断：轻度焦虑。

中医诊断：郁病（肝气郁结），中风（中经络，风痰瘀阻）；**西医诊断：**抑郁状态，焦虑状态，脑梗死，2型糖尿病，高血压病（3级，极高危险组），颈椎病（混合型）。

治则治法：疏肝解郁理气，息风化痰通络。

方药：葛根10g，黄芩15g，黄连15g，木香10g，生半夏10g，当归15g，白芍25g，茯苓50g，陈皮25g，夏枯草30g。7剂，水煎服。

【二诊】

患者心情抑郁略有好转，胸腹有气自上而下攻冲现象明显减轻，眩晕未发作，左侧肢体活动不利，无恶心呕吐，时有头痛，左侧口唇麻木，右手指末端、足跟麻木，夜眠及饮食较好，二便正常。舌质淡暗，苔白微腻，脉弦滑。血压135/80mmHg。神经系统检查同前。根据患者的症状、舌脉，在前方基础上酌加红花10g，7剂，水煎服。

【三诊】

患者心情大有好转，胸腹不适症状消失，眩晕未发作，左侧肢体活动不利，无恶心呕吐，时有头痛，左侧口唇麻木，右手指末端、足跟麻木均较前有所缓解，夜眠、饮食及二便如前。舌质淡，苔白，脉弦。血压 130/80mmHg。神经系统检查：左侧上肢近端肌力 2 级，远端肌力 1 级，下肢肌力 4 级，肌张力正常。在前方基础上加芡实 25g、佩兰 15g、胆南星 5g，7 剂，水煎服。

【治疗效果】

患者心情抑郁消失，胸腹有气自上而下攻冲现象消失，眩晕未发作，左侧肢体活动不利，无恶心呕吐，时有头痛，左侧口唇麻木，右手指末端、足跟麻木均消失，夜眠及饮食较好，二便正常。舌质淡，苔白，脉弦。

【按语】

方选葛根黄芩黄连汤加减。葛根黄芩黄连汤是仲景的解表止利方，有清热止泻的功效，多用于治疗临床上的怪病。方中葛根解表退热，黄连、黄芩清热燥湿，泻火解毒，共清肝火，疏泄肝热；配以夏枯草、白芍，清热平肝、敛阴止痛；陈皮、木香理气止痛，健脾化痰；因患者是中风后风痰阻络，气血不通，故配以茯苓、半夏健脾安神、燥湿化痰，当归活血止痛。诸药合用，共奏疏肝解郁理气、息风化痰通络之效。

（整理：刘聪）

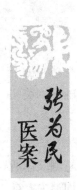

张为民（1969—），硕士研究生导师。长期从事中医脑病临床工作，对中风病、脊髓损伤、周围神经损伤的康复有较深入的研究，坚持"中医传统康复为主，中西医康复并重"的康复理念，重视内外兼治、针药并用的治疗方法。

痿证（截瘫 – 神经源性膀胱）案

【一诊】

曹某，女，64岁，退休。于2016年6月6日，因"四肢无力伴尿潴留6个月余"就诊。患者6个月前车祸，腰椎骨折，当时昏迷，醒后双下肢不能活动，尿潴留，大便失禁。经术后治疗，骨折愈合，但双下肢软弱无力，不得站立，失去随意活动功能，生活不能自理，肌肉萎缩，留置导尿，大便失禁。患者卧床，两下肢不能随意活动，小腹胀满，神情焦虑痛苦，胃纳不振。舌淡，苔薄白，脉细弱。神经系统检查：意识清楚，语言流利，概测智能正常，双侧瞳孔等大等圆，对光反射灵敏，直径3mm，眼球各方向运动正常，双侧鼻唇沟对称等深，伸舌居中，双上肢肌力5级，双下肢肌力0级，腰方肌肌力2级，肌张力减弱，双上肢腱反射对称，双下肢腱反射减弱，双侧痛触觉由胸12以下消失，腹壁反射及肛门、提睾、膝腱、跟腱反射消失。双下肢音叉振动觉减退，病理反射未引出，脑膜刺激征阴性。膀胱残余尿量350mL。腰椎MRI示：腰压缩性骨折。尿流动力学检查示：尿潴留。

中医诊断：痿证（外伤血瘀，阻痹筋脉）；**西医诊断：**腰椎骨折术后，截瘫，神经源性膀胱。

治则治法：活血化瘀，荣养筋脉，补肾益气，振奋膀胱气化。

针刺处方：命门、腰阳关、肾俞、夹脊（腰2）、关元、水道、环跳、伏兔、梁丘、足三里、阴陵泉、复溜、解溪。

针用补法为主，结合平补平泻。先刺背腰部穴，每穴得气感应中等偏弱，持续运针1分钟左右出针，再针关元和下肢部俞穴，留针15分钟，其间行针数次。每日上午、下午各针治1次（相隔8小时左右）。

其他疗法：

1. 饮水计划。

2. 间歇性导尿，每天6次。

3. 腹部推拿治疗，每天 1 次。

【治疗效果】

第二天复诊，小便已点滴能下，余症如前。处方同上，腰 2 夹脊，用温针灸一壮，余穴操作同前，日针 2 次。

第三天复诊，小便已缓慢能解，处方同前，梁丘、足三里、伏兔用温针灸法，每天针灸 1 次。

第四天复诊，小便已缓慢能解，去关元、水道。操作方法同前。

第五天复诊，解大便 1 次，胃纳亦增，精神较佳。以后每日针灸 1 次，治疗 2 个月后，小便可控制，痊愈出院。

【按语】

本例外伤后尿潴留，辨证乃系外伤血瘀，阻痹筋脉，肾阳虚衰，选命门、腰阳关、肾俞、夹脊、关元、复溜，具有利尿通闭之功；取伏兔、梁丘、足三里、环跳、解溪等穴，施用温针灸，温养下肢经脉，诸症得以消除。

脊髓损伤是一种严重的致残性疾病，并且尚无特效的治疗方法，严重影响患者的生活质量、重返社会的能力和生存时间，给患者家庭和社会都带来了巨大的压力和负担。近年来，我国脊髓损伤的发病率明显升高，2002 年北京地区的脊髓损伤年发病率为 60 例 / 百万，其发病率与 20 世纪 80 年代的 6.8 例 / 百万相比，提高了近 10 倍，明显高于世界 30 ～ 40 例 / 百万的平均发病率。

脊髓损伤后神经源性膀胱尿潴留的发生主要与督脉受损有关，导致膀胱、三焦气化不利，出现排尿功能障碍。膀胱是六腑之一，六腑病的治疗要坚持"六腑以通为用"的原则，综合运用中医的针刺、推拿等康复治疗技术，能够调理膀胱气机，助膀胱气化功能恢复，以达到清利下焦，通利小便的治疗目的，能够切实减少患者的膀胱残余尿量，防止尿路感染的发生，提高患者的生活质量，并延长患者的生存时间。

（整理：边静）

痿证小便不禁（脊髓损伤尿失禁）案

《诸病源候论·小便不禁》指出尿失禁的病机为："肾气虚，下焦受冷也，不能制约其水液。"

【一诊】

张某，女，47 岁，2017 年 5 月 17 日就诊。双下肢瘫软，伴尿失禁 1 月余。患者于 1 个月前不慎从楼梯跌倒后，双下肢不能活动，经药物治疗后病情稳定，但遗留双下肢瘫软，伴小便失禁。现症：双下肢瘫软，左上肢活动受限，时有疼痛，纳可，小便失禁，留置导尿，大便干，3 ～ 5 日一行。舌质暗，苔薄，脉细涩。辅助检查：尿动力学检查：膀胱敏感，膀胱收缩乏力。腰椎 CT 回报：腰椎椎体排列整齐，生理曲度存在，腰 1 椎体骨皮质不连续，可见不规则骨折线影，部分椎体骨折片向后突入椎管内，相应脊髓受压；腰 2 ～ 4 左侧横突骨皮质不连续，腰 2 左侧横突骨折线模糊，腰 3、腰 4 左侧横突骨折断端移位。

中医诊断： 痿证（脉络瘀阻），小便不禁；**西医诊断：** 脊髓损伤，尿失禁。

治疗原则： 益气养血，活血化瘀。

针刺治疗：

1. 主穴

上肢：肩髃、曲池、外关、合谷。

操作方法：肩髃穴向上斜刺 1.0 寸，施捻转平补平泻法；曲池、外关、合谷穴直刺 0.5 ～ 0.8 寸，强刺激手法每穴行针 5 ～ 10 秒，留针 20 分钟后取针。

下肢：足三里、三阴交、阴陵泉、太溪。

操作方法：足三里、三阴交直刺 1.0 寸，行提插补法；阴陵泉直刺 1.0 寸，行捻转泻法；太溪直刺 0.5 寸，行捻转平补平泻法。

腰腹部：气海、关元、中极、天枢。

操作方法：直刺 2.0 寸，行提插补法。

2. 配穴：次髎、肾俞、膀胱俞、腰阳关、伏兔、内庭、大都、太白。

操作方法：次髎、肾俞、膀胱俞、腰阳关、伏兔，直刺 1.5 寸，行提插补法；内庭、大都、太白，直刺 0.5 寸，行捻转平补平泻法。

【治疗效果】

患者治疗 2 个疗程，共 14 次，膀胱残余尿量 10mL，小便失禁症状基本改善。

【按语】

本案为痿证气虚血瘀证，伴尿失禁，病发于外伤跌仆，经脉运行不畅，气滞血瘀，久卧伤气为本病主要病机。脾胃气虚，血行不畅，痰瘀互结，阻滞经络则见双下肢瘫软，痰瘀阻于下焦则见二便障碍。

治疗上以针刺肩髃，配合曲池、外关、合谷，通络止痛，治疗上肢痹痛。《内经》曰："脾气虚则四肢不用，五脏不安。"故可见，"治脾"是"治痿"之关键。又有"治痿独取阳明"之说，故取足阳明胃经上的伏兔、内庭，足太阴脾经上的大都、太白。阴陵泉、足三里为脾经与胃经合穴，三阴交为足三阴经之交会穴，三穴相配，既补中益气，又可培土治水，健脾益肾。

《针灸大全》曰："小便频数……气海一穴，关元一穴，肾俞二穴。"关元为任脉和足三阴经交会穴，温阳补肾，培本固元。《针灸大成》曰："小便滑数，中极、肾俞、阴陵泉……复针后穴，三阴交、气海。"本案患者因外伤导致身体亏虚，耗伤肾气，致气不摄而小便频数不禁，故以肾俞、膀胱俞、次髎、腰阳关固本，促进肾与膀胱对尿液的气化固摄。诸穴合用，既能改善四肢之活动不利，又使阳气充盈，膀胱固摄有权，通调水道，使小便得以自控。

（整理：闫雪、江晶蕾）

中风后小便不禁（脑梗死尿失禁）案

《素问·宣明五气》载："膀胱不利为癃，不约为遗溺"，此为关于尿失禁最早记载，指明了尿失禁的病位在膀胱。《类证治裁·闭癃遗溺》曰："小便不禁，虽膀胱见症，实肝与督脉三焦之主病也。"

【一诊】

沈某，女，61岁，2017年6月20日就诊。右侧肢体麻木、活动不利伴尿失禁13天。患者缘于13天前，无明显诱因出现右侧肢体麻木，活动不利，伴小便失禁。现右侧半身不遂、麻木，肢体瘫软，口舌歪斜，气短乏力，纳可，夜眠可，小便失禁，大便调，日一行，舌质暗淡有瘀斑，苔白腻，脉沉细。辅助检查：膀胱残余尿量65mL。

中医诊断：中风（气虚血瘀），小便不禁；**西医诊断：**脑梗死，尿失禁。

治疗原则：益气活血，舒筋通络。

针刺治疗：百会、四神聪、中极、气海、关元、曲骨、足运感区。

操作方法：中极向下斜刺1.5寸，行捻转补法；气海、关元直刺1.5寸，用烧山火手法，以患者腹部出现温热感为度；曲骨，直刺1.5寸，施以捻转泻法；双侧足运感区，由前至后，与头皮成15°，快速捻转200次/分，以患者头皮有酸麻或酸胀感为宜，每15分钟捻转1次，留针30分钟。

【治疗效果】

每日1次，每周治疗6天，10次为1个疗程，治疗2个疗程后小便失禁症状改善显著。

【按语】

尿失禁是脑卒中常见的后遗症之一，其病位在脑，与膀胱、肺、脾、肾、肝关系密切。《素问·灵兰秘典论》云："膀胱者，州都之官，津液藏焉，气化则能出矣。"膀胱为贮藏津液之处，膀胱气虚，则无力约束尿液而外溢。肾与膀胱相表里，肾主水，其气通前后二阴，若肾气不固，固摄无力，无法化气行水，膀胱开阖失司，而致尿失禁。百会居一身之最高，总督一身阳气，属督脉经穴，上达脑，下至足太阳经，升阳固摄。四神聪可补脑益髓，配合百会开窍醒神。中极为膀胱募穴，对中医辨证病位属膀胱的多种疾病均有良性调节作用，既可治疗遗尿不禁，又可治疗癃闭不通，关元穴为小肠募穴，峻补肾气，二者均为足三阴、任脉之会，可以培肾固摄，扶正培元。曲骨为足厥阴肝经与任脉之会，可以影响三焦水液代谢，调畅气机，通利小便。

头皮针具有双向的良性调节作用，刺激患者的双侧足运感区，可激活受损脑细胞，增加大脑供血，从而促进脑细胞功能的恢复。诸穴合用，共奏开窍醒脑、固摄膀胱的功效。

（整理：闫雪、江晶蕾）

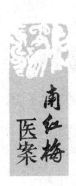

南红梅（1971—），女，硕士研究生导师，国家优秀中医临床人才。从事中医临床工作25年，尤其擅长失眠症、郁病、眩晕等疾病的中医诊治。临证重视经方应用，不拘病名为何，但求脉证切当，病机合宜，擅抓主症，用药中正。

不寐（失眠症）案

不寐，是以经常不能获得正常睡眠为特征的一类病证。多为情志所伤、饮食不节、劳逸失调、久病体虚等因素引起脏腑机能紊乱，气血失和，阴阳失调，阳不入阴而发病。基本病机为阳盛阴衰，阴阳失交。一为阴虚不能纳阳，一为阳盛不得入于阴。病位主要在心，涉及肝、胆、脾、胃、肾，病性有虚有实，且虚多实少。治疗以补虚泻实，调整脏腑阴阳为原则。

【一诊】

金某，男，62岁，2017年9月18日就诊。既往失眠病史4个月，近2个月加重。现症：每晚睡眠时间2～3小时，每晚口服安定2片方可入睡，睡眠时间3～4小时，白天精神尚可，心悸时作，易急躁，时有头痛，眼睑麦粒肿反复发作，口干喜饮，纳食可，大便调，舌淡胖大，苔白略腻，脉细数。查体：心率90次/分，血压135/95mmHg。

中医诊断：不寐（肝郁化火）；**西医诊断**：失眠症。

治则治法：疏肝泻火，镇心安神。

方药：龙胆泻肝汤加减。

龙胆草15g，茯神15g，夜交藤20g，栀子10g，黄芩15g，柴胡10g，生地黄10g，白芍10g，泽泻10g，当归15g，甘草10g，黄连15g，黄柏15g，合欢20g，白蒺藜10g，川芎10g，酸枣仁20g，琥珀粉7.5g（冲服）。

【二诊】

患者服药后睡眠时间增加，已可睡5～6小时，入睡不难，精神增进，入夜口渴，汗多，恶寒，下半身明显，偶有心前区憋闷、隐痛，胁下闷胀感，纳食可，大便日行2～3次，成形。舌淡胖大，苔薄白，脉细略数。上方加浮小麦、桂枝、丹参、生龙骨、生牡蛎、香附、郁金。

【三诊】

患者服药后睡眠改善，血压平稳，仍偶有早醒，醒后不能再入睡，心前区偶痛，汗出明显减少，眼睑麦粒肿好转，口不渴，纳食可，大便 2～3 次 / 日，不成形。舌淡胖苔薄白，脉弦。效不更方，上方去生龙骨、生牡蛎、栀子、白蒺藜。

【治疗效果】

三诊后，不寐得以缓解，口不渴，眼睑麦粒肿好转，舌淡胖苔薄白，脉弦，疾病痊愈。

【按语】

本病为肝郁化火所致不寐，治以疏肝泻火，镇心安神。本案病例之不寐，患者病情较重，每须服西药安眠药方可入睡，常伴头痛、心悸、麦粒肿反复发作、情绪易烦躁，主要为心肝火盛，火热上攻，扰乱神明，遂至失眠不寐。一诊以龙胆草、黄芩、栀子清肝泻火；黄连、黄柏清热凉血以除烦安神；柴胡疏肝解郁；当归、生地黄、白芍养血滋阴柔肝；白蒺藜、川芎清热平肝，活血止痛；合欢、茯神、酸枣仁解郁宁心安神；甘草和中。二诊睡眠转好，但有出汗多，恶寒，下半身明显，偶有心前区隐痛，故加浮小麦以敛汗，桂枝止身恶寒，丹参活血治心痛，生龙骨、生牡蛎镇心安神。胸闷胁胀，善太息，加香附、郁金以疏肝解郁。三诊睡眠改善，血压平稳，易早醒，醒后不能再睡，纳食可，大便 2～3 次 / 日，不成形，眼睑麦粒肿好转，心前区偶痛，口不渴，舌淡胖苔薄白，脉弦。考虑肝火已清，苦寒过用则易损伤脾阳，导致大便不成形，因此减少清热明目、苦寒之品。三诊之时睡眠质量已经得到缓解，依据舌脉及体征，患者主证未变，故守原方，固镇心安神之本，减少苦寒清热之品，使方能标本兼治，以求全效。

治疗不寐的重点在于辨明不寐之虚实，实证多由肝郁化火，痰热内扰，阳盛不得入于阴而致；虚证多由心脾两虚，心虚胆怯，心肾不交，水火不济，心神失养，阴虚不能纳阳而发。但失眠久病可出现虚实夹杂，火、湿、痰等病邪与气血阴阳亏虚互相联系，相互转化，临床以虚证多见。

（整理：刘婷婷）

眩晕（梅尼埃病）案

眩晕病名最早见于《内经》，中医学认为其病位在脑，外感内伤均可致病，风、虚、痰、瘀在眩晕的致病因素中不可忽视，通过辨证论治，对眩晕痰饮证型治以祛痰化饮之法，常能收到良好疗效。

【一诊】

李某，女，57 岁。因"间断性头晕 2 年，加重 3 天"，于 2013 年 3 月 5 日就诊。患者 2 年前无明显诱因出现间断性头晕，视物旋转，严重时伴恶心、呕吐，不能睁眼，闭目平躺时稍好转，耳部胀闷感，曾于外院就诊，诊为"梅尼埃病"，经治疗略有改善，但上症仍间断发作。3 天前无明显诱因出现头晕加重，且发作较前频繁，每日发作 3～4 次。现症：时有头晕，视物旋转，恶心欲呕，无法站立，闭目后上症减轻，伴耳鸣、耳部胀闷，身困重，时有胸闷、心悸，纳少，眠差，睡眠过程中易惊，小便不畅，大便时溏，舌淡，苔白腻，脉沉。

中医诊断：眩晕（痰饮中阻，清阳不升）；**西医诊断：**梅尼埃病。

治则治法：温运脾阳，利水化饮。

方药：苓桂术甘汤合泽泻汤。

茯苓 20g，桂枝 15g，炒白术 10g，泽泻 30g，甘草 10g。5 剂，水煎服。

【二诊】

患者头晕、视物旋转较前减少，恶心欲呕、无法站立明显减轻，仍伴耳鸣、耳部胀闷，身困重，胸闷、心悸减少，纳可，眠差，睡眠过程中易惊，小便通畅，大便调，舌淡，苔白腻，脉沉。上方加党参 20g、生龙骨 15g，5 剂，水煎服。

【三诊】

患者眩晕症状消失，仍觉身有困重，时有大便溏。嘱其以香砂六君子丸善其后。

【治疗效果】

二诊，胸闷、心悸明显改善，纳可，小便通畅，大便调。三诊后诸症基本消失，疾病趋于痊愈。

【按语】

方中茯苓具淡渗利水之功，导水饮由小便出；桂枝温通阳气，可化津生液，并平冲而降逆，协茯苓增益化饮而利水之功效；佐以白术可健脾燥湿，配伍桂枝，则增强温运中阳之效，协用茯苓能健脾而除湿；炙甘草可健脾补气，配伍桂枝则能助阳化气，配伍茯苓，则防其渗利太过；泽泻利水定眩。二诊，心脾之阳得补，水邪为阳气所化，故 诸症减轻。然水邪虽去，脾气已虚，肝胆之气亦显不足，故于方中加入党参、生龙骨，标本兼治。三诊水饮基本得以控制，脾阳得健，水饮得化，诸症明显减轻。以香砂六君子丸善其后，防止脾阳未充，饮邪复至，而病情反复。

辨治眩晕的重点在于：不仅要辨别其所在脏腑，辨清病之虚实，而且要权衡标本轻重缓急，才能标本兼顾，达到最佳治疗效果。同时，要重视"未病先防，已病防变"，先安未受邪之地，方能消除发病之源，不再复发。

（整理：南红梅）

郁病（抑郁焦虑状态）案

郁病病名首见于《医学正传》，但早在《内经》中即有郁证之说。中医学认为其病位在肝，累及血分，与心、脾、肾的关系密切。本病的病机关键为气机郁滞，脏腑功能失常，病因为情志内伤。在疾病初期一般以气滞为主，临床中采用疏肝解郁、理气畅中之法通常取得较好疗效。另外，在治疗中还应分清以何脏为主，以及与六郁的关系。气郁、血郁、火郁主要关系于肝，食郁、痰郁主要关系于脾，虚证中与心的关系最为密切，如心神失养、心血不足、心阴亏虚均属心的病变，其次是肝、脾、肾的亏虚。

【一诊】

赵某，女，32岁。因情绪低落5个月，加重1个月，于2017年2月15日就诊。患者缘于5个月前生产后出现情绪低落，烦闷不安，对事物丧失兴趣，注意力及自信心降低，体重下降，当时未予特殊诊治。1个月前，患者上述症状加重，时有轻生念头。现症：情绪低落，烦闷不安，注意力不集中，体重下降，胸闷，善太息，时有轻生念头，记忆力减退，纳差，眠差，入睡困难，夜梦多，小便尚可，大便干。舌质淡红，苔薄腻，脉弦数。SDS 56分，SAS 45分，HAMD总分为33分。

中医诊断： 郁病（肝气郁滞）；**西医诊断：** 抑郁状态，焦虑状态。

治则治法： 疏肝解郁，理气和中。

方药： 柴胡疏肝散加味。

柴胡20g，香附20g，川芎20g，陈皮20g，枳壳20g，白芍20g，合欢花20g，酸枣仁30g，茯神20g，琥珀粉7.5g（单包冲服），柏子仁20g，远志20g，炙甘草10g。7剂，水煎服，每日1剂。

【二诊】

情绪低落略有减轻，胸闷稍有减轻，但仍有善太息，时有胸胁胀痛，痛无定处，入睡时间较前缩短，多梦，纳差，小便尚可，大便干。舌淡，苔薄白，脉弦。上方加郁金20g、佛手15g、首乌藤50g，7剂，水煎服，每日1剂。

【三诊】

情绪低落明显改善，胸闷善太息较前好转，胸胁胀痛较前减轻，无轻生念头，睡眠良好，食欲尚可，时有食后腹胀，小便尚可，大便正常。舌淡，苔薄白，脉弦。复查SDS 48分，SAS 41分，HAMD总分为25分。上方去琥珀粉，将首乌藤改为30g，加神曲20g、麦芽20g，7剂，水煎服，每日1剂。

【治疗效果】

二诊患者症状较前改善，情绪低落、胸闷改善明显，夜间入睡时间较前明显缩短，仍时有善太息、时有胸胁胀痛，三诊后症状基本好转，仅遗留饮食后时有腹胀，继续调整中药汤剂。

【按语】

该患者由于生产出现以上诸症，究其原因乃肝失疏泄之职，条达之性被遏而致。肝失调畅，肝气郁结，故胸闷善太息，时有轻生念头，情绪低落，注意力不集中，记忆力减退；气郁化火，郁火扰心，心神不安，故烦闷不安，眠差，入睡困难，夜梦多；肝郁化火生热，横逆乘土，脾胃无力化生水谷精微荣养四肢，故体重下降；郁火阻滞于大肠，故大便干。舌质淡红，苔薄腻，脉弦数，为肝气郁滞之象。方选用柴胡疏肝散，本方是在《伤寒论》四逆散的基础上加陈皮、香附、川芎而成。其中柴胡疏肝解郁为君药；香附理气疏肝，助柴胡以解肝郁，川芎行气活血而止痛，助柴胡以解肝经之郁滞，二药相合，增其行气止痛之功，共为臣药；陈皮、枳壳理气行滞，白芍、甘草养血柔肝、缓急止痛，合欢花舒郁理气、安神活络，酸枣仁、柏子仁养心安神、润肠通便，茯神健脾宁心，琥珀粉镇惊安神，远志安神益智，共为佐使。诸药合用，共奏疏肝解郁、理气畅中之功。

二诊，肝气得以疏泄、气机得以调达，诸症减轻，但仍时有善太息、时有胸胁胀痛，夜梦多，故加郁金、佛手疏肝理气，首乌藤养心安神。三诊，患者诸症均明显好转，睡眠实，夜梦少，仅遗留食后腹胀，故方中去琥珀粉，减少首乌藤用量，酌加神曲、麦芽消食化滞，并嘱咐患者尽量保持心情舒畅，避免情绪刺激造成病情反复或波动。

辨治郁病的重点在于：首先要辨别证候虚实，初起以实证居多，如气、血、痰、食、湿、火六郁均属实证。病久以虚为主，心、肝、脾的气血或阴精亏虚，即属此类。其次要辨病变脏腑与六郁的关系。郁病的各种证候之间存在一定的内在联系，可相互转化或同时并见，预后一般良好。配合精神治疗及解除致病原因，对郁病痊愈有重要意义。

（整理：冷威）

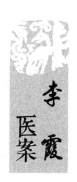

李霞（1974— ），主任医师，硕士研究生导师，擅长治疗脑血栓、脑出血、癫痫、头痛、眩晕、失眠等神经内科常见病、多发病，对于重症肌无力、帕金森病、痴呆、脊髓疾病等神经内科疑难疾病运用中医药治疗也有自己独到的见解。

眩晕（椎 – 基底动脉供血不足）案

眩晕最早见于《内经》，称为"眩冒"，并指出眩晕属肝所主，与髓海不足、血虚、邪中等多种因素相关。《丹溪心法·头眩》强调"无痰不作眩"。

【一诊】

王某，女，58 岁。2017 年 11 月，因眩晕、头部昏沉 2 年就诊。2 年前无明显诱因出现眩晕、头部昏沉，眼花，头晕，自行口服敏使朗疗效不佳。现症：头晕眼花、头部昏沉，有时可见视物旋转，每次发作持续 5 ～ 10 分钟，平均 3 ～ 5 天发作一次，发作时伴恶心呕吐，呕吐物为清水痰涎，胸闷，心悸失眠，神疲纳少，大便调，小便正常，舌苔白腻，脉沉滑。查体：血压 130/80mmHg，神清语明，双侧瞳孔等大等圆，眼球活动正常，未见眼震，伸舌居中，四肢肌力、肌张力正常，生理反射存在，病理反射未引出。血常规：未见异常。颈动脉超声：基底动脉中度狭窄（狭窄＜ 75%）。头部 CT 未见异常。

中医诊断：眩晕（痰湿中阻）；**西医诊断：**椎 – 基底动脉供血不足。

治则治法：化痰祛湿，健脾和胃。

方药：半夏白术天麻汤加减。

制半夏 9g，炒白术 20g，天麻 15g，茯苓 15g，生姜 3 片，橘红 15g，大枣 3 枚，甘草 6g，当归 15g，远志 15g，桂枝 9g，荷叶 10g。

【二诊】

眩晕减轻，头部仍有昏沉感，眼花减轻，服药期间视物旋转未发作，但仍有胸闷恶心，心悸失眠略减轻，神疲纳少，二便正常，脉沉滑，苔白腻。原方加砂仁 15g，柏子仁 10g，郁李仁 10g。

【三诊】

眩晕基本消失，头部昏沉感明显减轻，胸闷恶心减轻，心悸失眠好转，神疲纳少减轻，二便正常，脉沉，舌红苔薄白。原方继续服用。

【治疗效果】

三诊后，无眩晕，头部昏沉感消失，偶有胸闷，其他症状消失，疾病临床痊愈。

【按语】

方中半夏和天麻为君药，半夏长于燥湿健脾化痰，可和胃降逆止呕，天麻长于平肝息风潜阳止痉，是治疗风痰眩晕的要药，二药合用，可平肝息风，燥湿化痰。白术为臣药，甘温益气，苦温除湿，可用于痰饮眩悸，与半夏、天麻相配，祛湿化痰、止眩之功更佳。茯苓为佐药，味甘益脾，淡渗利湿，兼可宁心安神，茯苓健脾渗湿，与白术合用，可治生痰之本。橘红理气化痰，气顺则痰消。甘草可调和诸药，解半夏之毒。煎加姜枣调和脾胃。半夏白术天麻汤化痰息风，眩晕自愈。患者心悸失眠，神疲纳少，考虑该患者为老年女性，平素少动，脾虚不健，生化不足，气血亏虚，故见上述症状。当归为血中圣药，可补血行血，补中有动，善和血分。远志宁心安神，交通心肾，可用于气血虚弱，神不守舍。桂枝温通血脉，助阳化气，鼓舞诸脏，增强祛湿化痰之功。

二诊，患者诸症减轻，但仍有胸闷恶心，心悸失眠，神疲纳少等症状，原方基础上加砂仁芳香化湿，辛温行散，为醒脾要药，柏子仁安神通便，郁李仁润肠通便。三诊后临床痊愈。

（整理：李霞）

失眠（睡眠障碍）案

失眠在《内经》中称为不寐，又称为"不得卧""不得眠"。《素问·逆调论》曰："胃不和则卧不安"，是指以不能获得正常睡眠为特征的疾病，主要是睡眠时间、深度不足，影响正常工作和生活。

【一诊】

李某，男,56岁。2017年3月，因失眠1年就诊。1年前与爱人争吵后出现失眠，不能入睡，睡后多梦，自述半个月后好转，未在意，未用药，后每因情绪波动均会引起失眠，并且失眠逐渐加重，患者自述非常关注自己的睡眠，越关注睡眠则睡眠越不好，自行口服佐匹克隆疗效不佳。现症：失眠，入睡困难，早醒，睡后多梦，醒后乏力，急躁易怒，心烦，太息，脘腹胀闷，嗳气得舒，每遇情绪波动而加重，每遇事情会胡思乱想，爱钻牛角尖，苔薄白，脉弦。查体：血压140/90mmHg，神清语明。血常规：未见异常。腹部超声：未见异常。汉密尔顿焦虑评分13分，汉密尔顿抑郁评分15分。

中医诊断：不寐（肝郁气滞型）；**西医诊断**：睡眠障碍，轻度焦虑、抑郁。

治则治法：疏肝理气，解郁安神。

方药：自拟疏肝方加减。

香附15g，柴胡15g，茯神10g，酸枣仁25g，甘草9g，夜交藤25g，煅龙骨25g，煅

中医临床带教经典医案

牡蛎 25g，合欢皮 15g，丹参 15g，栀子 15g，远志 15g，大腹皮 15g，荷叶 15g。

【二诊】

失眠、急躁易怒、心烦减轻，仍有多梦，早醒，太息，嗳气，脘腹胀闷减轻，苔薄白，脉弦。患者自述已不关注自己睡眠，心情好转，原方去远志，加陈皮 15g，川芎 15g。

【三诊】

汉密尔顿焦虑评分 5 分，汉密尔顿抑郁评分 4 分。不存在焦虑与抑郁，失眠基本消失，但仍有多梦，太息、嗳气、脘腹胀闷均减轻。原方去栀子，继续服用。

【治疗效果】

三诊后随访，患者失眠基本痊愈，太息、嗳气、脘腹胀满基本消失，疾病临床痊愈。

【按语】

自拟疏肝方中香附、柴胡为君药，香附辛散苦泄，芳香舒缓，可行肝郁之气，利三焦，解六郁，柴胡可疏肝解郁，调达肝气，主心腹胃肠气结，与香附相伍，可增强疏肝解郁之功；茯神、酸枣仁为臣药，茯神可宁心安神，酸枣仁可养心益肝，安神，既能养心阴，也可益肝血，心烦不眠均可用，两药配合，可安神益心养肝；佐药煅龙骨、煅牡蛎，煅龙骨可镇惊安神，用于心神不宁，龙骨质重，镇静作用更佳，与煅牡蛎合用，可治疗肝阳上亢导致的急躁易怒；使药为丹参，可引诸药入心经，丹参可用于失眠心烦，养神定志，甘草调和诸药。夜交藤可养心安神，用于虚烦不眠，多梦，与合欢皮相伍，可治疗心神不宁的失眠；栀子可清心除烦；加远志增强宁心安神的功效；大腹皮可行腹中之气，使气机通畅；荷叶理气，使嗳气更舒。诸药合用，共奏疏肝理气、解郁安神之功。

二诊患者失眠、急躁易怒、心烦减轻，多梦，早醒，太息，嗳气，脘腹胀闷仍存在，苔薄白，脉弦。原方去远志，加陈皮增强理气宽中之功，加川芎活血行气。三诊后去栀子，失眠及焦虑、抑郁临床痊愈。

失眠是临床常见症状，也是神经内科常见病。在治疗失眠过程中，要注意对肝郁的治疗。随着社会的发展，生活节奏越来越快，各种压力随之而来，情志受到影响，进而影响肝的条达，肝失疏泄，肝郁气滞，阴阳不交失眠。该患者在发病过程中，出现了焦虑、抑郁，笔者在临床过程中发现失眠的肝郁气滞型患者很大一部分伴有焦虑、抑郁。失眠治疗过程中注重肝郁，方能取得好的疗效。

（整理：李霞）

痫病（癫痫）案

癫痫是多种原因导致的脑部神经元高度同步化异常放电所致的临床综合征，临床表现有发作性、短暂性、重复性和刻板性的特点。其特征为发作性精神恍惚，甚则突然仆倒，昏不知人，口吐痰涎，两目上视，四肢抽搐，或口中如作猪羊叫声，移时苏醒。《素问·奇病论》云："人生而有病癫疾者……此得之在母腹中时，其母有所大惊，气上而不下，精气并居，故令子发为癫疾也。"

【一诊】

张某，女，64岁。2017年5月，因癫痫发作2年就诊。2年前患者无明显诱因出现癫痫发作，发作时可见两目上视，口吐白沫，牙关紧闭，上肢屈曲，下肢伸直，抽搐发作，伴有小便失禁，3～5分钟可停止，每隔4～7天发作一次，夜间发作常见，就诊于当地医院，诊断为"癫痫发作"，口服卡马西平尚可控制，近2个月患者口服卡马西平后出现皮疹，遂停药，改为口服奥卡西平，病情不能得到有效控制，出现反复发作。现症：1天前晚9点左右出现癫痫发作，性质同前，现患者头晕头痛，痛有定处，口唇青紫，舌质暗红，有瘀斑，舌下静脉曲张，脉涩。查体：血压130/90mmHg，神清语明。头部CT：未见异常。脑电图：监测期间可见多个棘波和尖波。

中医诊断：痫病（痰瘀阻络型）；**西医诊断：**癫痫发作。

治则治法：豁痰化瘀，息风通络。

方药：自拟癫痫方加减。

炒僵蚕3g，天麻10g，石菖蒲10g，水牛角10g，桃仁8g，当归10g，生牡蛎10g，佛手10g，制水蛭3g，姜厚朴6g，柴胡10g，太子参10g，紫苏叶10g，炒麦芽15g。

【二诊】

服药1个月后患者头晕、头痛减轻，癫痫仍有发作，发作时间为1分钟左右，性质同前，服药期间共发作1次，口唇青紫减轻，夜眠不安，舌质暗红，有瘀斑，舌下静脉曲张，脉涩。原方去厚朴、柴胡、太子参、紫苏叶、炒麦芽，加红花10g，醋龟甲15g，生龙骨10g。

【三诊】

患者服药15天后再诊，述患者服药近1个月以来，仅晚间发作一次，持续不到1分钟缓解。原方去牡蛎、佛手、生龙骨，加用全蝎2g，炒僵蚕加量至8g，继续服用。

【治疗效果】

三诊后汤剂服用完毕，上方制作为散剂，每次6g，日3次，口服，随访至今，患者癫痫未再发作。

【按语】

方中炒僵蚕、天麻为君药，僵蚕可治疗惊痫抽搐，兼可化痰，天麻可以息风止痉，祛风通络，用于肝风内动，惊痫抽搐，两者合用，增强治疗癫痫抽搐之功。石菖蒲、水牛角为臣药，石菖蒲可开窍宁神，本品辛温芳香，不仅开窍，还可豁痰，醒神志，水牛角可治疗惊厥抽搐；桃仁、红花为佐药，可活血化瘀，桃仁可活血祛瘀，味

中医临床带教经典医案

苦而入心、肝血分，祛瘀之力强大，又称为破血药，红花可活血止痛，与桃仁合用可增强活血化瘀之功；生牡蛎为使药，可镇心安神；佛手疏肝解郁，燥湿化痰；厚朴可行气燥湿，本品苦燥辛散，长于燥湿；制水蛭可破血逐瘀；柴胡可疏肝解郁止痛；太子参可滋阴补气生津；紫苏叶行气宽中；炒麦芽消食健胃。诸药合用，共达活血化瘀、息风通络之功。

二诊患者仅晚间发作一次，持续不到 1 分钟缓解，诸症减轻，原方去厚朴、柴胡、太子参、紫苏叶、炒麦芽，加红花增强活血化瘀之功，醋龟甲滋阴潜阳，可补心、补肾、补血，生龙骨平肝潜阳，定惊安神，用于惊痫癫狂。三诊后仅晚间发作一次，持续不到 1 分钟缓解，眠可，口唇青紫减轻，舌质暗红，舌瘀斑减轻，舌下静脉无曲张，脉沉。原方去牡蛎、佛手、生龙骨，加用全蝎以增强活血通络之功，炒僵蚕加量以化痰，继续服用散剂后，未发作。

癫痫是神经内科常见病、疑难病，引起癫痫的病因至今不明，西医治疗癫痫需要长期服药，副作用大，停药后容易反复发作。中医对于癫痫的治疗研究广泛，在治疗癫痫过程中，要注意对痰浊、血瘀的治疗。该患者痰瘀阻滞，闭阻清窍，神机受累，元神失控而发为本病。该病与五脏六腑均有关系，但主要病位在心、肝，顽痰闭阻清窍，肝经风火内动是本病的主要病机。在本病治疗过程中，要注意生活的调理，避免劳累及精神刺激，保持心情愉快，羊肉、酒等肥甘厚腻之品容易诱发本病，应视为禁忌。

（整理：李霞）

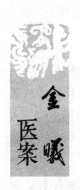

金曦（1968—），女，医学博士，硕士研究生导师。长期从事中医内科脑病的临床、教学、科研工作。主要研究方向为失眠、偏头痛、脑血管病等。

不寐（失眠）案

失眠病名首见《难经·四十六难》，《灵枢·大惑论》详细论述了"目不瞑"的病机，认为"卫气不得入于阴，常留于阳。留于阳则阳气满，阳气满则阳跷盛；不得入于阴则阴气虚，故目不瞑矣"。阳盛于外，而阴虚于内，阳不能入于阴故不寐。

【一诊】

王某，男，45岁。2010年4月9日，因入睡困难10余天就诊。患者10天前因惊吓后出现入睡困难，患者自服地西泮片效果不佳。现症：入睡困难，心烦、心悸，易惊醒，时有耳鸣，五心烦热，神疲乏力，舌质红，苔少，脉细。神经系统查体未见阳性体征。心电图：窦性心律，QRS额面心电轴不偏，大致正常心电图。

中医诊断：不寐（阴虚火旺）；**西医诊断：**失眠。

治则治法：滋阴降火，养心除烦。

方药：交泰丸加减。

黄连15g，肉桂3g，黄芩10g，栀子10g，当归25g，生地25g，莲子心30g，淡竹叶20g，夜交藤50g，酸枣仁30g。5剂，水煎服。

【二诊】

患者入睡困难略改善，无多梦、心悸，时有惊醒，五心烦热，耳鸣，二便正常，舌质淡，苔薄白，脉细。神经系统检查较前无变化，主证未变，续用原方加生龙骨、生牡蛎各25g，丹皮15g。

【治疗效果】

患者夜眠基本恢复正常，夜间睡眠时间5～6小时，无心悸，睡眠过程中无惊醒，已恢复正常工作，饮食尚可，二便正常。

【按语】

患者无意识障碍性发作，无眼前发黑等短暂先兆，继之意识丧失而晕倒及血压下降。故可排除癫痫失神发作、晕厥等其他疾病。本病的病机关键为卫阳不能入阴。总因情志所伤，饮食不节，病后，年迈，禀赋不足，心虚胆怯。心主火，肾主水，心火下降，肾水上济，水火相交，心肾交通，睡眠才能正常。《清代名医医案精华·陈良夫医案》中说："心火欲其下降，肾水欲其上升，斯寝寐如常矣。"如肾精不足不能上奉于心，水不济火，则心阳独亢；或五志过极，心火内炽，不能下交于肾，心神失交，心火亢盛，扰及神明，则夜寐不安。《景岳全书》中说："真阴精血不足，阴阳不交，而神有不安其室耳。"治疗上应以"补不足，损有余"为要。

交泰丸中黄连、肉桂寒热并用，"交通心肾于顷刻"，黄连上清心以泻上亢之火，肉桂温肾以引火归原，使心肾相交，自能安睡，用黄芩、栀子清心降火除烦，当归、生地滋阴养血，以制亢阳，莲子心、淡竹叶清心泻火，夜交藤、酸枣仁养血安神而疗不寐。诸药合用以奏滋阴降火，养心除烦，交通心肾之功。

（整理：赵洋）

头痛（偏头痛）案

头痛一证首见于《内经》，后李东垣在《东垣十书》中将头痛分为外感头痛和内伤头痛，王肯堂在《证治准绳·头痛》中说：头痛、头风一病也，但有新久去留之分耳。浅而近者名头痛，其痛猝然而至，易于解散速安。深而远者为头风，起痛作止无常，愈后复发。

【一诊】

张某，女，22岁。2011年8月15日，因头痛2年，加重3天就诊。患者2年前出现头痛，后每遇思虑过度即诱发头痛，反复发作，3天前，患者因学习压力头痛发作，现患者头痛，以两侧为著，伴心烦易怒，口苦，胁肋满胀，纳少，二便正常。舌红，苔薄微腻，脉弦细。既往：偏头痛病史2年。神经系统查体：Horner征阴性；颞浅动脉曲张阴性，局部压痛阴性。脑彩超检查结果：未见明显异常。

中医诊断：头痛（肝阳头痛）；**西医诊断：**偏头痛。

治则治法：平肝清热，化痰止痛。

方药：水牛角30g，藁本25g，龙胆草20g，川芎15g，蔓荆子20g，夏枯草10g，黄芩15g，栀子15g，竹茹20g，当归15g，薏苡仁10g，陈皮15g，瓜蒌20g，生地15g，柴胡20g。5剂，水煎服。

【治疗效果】

患者后自行服用原方7剂，现无头痛发作，无口苦及胁肋胀满不适，饮食尚可，夜眠佳，二便正常。

【按语】

方中以水牛角、龙胆草、蔓荆子、夏枯草针对病因而平肝，清热，开郁；陈皮、瓜蒌、竹茹其意在患者病久痰邪已成，用以理气祛痰；当归、生地意在防肝火耗伤营阴，以清热凉血养阴；藁本、柴胡为引经之药，画龙点睛，突出止痛作用。

内伤头痛多虚实夹杂，虚者应以滋阴养血，益肾填精为主，实证当平肝、化痰。本患者则以脾胃虚弱为本，肝气郁滞为标实，治疗时应两者兼顾，平肝补脾亦应同步进行。

（整理：赵洋）

郁病（抑郁发作）案

郁病病名首见于《医学正传·郁证》：或七情之抑遏，或寒热之交侵，故为九气怫郁之候。《丹溪心法·六郁》提出：人身诸病，多生于郁，首倡气、血、火、食、湿、痰六郁而以气郁为先之说。

【一诊】

赵某，男，42岁。2011年9月1日，因情绪低落2个月就诊。患者2个月前，因家庭及工作压力出现情绪低落，未予治疗。现症：情绪低落，情绪不宁，多虑，夜眠差，易醒，食少，嗳气，大便时稀，小便尚可，舌体大，质淡红，苔黄腻，脉弦。神经系统查体无异常。简易SDS量表评分51分，简易SAS量表评分32分。

中医诊断：郁病（肝郁脾虚）；**西医诊断**：抑郁发作。

治则治法：疏肝健脾，清热化痰。

方药：逍遥散加减。

龙胆草25g，郁金25g，夜交藤50g，柴胡15g，香附20g，莲子20g，天竺黄20g，麦冬20g，竹茹20g，瓜蒌30g，远志15g，黄连10g，百合20g，白术20g。5剂，水煎服。

【二诊】

患者情绪低落症状好转，饮食尚可，大便溏稀不调，小便正常，舌质红，苔白腻，脉弦有力。前方加黄芪30g，薏苡仁15g，去黄连、天竺黄。

【治疗效果】

现患者情绪稳定，正常工作，无情绪低落，饮食正常，二便尚可，舌红，苔白微腻，脉弦。

【按语】

该患者平素脾胃功能虚弱，由于七情失调，脾气暴躁，郁怒伤肝，肝气郁结，情志不舒，故见情绪低落，情绪不宁，多虑；肝木横逆侮土，胃失和降则见食少，嗳气，大便时稀；肝郁久则化火，煎津成痰更阻气机，阴阳气机不相顺接，则可见夜眠差，易醒；舌体大，质淡红，苔黄腻，脉弦，皆为肝郁脾虚之象。

方选逍遥散加减，"木郁则达之"，故治疗必先顺肝条达之性，其中柴胡、香附、郁金疏肝解郁，调理肝气；龙胆草、天竺黄、黄连、竹茹、瓜蒌清肝热，清热化痰；同时用麦冬、莲子、百合、远志、白术益气健脾，养阴和胃。诸药合用共奏疏肝健脾，清热化痰之效。

　　郁病治疗应以理气开郁，怡情易性为治疗原则，本例患者发病多因思虑过度，肝气郁结兼克脾土，故在临证中重视疏肝健脾与清热化痰两类药物的合用往往能收到良好疗效。

（整理：赵洋）

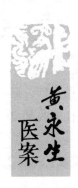

黄永生（1942—），男，长春中医药大学终身教授，博士研究生导师，吉林省名中医，首届全国名中医，第三、四、五批全国老中医药专家学术经验继承工作指导老师，享受国务院政府特殊津贴。从医 50 年，运用中医药抢救急性心肌梗死等急危重症患者，提出急性心梗（非溶栓者）中医药抢救新方案，运用"以通为主，兼调肝肾以治心"的治法，纠正心梗后心律失常，提出"先天伏寒"理论，在冠心病治疗中阐发"瘀能化水"理论，极大提高了临床疗效。

心痛（冠心病心绞痛）案一

心痛病名最早见于《内经》，并记载病因和一般症状。《灵枢·五邪》指出，"邪在心，则病心痛"，《金匮要略》归纳病机为"阳微阴弦"。

【一诊】

崔某，女，62 岁，退休。2009 年 4 月 14 日因"胸闷、心悸 5 年，加重 1 周"就诊。5 年前因情绪刺激（激动）出现胸憋闷疼痛、背痛、心悸、气短，就诊我院，经查心电图、心脏彩超，诊为冠心病、心绞痛，经治好转（用药不详）。1 周前因情绪激动上症复发而就诊。现胸闷痛，日发 1～2 次，每次持续 2～3 分钟，含服硝酸甘油缓解，气短，伴心悸、盗汗，偶乏力，口干，畏寒，手足凉，胃胀痛，腿痛，纳可，眠差，大便干，小便调。舌淡青，苔薄白，脉沉细。查：心界不大，心率 72 次 / 分，音纯，律整，血压 120/75mmHg。心电图示：左前分支传导阻滞，$V_1～V_6$ T 波倒置。心脏彩超示：室壁节段运动障碍。

中医诊断：胸痹心痛（阳虚气滞，寒热错杂）；**西医诊断：**冠心病心绞痛。

治则治法：温阳益气，辛开苦降，调整阴阳。

方药：黄芪 30g，白术 15g，砂仁 10g（后下），清夏 10g，干姜 10g，豆蔻 10g，当归 15g，知母 10g，黄柏 10g，仙茅 10g，仙灵脾 15g，巴戟天 10g，枳壳 10g，青皮 10g，炒枣仁 30g，夜交藤 30g。6 剂，水煎服。

【二诊】

4 月 21 日复诊：胸闷痛、气短明显好转，汗出明显，偶有胃胀痛、腿痛，余同前。舌淡，苔薄白，脉沉细。在前方基础上加龙齿 10g（先煎）、牡蛎 30g（先煎）、浮小麦 50g、麻黄根 10g，6 剂，水煎服。

【治疗效果】

前症基本消失，汗出减少，略有腿痛，舌淡红，苔薄白，脉沉细。血压115/70mmHg。心电图示：左前分支传导阻滞，$V_1 \sim V_6$ T波直立。

【按语】

任继学教授归纳本病的病因病机为"男女媾精，阳气不足，寒伏于内"，即先天伏寒病因，寒邪先身而成，伏于脾肾，情志不遂日久，肝气郁结，气滞胸中，心脉郁阻发为心痛。脾肾阳虚、寒伏于内，故见足凉或手足凉；阴寒于下，阳浮于上，阳不归阴，离在坎上，"阴火上冲"，则见口干、心烦等；胸胁胀痛，善太息乃有肝郁气滞表现。疲乏、气短、脉虚为气虚主症，手足凉，腰膝酸软，小便清长为脾肾阳虚主症，结合舌脉乃一派阳虚气滞，寒热错杂之象。

方中黄芪、白术、干姜、豆蔻温中益气；砂仁、清夏醒脾开胃，具有辛开之效；仙灵脾、巴戟天、仙茅补脾肾之阳，肾阳充则五脏之阳得生；当归、知母、黄柏苦寒而降，引阳归阴，是为反佐；枳壳、青皮理气行滞而止痛；炒枣仁、夜交藤养心安神而止悸。全方阴阳合治，寒热共调，使阴阳和而痛自止。正如《金匮要略》言："五脏元真通畅，人即安和。"

《景岳全书·新方八略》中说，善补阳者必于阴中求阳，则阳得阴助而生化无穷；善补阴者必于阳中求阴，则阴得阳生而泉源不竭。治疗上，以温补脾肾之阳为首要任务，解决手足凉为关键，同时补益中气以助脾肾阳气的恢复；运用辛开苦降法，引阳归阴，使壮火回归少火，以恢复少火生气；疏肝理气之法要贯穿始终。患者服药后症状减轻，故二诊效不更方而加入敛汗固表之品。

（整理：郭家娟）

心痛（冠心病心绞痛）案二

【一诊】

刘某，男，64岁，退休。2009年3月3日因"胸闷痛7年，加重3天"就诊。患者7年前因情绪激动后出现胸闷、胸痛，就诊于某医院，心电图示心肌缺血，心脏彩超见室壁运动欠协调，诊断为冠心病心绞痛，治疗后缓解（具体用药不详）。患者平素胸闷、胸痛时自行舌下含服硝酸甘油，症状缓解。3天前，因劳累过度而上症加重伴气短而来诊。现胸闷痛，气短，心悸，乏力，善太息，口干，心烦，两胁胀，泛酸，纳呆，眠差，二便调。舌淡红，有齿痕，苔薄白，脉沉弦细弱。查体：心界不大，心率68次/分，心音纯，律整，血压130/80mmHg。心电图见Ⅱ、Ⅲ、aVF导联ST段下移0.1mV，T波倒置，深0.05mV。心脏彩超：左室壁节段运动障碍。

中医诊断：胸痹心痛（气血两虚，肝气郁结）；**西医诊断**：冠心病心绞痛。

治则治法：补气活血，疏肝解郁。

方药：当归15g，吴茱萸7.5g，薄荷5g，茯苓15g，甘草5g，白芍30g，柴胡

10g，黄连 10g，枳壳 10g，青皮 10g，白苍术各 10g，厚朴 15g，陈皮 10g，炒枣仁 30g，夜交藤 30g。6 剂，水煎服。

【二诊】

3 月 12 日复诊，胸闷痛明显减轻；善太息、气短减轻，劳累后上症可发作，心悸、眠差基本消失，余症同前。甘草 5g，吴茱萸 7.5g，黄连 10g，枳壳 10g，青皮 10g，厚朴 15g，陈皮 10g，白苍术各 10g，丹参 30g，砂仁 10g，檀香 10g，蝉蜕 10g，水蛭 7.5g，僵蚕 10g。6 剂，水煎服。

【治疗效果】

服上方后症状均明显改善，仍有劳累后胸闷痛，效不更法。

【按语】

心主血藏神，肝主血舍魂。中老年男性，脏腑皆衰，气血不足，情志不遂，肝气郁结，气滞胸中，心脉郁阻发为胸痹。气滞则两胁胀，善太息；气血虚则气短，乏力，面色晦暗；心血虚见失眠；脾虚运化失调，纳呆，泛酸；肝郁化火，耗灼津液，可见口干。舌淡有齿痕，苔薄白，脉沉弦细弱为气血两虚、肝气郁结之象。

方中当归甘、辛、苦，温，可理气养血活血，为血中之气药；白芍酸苦微寒，养血敛阴，柔肝缓急；柴胡疏肝解郁，使肝气得以条达，归、芍与柴胡同用，补肝体而助肝用，使血和则肝和，血充则肝柔。肝病易于传脾，故以白术、茯苓、甘草健脾益气，既可实土以抑木，又可使气血生化有源。薄荷疏散郁遏之气，与柴胡配伍，透达肝经郁热；实则泻其子，黄连泻心火以清肝郁之火，吴茱萸辛燥开郁，可除黄连苦寒之弊，连萸合用佐金以平木；枳壳、青皮理气疏肝解郁。

《素问·脏气法时论》："肝苦急，急食甘以缓之""脾欲缓，急食甘以缓之""肝欲散，急食辛以散之"，本案的治疗使肝郁得疏，血虚得养，脾弱得复，气血兼顾，肝脾同调，以达到健脾养血，疏肝解郁之目的。患者服药后症状均有明显改善，故二诊效不更法，因仍有劳累后胸闷痛，故于前方基础上加丹蛭饮以增强活血通络作用。

（整理：郭家娟）

邓悦（1962—），博士研究生导师，吉林省名中医，国家中医优秀临床人才。从事中医临床、科研、教学工作30余年，传承并创新任继学教授"伏邪"学术思想，擅长运用中医治疗冠心病、PCI术后综合征、心肌梗死、心律失常、急慢性心衰等疾病。

心悸（心律失常）案

《内经》无心悸病名，而以"惊""惕""惊骇"等名之。心悸之名最早见于《伤寒杂病论》，"脉浮数者，法当汗出而愈，若下之，身重，心悸者，不可发汗，当自汗出乃解……"，祛邪扶正，养心通脉是心悸的基本治疗原则。

【一诊】

康某，女，53岁。2011年1月6日，因"阵发性心悸4年，加重7天"来诊。4年前无明显诱因出现心悸，曾就诊于某院，诊断为"心律失常——频发室性期前收缩"，给予胺碘酮、慢心律（具体用量不详）等药物治疗后症状缓解，但仍时有发生，服用琥珀酸美托洛尔23.75mg，日1次，以控制病情。7天前患者上症再次发作，经休息无缓解，遂前来就诊。症见心悸不宁，胸闷，气短，倦怠乏力，头晕，心烦，少寐多梦，四肢凉，二便可。舌质淡暗，体胖大，苔白略厚，脉沉细。血压135/80mmHg，口唇无发绀，心脏搏动位置正常，心率62次/分，心音纯，节律欠规整，可闻及期前收缩，5～10次/分，各瓣膜听诊区未闻及病理性杂音。心电图示：大致正常心电图。24小时动态心电图：频发室性期前收缩（24小时1390次），偶发室上性期前收缩（24小时6次）。自带心脏彩超：左室舒末径51mm，左室后壁厚度8mm，主动脉搏动幅度低平。

中医诊断：心悸（气血两虚夹瘀）；**西医诊断：**心律失常（频发室性期前收缩，偶发室上性期前收缩）。

治则治法：益气养血，化瘀止悸。

方药：养心汤加减。

党参25g，黄芪25g，丹参25g，川芎15g，黄连15g，肉桂10g，茯苓25g，清半夏15g，小茴香15g，干姜7.5g，远志15g，石菖蒲10g，酸枣仁15g，龙骨30g（先煎），五味子15g，牡蛎30g（先煎），紫石英30g（先煎），蝉蜕30g，郁金10g。7剂，水煎服。

【二诊】

心悸明显缓解，偶有乏力，余如前。续用前方，以甘松10g易郁金，加琥珀粉7.5g（冲服）以安神。7剂，水煎服。

【治疗效果】

心悸症状未再发作，乏力明显改善，无口干，食纳及睡眠正常，二便可。舌质淡红，体适中，苔薄白，脉细。24小时动态心电：偶发室性期前收缩（24小时73次），偶发室上性期前收缩（24小时1次）。

【按语】

心悸的病机关键为阴阳失调，气血失和，心神失养。病因多为感受外邪、情志所伤、饮食不节、房劳过度、他病迁延。该患者平素思虑过度，劳伤心神，以致心血暗耗，久致气血两虚，气血运行不畅，血聚成瘀，血瘀阻于心脉，心脉不畅，心失所养，发为心悸。心气不足，故见气短、乏力；气血两虚，清窍失养，故见头晕；血虚津亏，不能上承于口，故见口干；病久阴阳失和，阳不入阴，故见夜眠差；舌质淡暗，体胖大，苔白，脉沉细均为气血两虚夹瘀之征。

方选《证治汇补》养心汤加减。此方补气与养血、活血、化痰、安神药同用，方中党参、黄芪益气养心为君，辅以丹参、川芎养血活血为臣，君臣相配意在使心气充盛，脉道通利，心气足以助血行，血行无阻，气血通畅；方中佐以酸枣仁、五味子、远志以养心安神；茯苓、清半夏、干姜、小茴香温中健脾化痰，以助气血生化；黄连、肉桂同用以交通心肾；重用龙骨、牡蛎以镇静安神定悸，更与益气养血药同伍，使气充血足，心有所养，神有所藏，则心悸可平，睡眠安稳；此外，龙骨、牡蛎可重镇安神，以潜浮阳，加入郁金或甘松以理气为佐；紫石英甘、温，镇心安神，降逆气，蝉蜕甘、寒，疏散风热，止痉。二者合用，长于镇静安神、止惊悸。药选石菖蒲意在引诸药入心，开窍通络。诸药合用，共奏滋阴血、补心气、安心神、止动悸之效。

二诊患者主症有所缓解，但结合症、舌、脉皆示本证未变，多年陈疾，难以速去，治则不变，继续施以原方巩固疗效，患者夜眠不佳，增加安神药琥珀粉以增强养心安神之功，续服7剂，心气得复，阴血得养，心悸可平，余诸症皆消。

（整理：常立萍）

胸痹（冠心病心绞痛）案

中医古籍对于胸痹的论述相当丰富，最早见于《灵枢·本脏》："肺大则多饮，善病胸痹……"汉代张仲景在《金匮要略》正式提出胸痹病名，并进行了专门阐述，"夫脉当取太过不及，阳微阴弦，即胸痹而痛，所以然者，责其极虚也，今阳虚知在上焦，所以胸痹、心痛者，以其阴弦故也"，急则治标，缓则治本是胸痹的治疗原则。

【一诊】

唐某，男，57岁。2010年8月22日，因"阵发性胸闷痛3年，加重伴后背痛7天"就诊。患者于3年前因无明显诱因出现胸闷痛症状，经休息后缓解，此后胸闷症状多于劳累情况下诱发，呈阵发性闷痛，范围为手掌大小，曾于外院就诊，冠脉造影显示回旋支近中段75%狭窄，并有多处动脉硬化斑块形成，患者拒绝支架植入术治疗，经静点异舒吉及丹红注射液，口服中西药，症状缓解。出院后胸闷痛仍时有发作，多经休息后症状方可缓解，7天前无明显诱因胸闷痛症状加重，自服速效救心丸（具体用量不详）后，症状缓解不明显，为求中医药治疗来我院就诊。现症：胸闷痛、气短、乏力，饮食正常，睡眠差，小便可，大便干。舌淡暗，苔白厚腻，脉弦，尺脉无力。查体：口唇无发绀，无颈静脉怒张，胸廓对称，双肺叩诊清音，听诊双肺呼吸音清，未闻及干湿啰音。血压135/70mmHg，心界不大，心左界位于第5肋间左锁骨中线内0.5cm处，心率72次/分，律整，心音略弱，各瓣膜听诊区未闻及杂音。理化检查：心电回报：不正常心电图，Ⅱ、aVL、aVF导联ST段下移0.05mV，$V_4 \sim V_6$导联T波低平。心脏彩超示：EF 65%，各房室内径正常，左室各壁心肌厚度正常，室壁节段性运动异常。心包腔未见积液。

中医诊断：胸痹（气虚血瘀，痰浊阻络）；**西医诊断：**冠心病心绞痛。

治则治法：益气化瘀，豁痰通络。

方药：黄芪25g，红景天15g，丹参25g，川芎15g，清半夏15g，瓜蒌25g，薤白30g，茯苓20g，五味子15g，甘松15g，元胡15g，降香10g。5剂，水煎服。

【二诊】

患者胸闷缓解，期间发作2次，但时间较短，气短、乏力症状较前减轻，大便稍干，舌淡暗，苔白腻，脉弦。主证未变，续用前方改茯苓25g，酌情增加虫类通络药物，水蛭10g，全蝎5g。5剂，水煎服。

【三诊】

患者胸闷痛明显改善，偶有气短、乏力症状，二便可，伴纳呆、胃脘不适。舌淡暗，苔白，脉弦缓。体格及理化检查无异常。患者胸闷痛主症改善明显，但二诊过后，出现纳呆、胃脘不适，故于二诊汤剂基础上去水蛭，调整为清半夏10g、瓜蒌15g、薤白15g、茯苓15g、五味子30g，加白芍25g、白术15g、甘草15g。7剂，水煎服。

【治疗效果】

患者胸闷痛症状消失，无气短、乏力症状，诸症改善明显，饮食可，已恢复正常睡眠，二便调。舌淡红，苔薄白，脉弱。

【按语】

胸痹的病机关键是气血阴阳亏虚及气滞、血瘀、痰浊、寒凝所致的心脉挛急。病因多为外感六淫，七情失调，饮食不节，劳役所伤。该患者饮食失节、情志内伤日久，以致阴阳失调，心之气阴亏虚，脉络不利，致痰浊、血瘀相互搏结于心脉，心脉挛急发为胸痹。痰浊其性重浊凝滞，瘀血耗气伤阴，痰瘀互结，阻于心脉，气机不畅，脉络不通，故见胸闷痛；心气亏虚故见气短、乏力；心之络脉、支脉布于背，痰瘀交阻，气血不通，故见背痛；舌淡暗，苔白厚腻，脉弦皆为气虚血瘀，痰浊阻络之征。

针对胸痹之病本虚标实，虚实互呈之特点，方选补阳还五汤之意合瓜蒌薤白半夏汤加减，治以益气化瘀，豁痰通络之法，以达标本同治之功。黄芪甘微温，补气升阳；红景天，益气活血。两者合用共奏益气活血之功。丹参，养血活血，且能止痛；川芎辛温，活血行气止痛，为血中气药。两药合用通达气血，散瘀止痛，且补而不滞。瓜蒌、薤白、半夏相合，通阳气，化痰浊，联用茯苓可祛痰湿。五味子酸甘温，补肾益气，宁心安神。甘松、元胡辛温散结，行气止痛，辅助活血化痰之品，达到活血而化痰之功。两药配合，宣痹止痛。降香通络行气，引经达所。诸药相合，益气化瘀，豁痰通络。

二诊患者余症皆有减轻，但胸闷痛无明显缓解，主证仍在，效不改方，据证化裁，配以血肉有情之品水蛭、全蝎，以通络止痛，与甘松、元胡相须为用，止痛甚效。三诊患者药后诸恙均退，惟胃脘不适，故去水蛭，加白芍、甘草、白术以健脾和胃，且以原方继进，以资巩固，经此治疗后多年宿疾现已基本稳定。

（整理：石锐）

心衰（冠心病——缺血性心肌病）案

"心衰"之名首见于唐代孙思邈《千金要方·心脏门》："心衰则伏"，其后见于《圣济总录·心脏门》："心气盛则梦喜笑恐畏……心衰则健忘，心热则多汗"，以及《医述·脏腑》："心主脉，爪甲色不华，则心衰矣"。益气温阳，化瘀通络是心衰的基本治疗原则。

【一诊】

滕某，男，66岁。2006年9月13日，因"阵发性呼吸困难半年，伴劳力性气短加重3天"就诊。患者于半年前无明显诱因出现阵发性呼吸困难症状，经休息后可缓解，此症状每于情绪激动及劳累后加重，经外院诊断为"冠心病，心力衰竭"，经住院治疗后（具体治疗及用药不详），症状改善出院。3天前患者于劳累后出现呼吸困难伴劳力性气短症状加重，为求中医药诊断治疗来我院就诊。时症：劳力性气短，夜间胸部憋闷，心悸，乏力，头晕，尿少，下肢浮肿，大便数日一行，舌质隐青，苔厚腻，舌体胖大，边缘有齿痕，脉结代。查体：血压146/84mmHg。双肺底可闻及湿啰音，未闻及干啰音，心界扩大，心尖部位于左锁骨中线外1cm处，心率105次/分，心律不整，心音强弱不一。理化检查：心电图示：Ⅱ、aVL、aVF导联ST段下移0.05mV，$V_4 \sim V_6$导联ST段下移$0.2 \sim 0.25$mV。心脏彩超提示：左室舒末径59mm，左房内径42mm，右室内径23mm，EF 39%，E/A小于1，左室各壁心肌略增厚，向

中医临床带教经典医案

心运动尚可，但运动不协调。

中医诊断：心衰（气虚夹痰瘀）；**西医诊断**：冠状动脉粥样硬化性心脏病（缺血性心肌病，心功能Ⅲ级）。

治则治法：益气化瘀，豁痰通络。

方药：黄芪30g，红景天15g，丹参25g，川芎15g，水蛭10g，瓜蒌25g，薤白30g，茯苓25g，葶苈子25g，莱菔子20g，枳实15g，泽泻20g，白茅根50g，砂仁10g。5剂，水煎服。

【二诊】

患者劳力性气短稍轻，仍见夜间胸部憋闷，心悸，乏力，头晕，尿量较前增多，下肢仍见浮肿，大便干，舌质隐青，苔厚腻，体胖大，边缘有齿痕，脉结代。血压140/90mmHg，心率100次/分，心肺体征如前。主证未变，续用前方，酌情增加黄芪剂量至50g，并加入党参25g、猪苓20g以增强补气利水之功。5剂，水煎服。

【三诊】

患者劳力性气短较前减轻，夜间胸部憋闷消失，时有心悸，乏力，下肢浮肿减轻，时头晕，舌质隐青，苔厚腻，体胖，边缘齿痕不显，脉结代。血压158/88mmHg。心肺体征无显著改变。主证未变，大便通畅，去瓜蒌，头晕症状仍旧未缓解，续用前方，调整白茅根至75g，加入平肝息风之品，牛膝25g、夏枯草30g、钩藤20g（后下）。5剂，水煎服。

【四诊】

患者劳力性气短、夜间胸部憋闷、心悸、乏力明显改善，头晕较前改善，尿量尚可，下肢轻度浮肿，舌脉如前。血压136/90mmHg。双肺底未闻及湿啰音，心率86次/分。主证由气虚夹痰瘀之虚实夹杂证转为气虚之象不显，但仍见痰瘀互结邪实之证候，在原方基础上减白茅根为50g，去川芎，加入桃仁10g、红花10g增强活血化瘀功效，并加入炒白术15g增强健脾利水之功。5剂，水煎服。

【五诊】

患者劳力性气短、夜间胸部憋闷消失，诸症不显，舌质暗，苔薄腻，脉结代。痰瘀互结主证未变，守四诊方，去破血逐瘀力强的水蛭，续用5剂。

【治疗效果】

五诊后该患每3个月门诊随访1次，历时5年，始终以益气化瘀，豁痰通络为基本治则，根据临床症状适当调整方药及用量。2011年4月25日随访患者：无呼吸困难及活动后加重等症状，血压、心率控制良好。心脏彩超：左室舒末径50mm，左房内径35mm，右室内径23mm，EF 68%，E/A小于1。

【按语】

心衰的病机关键是痰瘀伏络，病位在络脉，与五脏相关，心气亏耗是疾病发生发展的主要原因。饮食、劳逸失度，情志失调、喜怒不节，先天禀赋不足是心衰的基

邓
悦
医
案

本病因。该患者因平素饮食、劳逸失度以致心脾气虚，心气无力行血，血行不畅，日久成瘀，脾气不足，失于健运，水湿不化，聚湿生痰，痰瘀日久，蕴结成毒，伏于血络，即伏痰、伏瘀，此时正能胜邪，故邪气内藏，伏而待发，时致患者年逾六旬，正气渐虚，邪气渐盛，正不胜邪，引发痰瘀阻络，使心气更耗，心气虚则心动无力，久之心力内乏，乏久必竭，形成心衰之病。心脾气虚，故见气短、乏力；痰瘀互结，伏于心脉，心脉痹阻，则见胸部憋闷，痰瘀属阴，夜亦属阴，故入夜加重；脉道不通，心失所养，故见心悸；痰瘀中阻，清阳不升，浊阴不降，清窍失养，故见头晕；肾与膀胱相表里，肾气不足，膀胱气化无力，故见尿少，水液内停于下，故见下肢浮肿；舌质隐青，苔厚腻，体胖大，边缘有齿痕，脉结代皆为气虚夹痰瘀之征。

方选芪苈红参汤合瓜蒌薤白半夏汤加减。方中重用黄芪以大补元气，《医林改错》提到，"元气既虚，必不能达于血管，血管无气，必停留为瘀"，黄芪非量大则难任其功，气足则血行，自无停痰留瘀。红景天甘寒，益气化瘀生新，为治疗气虚血瘀心痛诸症之要药。丹参苦微寒，长于活血，川芎辛温，以行气为要，二药伍用，一温一寒，互制其短而展其长，气血兼顾，使散瘀止痛之力增强。瓜蒌甘、苦，寒，化痰宽胸，薤白辛、苦，温，活血通阳，散胸中气滞。两药配伍，一润一散，涤痰泄浊，开胸散结，善治痰浊不化，心血瘀阻。茯苓性平，偏于渗湿利水，泽泻性寒，长于通利膀胱，《别录》有泽泻"逐膀胱三焦停水"，茯苓"伐肾邪"之说。两药同用意在导水下行以利尿，泻下焦邪水以消肿。葶苈子味辛苦寒，泻肺降气，祛痰平喘，利水消肿，泄水逐邪；白茅根甘寒，凉血，止血，利尿。两药合用以加强其强心、活血、利水的功效。砂仁辛温，化湿开胃，温脾止泻，配入方中意在行气活血豁痰的同时守护正气，即祛邪不伤正。枳实苦、辛，寒，行气化痰，破气除满，善治痰阻胸痹之胸中满闷及气血阻滞之胸胁疼痛。水蛭咸寒，破血，逐瘀，通经，专入血分且药力迟缓，借破瘀而不伤气血之力以祛沉痼瘀积。莱菔子辛、甘，平，行气滞、祛痰滞，善治胸脘闷胀。诸药合用，共奏益气通络，痰瘀同治之功，使心气得补，气旺血行，痰、瘀、水自消，血脉畅达，机体得养，诸证可却，从而切中病机。

二诊患者主证未变，劳力性气短稍轻，但气虚仍重，黄芪善补卫表之气，党参善补中气，原方中配以党参，意在增强补气之功。三诊患者头晕持续不解，结合患者高血压病史，在原方中加入钩藤、牛膝、夏枯草三药，息风定眩，清上引下，降血压。四诊患者余症已见改善，但痰瘀互结、水肿症状仍重，前法再进，桃仁、红花相伍以加强化瘀通络之力，加炒白术，以增强健脾利水之功。五诊患者诸症皆有明显好转，但活血通络药物已进月余，为防应用破血药日久伤及正气，故去水蛭。针对痰瘀伏邪，重在终生调治，疗期5年，总治则不变，随证用药，已病无反复，素难治之疾，今收效甚佳。

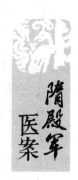

隋殿军（1955—），二级教授、主任医师、博士研究生导师，享受国务院政府特殊津贴。省级拔尖人才，从事中医药教学、临床、科研及行政管理 30 余年，擅长治疗各种眩晕症和胃部疾病，潜心研究中药新药，并取得多项专利。

眩晕（梅尼埃病）案

眩晕一病，《内经》称为"眩冒""眩"。《素问·至真要大论》有"诸风掉眩，皆属于肝"，《灵枢·口问》有"上气不足"。《丹溪心法·头眩》则偏重于痰，有"无痰不作眩"的主张，提出了"治痰为先"的方法。《景岳全书·眩运》，指出："眩运一证，虚者居其八九，而兼火、兼痰者不过十中一二耳"，强调了"无虚不作眩"，在治疗上认为"当以治虚"为主。

【一诊】

刘某，女，40 岁，干部。1999 年 9 月 6 日，因"阵发性眩晕 2 年、加重伴视物转动，恶心、呕吐 5 小时"就诊。患者 2 年前无明显诱因出现眩晕，伴视物转动，恶心，呕吐，汗出的症状，于单位医院就诊，当时测量血压为 110/60mmHg，给予静点药物（具体用药不详），症状缓解，此后反复出现上述症状，用药后症状缓解。患者于 5 小时前活动后出现眩晕，伴视物转动，无复视及黑蒙，恶心，非喷射状呕吐、耳鸣等症状，为求中医药治疗来我院就诊。病程中无意识障碍。现症：眩晕，伴视物转动，耳鸣，恶心，呕吐，呕吐物为胃内容物，面红目赤，少寐多梦，口苦，饮食尚可，小便赤，大便秘结，舌质红，舌苔腻，脉弦滑。查体：双侧水平测试见水平眼震；双侧巴氏征（－）；脑膜刺激征（－）；血压 110/60mmHg；CT 检查未见异常。

中医诊断：眩晕（肝阳上亢）；**西医诊断：**梅尼埃病。

治则治法：平肝息风，补益肝肾。

方药：天麻 15g，钩藤 15g（后下），半夏 10g，石决明 15g（先煎），栀子 10g，川牛膝 15g，黄芩 10g，茯神 15g，夜交藤 15g，菊花 15g，益母草 15g，龙胆草 20g。4 剂，水煎服。

【二诊】

患者眩晕及耳鸣的症状稍轻，呕吐减轻，恶心未明显改善，面红目赤，少寐多梦，口苦，饮食尚可，小便赤，大便秘结，舌质红，舌苔腻，脉弦。主证未变，续用前方，加入竹茹 15g，以除烦止呕。4 剂，水煎服。

【三诊】

患者眩晕及耳鸣的症状明显好转，恶心、呕吐症状减轻，饮食尚可，睡眠改善，小便赤，大便秘结，舌质红，舌苔薄，脉弦。主证未变，在前方基础上加大半夏剂量至 15g，增加滋阴之品桑寄生 9g、熟地 15g、枸杞 15g，以润肠通便。6 剂，水煎服。

【治疗效果】

患者眩晕及耳鸣症状消失，恶心、呕吐消失，饮食正常，睡眠佳，二便正常。

【按语】

本病的发生虚者居多，如阴虚则易肝风内动，血少则脑失所养，精亏则髓海不足，均易导致眩晕。其次由于痰浊壅遏，或化火上蒙，亦可形成眩晕。眩晕的发生以内伤为主，病位在清窍，但以肝、脾、肾三脏相关，其中尤以肝为主。素体阳盛，阴亏于下，阳亢于上，可发为眩晕；或长期忧郁恼怒，情志不舒，气郁化火，肝阴耗伤；或肾阴素亏，水不涵木，肝阴不足，肝阳上亢，风阳升动，则发为眩晕。肝阴不足，阴不制阳，肝阳升发太过，血随气逆，亢扰于上，故见头晕耳鸣；阳升则面红耳赤；肝阳亢盛，乘脾胃，故恶心、呕吐；火动则扰乱心神，故少寐多梦；舌质红，舌苔腻，脉弦均为肝阳上亢之征。

方选天麻钩藤饮加减。方中天麻、钩藤、石决明均有平肝息风之效，辅以半夏降逆止呕，栀子、龙胆草、黄芩清热泻火，使肝经不致偏亢，益母草活血利水，牛膝引血下行，夜交藤、茯神安神定志。之所以选用天麻钩藤饮，是因为本方重在平肝息风，对肝阳旺盛所致的眩晕、头痛疗效很好。

二诊患者眩晕及耳鸣症状稍轻，但余症仍在，说明主证未变，故守原方，因患者恶心及呕吐，故加用竹茹以除烦止呕。三诊患者诸症明显好转，恶心未明显减轻，故加大半夏剂量以增加降逆止呕之功，加入滋阴之品桑寄生 9g、熟地 15g、枸杞 15g，滋补肾精，以养肝血。继续服用 6 剂后患者诸症均消，嘱患者平时早晚可服杞菊地黄丸以滋肾养肝，巩固疗效。

（整理：王永娇、王智慧）

胃痛（慢性浅表性胃炎）案

胃痛之病名《内经》始有记载。《素问·六元正纪大论》载："木郁发之……民病胃脘当心而痛。"胃痛在古代文献中多被称为"心痛""心下痛"，如《内经》《千金要方》等书中所记载之心痛，多指胃痛而言。至明《医学正传》载："古方九种心痛……详其所由，皆在胃脘，而实不在于心也。"其对胃脘痛与心痛进行了较为明确的区分，并较早认识到胃痛发病与肝郁有关。

【一诊】

张某，女，58 岁，退休。1998 年 3 月 20 日，因"间断性胃痛 5 年，加重 5 天"

就诊。该患者5年前出现胃痛，食后胃胀，伴反酸，无黑便，曾就诊于市内多家医院，查胃镜提示"慢性浅表性胃炎伴糜烂改变"。此后，患者胃痛症状时有发生，曾多次接受系统治疗（具体用药、用量不详），但病情常反复发作。5天前，患者因情志刺激后再次出现上症，为求中医药治疗来我院门诊。症见：胃痛，胃胀，反酸，无黑便，伴易怒、善太息、纳差，夜眠欠佳，二便尚可。舌淡红，苔薄白，脉弦滑。查体：全身皮肤及巩膜无黄染，腹部平坦，未见腹壁浅表静脉曲张，未见胃肠型及蠕动波，腹软，剑突下压痛（+），无反跳痛及肌紧张，肝脾肋下未触及，墨菲征（−），肝区叩击痛（−），移动性浊音（−），肠鸣音正常。胃镜示：慢性浅表性胃炎。

中医诊断：胃痛（肝气犯胃）；**西医诊断：**慢性浅表性胃炎。

治则治法：疏肝和胃，制酸止痛。

方药：柴胡15g，白芍10g，甘草10g，陈皮15g，枳壳15g，厚朴15g，川芎15g，香附20g，水红花子15g，砂仁10g，莱菔子10g，海螵蛸15g，炒枣仁20g，夜交藤20g。4剂，水煎服。

【二诊】

患者胃痛、胃胀好转，反酸减轻，易怒、善太息较前有所改善，纳眠可，二便可。舌淡红，苔薄白，脉弦滑。主证未变，续用前方。酌减理气之品，用量调整为厚朴10g、川芎10g、香附15g，减安神之品炒枣仁、夜交藤。6剂，水煎服。

【三诊】

患者胃痛、胃胀较前明显好转，反酸好转，易怒、善太息明显减轻，纳眠可，二便正常。守二诊方续用7剂。

【治疗效果】

患者胃痛、胃胀明显好转，无反酸，易怒、善太息明显改善，纳眠可，二便正常。

【按语】

胃痛之病机关键为胃失和降，不通则痛。其发生主要与寒邪犯胃，饮食不节，情志失调，脾胃虚弱等四个方面因素有关。病位在胃，与肝、胆、脾有关。本医案患者因情志不遂而发病，气机郁滞，肝失疏泄，横逆犯胃，胃失和降，发为胃痛。气机升降失常，肝气犯胃则胃胀、反酸；肝气不舒，肝胃不和，则见易怒、善太息、纳差；胃不和则卧不安，故眠差。舌淡红，苔薄白，脉弦滑均为肝气犯胃之征。

方选柴胡疏肝散加减。方中柴胡疏肝解郁，调理气机为主药；香附、芍药助柴胡舒肝解郁，陈皮、枳壳行气导滞，共为辅药；配以川芎、厚朴、水红花子、海螵蛸，以理气活血，制酸止痛；加莱菔子、砂仁以降气醒脾和胃；少佐炒枣仁、夜交藤以安神。诸药合用，共奏疏肝和胃，制酸止痛之效。

二诊患者痛、胀之象明显好转，故酌减理气之品剂量，防太过而致气虚气滞；患者眠差症状改善，故减安神之品。三诊患者诸症明显好转，效验则守方，故守前方，续服7剂，患者胃痛、胃胀、反酸之症消失，此方充分说明了肝与胃是木土乘客的关系，疏肝理气，肝气条达，胃病自除。

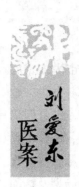刘爱东医案

刘爱东（1971—），博士研究生导师，吉林省卫生系统有突出贡献中青年专业技术人才、全国高等中医院校优秀青年。从事心血管疾病中医药防治的临床、教学与科研工作20余年。临证重视"虚""瘀"理论，重视脏腑辨证，强调整体观念。

心悸（冠心病心律失常）案

心悸症状的描述最早见于《内经》，如《素问·至真要大论》之"心澹澹大动"，《素问·三部九候论》说："参伍不调者病"，是最早记载脉律不齐的疾病表现。《素问·平人气象论》说："脉绝不至曰死，乍疏乍数曰死"，是最早认识到心悸时严重脉律失常与疾病预后的关系。张仲景在《金匮要略》和《伤寒论》中正式提出了"悸"和"惊悸"的名称，称之为"心动悸""心下悸""心中悸""惊悸"等，提出本病的主要病因有惊扰、水饮、虚损及汗后受邪等，记载了心悸时表现的结、代、促脉及其区别，提出了基本治则及常用方剂。《丹溪心法·惊悸怔忡》中提出心悸当"责之虚与痰"的理论，认为血虚、痰火是本病的致病根本原因。《景岳全书·怔忡惊恐》认为，怔忡由阴虚劳损所致，且"虚微动亦微，虚甚动亦甚"，在治疗上主张"速宜养气养精，滋培根本"，预防调护上主张"速宜节欲节劳，切戒酒色"。清代《医林改错》论述了瘀血内阻导致心悸怔忡，记载了用血府逐瘀汤治疗心悸每多获效。

【一诊】

景某，男，69岁，退休。2005年11月17日，因"心悸反复发作10余年，加重5天"就诊。患者10余年前因劳累出现心悸症状，24小时动态心电图提示：频发房性期前收缩，24小时5000余次，按冠心病心律失常治疗（具体用药不详），病情好转出院。出院后每劳累或饱餐，以上症状时有发作，多次在我院治疗。患者5天前乘火车旅游途中心悸症状再次反复，经休息后有所缓解。现症：心悸时作，偶有胸闷，疲乏，畏寒肢冷，纳差，睡眠欠佳，二便正常。舌质隐青，舌体胖大、边有齿痕，苔薄白，脉沉弦。查体：脉搏68次/分，血压150/75mmHg，心界不大，心率68次/分，律不整，可闻及频发期前收缩，第一心音低钝，各瓣膜听诊区未闻及杂音，双下肢无水肿。理化检查：心电图示窦性心动过缓；心脏彩超示右房增大，左室舒张功能减退；24小时动态心电图提示房性期前收缩1324个，室性期前收缩21个。

中医诊断：心悸（心阳不振，瘀血阻络）；**西医诊断**：冠心病——心律失常。

治则治法：宁心潜阳，活血通络。

方药：桂枝 10g，生龙骨 30g（先煎），生牡蛎 30g（先煎），炙甘草 10g，丹参 15g，檀香 15g，砂仁 10g（后下），赤芍 10g，桃仁 10g，当归 15g，百合 30g，合欢花 15g，锁阳 10g，仙灵脾 15g，全蝎 7.5g，僵蚕 7.5g。7 剂，水煎服。

其他疗法：稳心颗粒，5g/ 次，每日 3 次，温开水送服。

【二诊】

患者心悸略有好转，偶感胸闷，乏力略有好转，饮食、睡眠略有改善，仍感畏寒肢冷，二便正常。舌质暗，舌体胖大、边有齿痕，苔薄白，脉沉弦。查体：脉搏 72 次 / 分，血压 130/75mmHg，心率 72 次 / 分，律不整，可闻偶发期前收缩，第一心音低钝，各瓣膜听诊区未闻及杂音，双下肢无水肿。心电图示：大致正常心电图。24 小时动态心电图提示：房性期前收缩 759 个，室性期前收缩 13 个。患者主证未变，较前略有好转，畏寒肢冷症状仍存，舌脉显示仍存有瘀象，续用前方，加丹参用量至 30g，酌加桑枝 15g、肉桂 3g，7 剂，水煎服。

【三诊】

患者仍时感心悸，胸闷症状消失，乏力明显好转，饮食、睡眠明显改善，畏寒有所好转，仍感肢冷，二便正常。舌质暗，舌体胖大、边有齿痕，苔薄白，脉沉。脉搏 70 次 / 分，血压 130/70mmHg，胸廓对称，双肺叩诊清音，听诊双肺呼吸音清，未闻及干湿啰音，心界不大，心率 70 次 / 分，律不整，可闻偶发期前收缩，第一心音低钝，各瓣膜听诊区未闻及杂音，双下肢无水肿。心电图示：大致正常心电图。24 小时动态心电图提示：房性期前收缩 329 个。患者主证明显好转，守前方加用磁石 30g（先煎）、紫石英 15g（先煎），7 剂，水煎服。

【四诊】

患者偶感心悸，饮食睡眠尚可，偶感疲乏，畏寒肢冷明显好转，二便正常。舌质红，舌体胖大，苔薄白，脉沉。脉搏 72 次 / 分，血压 130/75mmHg，胸廓对称，双肺叩诊清音，听诊双肺呼吸音清，未闻及干湿啰音，心界不大，心率 72 次 / 分，律整，未闻及期前收缩，第一心音低钝，各瓣膜听诊区未闻及杂音，双下肢无水肿。心电图示：大致正常心电图。患者主证未变，较前略有好转，续服前方 7 剂。

【五诊】

患者心悸主症消失，饮食尚可，畏寒肢冷明显好转，仍感睡眠质量欠佳，二便正常。舌质红，舌体略胖大，苔薄白，脉沉。脉搏 72 次 / 分，血压 130/75mmHg，心率 72 次 / 分，律整，未闻及期前收缩，第一心音低钝，各瓣膜听诊区未闻及杂音，双下肢无水肿。心电图示：大致正常心电图。24 小时动态心电图示：房性期前收缩 153 个。患者心悸症状明显好转，现患者以改善睡眠为主，改用宁心安神方剂巩固治疗。

【治疗效果】

患者心悸、胸闷症状消失，偶感疲乏，畏寒肢冷明显好转，饮食睡眠尚可，二便正常。舌质红，舌体略胖大，苔薄白，脉沉。心电图：大致正常心电图。24 小时动态心电：房性期前收缩 153 个。

【按语】

心悸的病机关键在于：心失所养，心脉不畅。其根源在于素体体虚，或饮食劳倦七情所伤，或感受外邪，或药物中毒等，素体虚弱，或久病失养，劳欲太过，气血阴阳亏虚，乃至心失所养，发为心悸。

本例患者为 69 岁老年患者，年老则肾精不足，致肾阳亏虚，阳虚则气血运行不畅，久之则发为血瘀，瘀血阻于心脉，致心失所养，心脉不畅而发心悸、胸闷。肾精不足，气血亏虚则疲乏；气虚不能温养肢体则见畏寒肢冷；肾阳亏虚，日久则损伤脾阳，致脾运化失常则见纳差；阳气虚，心神失养则眠差。舌质隐青，舌体胖大、边有齿痕，苔薄白，脉沉弦皆为阳气虚衰，瘀血阻络之象。

方选桂枝甘草龙骨牡蛎汤合丹参饮加减。《素问·生气通天论》："阳气者，精则养神"，离宫火衰，失于潜养，神气浮越，故病心悸而神不安宁。方中桂枝合甘草以温振心阳，丹参活血祛瘀止痛，清心除烦，养血安神，共为君药。龙骨、牡蛎潜镇心神，赤芍行瘀止痛，桃仁活血祛瘀，当归补血活血，诸药相合，共为臣药。檀香行气温中止痛，砂仁行气调中，与丹参相合组成丹参饮，共奏活血祛瘀通络之效；百合清心安神，合欢和缓心气，共奏安神之功，锁阳补肾填精，仙灵脾补肾阳，强筋骨，二药相合，温肾阳以治本。上诸药相合，共为佐药。全蝎、僵蚕均具祛风定惊止痉之效，本方取其通经之效，增强活血通络之效，二药合为使药。以上诸药相合，共奏补心潜阳，活血通络之效。

患者以心悸为主证，辨证属心阳不振，瘀血阻络型，稳心颗粒具有活血化瘀、定悸安神之效，因此在中药汤剂的基础上加服此药，增强定悸之效。

二诊患者心悸、乏力略有好转，主证未变，故守原方，因畏寒肢冷仍明显，仍时感胸闷，故加大丹参用量，以增强活血化瘀之力，加肉桂、桑枝以温阳通络，加强温煦肢体之效。三诊患者主证明显好转，仍时感心悸，因此酌加磁石、紫石英以增强重镇潜阳之效。四诊患者仍感心悸，但其余主证消失，故守前方续服 7 剂。五诊患者主证已消失，故改用宁心安神方剂调整睡眠，巩固疗效。

（整理：崔俊峰）

胸痹心痛（冠状动脉粥样硬化性心脏病）案

【一诊】

张某，男，69 岁，干部。2006 年 6 月 8 日，因"胸闷痛、气短反复发作 10 年，加重 3 天"就诊。患者缘于 10 年前，劳累后出现胸闷痛、气短症状，休息后缓解，当时未予治疗。3 年前，患者于劳累后再度出现上述症状，遂至省医院就诊，诊为"冠心病"，当时给予硝酸酯类药物（具体用量不详），病情好转出院。此后胸闷痛症状反复发作，病情时轻时重。3 天前患者因劳累出现胸闷痛、气短症状加重，自服鲁南欣康，疼痛仍反复发作。现症：胸闷痛，气短，倦怠，乏力，两胁胀满，腹胀，纳差，口淡不渴，二便正常。舌质暗，有瘀点，舌体胖大，苔薄黄腻，脉弦滑。查体：血压120/75mmHg，胸廓对称，叩诊心界正常，心率84次/分，心律规整，心音纯，未闻及病理性杂音，双下肢无水肿。理化检查：心电图示：心肌缺血，不完全性右束支传导阻滞。心脏彩超示：主动脉弹性减退，二尖瓣、三尖瓣反流（少量）。

中医诊断： 胸痹心痛（痰瘀互结）；西医：冠状动脉粥样硬化性心脏病。

治则治法： 祛瘀化痰，通络止痛。

方药： 清半夏7.5g，陈皮10g，枳壳10g，茯苓15g，竹茹10g，石菖蒲10g，黄连15g，郁金10g，川楝子10g，莱菔子10g，丹参30g，檀香15g，穿山甲10g，延胡索10g，砂仁15g（后下），甘草5g。7剂，水煎服。

其他疗法： 复方丹参滴丸，每次10粒，每日3次，口服。

【二诊】

患者一般状态良好，静息无胸闷痛，活动后仍出现胸闷痛、气短症状，倦怠、乏力略有好转，两胁胀满，腹胀，纳差，口淡不渴，二便正常。舌质暗，有瘀点，舌体胖大，苔白腻，脉弦滑。血压120/70mmHg，心率81次/分，其余检查未见异常。复查心电示：心肌缺血，不完全性右束支传导阻滞，与前基本相同，无明显变化。

患者主证未变，调整前方，加水蛭10g、僵蚕10g、全蝎10g，以增强化瘀通络之力。7剂，水煎服。

【三诊】

患者一般状态良好，活动后胸闷痛症状明显减轻，活动后仍出现胸闷、气短症状，倦怠、乏力有所好转，两胁胀满，腹胀，纳差，口淡不渴，二便正常。舌质暗，舌体胖大，苔白腻，脉弦。血压115/80mmHg，心率78次/分。患者疼痛症状明显减轻，守上方续服7剂。

【四诊】

患者一般状态良好，静息无胸闷痛，仅在活动后偶尔出现胸闷症状，仍感倦怠、乏力，纳差，口淡不渴，二便正常。舌质淡，舌体胖大，苔白腻，脉弦。血压120/80mmHg，心率84次/分。复查心电示：心肌劳损，不完全性右束支传导阻滞，较前有改善。根据患者主证，胸闷痛症状明显好转，倦怠、乏力症状改善不明显，调整上方，去黄连、郁金、莱菔子，加入太子参30g、黄芪30g、白术15g，以增强益气健脾化痰之力。7剂，水煎服。

【五诊】

患者一般状态良好，活动后胸闷痛、气短症状明显减轻，倦怠、乏力明显好转，胁胀、腹胀症状消失，纳眠可，二便正常。舌质淡红，舌体略胖大，苔白腻，脉弦。血压120/75mmHg，心率82次/分。患者主要症状明显减轻，改以益气健脾化痰方剂巩固治疗。

【治疗效果】

患者胸闷痛症状明显减轻，倦怠、乏力明显好转，胁胀、腹胀症状消失。心电图：心肌劳损，不完全性右束支传导阻滞，缺血程度较前明显改善。

【按语】

胸痹的发生主要病机为心脉痹阻，不通则痛，多为气滞、寒凝、痰浊、血瘀所致。五脏不足，心脉失养，不荣则痛。

本例患者为69岁男性，平素饮食偏嗜肥甘，日久则脾胃功能受损，脾失健运，升降失常，聚湿而成痰，脾气不升，气不能行血，日久则成瘀，痰瘀互结，痹阻于心脉，不通则痛，则出现胸闷痛，脾失健运，脾气不足则气短，倦怠，乏力，气机升降失常，则两胁胀满，腹胀，脾失健运则纳差、口淡。舌质暗，有瘀点，舌体胖大，苔薄黄腻，脉弦滑，均为痰瘀互结之征。

方选黄连温胆汤合丹参饮加减。方中半夏辛温，燥湿化痰，陈皮理气燥湿化痰，二药合为君药。茯苓健脾渗湿；竹茹清热化痰；枳壳行气消痰，使痰随气下；郁金入心经，开郁通滞气；石菖蒲辛温芳香走窜，善化湿浊，醒脾胃，行气滞，消胀满；莱菔子降气化痰；又合丹参饮以行气祛瘀止痛，佐川楝子以入肝经行气止痛，穿山甲以通经络，活气血，加延胡索以增加止痛之效力。诸药合用，共奏祛痰化瘀、通络止痛之效。

本患者为痰瘀互结型胸痹心痛患者，主证舌脉均提示瘀象较重，复方丹参滴丸是以三七、丹参为主药，具有较强的活血化瘀之效力，与中药主方相辅，增加活血化瘀之力。

二诊患者气短、乏力稍轻，但其余主症仍在，故守原方；患者舌象提示仍有瘀象存在，故加用水蛭、僵蚕、全蝎以增强化瘀之力。四诊患者服药已月余，且胸闷痛症状明显好转，但倦怠、乏力症状改善不明显，去黄连、郁金、莱菔子等苦寒伤气之药，加用太子参、黄芪、白术以健脾益气化痰。五诊患者主症已消失，改用益气健脾化痰巩固治疗。

（整理：崔俊峰）

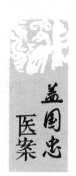

　　盖国忠（1962—），主任医师，博士研究生导师，吉林省名中医，国家首批优秀中医临床人才。主要从事中医内科慢性病的诊疗研究，以传承中医大家思想为主，辅以个人的见解、体会，突出中医治未病思想和立体的中医药诊防模式。

消渴（2型糖尿病）案

　　消渴最早见于《内经》，称为"消瘅"。如《素问·通评虚实论》云："消瘅……痿厥，气满发逆，肥贵人则膏粱之疾也。"后世对消渴的病因病机、临床表现、并发症以及治疗都有补充和发展。《诸病源候论·消渴候》主张"先行一百二百步，多者千步，然后食之"，初步认识到体育疗法对治疗消渴的意义。其对本病的并发症有所记述，认为"其病变多发痈疽"。《外台秘要·消渴消中门》录《古今录验方》说："渴而饮水多，小便数，无脂似麸片甜者，皆是消渴病也。"本病泛指以多饮、多食、多尿、形体消瘦，或尿有甜味为特征的疾病。口渴引饮为上消；善食易饥为中消；饮一溲一为下消，统称消渴（三消）。《金匮要略》有专篇对消渴的证治进行阐述，立有白虎加人参汤、肾气丸等有效方剂，至今为临床医家所推崇。

【一诊】

　　白某，男，48岁。2005年6月15日因"多饮、多食、多尿、消瘦2年"初诊。患者糖尿病病史2年，现在口服优降糖。现症：口渴，消瘦，眼干涩，咽干，怕热，颈部不适，时有心慌、气短，小便频数，大便正常，舌质暗红有瘀斑，苔淡黄，脉滑。查体：全身浅表淋巴结未触及肿大，双肺呼吸音清，肠鸣音4次/分。腹软，无压痛及反跳痛，无肌紧张，肝区叩击痛（－），墨菲征（－）。理化检查：空腹血糖检测9.8mmol/L，尿糖（＋）。

　　中医诊断：消渴（痰瘀互结）；**西医诊断：**糖尿病（2型）。

　　治则治法：化痰活血。

　　方药：鬼箭羽20g，僵蚕25g，夏枯草20g，苍术40g，丹参20g，葛根30g，白芥子10g，牛蒡子20g。10剂，水煎服。

【二诊】

　　复诊患者已停用优降糖。口干、口渴症状减轻，小便次数减少，尿黄，有馊味。复查空腹血糖8.2mmol/L，尿糖阴性。患者症状减轻，血糖及尿常规均明显改善，故继续上方服用 10 剂。

【三诊】

复诊患者症状全部改善，口干渴基本消失，尿由黄转清。舌淡红，瘀斑消失，脉象和缓有力。复查空腹血糖 6.7mmol/L。为巩固治疗，调整中药方剂续服 10 剂。半夏 10g，天麻 20g，苍术 40g，葛根 30g，骨碎补 20g，土鳖虫 5g，川芎 25g，伸筋草 25g。

【治疗效果】

复查空腹血糖 5.9mmol/L，餐后 2h 血糖 7.0mmol/L。停用中药后 1 个月、3 个月、6 个月、1 年分别复查空腹及餐后 2h 血糖均在正常范围内。随访至今，病情无反复。

【按语】

本病的发生与痰湿体质的"甘肥贵人"有关。因过食膏粱厚味，日久损伤脾胃，脾失健运，水谷精微运化失常，聚湿成痰。进一步发展，积热内蕴，伤津耗液，津液亏虚，不能上承于口，发为"消渴"。糖尿病发病率随着人们生活水平的提高逐年升高，形体肥胖者多见，而"三多一少"的症状却不显著。临床上大多数糖尿病患者都经历了无症状期和临床症状期，无症状期只表现为糖耐量的异常，此期往往因自觉症状不明显，易被患者所忽视，一旦临床出现症状时，已长达数年之久，以致出现"久病多虚""久病多瘀"的症状，这部分人多有脂质代谢紊乱，血液流变学提示血液黏稠。这与中医认为的"痰瘀"相似。气阴两虚为本，燥热、瘀血为标，已经成为比较公认的糖尿病病机理论，也较符合临床实践。但在临床中发现，痰湿也是糖尿病的重要病机环节，产生慢性并发症后尤其如此。

本方中鬼箭羽在《本经》的载述主要是破血、通经、杀虫。近年的研究表明，鬼箭羽可降血糖、调血脂、抗过敏、调免疫，且富含钙质，可治糖尿病。在临床中应用效果颇佳，诸药合用共奏化痰活血之效。本方中苍术既可醒脾助运，又可防凉润养阴的过分滋腻壅满。僵蚕祛风散寒，燥湿化痰，温行血脉。诸药联合应用共奏化痰活血之功。

盖国忠教授结合多年的临床经验在继承前人的中医理论基础上，对《内经》中体质辨病的思想进行了发挥，将其应用到消渴病的诊疗中，结合当今人们的饮食、社会因素，将本病的主要病机归为痰瘀互结。因今人的饮食质量较前人有了明显的提高，人们的饮食多肥甘厚味，造成了脾的运化水谷功能失职，酿生痰湿，痰湿阻滞气机日久而成瘀，造成痰瘀互结。本患者痰湿体质，治疗上以化痰消瘀为主，三诊均以化痰活血为主，坚持用药，疗效确切。三诊症状基本消失，故改为化痰通络，健脾燥湿之方剂清除体内伏痰、伏瘀。

（整理：韦倩、常立萍）

外感发热（病毒性上呼吸道感染）案

外感发热古代常名之为"发热""寒热""壮热"等，是指感受六淫之邪或温热疫毒之气，导致营卫失和，脏腑阴阳失调，出现病理性体温升高，伴有恶寒、面赤、烦躁、脉数等为主要临床表现的一类外感病证。

【一诊】

张某，男，工人，48岁。2005年9月23日以"发热，恶寒8天"就诊。患者初起头痛、鼻塞、身困，曾用西药治疗1周无效，体温逐渐上升，高达39.3℃，一般波动在38.5℃左右，以每天夜间为主。症见发热恶寒，汗出，口苦咽干，头晕恶心，胸腹胀痛，大便干，舌体胖大，苔厚腻呈黄褐色，舌质被苔掩盖，脉弦滑。查体：体温38.6℃，脉搏86次/分，呼吸20次/分，血压135/90mmHg。急性热病容，咽部轻度充血，左侧扁桃体Ⅰ度肿大，双肺未闻及干湿性啰音。血常规：白细胞$8.3×10^9$/L，淋巴细胞百分比48%，红细胞$4.0×10^{12}$/L，血小板$162×10^9$/L。血沉25mm/h。抗链"O"及类风湿因子均为阴性。肥达反应1：40以下。胸片：心肺未见异常。

中医诊断： 外感发热（湿伏膜原）；**西医诊断：** 病毒性上呼吸道感染。

治则治法： 燥湿化浊，开达膜原。

方药： 槟榔15g，柴胡15g，知母15g，厚朴12g，草果12g，黄芩12g，芍药12g，大黄10g（后下），甘草5g。1剂，水煎服。

【二诊】

首次口服250mL，服后约3小时排出干燥大便5枚。6小时后服2次，又排出大便，质软，量多，味臭，排后自觉胸闷腹胀减轻，体温下降至37.9℃，由多汗转为少汗，精神好转，口干苦也随之减轻，故守原方，去大黄。2剂，水煎服。

【三诊】

上方续服2剂后，临床症状已消失。为了巩固疗效，又给三仁汤加减2剂，清除内蕴湿邪。

【治疗效果】

患者经诊3次，共服药5剂，发热等症状全部消失，临床治愈。

【按语】

本病的病机关键为湿热毒邪内伏为患，病位在膜原。湿毒伏于膜原，邪正相争于半表半里，故发热恶寒并见。邪伏膜原，阻遏少阳经气，故见口苦咽干，头晕恶心。大便干为邪传阳明渐趋化燥所致。湿热毒邪秽浊蕴积于内，气机壅滞，故见胸痞呕恶及胀痛。舌体胖大，苔厚腻呈黄褐色，舌质被苔掩盖，脉弦滑，均为湿热毒邪、内伏膜原之象。

方选达原饮加减。以槟榔、厚朴、草果疏利宣泄，破结逐邪，直达其巢穴，使邪气溃败，速离膜原。更配黄芩清泄里热，甘草和中解毒，加知母滋阴，芍药和血，既助清热之力，又防辛燥伤津。诸药合用，共成达原溃邪之功。

本例是长期应用抗生素等性寒凉伤阳耗阴之品，而致每天下午低热，但不像疟疾，因疟疾有一冷二热三流汗，且具寒热发作定时的特征，也不似少阳柴胡证。此时治疗，既不可汗，亦不可下。邪不在经，汗之徒伤表气，热亦不减；邪不在里，下之徒伤胃气，其热愈盛。当以开达膜原，辟秽化浊之品，直达其巢穴，使邪气溃散，速离膜原，从而邪去病解。应用本方治疗瘟疫或疟疾，要辨证为湿遏热伏即湿重于热者方为适宜。现临床用达原饮治疗流感属于湿多于热证者，效果良好。

（整理：罗威）

眩晕（高血压病）案

《内经》中有目眩、眩仆、眩冒、掉眩、眩转等不同称谓。如《素问·五脏生成》说："徇蒙招尤，目冥耳聋，下实上虚，过在足少阳、厥阴，甚则入肝。"《灵枢·口问》说："上气不足，脑为之不满，耳为之苦鸣，头为之苦倾，目为之眩。"《内经》关于眩晕的论述为后世医家辨证用药提供了理论依据。汉代张仲景虽未立眩晕专篇，但有多处对眩晕证治进行了阐述。如《伤寒论》中有"少阳之为病，口苦、咽干、目眩也"；《金匮要略》中有"卒呕吐，心下痞，膈间有水，眩悸者"等。后世医家在此基础上不断有所补充与发挥，《千金要方》中专立"风眩"门，《全生指迷方》中述及眩晕有"发则欲呕，心下温温""目瞑不能开"等症，《严氏济生方》则谓"所谓眩晕者，眼花屋转，起则眩倒是也""目眩运转，如在舟车之上"。

【一诊】

李某，女，53岁，职员。因头晕、头目胀3年，加重7天，于2004年10月9日来门诊。患者3年前出现头晕、头目胀症状，当时于个体诊所测血压，提示血压高（具体不详），经对症治疗后症状缓解（具体用药不详）。此后，上述症状时有发生，未予系统治疗，病程中无夜尿频多、口渴，无发作性肌无力或瘫痪、肌痛、抽搐、手足麻木感，无满月脸、水牛背、皮肤紫纹等激素样征。半年来自行服用"复方降压片"维持血压，历史最高血压160/90mmHg。7天前因情绪激动，头晕症状再次发作，为求中医药系统治疗而来诊。现症：头晕、头目胀、失眠、易怒烦躁、颜面烘热，饮食尚可，舌淡，体大，苔白滑，脉动。查体：血压150/90mmHg，口唇无发绀，心界不大，心率86次/分，律整，心音低钝，各瓣膜听诊区未闻及杂音。腹部膨隆，无压痛及反跳痛，双下肢无水肿。理化检查：尿常规、肾功能未见异常，心电图正常。

中医诊断：眩晕（痰浊中阻，清阳不升）；**西医诊断：**高血压病（2级，高危险组）。

治则治法：燥脾降浊，化痰通络。

方药：清半夏10g，莱菔子25g（包煎），苍术40g，升麻5g，沉香5g，九香虫10g。6剂，水煎服。

【二诊】

连服6剂后各症显著好转，但偶有恶心，二诊守上方加入僵蚕20g、山药50g，继服6剂。恶心感消失。血压125/80mmHg，为疗效巩固，继服10剂。诸症均除。

【治疗效果】

服药后，血压已恢复正常（120/80mmHg）。于2004年11月末，又随访病人，病情仍平稳，一如常人。

【按语】

《金匮要略·痰饮咳嗽病脉证并治》云："心下有支饮，其人苦冒眩。"其浊饮上犯清窍致眩理论颇受后世医家重视。高血压的发生与痰浊的关系十分密切。对于痰之所生及其损害，导师结合现今人们生活习惯提出以下几种因素：①饮食因素，主要是饮食失常。古人认为眩晕（高血压病）多因"聚津生痰""痰浊阻其间"而致；现代人饮食习惯的改变，过食肥甘厚腻，应酬过多及暴饮暴食，常常损伤脾胃而生痰，脾为生痰之源。②体质因素，素体虚弱，后天劳逸失度，气血津液由滞而化瘀，瘀而生痰，形成痰浊体质。③心理因素，七情过极可致痰浊内生。现代人工作压力大，生活节奏快，人的心态易受情绪影响，如不能及时调节，则会使经络通行受阻，内生痰邪。④季节与环境因素，多湿、多雨、多寒季节和地理环境均可致痰湿内生，其中医辨证属痰浊内阻。

方中苍术、半夏为君，而重用苍术，取其化痰利浊之意。《珍珠囊》曰："能健胃安脾，诸湿肿非此不能除。"《本草纲目》曰："治湿痰留饮……及脾湿下流，浊沥带下，滑泄肠风。"以莱菔子理气之品为臣，有痰则断其源，无痰则调节脾胃之气机，升降有度，邪自难存。《日华子本草》谓本品生用"水研服，吐风痰"。因临床上痰湿较重者，多兼有瘀象，适当佐以化瘀之品，如僵蚕、九香虫效果更佳。同时配伍升麻、沉香使得清阳生，浊气降，中焦健运，则痰湿化，气机畅，眩晕之证自除。

综合以上几个因素的相互作用，可以说痰邪致病是无处不在的。痰邪内生，阻遏气机，导致中焦气运失常，清阳不举，浊气不降反升，随经络而留驻全身，影响全身各脏腑机能，产生眩晕、乏力等一系列病证。导师在论治高血压方面多以燥脾祛湿，化痰通络之法立方遣药。这正是其学术思想的体现——眩晕为病，痰湿之邪为患十之七八。

（整理：王义强）

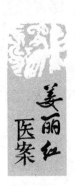

姜丽红（1965—），医学博士，博士研究生导师，国家第二批名老中医高徒，全国优秀中医临床人才，吉林省名中医，长春市名中医，擅用中医药辨证治疗心血管系统疾病、消化系统疾病，以及失眠、更年期综合征等内科杂病。

胸痹（冠心病心绞痛）案

胸痹的病名首见于张仲景《金匮要略》，"胸痹之病，喘息咳唾，胸背痛，短气，寸口脉沉而迟，关上小紧数""胸痹不得卧，心痛彻背"。胸痹的临床表现最早见于《内经》，"邪在心，则病心痛""心病者，胸中痛，胁支满，胁下痛，膺背肩胛间痛，两臂内痛""真心痛，手足青至节，心痛甚，旦发夕死，夕发旦死"。至明清时期，对胸痹的认识有了进一步的提高，如《玉机微义·心痛》中揭示胸痹不仅有实证，亦有虚证。尤为突出的是，对心痛与胃脘痛进行了明确的鉴别。后世医家总结了前人的经验，提出了活血化瘀的治疗方法，如《证治准绳·诸痛门》提出了用大剂量桃仁、红花、降香、失笑散等治疗死血心痛，《时方歌括》以丹参饮治心腹诸痛，《医林改错》以血府逐瘀汤治胸痹心痛等，至今沿用不衰，为治疗胸痹开辟了广阔的途径。

【一诊】

于某，女，66岁。因阵发性胸痛1年，加重1天，于2011年7月18日就诊。该患于1年前因劳累后出现胸痛症状，经休息后缓解，当时未重视。此后胸痛症状每于凌晨5点左右发作，持续时间几秒钟至1分钟，而后自行缓解。2个月前曾入某医院住院治疗，经系统检查诊断为"冠心病"，经扩冠、改善循环等对症治疗后，病情好转出院。1天前患者由于情绪激动胸痛症状加重，呈刀割样痛，向咽部放射，发作4次，每次持续约1分钟，为求中医药治疗今日来我院门诊就诊。现症：阵发性胸痛，气短，头晕，头痛，烘热汗出，口干，夜间足热，纳眠可，二便正常。舌体暗，尖红，有瘀斑，苔腻，脉弦细。查体：血压110/70mmHg，口唇略发绀，心界正常，心尖部位于第5肋间左锁骨中线内0.5cm处，心率60次/分，心音弱，节律规整，心脏各瓣膜听诊区未闻及杂音。理化检查：心电图示：Ⅰ、aVL导联ST段下移≥0.05mV，T波倒置；心肌缺血；心脏彩超示：三冠瓣回声增强，主动脉搏动幅度低平；心肌酶及肌钙蛋白T正常。

中医诊断：胸痹（肝肾阴虚夹痰瘀）；**西医诊断：**冠心病（劳累性心绞痛，心功能Ⅱ级）。

治则治法：滋肾养阴，理气化痰通络。

方药：生地黄 30g，熟地黄 30g，山药 30g，山茱萸 30g，枸杞子 30g，茯苓 15g，炒枳壳 10g，砂仁 10g（后下），青皮 10g，丹参 30g，檀香 10g，烫水蛭 10g，三七粉 6g（冲服），蝉蜕 10g，僵蚕 10g，菖蒲 10g。6 剂，水煎服。

【二诊】

患者胸痛偶有发作，稍气短，偶头晕、头痛，仍烘热汗出、夜间足热。舌尖红体暗，有瘀斑，苔薄微腻，脉弦细。查体：血压 120/70mmHg，心率 64 次 / 分。根据患者症舌脉表现，阴虚瘀热较重，于上方基础上加入牡丹皮 20g、青蒿 10g、鳖甲 10g、女贞子 20g。7 剂，水煎服。

【三诊】

患者胸痛发作明显减少，略气短，无头晕、头痛，烘热汗出、夜间足热减轻。舌略暗红，瘀斑减少，苔薄微腻，脉弦细。患者舌红，仍有瘀斑，说明瘀象仍在，守三诊方续服 7 剂。

【治疗效果】

患者胸痛未再发作，无气短、头晕、烘热汗出，纳眠尚可，二便正常。心电图示：Ⅰ、aVL 导联 ST 段下移 ≥ 0.05mV，T 波低平；心肌缺血明显改善。

【按语】

胸痹基本病机为上虚下盛，阴乘阳位，本虚标实，阳微阴弦。《金匮要略·胸痹心痛短气病脉证治》云："夫脉当取太过不及，阳微阴弦，即胸痹而痛，所以然者，责其极虚也。今阳虚知在上焦，所以胸痹、心痛者，以其阴弦故也。"条文中用"阳微阴弦"四字，高度概括了胸痹病机。本病患者为老年女性，年过半百而肾气渐衰，气衰则精亏，无以养后天，加之劳累，后天脾胃失养，脾失健运，气血精津生化乏源，导致气阴两虚，气虚血行无力，瘀血内生，瘀阻心脉，则见胸痛；脾气虚则气短；清阳不升则头晕，阴虚则口干，汗出，夜间足热；瘀血内阻，则舌有瘀斑；综观舌、脉、症，主病在心，属肝肾阴虚夹痰瘀之证。

方以六味地黄丸为基础方加减，本方为滋阴补肾之著名方剂，方用熟地黄滋阴补肾，填精益髓为君药。山茱萸滋养肝肾而涩精，山药补益脾阴而固精，共为臣药。三药相配滋补肝脾肾，称为"三补"，但以补肾阴为主，补其不足以治本。加之枸杞子以加强滋阴之力，枳壳、青皮以疏肝郁，有利气机升降，本方之最大特色为加入多味化瘀通络之药，丹参一味抵四物，补血活血，水蛭、蝉蜕、僵蚕化瘀通络，三七活血而不留瘀，为化瘀止痛之良药，稍佐砂仁以滋熟地黄之腻，斡旋中焦。诸药合用，共奏滋养肾阴，理气化痰通络之效。

二诊患者气短、头晕好转，但仍烘热汗出，夜间足热，说明主证未变，故守原方，因患者仍有胸痛，舌红，有瘀斑，无明显改善，瘀象仍较重，可于上方基础上加入丹皮、青蒿、鳖甲、女贞子，以养阴清热。三诊患者诸症明显好转，效验则守方，故守前方，续服 7 剂，则患者诸症均消。

（整理：刘博）

内伤发热（功能性发热）案

明代秦景明《症因脉治》最早提出"内伤发热"病名。《金匮要略·血痹虚劳病脉证并治》以小建中汤治疗手足烦热，可谓是后世甘温除热治法先声。李东垣以补中益气汤治疗内伤发热，使甘温除热的治法具体化。《内外伤辨惑论》对内伤发热与外感发热的鉴别进行了论述，并提出"阴火"之名。发热的治疗原则应分虚实。《景岳全书·火证》说："实火宜泻，虚火宜补，固其法也。然虚中有实者，治宜以补为主，而不得不兼乎清……若实中有虚者，治以清为主而酌兼乎补。"

【一诊】

韩某，女，82 岁。因发热 7 天，于 2011 年 7 月 26 日就诊。该患 7 天前无明显诱因出现发热，在家中自行测体温，在 37.0～38.0℃，自行服抗炎、清热等药物，发热持续不退，为求中医药系统治疗，今日来我院门诊就诊。现症：发热，胸闷，气短，乏力，汗出，偶有咳嗽，咳白痰，纳眠欠佳，小便正常，大便溏。舌质淡，苔薄，脉细弱。查体：体温 38.2℃，形体偏瘦，咽无充血，扁桃体无肿大，两肺呼吸音粗，未闻及干湿啰音，心界不大，心尖位于第 5 肋间隙左锁骨中线内 0.5cm，心率 92 次 / 分，心律规整，心音略减弱，心脏各瓣膜听诊区未闻及杂音。理化检查：血常规未见异常。胸部正侧位片回报：双肺纹理增强紊乱，余无显著改变。

中医诊断：发热（气虚发热）；**西医诊断：**功能性发热。

治则治法：补中益气，甘温除热。

方药：黄芪 50g，炙甘草 15g，陈皮 15g，当归 15g，白术 15g，升麻 10g，生晒参 10g，羌活 20g，益母草 30g，徐长卿 30g，首乌 20g，白蒺藜 30g。3 剂，水煎服。

【二诊】

患者发热减轻，气短、乏力缓解，汗出减轻，皮肤瘙痒，纳眠改善。舌质淡，苔薄，脉细弱。体温 37.2℃，心率 84 次 / 分。患者有全身皮肤瘙痒，主证未变，续用前方，加入祛风止痒药物防风 20g、白鲜皮 30g。5 剂，水煎服。

【三诊】

患者不发热，无皮肤瘙痒，气短、乏力、汗出均明显缓解，纳眠尚可，二便正常。体温 36.2℃，为巩固疗效，守三诊方续用 3 剂。

【治疗效果】

患者无发热，无气短、乏力、汗出，纳眠尚可，二便正常。

【按语】

发热病机与脏腑阴阳气血失调有关。如《丹溪心法》"凡气有余便是火"，可谓气郁发热病机的概括。《灵枢·痈疽》说："营卫稽留于经脉之中，则血泣而不行，不行则卫气从之而不通，壅遏不得行，故热"，说明气血不通，卫气亦因之不行而发热。《医门法律·虚劳门》云："血瘀则荣虚，荣虚则发热"，指出瘀血发热还与血虚有关。劳倦过度，饮食失调，或久病失于调理，以致中气不足，阴火内生而引起发热。究其病机，或为气虚而虚阳外越，或为气虚而阴火上冲，或为气虚而卫外不固，营卫失和。《脾胃论》云："脾胃气虚则下流于肾，阴火得以乘其土位""无阳以护其荣卫，则不任风寒，乃生寒热"。本病患者为老年女性，年老体衰，肾气不充，先天无以养后天，脾胃气虚，中气下陷，阴火内生，故见发热；脾胃为后天之本，气血生化之源，脾胃虚衰，化源不足，故见乏力，气短，胸闷；气虚则卫表不固而汗出，中气不足，脾失健运，故纳差便溏，咳白痰；母病及子，伤及肺系，使肺气不清，肺失宣降，故咳嗽，结合患者舌脉辨证为气虚发热。

本方为补中益气汤加减，是李东垣精研脾胃学说的代表之作。李东垣云："内伤脾胃，乃伤其气，外感风寒，乃伤其形，伤其外为有余，有余者泻之，伤其内为不足，不足者补之。"方中黄芪用量最大，甘温质轻，入脾肺二经，补中气，升清阳，益肺气，实皮毛，故重用以为君药。辅以生晒参，补气以治气短，白术、炙甘草甘温补中健脾，脾为营卫气血生化之源，脾旺则正气自充。生晒参、白术、炙甘草三药益气健脾助黄芪建补中益气之功，是方中的主要部分。脾胃气虚则营血亦不足，补气自能生血，更以当归养血调营以和之。清浊相干，气乱于胸中，故用陈皮理气醒脾，中焦气机畅通，既能助清阳之气上升，又使诸甘药补而不滞。升麻引阳明清气上腾，扭转中气下陷之势。益母草、徐长卿相伍，益气养血，使气血相合。首乌、白蒺藜相伍，补精以助气长。诸药合用，共奏补中益气，甘温除热之效。

二诊患者发热、气短、乏力、汗出均减轻，但余症仍在，说明主证未变，故守原方，因患者出现皮肤瘙痒，故加入防风、白鲜皮以祛风止痒。三诊患者诸症均明显好转，效验则守方，故守前方，续服3剂，则患者诸症均消。

（整理：刘博）

心衰（扩张型心肌病）案

"心衰"一词首见于宋代《圣济总录》，而关于心衰的症状等有关记载则始自《内经》。《素问》云："夫不得卧，卧则喘者，是水气之客也""水病，下为胕肿大腹，上为喘呼不得卧者，标本俱病""其本在肾，其末在肺，皆积水也"。汉代张仲景《金匮要略》发展了《内经》水气为病的思想，并提出与心衰有关的"支饮"与"心水"的两个疾病概念。古代中医没有直接针对心衰的辨证或辨病论治，相关性较强的治法和方药散见于相关中医病证的论述。《内经》中所提出的治水三法开鬼门、洁净腑、去菀陈莝"和《金匮要略》所云"腰以下肿，当利小便"为中医治疗心力衰竭的治标之法，即活血、利水。至于治本之法，中医古籍中无直接的论述，但从心衰相关病机的论述可以推论出益气、温阳为治本之法。

【一诊】

徐某，男，63岁。因"阵发性胸闷5年，加重3天"，于2011年4月22日就诊。患者5年前无明显诱因出现胸闷症状，遂到当地医院就诊，给予对症治疗后，症状有所缓解。此后胸闷症状时有发生，部位在心前区，每次持续10～20分钟，自诉与情绪激动有关，自服速效救心丸及硝酸甘油后可以缓解。平时自服心舒丸以缓解症状，一直未予系统治疗。3天前患者突然出现夜间憋醒，胸闷，服用速效救心丸后缓解。现症：胸闷，气短，平卧则呼吸困难，乏力，咳嗽，咯白痰，汗出，四肢不温，纳眠欠佳，小便量少，大便正常。舌质暗红，苔白腻，脉结代。血压120/80mmHg，口唇略发绀，颈静脉轻度怒张。听诊双肺呼吸音粗，未闻及干湿啰音，心前区无隆起，心界向左扩大，心尖部位于左侧第5肋间锁骨中线外1.5cm，心率90次/分，心音大小强弱不等，节律绝对不整，脉搏短绌，二尖瓣区可闻及3/6级收缩期杂音，余各瓣膜听诊区未闻及杂音。双下肢浮肿。理化检查：心电图示P波消失，代之以大小不等、形态各异的f波，心房纤颤。心脏彩超回报：左房内径77mm×61mm×65mm，右室内径27mm，左室舒末径59mm，右房内径63mm×47mm，主动脉搏动幅度减低，重搏波存在，二尖瓣反流面积19cm^2，三尖瓣反流面积8.9cm^2，二尖瓣血流单峰EF 42%。胸片回报：主动脉结略突出，心胸比率大于1/2。

中医诊断：心衰（阳虚血瘀水结）；**西医诊断：**扩张型心肌病（心房纤颤，心功能Ⅳ级）。

治则治法：温阳化瘀利水。

方药：制附子10g（先煎），干姜10g，桂枝10g，炒白术15g，茯苓20g，葶苈子30g，厚朴10g，车前子30g（包煎），炙甘草10g，丹参30g，白茅根50g，苦杏仁10g，桑白皮20g。7剂，水煎服。

【二诊】

患者胸闷、气短缓解，咳嗽减轻，时有汗出，口微苦、黏腻，乏力减轻，纳眠尚可，小便正常，大便溏。舌质暗红，苔微黄腻，脉结代。血压115/75mmHg，听诊双肺呼吸音粗，未闻及干湿啰音，心率80次/分。主证未变，续用前方，加入健脾利湿之苍术20g、黄柏10g、土茯苓50g、白花蛇舌草30g，取其泻实之用；酌加仙鹤草30g，取其收敛补虚之功。10剂，水煎服。

【三诊】

患者胸闷缓解，能平卧，气短、乏力明显改善，无汗出，无咳嗽，四肢温，口苦缓解，纳眠尚可，二便正常。血压105/70mmHg，心率82次/分，守二诊续服7剂。

【治疗效果】

患者无胸闷、气短、乏力，能平卧，纳眠尚可，二便正常。心脏彩超回报：左室舒末径57mm，EF 49%。

【按语】

心衰的病机关键是心肾阳虚，肺肝血瘀。对于心衰病机的论述最早见于《内经》："味过于咸，大骨气劳，短肌，心气抑""是故多食咸，则脉凝泣而色变""味过于甘，心气喘满""劳则喘息汗出，外内皆越，故气耗矣"这些描述除指出了心衰的病因外，还提示心衰的病机为心气虚。《圣济总录》曰："虚劳惊悸者，心气不足，心下有停水也。"其均明确指出心气虚为心衰的动因。《金匮要略》中提出的"饮多"则隐含着心负荷过重的概念，除此之外还提出了"水停"为心衰的重要病机，而对于心气虚与水停的关系则没有论及。本病患者以胸闷为主诉，部位在心前区，气短，平卧则呼吸困难，夜间憋醒，故辨病为心衰；久患心脏之疾，导致心气内虚，日久心体肿胀。平日偶有情绪刺激、过劳等，进一步损伤心体，侵蚀心阳，心阳不振，心力乏竭，不能鼓动血液运行，使瘀血阻滞，心脉不通，迫使血中水津外渗，进而出现脏腑功能失调，水饮凌心射肺或停积局部及水湿泛溢肌肤之证候群，发为心衰。患者年过半百，肾气自半，加之久病伤阳，故致患者阳虚；阳虚则无力推动血液运行，血液停滞致血瘀；阳虚无以蒸化水液，故致水结；阳虚而气亦虚，见乏力、气短之症；水结则咳嗽、咯痰。结合舌脉皆可辨证为阳虚血瘀水结。

方用四逆汤合苓桂术甘汤加减，附子大辛大热，为温补先天命门真火之第一要药，通行十二经脉，回阳逐寒，故用作君药。更以干姜为臣，因肾阳为一身阳气之根，肾阳即衰，心脾之阳亦衰。干姜辛热，守而不走，功专温脾阳而散里寒，助附子破阴回阳。佐以炙甘草益气安中，既解附子之毒，又缓附、姜之峻，更添护阴之意。合以苓桂术甘汤加强利水之效，饮为阴邪，非温不化，桂枝与茯苓合用，既可温阳以助化阴，又可化气以资利水。湿源于脾，脾阳不足，则湿从中生，故佐以白术建中州。肺为水上之源，方中佐以车前子、葶苈子、桑白皮、苦杏仁、白茅根宣肺利水；丹参、厚朴化瘀行气以助利水。诸药合用，从肺脾肾三脏论治，共奏温阳化瘀利水之效。

二诊患者胸闷、气短缓解，咳嗽减轻，但余症仍在，说明主证未变，故守原方，因患者口黏腻、咯白痰，苔微黄腻，防止君臣过热，加入健脾利湿之苍术，黄柏、土茯苓、白花蛇舌草，取其泻实之用，酌加仙鹤草，取其收敛补虚之功。三诊患者诸症明显好转，效验则守方，故守前方，续服7剂，患者诸症均消。

（整理：刘博）

心悸（心律失常——心房纤颤）案

心悸的病名首见于张仲景的《金匮要略》和《伤寒论》，称之为"心动悸""心下悸""心中悸"及"惊悸"，提出了基本治则并认定炙甘草汤等为治疗心悸的常用方剂。《素问·三部九候论》曰："参伍不调者病……其脉乍疏乍数乍迟乍疾者，日乘四季死。"其最早认识到心悸严重脉律失常与疾病预后的关系。心悸包括惊悸和怔忡。

宋代严用和《济生方·惊悸怔忡健忘门》认为惊悸乃"心虚胆怯之所致"，治宜"宁其心以壮其胆气"，怔忡因心血不足所致，亦有因感受外邪及饮邪停聚而致者，惊悸不已发展为怔忡，治疗"当随其证，施以治法"。明代《景岳全书·怔忡惊恐》在治疗与护理上主张"速宜节欲节劳，切戒酒色。凡治此者，速宜养气养精，滋培根本"。

【一诊】

杨某，男，39岁。因"心悸反复发作2年，加重6小时"，于2010年9月5日就诊。该患者2年前无明显诱因出现心悸症状，当时未予重视，经休息后心悸症状好转。其后未予系统用药，6小时前患者无明显诱因心悸症状出现加重，今日为求中医药系统诊治入我门诊。现症：心悸，胸闷，活动后气短，乏力，汗出，口干，目干，纳眠欠佳，二便正常。舌质暗红，体胖大，苔少，脉结代。血压120/70mmHg，口唇略发绀，甲状腺无肿大，心界不大，心尖搏动位于第5肋间左锁骨中线内0.5cm处，心率89次/分，节律绝对不整，心音大小强弱不等，余各瓣膜听诊区未闻及杂音。心电图示P波消失，代之以大小不等，形态各异的f波，心房纤颤。

中医诊断：心悸（气阴两虚夹瘀）；**西医诊断：**心律失常——心房纤颤。

治则治法：益气养阴化瘀。

方药：炙甘草25g，麦冬15g，干姜5g，生地黄15g，生晒参10g（单煎），火麻仁20g，白术15g，茯苓15g，酸枣仁30g，阿胶15g（烊化），柏子仁20g，赤芍15g，甘松10g，僵蚕15g，全蝎10g，大枣10枚。7剂，水煎服。

【二诊】

患者心悸缓解，活动后气短、乏力均减轻，口干略缓解，纳眠略改善。舌质暗红，体略胖，苔少，脉结代。血压120/80mmHg，心率82次/分。主证未变，续用前方，加入养阴之枸杞子20g。10剂，水煎服。

【三诊】

患者诸症均有缓解，心悸、胸闷、活动后气短、乏力、目干明显减轻，无汗出，口干基本消失，纳眠尚可，二便正常。守二诊方续服7剂。

【治疗效果】

患者无明显心悸症状，无胸闷、气短、乏力，纳眠尚可，二便正常。心率74次/分，律整。查心电图为窦性心律。

【按语】

心悸的病机关键为阴阳失调，气血失和，心神失养。《内经》虽无心悸之病名，但已认识到心悸的病因有宗气外泄，心脉不通，突受惊恐，复感外邪等。指出"左乳下，其动应衣……宗气泄也""惊则心无所倚，神无所归，虑无所定，故气乱矣""脉痹不已，复感于邪，内舍于心""心痹者，脉不通，烦则心下鼓"。本病患者以心悸为主症，故辨为心悸。患者为中年男性，长期劳累、思虑，气血不足，气阴暗耗，气虚血液运行不畅，日久成瘀，故成气阴两虚夹瘀之候。瘀阻心脉，心失所养，故见心悸、胸闷；气虚故见气短、乏力；气虚卫外不固则汗出；心神失养则睡眠差；舌脉为一派气阴两虚夹瘀之象。

方以炙甘草汤为基础方加减，炙甘草汤（又名复脉汤），是汉代名医张仲景《伤寒论》中的经典名方。《伤寒论》曰："伤寒脉结代，心动悸，炙甘草汤主之。"方中用炙甘草甘温益气补中，化生气血，以复脉之本，为君药。生晒参、大枣益气补脾养心，以资气血生化之源，生地、阿胶、麦冬、麻仁滋阴补血，以养心阴，充血脉，共为臣药。佐以干姜辛温走散、行阳气、通血脉。全方配合则心气足而心阳通，心血足而血脉充。脾为血之源，加茯苓、白术健脾以生血，酸枣仁、柏子仁安神以养心。甘松以行气醒脾，僵蚕、全蝎以通络。诸药合用，共奏益气养阴，化瘀通络之效。

二诊患者心悸及气短等症状减轻，但余症仍在，说明主证未变，故守原方，因患者目干，故加入养阴之枸杞子。三诊患者诸症明显好转，效验则守方，故守前方，续服7剂，患者诸症均消。

（整理：刘博）

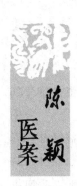

陈颖医案

陈颖（1966—），医学博士，博士研究生导师，国家第二批优秀中医临床人才，国家第四批名老中医药专家继承人。从事中医心病临床、科研及教学近 30 年，擅长治疗心血管系统疾病，如冠心病、高血压、心肌梗死、心肌炎等。

心悸（心律失常）案

"心悸"作为病名，首见于《伤寒论》49 条，"脉浮数者，法当汗出而愈，若下之，身重，心悸者，不可发汗，当自汗出乃解，所以然者，尺中脉微，此里虚……"，指出"心悸"为里虚所致。《素问·平人气象论》中指出："胃之大络，名曰虚里，贯膈络肺，出于左乳下，其动应衣，脉宗气也。"心悸的治疗原则当以补益气血，调理阴阳，以求气血调畅，阴平阳秘，配合应用养心安神之品，促进脏腑功能的回复。

【一诊】

王某，女，50 岁，教师。2009 年 12 月 8 日，因心悸 2 年，加重 1 天就诊。患者 2 年前因劳累后出现心悸，当时查心电图示偶发室性期前收缩，未予明确诊治。此后常因劳累及情志不遂而发作，间断服用速效救心丸及银杏叶片治疗（疗效未知）。昨日因劳累过度后上症加重，为求系统诊治而来我院。现症：心悸，气短，疲乏，纳呆，口干不欲饮，手足凉，舌紫暗，边有齿痕，苔薄白，脉沉细无力。查体：T 36.4℃，P 18 次 / 分，R 68 次 / 分，BP 120/70mmHg，形体消瘦，颈静脉无怒张，口唇无发绀，双肺未闻及干湿啰音，心界不大，心率 68 次 / 分，节律不整，可闻及期前收缩，9 次 / 分，双下肢无浮肿。理化检查：心电图示：频发室性期前收缩。24 小时心电图示：频发室性期前收缩，24 小时 7623 次。心脏超声示：室壁节段运动障碍，左室舒张功能不良。各项化验指标正常。

中医诊断：心悸（气虚夹瘀）；**西医诊断**：冠状动脉粥样硬化性心脏病（心律失常——频发室性期前收缩，心功能Ⅰ级）。

治则治法：补气健脾，活血化瘀。

方药：生晒参 15g，茯苓 15g，白术 15g，甘草 5g，水蛭 10g，丹参 20g，三棱 5g，莪术 5g，全蝎 10g，僵蚕 10g。7 剂，水煎服。

【二诊】

患者期前收缩次数明显减少，口干减轻，仍有手足凉，稍觉乏力，纳差，舌隐青，苔薄白，脉沉细。心率 70 次 / 分，偶闻期前收缩，1 次 / 分。心电图示：大致正常心电图。因患者期前收缩次数明显减少，脾气虚及血瘀症状有所改善，故原方去三棱、莪术，调整丹参用量为 10g，加益气温阳药物仙灵脾 30g、巴戟天 10g。7 剂，水煎服。

【三诊】

患者偶有期前收缩，无手足凉，纳差，余症不显。舌淡红，苔薄白，脉沉细。查 24 小时心电示：偶发室性期前收缩，24 小时 29 次。因病人症状明显好转，惟纳差，故调理脾胃以善后，具体方药为：生晒参 20g，茯苓 15g，白术 10g，甘草 5g，莱菔子 30g，生麦芽 30g，枳壳 10g，青皮 10g，磁石 20g。14 剂，水煎服。

【治疗效果】

患者偶有期前收缩，无手足凉，纳差，余症不显。24 小时心电示：偶发室性期前收缩，24 小时 29 次。

【按语】

本病病机关键在于气血亏虚，血脉瘀阻。患者素体不足，兼之脾胃运化失调，成为本病发病的根本病因。"气行则血行，气虚则血瘀"，脾气不足，无以运血，日久成瘀，以致气虚夹瘀而发为心悸。患者脾气虚，宗气不足，故见气短。脾气虚，无以化生气血以运肌肉四肢故见疲乏。脾虚不能运化水谷而纳呆。气虚不能温分肉而手足凉。血瘀内阻，津液不上承则口干不欲饮。舌紫暗，边有齿痕，苔薄白，脉沉细无力，均为气虚夹瘀之象。方选四君子汤用生晒参、白术、茯苓、甘草以补气健脾为主；配丹参、水蛭、三棱、莪术活血化瘀；全蝎与僵蚕具有抗心律失常的作用。诸药合用以达脾健瘀消悸止的功效。

二诊该患者脾气虚弱，手足凉，但瘀象减轻，故原方减去三棱、莪术，并减少丹参用量，目的是中病即止，以防其力太过，反而伤气，同时加入具有温阳作用的仙灵脾和巴戟天。三诊手足凉及瘀象均消失，惟见脾胃不足，故善后调理以健脾益胃为主。通过此病例可以看出，在临床治疗过程中，患者很少会有只见一症的时候，往往是数症兼有的情况较多，仔细分析掌握患者各症之间的关系，在临床治疗中收到很好的疗效。

（整理：遇准）

胸痹（冠心病心绞痛）案

陈颖医案

胸痹病名源于《内经》，《灵枢·本脏》云："肺大则多饮，善病胸痹、喉痹、逆气。"汉代张仲景在《金匮要略·胸痹心痛短气病脉证治》中提出："师曰：夫脉当取太过不及，阳微阴弦，即胸痹而痛，所以然者，责其极虚也。今阳虚知在上焦，所以胸痹、心痛者，以其阴弦故也。"治疗当以"急则治其标，缓则治其本"为法。

【一诊】

王某，男，67 岁，退休。2009 年 9 月 6 日，因胸闷痛 1 年，加重 3 天，来我院就诊。患者 1 年前因劳累后出现胸闷痛，历时短暂，未予治疗。3 天前无明显原因上症加重，为求系统诊治而来我院。入院时见阵发性胸闷痛，向左肩背放散，历时 3～5 分钟，服用速效救心丸可以缓解，伴有畏寒，肢冷，舌紫暗，苔薄白，脉细涩。查体：T 36.7℃，P 20 次 / 分，R 76 次 / 分，BP 140/90mmHg，颈静脉无怒张，口唇略发绀，双肺未闻及干湿啰音，心界不大，心率 76 次 / 分，节律规整，音纯，双下肢无浮肿。理化检查：心电图示：心肌缺血。心脏超声示：室壁节段运动障碍，左室舒张功能不良。TC 3.6mmol/L。

中医诊断：胸痹（心阳不振）；**西医诊断：**冠状动脉粥样硬化性心脏病（稳定性心绞痛，心功能 I 级）。

治则治法：益气温阳，佐以化瘀。

方药：仙灵脾 30g，仙茅 20g，制附子 10g，干姜 15g，桂枝 15g，炙甘草 15g，丹参 15g，当归 15g，茯苓 20g，党参 15g。7 剂，水煎服。

【二诊】

患者胸闷痛稍有缓解，畏寒肢冷无改善，舌紫暗，苔薄白，脉细涩。患者以胸痛及畏寒肢冷为主症，初步辨证考虑以阳虚为主，但应用大剂量的益气温阳药物，效果不显，改治法为理气化瘀为主，佐以益气温阳。处方如下：桂枝 15g，炙甘草 15g，陈皮 15g，丹参 20g，降香 10g，当归 20g，赤芍 15g，桃仁 10g，红花 10g，水蛭 5g。7 剂，水煎服。

【三诊】

患者诸症消失，舌隐青，苔薄白，脉沉细。原方去水蛭、降香，继续服用 14 剂。

【治疗效果】

患者诸症状消失，舌隐青，苔薄白，脉沉细。查心电图示：心肌劳损。TC 2.3 mmol/L。

【按语】

本病病机关键为心脉挛急或闭塞。《素问·脉要精微论》指出"涩则心痛"，说明阴寒内盛，胸阳闭阻，阴占阳位，则心脉凝泣不通，造成胸闷痛发作。该患者以胸痛为主症而就诊，故辨证为胸痹，伴症但见畏寒肢冷，故辨为心阳不振，即《伤寒论》中所言"阳微阴弦"。因心阳不足，阳虚寒凝心脉而痹阻不通，不通则痛。故方用二仙汤为主，仙茅、仙灵脾、附子、干姜以温阳散寒，桂枝、丹参、甘草以通络止痛，当归、茯苓、党参以益气健脾。治疗原则以益气温阳为主，佐以化瘀通络止痛。

二诊患者诸症不减，揣度思量，畏寒肢冷非独阳虚，若瘀血阻滞，阳气不达肌表及四末亦可出现畏寒肢。故改治法为理气化瘀为主，佐以益气温阳，效果显著。中医治疗的灵魂为辨证论治，辨治准确，药到病除，而辨证的关键是找准病机。正如《素问·至真要大论》中言:"谨守病机,各司其属,有者求之,无者求之,盛者责之,虚者责之,必先五胜,疏其血气,令其调达,以致和平。"

(整理:遇淮)

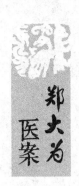

郑大为（1960—），主任医师，硕士研究生导师，第三批名老中医药专家继承工作继承人。从事临床、教学、科研工作 30 余年。擅长治疗心绞痛、心肌梗死、高血压病、顽固性心衰、心律失常、植物神经功能紊乱等心血管系统疾病。

紫癜（血小板减少性紫癜）案

紫癜分为原发性血小板减少性紫癜和过敏性紫癜，在临床上较为常见，中医属于"发斑""血证"等范畴。病因病机为热迫血妄行，治以清热凉血解毒为法，常用羚羊三黄汤加减，疗效很好。

【一诊】

陆某，女，25 岁。2015 年 4 月 3 日就诊。病史：患者自 21 岁时起经常感冒，皮肤有散在紫红色斑点，持续不退，每感冒之时，紫斑即增多，皮肤受轻度触碰即出现青紫斑块，时有鼻衄、牙龈出血，月经周期缩短，经期 7～10 天。曾在市医院住院诊治，检查血小板 40～38×10^9/L，出血时间 6 分钟，凝血时间 3 分钟，血红蛋白 82g/L，红细胞 3.5×10^{12}/L，白细胞总数 66×10^9/L。诊断为"原发性血小板减少性紫癜"，经注射止血剂，口服激素、维生素 C、维生素 E 等治疗后，症状缓解，出院。患者于 2 周前突然发热，咳嗽呕吐，全身紫癜增多。在医大一院门诊治疗，经用阿奇霉素、感康等药，热退、呕止，但紫癜未减，复见鼻衄、齿衄，月经量多如潮，食欲减少。检查：精神不振，情志不舒，体质衰弱，舌质稍淡、无苔，脉弦而弱。咽及口腔黏膜充血、有出血斑点，躯干、四肢均有散在性大小不一的青紫斑点，下肢较上肢为多，部分融合成片状。血小板 39×10^9/L，出血时间 5 分钟，凝血时间 4 分钟，红细胞 3.7×10^{12}/L，血红蛋白 73g/L，白细胞总数 57×10^9/L。

中医诊断：紫癜（肝木凌土，脾不统血）；**西医诊断：**原发性血小板减少性紫癜。

治则治法：清肝扶脾。

方药：羚羊角 5g，地黄 15g，黄连 15g，大黄 10g，栀子 15g，白芍 15g，三七 5g，金银花 30g，白茅根 30g，牡丹皮 15g，甘草 10g，阿胶 15g（烊化）。5 剂，水煎服。

【二诊】

2015 年 4 月 11 日。服药 1 周后，自觉精神状态明显好转，情志稍舒，食欲增加，仍有乏力，小块紫斑减少，融合成片状紫癜，其色稍淡。早上起床仍见齿衄，前方去金银花、大黄，加党参30g、当归15g、白术15g、茯苓20g，以健脾益气。5剂，水煎服。

【三诊】

2015年4月18日。紫癜显著减少，未见新出紫癜，鼻、齿衄均未复现。血小板115×10⁹/L。连续服药10天。

【治疗效果】

2015年4月29日诊视，全身各部紫癜皆退净，饮食如常，精神愉快。血小板190×10⁹/L，出血时间3分钟，凝血时间1.5分钟。三项指数已恢复正常，停药观察。3个月后随访，血小板240×10⁹/L，月经正常，已恢复工作，身体健康。

【按语】

本病《医学入门·斑疹门》称之为的"内伤发斑"，导师应用紫癜散，治疗原发性血小板减少性紫癜30余年，收到了一定疗效。经临床统计，经治40例病人，总有效率达92.4%。如本例患者，患原发性血小板减少性紫癜已4年余，每次发斑甚重，经服西药（激素与其他药物）只能暂时缓解。导师诊时抓住其情志不舒，进食减少，四肢及背部紫癜，脉弦弱等症，考虑属肝实脾虚，肝木凌土，脾不统血之内伤发斑。肝郁化火，火迫血横逆，肝实克土，血无所统，则皮下出血、鼻衄、齿衄、经血诸症作焉，故立法以清肝扶脾。紫癜散中，羚羊角清肝为主，地黄、白芍滋水养肝；黄连、栀子、金银花清热解毒；佐以大黄、三七、白茅根、牡丹皮，凉血和血消斑；甘草、阿胶养血护脾，肝脾调和，诸症可平。

（整理：裴爽）

心悸（心脏神经症）案

心脏神经症临床表现为主诉繁多，多以心悸，气短，心烦，失眠，善太息等症状为主，多发于女性。中医属于"心悸""怔忡""郁证""不寐"等范畴。中药调整治疗效果明显。

【一诊】

高某，女，36岁。心悸、胸闷、气短2年。2年前因情志不遂发病，曾进行全面检查，未见异常，多方治疗，疗效不显。诊见：胸闷，心悸，背部胀痛，心烦易怒，失眠，口苦，头痛，上腹痞满，大便干。舌红，苔薄黄，脉弦。

中医诊断：心悸（肝郁化火）；**西医诊断**：心脏神经症。

治则治法：疏肝泻火。

方药：柴胡20g，郁金20g，黄连20g，白芍24g，枳实24g，蒲公英30g，白蒺藜30g，炒枣仁30g，薄荷9g。4剂，水煎服。

【二诊】

心悸，胸闷、背部胀痛减轻，头痛消失，仍脘腹痞满，大便干。上方去白蒺藜，改白芍、枳实各30g。6剂，水煎服。

【三诊】

症状大部分消失，仍感脘腹稍痞满，继服上方4剂，诸症消失。随访3个月，病未复发。

【治疗效果】

本例为年轻女性，经3次诊疗，共服14剂汤药，21天的疗程，症状全部消失而痊愈。

【按语】

心脏神经症是神经官能症的一种类型，系神经机能失常导致的心血管功能紊乱，在病理解剖上一般无器质性病变，在临床上出现心悸、胸痛、气短、乏力、失眠等神经症，多见于女性，尤其是更年期妇女，约占心血管疾患的10%。本病的发生同情志的关系最为密切，或因情志不畅，忧郁过度，肝气郁结，气血不和；或因思虑过度，劳伤心脾；或因肝郁化火，扰动心神；或因烦劳苦读，损伤气阴，心神失养而发病。心脏神经官能症临床常见心悸、胸闷、胸痛、善太息、失眠、体倦乏力等症状，诸症随情志变化而波动。发病多以情志刺激为诱因。肝郁气滞是其基本病机。五志过极，伤及肝木，肝气通心，肝气滞则心气乏，帅血无力，则心血瘀阻。肝郁日久化火，传于心则成心肝火旺。肝气郁滞，横逆脾胃，影响中焦气机升降。四逆散是调畅气机之名方，由其化裁的基本方由柴胡、白芍、枳实、郁金组成。药仅四味，但有疏肝解郁，升降气机，行气活血之效，兼具宁心安神之功。临证应用，尚需灵活化裁。

（整理：刘宇）

心衰（慢性心力衰竭）案

慢性心力衰竭多见于各种疾病的合并症，以及心脏疾病的后期，易反复发作，逐年加重，较难治愈。属于西医的顽固性心衰，中医属于"心衰""心悸""水肿""不得卧""卧不平"等病证。

【一诊】

郭某，男，63岁。因心悸、气短、浮肿3年，加重1周，于2014年11月4日入院，入院时患者喘促，不能平卧，腹胀，尿少，舌质淡，舌体胖大有齿痕，苔白，脉细数。查体：心率124次/分，律整，叩诊心界向两侧扩大，双下肢凹陷性浮肿。心电图：ST段下移。心脏彩超：左房、左室、右室增大，左室射血分数31.1%。

中医诊断：心衰（气虚血瘀水结）；**西医诊断：**冠心病，慢性心力衰竭。

治则治法：补气化瘀，温肾逐水。

方药：制附子 10g，黄芪 30g，茯苓 20g，生姜 15g，白术 15g，白芍 15g，丹参 15g，当归 20g，车前子 25g（包煎）。5 剂，水煎服。

给予间断性低流量吸氧。中西药常规处理。

【二诊】

治疗 1 周后，患者症状明显减轻，前方去制附子，避免过量中毒，加党参 30g，以扶正气，服用 2 周，患者无心悸，气短，夜间能平卧，浮肿消退，随访 1 年未复发。

【治疗效果】

遵循益气行瘀利水法，患者共服用 3 周汤药，心平，肿消，能卧，症状消失而痊愈，随访 1 年未复发。

【按语】

慢性心力衰竭是内科常见的危重病和疑难病，它包括慢性收缩性心力衰竭和慢性舒张性心力衰竭，临床常见的是收缩性心力衰竭。单纯的舒张性心力衰竭少见，而且心力衰竭程度往往较轻。该病属于中医学的胸痹、心悸、喘证、水肿、痰饮范围。本病病理变化涉及心、肺、脾、肾四脏，但以心肾阳虚、气虚为本，心气不足，肺失输布，肾阳虚衰而水饮内停，水气凌心。中医络病理论认为，心气虚乏是慢性心力衰竭的中医病机之本，瘀血阻络是发病的中心环节。真武汤加味方中，制附子、黄芪温阳益气，茯苓、白术健脾燥湿，同用能补土利水，又能伐肾邪而疗心悸，白芍调和血脉，生姜、车前子利水渗湿祛水气，丹参、当归活血化瘀。全方功效在于温阳益气，行瘀利水，治疗慢性心力衰竭，疗效满意。

（整理：刘宇）

真心痛（急性心肌梗死）案

急性心肌梗死发病急骤，病情凶险，属于急危重症。中医命名为"真心痛"，是厥心痛的重症。早在《灵枢·厥病》篇就有记载，"真心痛，手足青至节，心痛甚，旦发夕死，夕发旦死"。常伴有心悸（心律失常）、心衰（心力衰竭）、厥脱（休克）等症。

【一诊】

刘某，男，44 岁。2010 年 12 月 5 日入院。因心前区疼痛 3 小时，伴大汗，身冷，而急诊入院。当时患者心前区剧痛，大汗，四肢厥冷。查体：意识模糊，血压未测及，心音弱，脉搏微弱。立即给予吸氧，参附注射液 50mL 静注，并静滴参附注射液 60mL，5 分钟后患者意识恢复，血压 80/50mmHg，但仍四肢不温。给予生脉散合四逆汤口服，患者症状逐渐好转。心电图显示 $V_1 \sim V_5$ ST 段上抬 $0.2 \sim 0.4$mV，并有病理性 Q 波。心肌酶：AST 67U/L，LDH 308 U/L，CPK 495 U/L。西医诊断：冠心病，急性广泛前壁心肌梗死，心源性休克。

中医诊断：真心痛（气阴两虚夹瘀）；**西医诊断**：急性心肌梗死。

治法：芳香温通，豁痰通络，宣痹通阳。

方药：金银花30g，玄参15g，当归15g，甘草10g，丹参15g，红花15g，降香15g，赤芍15g，川芎15g，党参30g，砂仁10g，檀香15g，水蛭5g。10剂，水煎服。

【二诊】

上方连服10剂，并静滴参附注射液、丹参注射液18天，口服金归保心合剂（我院制剂室生产），症状明显减轻，血压120/70mmHg，心肌酶复查恢复正常，心电图ST段明显回落。改用生脉散加味，药物如下：生晒参10g，麦冬20g，五味子15g，黄精20g，党参30g，茯苓15g，白术15g，黄芪30g，炒枣仁30g，远志15g，甘草10g。5剂，水煎服。

【治疗效果】

该患者为中年男性，经服用四妙勇安汤加味10剂，症状明显减轻，后改为生脉散加味5剂，复查心肌酶正常，心电图ST段明显下落，病情稳定出院。

【按语】

急性心肌梗死，中医称之胸痹心厥，即《灵枢·厥病》之"真心痛"。厥之意有二：一为厥者，抵阻也；另为厥者，逆也。痹者，闭也。胸痹是心脉不通之患，而胸痹心厥则为胸痹之重症。本病起病急骤，病势危重，变化较快，中老年人多见，多为本虚标实之证，待诊断明确后，以急则治其标为原则，标实指气滞、血瘀、痰阻、寒凝，故以芳香温通，豁痰通络，宣痹通阳为法。用四妙勇安汤加味，给予金归保心合剂，其具有祛瘀生新，止悸镇痛，调理肝气，益气养阴之功效。每次40mL，日3次，口服，神昏时可鼻饲给药。缓解期，缓则治其本，本虚指气血阴阳虚，故以益气滋阴，补阳为法，用生脉散加味，每每获效。

（整理：裴爽）

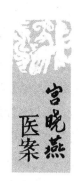

宫晓燕（1958—），博士研究生导师。吉林省第二批名中医，第六批全国老中医药专家继承工作指导老师。从事内科诊疗、教学、科研40余年，擅长治疗肺系疾病，主张"肺主宣降，以温为要""风邪伤肺，责之于肺，关乎于肝"。

咳嗽（慢性咳嗽）案

咳嗽是一种症状，也是种独立的疾病。咳嗽病名最早见于《内经》，多与肺系疾病相关。咳嗽的病因无非外感与内伤。咳嗽的病机关键是肺失宣肃，肺气上逆。《医学心悟》指出："肺体属金，譬若钟然，钟非叩不能鸣，风寒暑湿燥火六淫之邪，自外击之则鸣。"《素问·咳论》提出"五脏六腑皆令人咳，非独肺也"的观点，至今指导临床实践。外感咳嗽多为六淫外邪侵袭肺系；内伤咳嗽多为脏腑功能失调，内邪干肺。外感咳嗽以邪实为主，治疗原则为祛邪利肺；内伤咳嗽多为虚实夹杂，治疗原则为祛邪止咳，扶正补虚，还应从整体出发，注意治脾、肝、肾等。

【一诊】

刘某，女，69岁。2015年12月22日，因"间断性咳嗽、咯痰2个月"就诊。该患者2个月前不慎感寒后出现感冒，7天后好转，仍间断性咳嗽、咯痰，症状逐渐加重，自行口服止咳药物（具体不详）数种，症状改善不明显。现症：咳嗽，咯痰，晨起、夜间为著，痰色白，质黏，量少，不易出，咽部不适，时时清利，无发热，每遇冷空气、刺激气味后上症加重，寐可，纳可，二便正常。舌质淡，苔薄白根腻，脉弦细。听诊：双肺呼吸音粗，未闻及干湿啰音。胸片、血常规回报：未见明显异常。支气管舒张试验阴性。

中医诊断：咳嗽（肺气不宣，半表半里）；**西医诊断：**慢性咳嗽。

治则治法：开宣肺气，调畅气机。

方药：柴胡15g，黄芩20g，姜半夏10g，白前15g，前胡15g，紫菀15g，款冬15g，炙百部15g，炙枇杷叶15g，白屈菜20g，平地木20g，鱼腥草30g，芦根30g，浙贝15g，射干15g，青果10g，厚朴10g，防风10g。5剂，水煎服。

【二诊】

诸证好转，咳嗽、咯痰明显减轻，痰色白，质稀，量不多，较易出，咽部不适明显改善，遇冷空气、刺激气味后上症发作次数减少，偶有怕冷，偶有饭后气短、腹胀，便秘，寐可，纳佳，小便正常。舌质淡，苔薄白，脉弦细。原方去姜半夏、白屈菜，改厚朴为20g，加苏梗20g，补骨脂20g。5剂，水煎服。

【治疗效果】

二诊后，无咳嗽、咯痰，其他症状消失，疾病痊愈。

【按语】

本患者为外感后慢性咳嗽。国医大师任继学教授提出"春有余寒，冬有烈风"。本患者咳嗽发于风寒之邪为主的冬季，风为百病之长，其他外邪多随风邪侵入，风寒之邪，外侵皮毛，风寒侵袭后导致的肺气不宣、卫外不固，这是患者反复间断咳嗽的发病基础，肺失宣肃、痰郁伏肺是本患者的主要病因。患者年近七旬，咳嗽反复发作，首先损伤肺气，继则累及脾、肾，肺脾肾三脏功能失调，聚湿生痰，故还伴有咯痰。治疗前期，因患者为感冒后的反复慢性咳嗽，病程较长，邪气已经由表入里，停于半表半里之间，正气不复，邪气未去，肺气不宣与表里不和同时并存，故治疗上主要为宣肺与和解表里同施并举，用小柴胡汤配合自拟止咳方（白前、前胡、紫菀、款冬）及自拟二炙方（炙百部、炙枇杷叶）以和解表里，宣肺止咳。其中，柴胡升泄少阳半表郁滞的气机，黄芩降泄少阳半里之热，使气机升降如常，为和解少阳的同时以助肺气得宣的基本结构，配半夏燥湿化痰并有止咳作用。患者纳可且无喜呕症状，故原方去生姜；患者痰饮之邪壅盛，痰多、苔根腻，为防初期闭门留寇，故原方再去人参、大枣、甘草滋腻之品。配合自拟止咳方（其中前胡苦辛微寒，宣散风热，降气祛痰，白前为肺家要药，苦辛微温，祛痰降气止咳，多用于肺气痰实，咳嗽痰多，胸闷喘息，不论寒热均可用，紫菀为辛苦温润之品，温肺气，润肺燥，款冬补肺气，止痰嗽，用于虚实久嗽为佳），配合自拟二炙方，加性凉的白屈菜、味苦之平地木，寓清肺镇咳于宣肺之中，以达到止咳的目的。患者伴咯痰、质黏量少、不易出的症状，因病程日久，痰浊内蕴黏腻不出，加鱼腥草、芦根、浙贝清肺化痰，配合厚朴消痰散结，使痰浊先清化脱落，继而进一步被消散。患者咽部不适，时时清利，再加射干、青果清肺利咽。

治疗后期虽大势已去，但肺仍有余邪留恋，且久则子病及母，故伤及脾胃，虚象显露。在治疗咳嗽的同时兼顾脾胃后天之本，标本兼治。本患者二诊时诸证已好转，虽主证未变，但咳嗽、咯痰均明显减轻，故在上方基础上可去姜半夏、白屈菜。患者偶有怕冷，疾病后期以扶正为主，加补骨脂20g，温补脾、肾二阳以温肺，以求达到三阳同补，散化寒饮，助正驱余邪外出的作用。患者偶有晚饭后腹胀，应在上方治疗基础上再加理气药，加苏梗20g，厚朴增量至20g，不仅理气消胀，还可使宣发的肺气得以调畅，而加强止咳的作用，最终使患者药尽病愈。

治疗慢性咳嗽不能单纯见咳止咳、见痰化痰，同时也应注意气机的宣畅，才能达到标本兼治的最佳治疗效果。宣肺即使肺气宣畅，作用主要在于两方面，一则使卫气到达肌表则能抗邪外出，二则使气机畅达以止咳平喘。

（整理：刚晓超）

内伤发热（淋巴结炎）案

内伤发热是指以内伤为病因，脏腑功能失调、气血水湿郁遏或气血阴阳亏虚为基本病机，以发热为主要临床表现的病证。临床上多低热与高热并见，有无恶寒现象是内伤发热与外感发热的鉴别要点。在古代医书中早有相关描述，如《灵枢·痈疽》曰："营卫稽留于经脉之中，则血泣而不行，不行则卫气从之而不通，壅遏而不得行，故热。"西医学所称的功能性低热，肿瘤、血液病、结缔组织疾病、内分泌疾病，以及部分慢性感染性疾病所引起的发热和某些原因不明的发热，均可参此而治。

【一诊】

王某，男，61 岁。2017 年 6 月 5 日，因"发热 1 月余"来诊。该患 1 个月前因感寒出现恶寒，发热，体温 38.1℃，就诊于当地医院，检查后诊断为"淋巴结炎"并静点抗生素（具体不详）等治疗，但仍发热，恶寒，体温最高达 38.7℃，病情无明显缓解。现症：发热，无恶寒，口苦，口黏腻，乏力困倦，手足心热，纳差，睡眠可，小便色黄，大便黏腻不爽。舌质红，苔厚腻，脉弦细数。体温 38.4℃。左侧颈部淋巴结病理示：组织细胞坏死性淋巴结炎。

中医诊断：内伤发热（半表半里证）；**西医诊断：**淋巴结炎。

治则治法：先治拟和解少阳，清利湿热，解毒散结，后治拟清透余热，解毒利湿，益气养阴。

方药：柴胡 15g，黄芩 20g，蒲公英 20g，连翘 20g，金银花 10g，鱼腥草 30g，芦根 30g，藿香 15g，佩兰 15g，茯苓 20g，太子参 20g，鸡内金 15g，地骨皮 15g，知母 20g，炙甘草 10g。5 剂，水煎取汁 300mL，每次口服 100mL，日 2 次。

【二诊】

患者自述口服中药第 3 天，已无发热，体温 37℃，口苦好转，口黏腻减轻，仍乏力困倦，纳差好转，大小便正常。舌质红，苔薄白，脉弦细微数。治疗有效，谨守病机，原方去芦根、藿香、佩兰，加紫花地丁 15g、青蒿 20g、鳖甲 10g、黄芪 20g。5 剂，水煎服。

【三诊】

诸症好转，体温 36.8℃，自觉心慌，善太息，无口苦，无口黏腻，乏力困倦好转，手足心热，纳可，大小便正常，舌质微红，苔薄白，脉弦细。

方药：青蒿 20g，鳖甲 10g，地骨皮 15g，丹皮 15g，栀子 10g，金荞麦 20g，射干 15g，姜半夏 5g，黄芪 30g，党参 20g，太子参 20g，红景天 15g，熟地 15g，生地 15g，鸡内金 15g，炙甘草 10g。5 剂，水煎取汁 300mL，每次口服 100mL，日 2 次。

【四诊】

患者体温恢复正常，体温 36.5℃，心慌明显好转，偶感乏力困倦，无手足心热，纳可，大小便正常，舌质淡红，苔薄白，脉弦细。

方药：柴胡 10g，黄芩 20g，连翘 20g，蒲公英 20g，黄芪 30g，太子 20g，党参 20g，炒白术 20g，茯苓 20g，佛手 15g，红景天 15g，鸡内金 15g，佩兰 15g，玉竹 15g，石斛 15g。5 剂，水煎取汁 300mL，每次口服 100mL，日 2 次。

【治疗效果】

患者现已无发热，体温恢复正常，无口苦，无口黏腻，乏力困倦明显好转，无手足心热，心慌明显好转，纳可，大小便已正常。舌质淡红，苔薄白，脉弦细。

【按语】

患者初期因感寒后出现恶寒，发热，这是邪在表之象，后恶寒消失，发热不退，此患者病程较长，病情复杂，缠绵不愈，考虑为邪气经久未解，由表入里，变为内伤发热。《伤寒论》言，"伤寒中风，有柴胡证，但见一证便是，不必悉具"，患者口苦，脉弦细数，正是邪在半表半里的表现，患者舌质红，苔厚腻，左侧颈部淋巴结肿痛，大便黏腻，此为热邪与痰湿相合，化为湿热，加之日久蕴结为毒，阻塞经络之气，营气不行，卫气被遏则郁而发热，治疗后热毒得解，湿热得化。阳胜则阴病，热邪最易耗气伤阴，患者发热日久，耗伤气阴，故病程中相继出现乏力困倦、心慌、手足心热等一派气阴亏损之象。

初诊时患者发热，口苦，脉弦细数，此为邪在半表半里，故以柴胡、黄芩和解少阳。患者口黏腻，纳差，大便黏腻，舌苔厚腻，此为湿热壅滞的表现，故以佩兰、藿香、茯苓、鱼腥草清利湿热，鸡内金、炙甘草健脾胃，脾胃得健则湿邪自化。患者左侧颈部淋巴结疼痛，此为邪气郁结经络，日久不散化为瘀毒，故以金银花、连翘、芦根、蒲公英解毒散结。患者乏力困倦，此为热邪耗气伤阴，加之久病，气阴俱损，故以太子参、知母、地骨皮顾护气阴。二诊时患者发热已退，说明邪热已衰，故以青蒿、鳖甲清透余邪，令溃散之邪无处藏身。患者口黏腻减轻，纳谷觉香，大便正常，舌苔厚腻渐退，此为湿热得化。患者左侧颈部淋巴结仍疼痛，说明邪气郁结经络较重，故易芦根为地丁，增强解毒散结之力。患者仍乏力困倦，故加黄芪增强益气之力。三诊时患者体温正常，无口苦，无口黏腻，舌苔微红，说明少阳邪气已去，湿热得除，故去柴胡、黄芩、金银花、连翘、公英、地丁、鱼腥草、茯苓，恐过用苦寒伤阳，久用渗利伤阴。加栀子、金荞麦、姜半夏以清除余留之邪。患者心慌，手足心热，善太息，说明热病愈后气阴两伤的表现日益突出，知母滋阴却又苦寒故去之，加党参、生地、熟地直补气阴。四诊时患者临床症状基本痊愈，此时当以调理脾胃，清补气阴为主，故以太子参、红景天、玉竹、石斛以清补气阴。配以党参、黄芪、白术、茯苓、佩兰、佛手、鸡内金健脾益气，升清利湿，令气阴生化有源。加用柴胡、黄芩疏达少阳，肝木不郁则脾土不滞。

内伤发热病机复杂，或为一因致病，或为多因相合，辨证时当综合分析病因，寻找病机，治疗时有一证用一药。临床疾病变化多端，多阴阳并见，或为寒热错杂，或为虚实相间，或为湿热与阴伤共存，难见纯阴纯阳证，所以治疗此类疾病可针对病机多方入手，不能偏执一隅。例如，上医案湿热之邪与气阴两伤相合，若先清湿热，恐会伤及气阴，若先补气阴，则又助长湿热。吾师攻邪与补益并举，用药有的放矢，使湿热得清，气阴得补，最终使患者痊愈。临证用药驱邪应气势恢宏，摧枯拉朽，补益要如春夜来雨，润物无声。

（整理：王赟）

哮病（支气管哮喘）案

哮病是以发作性痰鸣气喘为主要特点的疾病。《证治汇补》："哮即痰喘之久而常发者，因内有壅塞之气，外有非时之感，膈有胶固之痰，三者相合，闭拒气道，抟击有声，发为哮病。"其阐述了哮病的病因病机，强调以痰邪为要。哮病因病情程度的不同，分为发作期与缓解期，应当分期论治。发作期，当外散来犯之邪，内除壅滞之物，宣降肺气，以平喘止哮为首务；缓解期，当内调脏腑，令五脏相和，以平为期。同时，两期均应注意标本同治。哮病多与现代医学的支气管哮喘、哮喘性支气管炎、嗜酸性细胞增多症（或其他急性肺部过敏性疾患）等相对应。

【一诊】

齐某，男，48岁。2016年5月11日因"发作性咳嗽，咳痰，伴喘促3年，加重2个月"来诊。该患者3年前因一次感冒后出现发作性咳嗽、咳痰、喘促等症状，于当地医院住院治疗，经检查后诊断为"支气管哮喘"。此后每于外感后哮喘便发作，最长可持续数月难以平息，期间曾四处求医治疗，但效果多不理想，几年来病情控制不佳。2个月前患者因不慎感寒后上症发作，因不愿再接受吸入型药物治疗，遂来我门诊就诊。现症：咳嗽较重，喉间哮鸣，咳吐黄痰，较易于咳出，夜间咳嗽加重，时喘促，上症每于上楼劳累时加重，自觉咽部发紧，易于疲乏，不思饮食，寐可，大小便正常。舌质淡，苔黄厚腻，脉弦滑。听诊：双肺可闻及散在哮鸣音。支气管舒张试验提示阳性。

中医诊断：哮病，（热哮，痰热壅肺）；**西医诊断：**支气管哮喘。

治则治法：先拟以宣降肺气，清热化痰，止痉平喘，后拟以宣降肺气，健脾利湿，补肾纳气。

方药：炙麻黄5g，白果10g，鱼腥草30g，连翘20g，白前15g，前胡15g，炙紫菀15g，炙冬花15g，炙百部15g，炙杷叶15g，射干15g，地龙10g，浙贝15g，姜竹茹10g，姜半夏10g，白屈菜20g，茯苓20g，苍术10g，石菖蒲20g，苏梗20g，车前子10g（包煎）。7剂，水煎取汁300mL，每次口服100mL，日2次。

【二诊】

患者自述现咳嗽频次明显减少，偶咳痰，痰色由黄转白，已无喉间哮鸣，每于夜间3~5点时感喉间发凉后咳嗽加重，已无喘促，白天已无咽紧，夜间偶感咽紧，疲乏较前好转，纳差。舌苔黄色减退、厚腻好转，脉弦细。听诊双肺哮鸣音消失。原方去麻黄、白果、地龙、竹茹、石菖蒲、白屈菜等，加冬瓜子、补骨脂。

方药： 鱼腥草 30g，连翘 20g，白前 15g，前胡 15g，炙紫菀 15g，炙冬花 15g，浙贝 15g，姜半夏 5g，射干 15g，冬瓜子 30g，茯苓 20g，车前子 10g（包煎），苍术 10g，苏梗 20g，补骨脂 20g。5 剂，水煎取汁 300mL，每次口服 100mL，日 2 次。

【三诊】

患者现临床咳嗽咳痰症状基本已无，偶夜间有一二声干咳，夜间咽紧的症状消失，疲乏好转，自觉精力较前旺盛，纳谷觉香，食量增进，舌苔白，已无黄色，微腻，脉弦细。原方去鱼腥草、连翘、射干、冬瓜子、苍术、半夏、车前子、补骨脂，加平地木、白术、佛手、远志、仙灵脾。5 剂，水煎取汁 300mL，每次口服 100mL，日 2 次。

【治疗效果】

患者现咳嗽咳痰基本已无，无喉间哮鸣，夜间干咳明显好转，无喘促，无咽紧，疲乏好转，纳可。1 年后随访，哮喘未曾发作。

【按语】

该患者以发作性咳嗽，咳痰，伴喉间哮鸣来诊，故诊断为哮病。咳黄痰，苔黄腻，脉弦滑，此为痰热蕴肺的表现；痰邪阻于息道，气机壅塞，肺气不畅故喘促；口鼻内通于肺，风寒邪气自口鼻而入于肺，与痰热及壅塞之气相合，闭阻气道，故咽紧，喉间哮鸣有声；肾为气之根，久咳久喘加之痰热煎熬，肾精日益亏损，夜则阳入于阴，阴亏不能内守，相火妄动，肾不纳气，故夜间咳嗽加重，易于疲乏，寐差。

初诊时处以定喘汤加减，方中麻黄、白果，一宣一降，以助肺宣发肃降；鱼腥草、连翘清肺中邪热，令金凉气清，肺气得降；自拟止咳方中寒热相配，散中寓收，润而不燥，功擅化痰止咳；半夏辛温，与射干、竹茹、白屈菜同用，恐清热化痰药过于寒凉，郁遏阳气，令痰湿不得化；石菖蒲开窍化痰，引诸药入肺络深处以除宿根；苏梗理气而平喘；地龙解气道之痉；苍术、茯苓、车前子健脾燥湿利水以杜生痰之源，肺为水之上源，上焦水利，则肺中清透。

二诊时患者已无喘促及喉间哮鸣，麻黄、白果，百部、枇杷叶虽善平喘止咳，但微具收敛之性，故喘止宜去之；痰色由黄转白，舌苔黄色减退，提示肺热渐除，故易地龙、竹茹为冬瓜子；石菖蒲、白屈菜虽然祛痰止咳的功效甚佳，但有毒不可久用，故去之；3～5 点为寅时，肺经所主，每于夜间 3～5 点时感喉间发凉后咳嗽加重，说明肺中虚冷，肺主吸气，肾主纳气，久咳久喘多伤及肾气，故加补骨脂温补肺肾。

三诊时患者基本已无咳嗽，舌苔白而不黄，说明肺热已除，若再过用寒凉药，恐伤及脾胃，令痰湿再生，故去鱼腥草、连翘、射干、冬瓜子；平地木性平，善化痰利湿止咳，故用之；患者纳谷觉香，食量增进，舌苔微腻，说明湿邪得化，脾气渐复，苍术、半夏燥烈，车前子渗利，久用伤阴，故改为炒白术、佛手健脾利湿；补骨脂虽功效明显，却不可久用，故易为仙灵脾。

哮喘为北方高发的肺部疾患，患者未发作时如常人，发作时则喉间哮鸣有声，甚者动则喘甚，严重影响生活质量。在治疗哮喘时，多两期分治，标本兼顾，各有侧重。例如上医案中患者发作期，用药以宣降肺气，清热化痰，止痉平喘为主，其次配以健脾利湿，补肾纳气之品；重在急则治标，治标为求能够速效，故用药当大刀阔斧以迅速平喘，控制病情；治本正如愚公移山，缓缓图之，可应用于临床治疗的各个阶段，故治本应早不应迟。缓解期，用药以健脾利湿，补肾纳气为主，再配以宣降肺气，止咳化痰，因为哮喘多易反复发作，所以治本时，治标之药不可全废，防其炉火虽灭，死灰犹燃。临床处方用药，当标本同治，主次分明，先后有序，才能效果显著。

（整理：王赟）

肺痹（间质性肺疾病）案

古代并无间质性肺疾病的病名，因临床表现多以喘促为主，所以归为"喘证"，因病因特点为肺叶痿而无用，又可将其称为"肺痿"，而其病机的关键多为痹而不通，也可将其命名为"肺痹"。目前认为间质性肺疾病为肺痹者居多。肺痹最早出现在《内经》，《素问·玉机真脏论》载："风寒客于人……弗治，病入舍于肺，名曰肺痹，发咳上气。"其病机关键为肺、脾、肾气虚血瘀，脏腑经络痹阻不通。病因病机为外有邪气侵袭，内有脏腑亏虚，气为邪阻，不能宣行，气血凝滞，脏腑经络痹阻不通，气虚、血瘀、络滞是肺痹发生的关键。主要治疗原则为补气、活血、通络。首先以补气为主，活血化瘀通络贯彻始终，以使气机畅达，其次根据疾病不同阶段的特点，辨证论治，方可验效。

【第一阶段】

岳某，男，62岁。2016年8月3日，因"间断咳嗽、咳痰，伴喘促1年余，加重2月余"来诊。患者1年前无明显诱因出现间断咳嗽、咳痰，活动后喘促，每遇冷空气后上症加重，某院诊断为"间质性肺疾病、干燥综合征"，经住院系统治疗后，症状缓解出院，出院后继续遵医嘱服用醋酸泼尼松片每日40mg，后症状改善，激素遵医嘱逐渐减量。2个月前患者激素减量为每日10mg，无明显诱因上症加重，伴气短、呼吸困难，动则尤甚，休息后略缓解，未系统治疗，自行口服止咳化痰药症状改善不明显。现症：咳嗽，咯大量白色泡沫样痰，较易出，胸闷、喘促，动则尤甚，偶有呼吸困难，自觉手足心热，口干渴，纳差，眠可，二便正常。查体：舌质红暗，苔薄而干，脉弦细数。听诊：双肺可闻及散在细湿啰音，可闻及爆裂音。血常规回报：未见异常。肺部CT示：双肺可见散在类圆形透亮影，双下肺可见弥漫性网状高密度影，部分呈蜂窝样改变，纵隔窗显示不清。

中医诊断：肺痹（气阴两虚，肺络痹阻）；**西医诊断：**间质性肺疾病。

治则治法：益气养阴，通络除痹。

方药：沙参20g，麦冬20g，生地黄20g，黄精20g，虎杖15g，威灵仙10g，当归 15g，白前 15g，前胡 15g，炙紫菀 15g，款冬花 15g，平地木 20g，清半夏 5g，瓜蒌 20g，茯苓 20g，炒白术 20g，生甘草 10g，鸡内金 15g。5 剂，水煎取汁 300mL，每次口服 100mL，日 2 次。

以上为初诊方药，二、三诊在此基础上加减治疗。一至三诊为治疗的第一阶段，2016 年 8 月 3 日至 2016 年 8 月 24 日。

【第二阶段】

第二阶段，四至六诊，2016 年 8 月 25 日至 2016 年 9 月 15 日。四诊时，患者诸症好转，醋酸泼尼松片已减至每日 5mg，胸闷略缓解，口干减轻，汗不多，无手足心热。患者昨日不慎感寒，咳嗽加剧，咯白痰，质稀，量不多，鼻塞，流涕，咽痛，喘促加重，周身乏力，纳可，眠可，二便可。舌质淡暗，舌尖偏红，苔薄白，脉浮。听诊：双肺呼吸音粗，可闻及爆裂音。血常规未见明显异常。

方药：柴胡 10g，黄芩 20g，虎杖 15g，大青叶 20g，白前 15g，前胡 15g，炙紫菀 15g，款冬花 15g，浙贝母 15g，天竺黄 15g，冬瓜子 30g，芦根 30g，桔梗 10g，射干 15g，红景天 15g。5 剂，水煎取汁 300mL，每次口服 100mL，日 2 次。

以上为四诊方药，五、六诊在此基础上加减治疗。

【第三阶段】

第三阶段，七至九诊，2016 年 9 月 16 日至 2016 年 10 月 08 日。七诊时，患者停用激素。诸症好转，无鼻塞、流涕、咽痛，喘促较前明显缓解，胸闷明显改善，乏力明显减轻，偶有咳嗽，少痰，痰白，量少，质稀，易出，口干，偶有腰膝酸软、膝关节疼痛，偶有怕冷，纳可，眠可，二便可。舌质淡暗，苔薄白，脉沉弦细。听诊：双下肺偶闻及爆裂音。

方药：虎杖 15g，当归 15g，红景天 15g，威灵仙 10g，地龙 10g，盐杜仲 20g，桑寄生 20g，续断 20g，狗脊 10g，海风藤 10g，青风藤 10g，络石藤 10g，延胡索 10g，白前 15g，前胡 15g，浙贝母 15g，姜半夏 6g，连翘 20g，生地黄 20g。5 剂，水煎取汁 300mL，每次口服 100mL，日 2 次。

以上为七诊方药，八、九诊在此基础上加减治疗。

【治疗效果】

患者停用激素，诸症明显好转，晨起偶有咳嗽、咯痰，色白，量少，易出，胸闷、气短、乏力明显好转，剧烈活动后偶有喘促，无腰膝酸软、膝关节疼痛，不怕冷。舌质淡，苔薄白，脉弦细。

【按语】

第一阶段：患者肺脾肾气虚证为本，故气短、喘促、动则尤甚，兼有自觉手足心热、口干渴、舌红、脉细数的阴虚证，且患者每日服激素，过度调动体内正气，伤津耗气，间接加重气阴两虚的症状。患者既往有干燥综合征病史，口干、手足心热等阴虚内热症状突出，且病程长，故伴有舌质暗等瘀象。故治疗方面宜重在健脾润肺，益气养阴，通络除痹。方用沙参麦冬汤合四君子汤加减。初诊方中沙参、麦冬、生地黄滋肺肾阴，黄精补气养阴；当归养血活血，虎杖除痹，威灵仙通络；自拟止咳方（白前、前胡、炙紫菀、款冬花）配合平地木、清半夏、瓜蒌以止咳化痰；患者纳差加茯苓、炒白术、生甘草、鸡内金以益气、健脾、和胃。以上为初诊方药，此后复诊在上方基础上加减。

（1）咳嗽缓解不明显，酌情加自拟二炙方（炙百部、炙枇杷叶）各 15g、浙贝 15g，以加强止咳化痰作用；如再咳去浙贝，改加止咳效果更强的川贝 5g；咳嗽剧烈且痰少则加白屈菜 15g；如痰出仍不畅，则加鱼腥草 30g 以化痰。

（2）如阴虚内热症状改善不明显，可改滋阴降火效果更强且能润燥生津的玄参。

（3）治肺络痹阻当有补血活血药，但为防止患者咯血，后当归减量为 10g，并加收敛止血的仙鹤草 20g。

第二阶段：患者在此前治疗过程中症状已有所好转，激素减量，但四诊前不慎感寒，外邪侵袭导致咳、喘等症加剧，并伴表证，如苔薄白、脉浮等，本阶段的治疗宜解表祛邪、通络除痹，方用小柴胡汤加减。以柴胡、黄芩解表之力；合大青叶、虎杖清热解毒、祛邪通络之功；患者感寒后咳嗽、咯痰加重，继用自拟止咳方（白前、前胡、炙紫菀、款冬花）加桔梗、浙贝母、天竺黄、冬瓜子、芦根以宣肺、止咳、化痰；咽痛予射干利咽；患者久病多虚，予红景天扶助正气、驱邪外出，并且活血化瘀助通络除痹。以上为四诊方药，此后复诊在上方基础上加减。

（1）如患者外感邪气渐去的治疗后期，再加防风 10g、黄芪 20g 扶助正气，以祛风、解表、散邪。

（2）患者喘促加重，则加白果 10g、麻黄 5g 以宣肺平喘。

（3）本阶段治疗中还需随时注意根据患者感寒后所表现出的热象轻重不同，调整滋阴药物的运用，如热象重时予生地 10g 以清热、凉血、滋阴；热象轻时改生地为熟地 10g，以去生地清热之性，侧重熟地养血滋阴之力。

第三阶段：患者来就诊时外感已愈，并停用激素，诸症明显好转，但仍有喘促，剧烈活动后尤甚，且由干燥综合征引起的腰膝酸软、膝关节疼痛等症显露，辨为肺肾两虚证。本阶段的治疗重在补肾培元、祛瘀除痹，继续以生地滋阴的同时补肺纳肾、通络除痹；狗脊、自拟补肾三药（盐杜仲、桑寄生、续断）以补肾纳气；自拟三藤方（海风藤、青风藤、络石藤）加延胡索加强通络的作用并缓解下肢疼痛；虎杖、威灵仙、当归、红景天、地龙活血通络除痹；患者咳嗽、咳痰较前明显好转，故予自拟止咳方去紫菀、款冬，加浙贝母、姜半夏、连翘散结化痰。因患者肺痹日久，肺络瘀痹，痰浊滞痼，故治疗过程中适时以虫类药地龙搜剔络中混处之邪，以追拔沉混气血之邪效果更佳。以上为七诊方药，此后复诊在上方基础上加减同前。

（整理：刚晓超）

肺癌（肺癌）案

"癌"字首见于宋代东轩居士所著的《卫济宝书》。中医对于癌病的论述，指的是以脏腑组织发生异常增生为其基本特征的多种恶性肿瘤的总称。肺癌在古籍中多被称为"肺岩""肺积"等。癌病病因病机多为正气内虚、感受毒邪、情志怫郁、饮食损伤、素有旧疾等因素，导致脏腑功能失调、气血津液不循常道，从而引起痰凝、气滞、血瘀、湿浊、热毒等一系列变化相互搏结，蕴结于脏腑组织，日久渐积而成有形之肿块的恶性疾病。肺癌属本虚标实，本虚以阴虚、气阴两虚多见，标实以气阻、瘀血、痰浊多见。肺癌的治疗原则为扶正祛邪、攻补兼施。

【一诊】

颜某，女，65岁。2017年2月7日，因"间断性咳嗽、喘促，自觉呼吸困难3个月余"来诊。3个月前患者无明显诱因出现间断性咳嗽、喘促，曾自行口服止咳药物（具体不详）数种，症状改善不明显，病情进行性加重，并自诉3个月内体重下降近5kg。该患者于2个月前在某院诊断为小细胞肺癌，身体逐渐消瘦、纳呆，故暂不能行手术治疗，静点抗生素（具体不详）治疗，症状略改善。患者来我院就诊时轮椅推入诊室，一般状态差，R 26次/分，P 110次/分，BP 100/65mmHg。现症：气短，咳嗽，咯痰，痰色微黄，量少，质黏，不易出，不咳血，自觉呼吸困难，喘促，动则尤甚，面色萎黄，口淡无味，纳呆，不欲饮食，夜寐差，二便正常。舌质淡紫，舌尖略红，苔黄厚腻，脉弦滑而数。听诊：左肺呼吸音粗，右上肺呼吸音弱，右肺可闻及少量痰鸣音。肺部CT结果回报：右肺上叶中心型肺癌，肺不张，肺内化脓性感染。支气管镜检查病理结果回报：小细胞肺癌。

中医诊断：肺癌（肺脾气虚，湿热内蕴）；**西医诊断：**小细胞肺癌。

治则治法：开宣肺气，清热利湿。

方药：鱼腥草30g，黄芩20g，连翘10g，白前10g，前胡10g，紫菀10g，款冬10g，浙贝15g，茵陈20g，藿香10g，佩兰15g，姜竹茹10g，神曲10g，鸡内金20g，生甘草10g。5剂，水煎取汁300mL，每次口服100mL，日2次。

【二诊】

一般状态略改善，家属扶入诊室。咳嗽减轻，咯痰色白，量多，较易出，自觉呼吸困难，喘促改善，纳谷觉香，食可知味，寐可，二便正常。舌质淡暗，黄苔渐去，脉弦滑略数。方药：上方去茵陈、藿香、佩兰、黄芩、姜竹茹；改连翘20g；加炒白术20g、佛手15g、半枝莲15g、姜半夏10g、白芥子10g、苏梗10g。5剂，水煎取汁300mL，每次口服100mL，日2次。

【三诊】

一般状态明显改善，自行步入诊室，自述可在家里做简单家务。现症：偶咳，晨起咳甚，咯痰色白，量较前减少，易出，痰中偶有血丝，喘促明显缓解，面色萎黄较前改善，纳可，惟觉腹胀，寐可，二便正常。舌质淡暗，苔薄黄，脉弦滑。方药：上方去炒白术、佛手、半枝莲、白芥子，加桑白皮 15g、炙枇杷叶 15g、仙鹤草 30g、茯苓 20g、苍术 10g、炒莱菔子 10g、焦山楂 10g、炒麦芽 10g、太子参 20g。5 剂，水煎取汁 300mL，每次口服 100mL，日 2 次。

【四诊】

诸症好转，晨起咳嗽减轻，咯痰色白，量少，易出，痰中血丝减少，偶有咽痛，活动剧烈后偶有喘促，自觉午后低热、手足心热，最高体温 37.0℃，腹不胀，寐可，二便正常。舌质淡暗，舌尖略红，苔薄黄，脉弦细数。血常规结果回报：无明显异常。

方药： 鳖甲 20g，青蒿 20g，生地 10g，熟地 10g，女贞子 15g，玉竹 15g，石斛 15g，金荞麦 15g，浙贝 15g，白芥子 10g，桔梗 10g，射干 10g，白茅根 30g，炒白术 20g，茯苓 20g，佛手 10g，鸡内金 20g。5 剂，水煎取汁 300mL，每次口服 100mL，日 2 次。

【五诊】

一般状态较好，可自行赶集买菜，晨起偶有咳嗽，夜间不咳，咯痰色白，量少，痰中无血丝，无咽痛，剧烈活动后偶有喘促，自觉午后低热、手足心热明显减轻，最高体温 36.7℃，食欲佳，寐可，二便正常。舌质淡暗，苔薄黄，脉弦细略数。方药：上方去浙贝母、白茅根、射干、桔梗，改鳖甲 10g、青蒿 10g、玉竹 10g，加太子参 20g、灵芝 10g、山药 30g、黄芪 30g、姜半夏 10g。5 剂，水煎取汁 300mL，每次口服 100mL，日 2 次。

【六诊】

家属代述，已无咳嗽、咯痰，活动剧烈后偶有喘促，无午后低热，夜间偶有自觉手足心热，最高体温 36.5℃，纳可，寐佳，二便正常，舌脉未查。

方药： 龟甲 10g，生甘草 10g，太子参 20g，灵芝 10g，女贞子 15g，黄芪 30g，鸡内金 20g，茯苓 20g，炒白术 20g，白芥子 10g，山药 30g，佛手 10g，党参 20g，红景天 20g，白花蛇舌草 15g。5 剂，水煎取汁 300mL，每次口服 100mL，日 2 次。

【治疗效果】

患者咳嗽、咳痰基本消失，活动后无明显喘促，能够从事轻微体力劳动、赶集等，服药期间体重已逐渐增长 2.5kg，体力较佳。身体状况已经恢复到可以进行手术治疗的标准，准备近日进行肺癌的手术治疗。

【按语】

治疗的第一阶段是从初诊到三诊，由于患者发病基础为肺脾气虚，肺主通调水道，脾主运化水液，肺脾两虚病程较长时，则水湿停积于内，日久化热，形成初诊时的肺脾气虚、湿热内蕴证。这一阶段的用药主要在注重化湿清热的同时兼以补脾益肺，以急则治其标。这阶段的治疗是一个湿邪渐去的过程，用药从单纯化湿邪药物，如茵陈、藿香、佩兰的使用，过渡到祛邪与扶正共济的健脾利湿药物，如炒白术、苍术、茯苓的加减运用，再加黄芩、连翘、半枝莲等清热、散结、解毒药物，共奏清热祛湿之功。针对患者咳嗽、咯痰、喘促的主症，运用自拟止咳方（白前、前胡、紫菀、款冬）以及浙贝母、炙枇杷叶、桑白皮、鱼腥草等止咳化痰药，加焦三仙、鸡内金等顾护脾胃、改善食欲，邪气渐去的后期再加太子参以益气健脾、生津润肺，扶正助驱邪外出。针对其他兼症，对症用药治疗，如患者偶有痰中带血丝，先后予白茅根、仙鹤草凉血止血，且能增清热之力。

治疗的第二阶段是从四诊到六诊，患者湿热已渐解，但肺脾之气仍不足。脾虚不能运化水液，肺虚不能布散津液，摄纳入体内的水谷精微得不到充分运化和输布，久则使患者津液亏虚。本患者在去除了湿热之邪后本虚开始显露出来，可见低热、手足自觉发热等阴虚症状。这一阶段的用药首先宜注重滋阴清热，使虚热渐退，以青蒿鳖甲汤合四君子汤为基础，其次补脾、润肺贯穿始终，同时加以理气、止咳、化痰等药物对症治疗，以缓则治其本。阴虚内热症状为主时，加女贞子、玉竹、石斛加强滋阴的作用，继而阴气得护、虚热渐轻时，再先后酌加太子参、灵芝、山药、黄芪、红景天、党参等药加强补气扶正作用。在治疗的过程中，尤其是补气的同时加桔梗作为肺经的引经药，以佛手作为脾经的引经药，一则使气能达虚处，二则补气的同时注重理气，使气机不至于壅滞。患者咽痛，加射干利咽。最后一诊时，以龟甲代替鳖甲，是由于虽然龟甲和鳖甲都能滋阴潜阳，但鳖甲滋阴清虚热的功能较强，治疗末期阴虚内热证大势已去，应补益治本为主，故用补血、益肾见长的龟甲代之。

脾胃为后天之本，对于本患者的治疗，需注意的是以调理脾胃贯穿始终，胃气得复，从而改善原发病引起的症状，使患者在能够保证生活质量的前提下实现带瘤生存。

（整理：刚晓超）

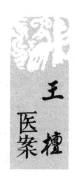

王檀（1963—），博士研究生导师，吉林省名中医，第四批名老中医药专家继承工作继承人。从医30余年，擅长呼吸系统疾病的诊治。临证时从"脏腑相关、脏腑相干"出发，谨守病机，有者求之，无者求之，灵活运用经方，多效应桴鼓。

外感发热（肺炎）案

古代文献中未明确提出外感发热病名，但有相关的论述，如"发热""壮热"等，《伤寒杂病论》对外感热病的论述最为详尽，涉及病因、病机及转变、治疗、预后等相关内容。但《伤寒杂病论》只注重寒邪为病，未涉及温热邪气，所以明末清初温病学的兴起，是对外感热病的一个补充。外感发热是以发热可伴有恶寒、面赤、烦躁、脉数等为主要临床表现的一类外感病证。

【一诊】

孟某，男，60岁。2010年2月19日，因"发热40天"来我院就诊。该患者于40天前因感寒后出现恶寒，发热，体温38℃，伴有周身关节酸痛，自行口服感冒药、退热药（具体不详）后，效不佳，热退即起，病程中患者自行静点青霉素类药物及口服扑热息痛（具体不详）后，体温退而复升，最高达40℃，今日测体温38.5℃。现症：恶寒发热，头痛鼻塞，周身关节酸痛，面色㿠白，神疲声低，手足凉冷，咳嗽、咯痰，痰色黄，质黏，难出，食欲差，睡眠、二便正常。舌质红，苔腻微黄，脉浮取涩滞，沉取弱数。口唇可见多处疱疹，现已结痂，咽部充血，听诊双下肺可闻及湿啰音，左肺尤甚。血常规：WBC 23.2×10^9/L，N 0.92。胸片：两肺纹理增多，模糊。

中医诊断： 外感发热（阳虚感寒，阳郁不宣）；**西医诊断：** 肺炎。

治则治法： 助阳解表，舒展气机。

方药： 炙麻黄10g，制附子10g（先煎），细辛3g，柴胡10g，枳实10g，白芍15g，炙甘草10g，羌活15g，苍术15g，连翘15g。上药3剂，不拘时服，直至汗出热退。

【二诊】

患者无发热恶寒、身痛鼻塞。时有咳嗽，痰微黄，量多，易出，神疲声低缓解，仍手足凉冷，食欲转佳，睡眠、二便正常。听诊双下肺湿啰音明显吸收。舌质淡，苔薄，脉沉无力。血常规：WBC 8×10^9/L，N 0.60。予补肾助阳，暖肺止咳为法，更方为：熟地 15g，巴戟天 15g，山药 15g，山萸肉 10g，泽泻 15g，茯苓 15g，制附子 6g（先煎），肉桂 10g，牡丹皮 15g。7 剂，水煎服。

【治疗效果】

服上药后患者再次复诊，偶有咳嗽，痰少色白易出，语声较响亮，仍时有神疲乏力，手足凉冷，舌质淡，苔薄，脉弱，嘱其长期口服金匮肾气丸以善其后。

【按语】

本案为外感热病，不同于感冒，多因感冒迁延而来，之所以能形成外感热病，多因为正气不足，或本有邪气停留，因外感使玄府壅塞，气机不畅，气郁化火，火邪耗伤正气，或与原有之邪气相杂合，而导致新的病理因素。

该患者年老，60 岁，阳气已亏，疾病初起，因感冒风寒所致，当时适当辛温解表便可愈病，但口服解热镇痛药、感冒药，发汗未能得法，而使疾病缠绵，病程中大量应用解热镇痛药，过汗伤阳，阳气不足，不能逐邪外出，而使疾病迁延 40 天不愈。该患病程长，已发热 40 天，热势高，38.5℃，但脉症相对简单，虽有表实证恶寒发热，头痛鼻塞，周身关节酸痛，但里虚证面色㿠白，神疲声低，手足凉冷，也不容忽视，结合其舌脉，更证明其病已由表及里，伤及阳气。其咳嗽等症，是因为气机不畅，肺气失宣所致，故综合分析，符合患者本已年老阳衰，又外感风寒，而使气郁化火，更伤阳气，阳郁不宣的特点。老人阳气已虚，太阳和少阴相表里，少阴阳气先衰，风寒邪气一伤，即由太阳病迅速发展成少阴病，出现脉微细、但欲寐等证候。《伤寒论》麻黄附子细辛汤乃治疗太阳、少阴两感证的高效方。原书谓，"少阴病，始得之，反发热，脉沉者，麻黄附子细辛汤主之"。因太阳、少阴两感证的基本病机为心肾阳虚，复感寒邪，表里同病，故用麻黄发表散寒，附子强心，细辛搜剔、温散深入少阴之寒邪。体内已虚寒，没有火力腐熟水谷，所以不发汗，因外邪传经入里，阳气内郁而不达四末，故其手足逆冷，同时见身热症，故方合四逆散。临床上常常对此种疾病不识、不辨、不治。有的医者见发热，便投寒凉、清热解毒；有的畏惧麻辛附而不敢使用。中医治病讲的是四诊合参，西医的理化检查可供参考，但不能以之作为中医处方用药的依据。所以只要谨守病机，胆大心细，不为西医及其检查所困惑，该病较易治疗。

一诊方用麻黄附子细辛汤合四逆散加味组成，四逆散与小柴胡汤不同，小柴胡汤主要用于调节少阳枢机，而四逆散调和肝脾，肝主疏泄气机，脾主升降气机，肝脾调和则气机之升降出入均畅通无阻，而小柴胡汤用之不当或领邪深入，或引动相火冲逆于外于上。二诊虽然痰黄量多，赵献可认为痰之源头在于肾，"水泛为痰"，痰为虚阳上浮，郁于肺中所致，但补其阳，引之归原即可。

该患年老，阳气虚衰，无力驱邪外出，导致邪气留恋不去，治疗上当助阳解表，方药以麻黄附子细辛汤合四逆散加减，补散兼施，使外感风寒之邪得以表散，在里之阳气得以维护，故阳虚外感得愈。一诊中加苍术甚为关键，苍术一能发汗解表，二能健脾而补肾养肺，补肾体现的是后天养先天，养肺体现的是培土生金。所以中医是动态的，是整体的，不能仅局限于某脏某腑，治病要放眼于全局。

（整理：刘人侨）

咳嗽（慢性咳嗽）案

咳嗽病名出自《内经》，为临床常见病多发病，既可以独立为病，又见于多种疾病。早在《内经》中已有记载，并在《素问·咳论》篇中，针对病因、病机及其治疗，详细论述并且分类，后世多在此基础上加以论述。《景岳全书·咳论》中，首次将咳嗽分为外感、内伤两大类。外感咳嗽以宣肺散邪为主；内伤咳嗽以祛邪扶正，标本兼治为主。

【一诊】

王某，女，36岁。2011年3月17日，因"反复咳嗽，咯痰3个月"就诊。该患者3个月前无明显诱因出现咳嗽、咯痰症状，自行口服急支糖浆及间断静点头孢类抗生素（具体用量及用法不详）后，症状改善不明显，先后就诊于多家大医院，行"肺功能、支气管舒张试验、全肺CT"等检查后，诊断为"慢性咳嗽"，给予对症治疗后，病情仍不缓解。诊时见：久咳不止，痰黄，质黏，量少而黏，口干舌燥，唇红干裂，胸闷，气短，神疲乏力，心烦，消谷善饥，大便干燥，小便黄赤，舌质红，苔黄而干，脉弦滑。听诊：双肺呼吸音清，未闻及干湿啰音。血常规回报示：未见异常。胸透示：肺、心、膈未见异常。支气管舒张试验阴性。

中医诊断：咳嗽（脾经伏火，肺气不清）；**西医诊断：**慢性咳嗽。

治则治法：清宣伏火，肃肺止咳。

方药：黄芩20g，栀子15g，生石膏30g（先煎），防风10g，藿香10g，浙贝15g，陈皮10g，生甘草10g。3剂，水煎服。

【二诊】

患者自诉仍胸闷、气短；咳嗽、咳痰明显减轻；痰黄白相兼，量少，质略黏，易出；口干舌燥、唇红干裂明显改善；神疲乏力、心烦、消谷善饥、大便干燥、小便黄赤未见明显改善；舌质红，苔黄而干，脉弦滑。主证未变，胸闷、气短症状凸显，故续用前方，酌加川朴10g、杏仁10g。5剂，水煎服。

【三诊】

患者已无胸闷、气短；咳嗽、咳痰明显好转；痰白，量少，质稀，易出；心烦、口干舌燥、唇红干裂明显改善，神疲乏力，饮食、睡眠可，尿、便正常，舌质红，苔黄而干，脉弦滑。主证未变，仍神疲乏力，故续用前方，酌加黄芪30g、麦冬15g。5剂，水煎服。

【治疗效果】

患者已无咳嗽、咳痰、胸闷、气短等症状；口唇红润，精神饱满，饮食、睡眠

王檀医案

可，尿、便正常，舌质红，苔薄白，脉弦滑。

【按语】

咳嗽的病机关键为肺气不清，肺气上逆。其病因包括外感六淫犯肺及其脏腑功能失调，内邪干肺，致使肺气不清，肺气上逆发为咳嗽。虽然《素问·咳论》中说"五脏六腑皆令人咳，非独肺也"，但是其主要病位在肺，与心（小肠）、肝（胆）、脾（胃）、肾（膀胱）及三焦密切相关。《医学心悟》说："肺体属金譬若钟然，钟非叩不鸣。风寒暑湿燥火，六淫之邪，自外击之则鸣，劳欲情志饮食炙煿之火，自内攻之则亦鸣。"该患者的咳嗽考虑为"伏火"上冲于肺，肺气上逆所致。主要由于久咳不愈，肺气壅滞，则有热，加之久用清肺之剂，易于调动人体阳气上行，再者肺气壅滞，上焦气机不畅，故人体阳气易于停聚中焦，内郁而化火，伏藏于脾经，火热之邪，循三焦及手太阴肺经，熏蒸于肺，肺气不清，肺气上逆发为咳嗽。脾经伏火，熏蒸于肺，灼伤肺津，故可见久咳不止，痰黄，质黏，量少而黏。肺气壅滞，胸阳不展，故可见胸闷、气短、心烦。唇者，脾之外候，口者，脾之窍，脾经伏火，充斥外候及其窍孔，故可见口干舌燥，唇红干裂。脾经伏火，则胃阴不足，胃火偏盛，故可见消谷善饥、大便干燥。伏火不宣，壮火内生，壮火食气，故可见神疲乏力。伏火内灼人体阴液，故可见小便黄赤。舌质红，苔黄而干，脉弦滑，均为脾经伏火，肺气不清之征象。选方用泻黄散加减，原方出自钱乙的《小儿药证直诀》，用来治疗小儿口疮口臭。后世多有发挥，王好古的《此事难知》，将其规整为"土中泻肺"之剂。其方具有调节脏腑寒热的功效，并且不伤及人体正气。方中生石膏、栀子清宣脾经伏火为君；火郁发之，故以防风疏散脾经伏火，黄芩清肺热，陈皮、浙贝化痰，共为臣药；生甘草既可以清心火，又可以调和诸药，为佐使之药。

二诊时患者咳嗽、咳痰减轻，但余症尚存，说明主证仍在，故"效不更方"，但是胸闷、气短凸显，故加川朴、杏仁以宣肺平喘。三诊时诸症明显缓解，但是由于脾经伏火日久，耗气伤津明显，故继续前方，加入黄芪以益气健脾，加入麦冬以滋阴润肺。共服汤剂13剂，患者久咳之顽疾得到解除。该患者的咳嗽主要是由于脾经伏火，肺气不清所致，在治疗过程中，始终以清宣伏火，肃肺止咳为主，并未见咳止咳，见火就清，而以清宣伏火为主，伏火得宣，肺气得清，则咳嗽自然得到缓解。

（整理：刘继民）

肺痹（间质性肺疾病）案

肺痹一名首见《内经》，其主要症状表现为"肺痹者，烦满喘而呕"（《素问·痹论》）；"其候胸背痛甚，上气，烦满，喘而呕是也"（《圣济总录·肺痹》）；"烦满喘呕，逆气上冲，右胁刺痛，牵引缺盆，右臂不举，痛引腋下"（《症因脉治·肺痹》）。

【一诊】

李某，女，58岁。2010年8月20日，因"间断咳嗽，喘促，气短4个月"就诊。

该患 4 个月前无明显诱因出现胸痛，右侧较左侧症状重，与呼吸无关，无放散性，同时伴有咳嗽，活动后胸闷、气短，遂就诊于某院。诊断为"未分化结缔组织病、间质性肺炎"，给予强的松片、富露施、美能等（具体不详）治疗后，有所好转。诊时见：咳嗽，咳少量泡沫痰，喘促，气短，语声无力，气不得续，乏力，动则汗出，恶寒肢冷，骨节疼痛。舌质淡，苔白滑，舌下脉络紫暗，脉沉无力。胸廓对称，桶状胸，双肺叩诊呈过清音，肺肝界位于右锁骨中线第 6 肋间，听诊双下肺可闻及爆裂音。血常规示：未见异常。全肺 CT 示：两侧胸廓对称，纵隔气管居中。右肺下叶见胸膜弧线影，双肺下叶呈蜂窝状改变，右肺中叶可见一类圆形无肺纹理透光区，边壁光滑。心影正常。各叶段支气管开口通畅。双肺门及纵隔内未见异常密度影。

中医诊断：肺痹（阳虚肺冷，肺络瘀阻）；**西医诊断：**间质性肺疾病。

治则治法：助阳通经，除湿通痹。

方药：熟地 15g，炙麻黄 10g，白芥子 15g（包煎），干姜 10g，茯苓 15g，肉桂 10g，炙甘草 10g，细辛 3g，故纸 15g，鹿角胶 10g（烊化），杜仲 20g，豨莶草 20g，熟附子 10g（先煎），没药 10g，桃仁 15g。5 剂，水煎服。

【二诊】

患者诸证减轻，但仍时有咳嗽，咳少量泡沫痰；时有喘促、气短；语声无力，乏力，动则汗出，恶寒肢冷，骨节疼痛。舌质淡，苔白滑，舌下脉络紫暗，脉沉无力。前方不变，加入秦艽 15g、虎杖 15g。5 剂，水煎服。

【三诊】

患者已无右侧胸痛；余症明显减轻，仍偶有咳嗽，咳少量泡沫痰；偶有喘促、气短；语声无力，乏力，动则汗出明显；恶寒肢冷，骨节疼痛。舌质淡，苔白滑，舌下脉络紫暗，脉沉无力。前方去掉秦艽、虎杖，加入黄芪 30g、五味子 10g。5 剂，水煎服。

【治疗效果】

患者咳嗽、咳痰、喘促、气短好转；语声有力，乏力、动则汗出明显好转；已无恶寒，转暖，骨节疼痛消失。舌质淡，苔薄白，舌下脉络紫暗，脉沉细。

【按语】

间质性肺疾病，属中医"肺痹"范畴。其病机关键为肺中虚冷，肺络闭阻。其病因主要是正气不足，风、寒、湿三邪相合，闭阻肺络，或因"皮痹"日久不愈，病情发展所致。《素问·痹论》曰："皮痹不已，复感于邪，内舍于肺。"或为风寒湿邪外侵，痹着皮毛肌肤，经久不去，内归于肺；或阳气不足，肺中虚冷，寒湿内生，痹着于肺。寒湿痹着日久，损及肺络，血行不畅，留而为瘀，终成肺痹。患者年近六十，命门火衰，肺肾均气虚，肺气亏虚，易于招致风、寒、湿之邪，同时肾阳不足，无力驱邪外出，导致风、寒、湿之邪，内阻于肺，肺络闭阻，发为肺痹。肾阳不足，肾不纳气，故见喘促，气短，语声无力，气不得续。风、寒、湿之邪，闭阻于肺，肺气不清，肺气上逆，故可见咳嗽，咳少量泡沫痰；肺气亏虚，卫表不固，故见恶寒，动则汗出；肺气不足，气无力则血液运行不畅，故见舌下脉络紫暗；肾阳亏虚，寒由内生，寒性主痛，故可见肢冷、骨节疼痛；而舌质淡，苔白滑，舌下脉络紫暗，脉沉无力，均为阳虚肺冷，肺络瘀阻之征象。该患者久患肺痹，肺肾之阳气耗损，肝肾之精血亏虚，故方用鹿角胶，血肉有情之品，补肾助阳，强壮筋骨，炙麻黄既可宣发肺气而平喘咳，又能温经散寒除滞通痹，引阳气，开寒结，两者合用，养血助阳，以治其本；寒在营血，白芥子祛寒痰湿滞，可达皮里膜外，能使血气宣通；熟地补益精血，杜仲补肝肾、强筋骨；寒凝湿滞，非温通而不足以化，干姜、细辛、肉桂温经通脉，散寒助阳；故纸既可助阳，又善止咳；茯苓健脾除湿消痰；豨莶草、没药、桃仁除湿散寒、化瘀散结通络。全方合用，扶正与祛邪并用，助阳而不伤阴，行瘀而不伤血，散结而不耗气，共成助阳通经，除湿通痹之功。

间质性肺疾病为难治性疾病，预后差，西医无有效方法，患者多死于呼吸衰竭。本病从肺痹论治，屡获良效。二诊患者主证减轻，但是再次出现右侧胸痛，故继续原方不变，加入秦艽、虎杖以加强祛风通络，燥湿止痛的作用；三诊时患者主证明显好转，已无右侧胸痛，但是乏力、动则汗出明显，故加入黄芪以益气固表，加入五味子以生津敛汗。患者前后用方 15 剂，主证改善明显。

（整理：刘继民）

哮病（支气管哮喘）案

哮病为"四大顽疾"之一，其经典论述颇多，《内经》《金匮要略》均有涉猎，朱丹溪将其正名为"哮喘"，从痰论治，直至明代虞抟将其区分为哮及喘，但是多从"伏痰""痰饮"论治，其效果欠佳。

【一诊】

齐某，女，31 岁。于 2011 年 6 月 10 日，因"发作性胸闷、气短，伴喉间哮鸣 3 年，加重 2 周"就诊。该患缘于 3 年前感寒后，出现鼻塞、流涕，咳嗽，咳痰，胸闷、气短，喉间哮鸣有声，就诊于多家医院，行支气管舒张试验后，诊断为"支气管哮喘"，给予静点抗生素、甲强龙、多索茶碱（具体不详），口服孟鲁司特钠薄衣片及吸入舒利迭（具体不详）等治疗后症状缓解。但是感寒后易于反复发作。现应用沙美特罗替卡松干粉吸入剂 50/100μg（早、晚各 1 吸），维持治疗，2 周前感寒后出现上症加重，未予重视及系统治疗。诊时见：面色灰暗，胸闷，气短，时有喉间哮鸣，咳嗽，咯痰，痰黄，质黏，量少，不易咳出，时有恶心，胃脘部胀满不适，反酸，口苦，口干，口渴，鼻塞，饮食可，寐差，小便黄，大便正常。舌质暗红，舌底脉络迁曲，苔黄腻，脉沉弦涩。听诊：双肺呼吸音粗，可闻及散在哮鸣音。血常规回报示：未见异常。胸透示：肺、心、膈未见异常。支气管舒张试验阳性。

中医诊断：哮病（营卫瘀滞，火邪内生，肺气奔迫）；**西医诊断：**支气管哮喘（急性发作期）。

治则治法：活血通络，肃肺平喘。

方药：牛膝 20g，地龙 15g，香附 20g，羌活 10g，秦艽 15g，炙甘草 10g，当归 15g，川芎 15g，黄芪 30g，苍术 15g，黄柏 15g，桃仁 15g，红花 15g，没药 10g，五灵脂 10g（包煎），杏仁 10g。5 剂，水煎服。

【二诊】

患者已无喉间哮鸣；已无口苦、口干、口渴症状；面色苍白，时有胸闷，气短，动则尤甚；咳嗽，咯痰，痰白，质稀，量少，易咳出；畏寒肢冷，饮食可，寐差，小便清长，大便略溏；舌质淡，苔白，舌体胖大，脉沉细。听诊：双肺呼吸音粗，偶闻及哮鸣音。麦冬 15g，五味子 10g，熟地黄 20g，山药 20g，山萸肉 15g，泽泻 15g，茯苓 20g，丹皮 15g，桂枝 15g，附子 10g（先煎）。5 剂，水煎服。

【治疗效果】

患者已无喉间哮鸣；无恶心、胃脘部胀满不适、反酸；面色红润，胸闷，气短缓解，咳嗽、咯痰好转，饮食、睡眠可，尿、便正常；舌质红，苔薄白，脉沉细。听诊：双肺呼吸音粗，未闻及干湿啰音。

【按语】

哮病的发病机制，其经典论述为《证治汇补·哮病》所说"因内有壅塞之气，外有非时之感，膈有胶固之痰，三者相合，闭拒气道，搏击有声，发为哮病"，力主"伏痰"致病论，深究其原因在于痰阻气道，肺气壅滞，"气有余便是火"，火邪内壅，搏击气道有声所致，其关键为"火"，火之为物，本无形质，不能孤立，必与一物相为附立，而使得长存。有风火、痰火、湿火、实火、劳火、燥火、郁火、毒火、邪火等之分，火性炎上，充斥于内，搏击气道，发为哮病。"壅塞之气"，易于内壅而化火；"非时之感"，多导致人体阳气内郁而化火；"胶固之痰"，易于阻塞人体气机，气机内郁化火。因此，哮病当从"火"论治。该患者的"火"邪，主要是由于久病，长期应用苦寒清肺之药物，过度耗散命门之火，温煦无力，脾阳生发无力，运化水湿失司，水湿内停，外侵体表，导致体表营阴瘀滞。同时肺气亏虚，无力宣发卫气，卫阳内郁，郁而化火，火性炎上，冲逆妄行，但是由于体表营卫瘀滞，导致火邪相对宣发无路，奔冲于上，搏击气道，发为哮病。首选方用身痛逐瘀汤加减。方中川芎、当归、秦艽、桃仁、红花、地龙、没药、五灵脂，用于活血通络，宣通体表瘀滞，并且地龙、桃仁与杏仁相配，宣肺平喘兼以活血通络；牛膝以引火下行，羌活引领诸药入膀胱经，以泄肝加强宣通体表瘀滞的作用；香附疏肝以条畅气机；苍术、黄柏，取其二妙散之意，清热燥湿；黄芪以健脾胜湿；炙甘草调和诸药。

初诊时患者以营卫瘀滞，火邪内生，肺气奔迫之证候群为主要表现，故给予身痛逐瘀汤加减，以解除其体表郁滞，使人体阳气宣散有路，则喘促、气短自然得到解除。但是其根本原因在于命门火衰，肾阳不足，同时火邪内郁而成壮火，壮火则食气，重耗人体阳气，如此恶性循环，导致患者哮病反复发作而迁延难愈。二诊时，患者体表营卫瘀滞得到解除，症状明显改善，但是命门火衰，肺肾亏虚，肺气壅滞之证候群凸显，给予金匮肾气丸加减，以善其后。

（整理：刘继民）

肺胀（肺气肿）案

肺胀之名，首载于《内经》。《灵枢·胀论》说："肺胀者，虚满而喘咳。"说明肺胀为一种虚实相兼的复杂证候。《金匮要略·痰饮咳嗽病脉证并治》中支饮"咳逆倚息，短气不得卧，其形如肿"的描述亦与肺胀类似，其创立的小青龙加石膏汤至今仍为临床治疗肺胀的有效方剂。

【一诊】

郭某，男，68岁。2009年9月14日，因"慢性咳嗽、喘促30年，双下肢水肿2天"就诊。患者30年前感寒后出现咳嗽，咯吐白色泡沫痰，微有喘促，自服抗生素、止咳药（具体不详）后好转。此后上述症状每于天气变化时好发，每年持续3个月以上，未予系统诊治，病情逐渐加重。2天前患者着凉后咳喘加重，伴双下肢水肿，自服利君沙（用量不详），症状未见改善。现症：喘促，胸膈膨满，憋闷如塞，动则尤甚，咳嗽阵作，咯痰，痰多色黄，质稠难出，怕冷，乏力，喜热饮，食欲差，寐少，尿频急，大便正常。舌质暗红，苔薄黄腻，舌底脉络迂曲，右脉沉，左脉弦滑。面色暗滞，唇甲紫绀，颈静脉轻度充盈，桶状胸，听诊双肺呼吸音弱，双中下肺闻及大量湿啰音，剑突下见心脏搏动，心率88次/分，偶闻及期前收缩，双下肢中度水肿，杵状指。血压140/80mmHg。血常规：WBC $11.0×10^9$/L，N 0.75。血气分析：PH 7.318，PCO_2 73.1mmHg，PO_2 56mmHg，HCO_2 37.5mmol/L，BEecf 11mmol/L，提示Ⅱ型呼吸衰竭，酸碱失衡——失代偿性呼吸性酸中毒。

中医诊断：肺胀（水饮内停，郁而化热，三焦不利）；**西医诊断**：慢性支气管炎，肺气肿，慢性肺源性心脏病（心功能Ⅳ级）。

治则治法：先治拟温肺化饮，兼清郁热，二便分消。后治拟温阳化饮，补肾纳气。

方药：炙麻黄10g，清半夏10g，白芍20g，桂枝20g，细辛5g，葶苈子20g（包煎），炙甘草10g，干姜10g，防己10g，川椒5g，生石膏20g（先煎），五味子10g，酒军10g。5剂，水煎服。

【二诊】

患者稍有胸膈膨满，喘促减轻，仍动后加重，咳嗽减轻，咯痰，痰多色淡黄，质稠易出，怕冷，乏力，喜热饮，食欲、睡眠较前改善，尿频急，大便稀。舌质暗红，苔薄黄腻，舌底脉络迂曲，右脉沉，左脉弦滑。专科检查：面色暗滞、唇甲紫绀、颈静脉充盈减轻，桶状胸，听诊双肺呼吸音弱，双肺啰音较前减少，剑突下见心脏搏动，心率80次/分，双下肢中度水肿，杵状指。血压130/80mmHg，主证未变，续用前方。5剂，水煎服。

【三诊】

患者无胸膈膨满，喘促减轻，活动耐力增加，咳嗽减轻，咯痰，痰多色白，质稀易出，怕冷，喜热饮，乏力减轻，睡眠较前改善，尿频急，大便正常，饮食正常。舌质暗红，苔薄白滑，舌底脉络迂曲，脉沉弦。专科检查：颈静脉充盈消失，面色转润，唇甲轻度紫绀，桶状胸，听诊双肺呼吸音弱，双肺啰音较前减少，剑突下见心脏搏动，心率78次/分，双足背轻度水肿，杵状指。血压130/80mmHg，舌质暗红，苔薄黄腻，舌底脉络迂曲，右脉沉，左脉弦滑。

根据症、舌、脉，患者年老体弱，阳气衰微，五脏失于温煦，久咳、久喘必伤肺气，而肺主通调水道，肾主水，肺肾亏虚，则导致中焦水饮内停，改予温补肺肾，纳气平喘中药汤剂口服。

方药： 茯苓20g，炙甘草10g，五味子5g，干姜10g，细辛5g，白芍20g，熟地黄30g，熟附子10g，肉桂10g，菟丝子20g，故纸20g，葶苈子20g（包煎），生石膏15g（先煎），当归10g。7剂，水煎服。

【治疗效果】

该患者阳气不足，饮邪内盛，饮阻血脉，饮瘀互结，为其基本病理特点。或因外感，或因内伤，而使风邪来犯，颠顶之上，惟风可到，贼风引动在下之衰阳，夹饮夹瘀，上犯神明及清窍，可有胸痹及中风的发生，该患经及时、正确治疗，不仅很好地治疗了原发病，而且也预防了急危重证的发生，疗效满意。

【按语】

肺胀的发生主要是肺叶胀满，不能敛降。病位在肺，与脾肾心关系密切。肺胀总属本虚标实，本虚多为气虚、气阴两虚，可发展为阳虚；在病程中可形成痰、饮、瘀等病理产物，形成本虚标实之证。标本虚实常相兼夹或相互影响。在本虚基础上，饮瘀互结，壅滞三焦，是本病的病机特点。该病起于外感，表散不及，痰浊不净，肺伤不复，致外感内伤时时诱发，渐成痼疾。饮伏日久化热，故痰色黄，质稠。饮邪阻于肺络，壅遏气机，故见胸膈膨满、憋闷如塞。饮邪阻滞于中焦，故见食欲差，流于下焦，故见尿频急。饮留于心肺，血行不畅，故见寐少，面色暗滞，唇甲紫绀。治病攻邪，邪气要有出路，邪气得出，且出路顺畅，则急性病缓解得就快，疗效方有保障。首选方用小青龙加石膏汤合己椒苈黄丸加减。小青龙汤温散寒饮，开宣肺气，治疗在肺胃之水饮。己椒苈黄丸，苦辛宣泄，前后分消，通利二便，治疗在肠之水饮，肺与大肠相表里，所以己椒苈黄丸在此又有里病治表的作用，所以二者合用能祛除三焦之饮邪。对于慢性久病的治疗，要兼顾邪气与正气，该患痰饮去之不尽，故又影响扶正，所以三诊以苓甘五味姜辛汤为主治疗，温阳化饮同时进行。王檀教授主张从饮邪论治肺胀（肺心病心衰）。肺胀是慢性肺病的转归，慢性肺病耗损肺脾肾之气，使三者不能共主水液代谢，水液停留体内，形成痰饮水湿之邪。三焦既能通行元气，又能通行水液，肺主通调水道，肺虚不能通调水道，肾虚元气不足三焦失于温养，水从寒而化为饮，饮邪壅滞于三焦，使三焦不利。饮邪停留于上焦，肺为饮滞不能助心行血。心主血脉，饮壅遏于心，心阳为饮邪所困厄，血行不畅，留而为瘀，形成饮瘀互结，心阳困厄日久郁而化热，故饮瘀互结多兼热化，可见心烦、痰黏稠难出等症。中焦为脾胃所主，脾升胃降，饮邪停留于中焦，困厄脾胃，脾不升胃不降，则有腹胀、脘闷、纳呆、呕恶、便秘等症。饮邪留于下焦，影响膀胱之气化，则有小便不利等症。

肺胀的缓解期处于肺脾肾不足、三焦不利和饮邪壅滞的状态下，一旦因外感内伤，使这一状态被破坏，肺胀便加重，肺胀一旦加重则有喘脱、中风、胸痹发生之虞。所以在肺胀的急性加重期治以温肺化饮，兼清郁热，二便分消，以恢复其三焦之通畅，水气液能够正常宣通，而减少痰饮的产生，在疾病的缓解期通过培土生金、补肾纳气以治其本，可减少疾病的发作。

（整理：李宝华）

仕丽（1974—），硕士研究生导师。第五批名老中医药专家继承人。从事中医内科肺病的防治研究 20 余年，致力于咳喘病发病机制和防治方法的研究，擅长各种呼吸系统疾病、睡眠呼吸暂停低通气综合征、不明原因发热等疾病的诊治。

慢性肺痈（支气管扩张）案

汉代张仲景首创"肺痈"病名，《金匮要略·肺痿肺痈咳嗽上气病脉证治》曰："咳而胸满，振寒脉数，咽干不渴，时出浊唾腥臭，久久吐脓如米粥者，为肺痈。"后世医家又在实践中不断加以补充，如《类证治裁·肺痿肺痈》认为："肺痈由热蒸肺窍，至咳吐臭痰，胸胁刺痛，呼吸不利，治在利气疏痰，降火排脓。"《景岳全书》记载："水亏则火盛，火盛则刑金，金病则肺燥，肺燥则络伤而嗽血""凡治血证，须知其要，而血动之由，惟火惟气耳，故查火者但查其有火无火，查气者但查其气虚气实""血本阴精，不宜动也，而动则为病；血主营气，不宜损也，而损则为病。盖动者多由于火，火盛则逼血妄行；损者多由于气，气伤则血无以存"。其治疗原则为未成脓时，治以泻肺祛壅；已成脓者，治以排脓解毒。

【一诊】

朱某，女，55 岁，退休。因间断咳嗽、咯痰 15 年，咯血 2 天，于 2011 年 3 月 2 日就诊。该患缘于 15 年前感寒后出现咳嗽、咳吐脓痰，治疗后缓解，症状反复发作，每于季节交替或感寒后发作，间断咯血，诊断为支气管扩张并反复住院治疗，均予抗炎止血对症治疗，病情逐年加重。平素咳嗽、咳吐脓痰，每年住院 4 次。2 天前无明显诱因上症再发加重，咳嗽、咳吐脓痰、咯血而来诊。现症：咳嗽，咯大量脓痰，气短，自汗，咳血，量少，色鲜红，痰血混合，头晕，面红，易怒，口干口苦，腰背酸痛，食少腹胀，少寐多梦，小便正常，大便干。舌质红，苔黄少津，脉弦数。

中医诊断：慢性肺痈（肝阳偏亢）；**西医诊断：**支气管扩张。

治则治法：滋阴潜阳，清肺止血。

方药：牛膝 20g，生苡仁 30g，败酱草 30g，白芍 30g，龟甲 10g（先煎），天冬 10g，玄参 10g，茵陈 15g，代赭石 15g（先煎），生龙骨 20g（先煎），生麦芽 30g，浙贝 15g，川楝子 15g，生牡蛎 20g（先煎），白茅根 15g，大小蓟各 30g。5 剂，水煎服。

【二诊】

患者服用 3 剂后咯血症状消失，头晕缓解；5 剂后无咯血，咳嗽、气短缓解，咯脓痰，腰背酸痛，睡眠略改善，仍多梦，易惊，自汗。饮食尚可，二便正常。双肺叩诊呈清音，听诊双肺未闻及干啰音，双下肺中等量湿啰音。舌质红，苔白，脉弦细。前方去白茅根、大蓟、小蓟，加肉桂 10g、甘草 10g。10 剂，水煎服。

【治疗效果】

患者咳嗽，咯痰色白，易出，无咳血，无头晕、面赤，汗出明显减少，情绪好转，腹胀减轻，腰背酸痛明显缓解，饮食及睡眠可，二便正常。听诊双下肺可闻散在湿啰音。舌质淡红，苔薄白，脉沉弦。守方续服，加肺病康复治疗。随访半年未再发住院。

【按语】

肺痈基本病机为邪热郁肺，蒸液成痰，痰热壅阻肺络，血滞为瘀，而致痰热与瘀血互结，蕴酿成痈，血败肉腐，肺络损伤，脓肿内溃外泄而成。慢性肺痈是溃后脓毒不尽，邪恋正虚，病情迁延，日久不愈而成。其病机关键是正虚邪恋，正虚为肺、脾、肾气虚，肺虚为本；邪恋为热毒内郁，正邪在体内达到相对平衡，即成慢性肺痈。慢性肺痈以咳嗽、咯痰为主要特征。该患者久病肺体受损，肺气亏虚，肺金不能制约肝木，肾水不能涵养肝木，导致肝气常旺，此次发病恰逢春季，《素问·四气调神大论》曰："春三月，此谓发陈"，肝气当令，而致肝阳偏亢，化火上冲，肺内火毒热盛，而致病情加重。肺内火毒热盛，血败肉腐，故见咳嗽，咯大量脓痰；久病肺体受损，肺气亏虚，故见乏力、自汗；肺金不能制约肝木，肾水不能涵养肝木，不能制阳，肝阳上亢，故见面红，口干，眼干，易怒；肝火犯肺，夹热毒，灼伤肺络，故见咳血量少，血色鲜红，痰血混合；肝火扰心，故见少寐多梦；肝阳上亢，肝气乘脾，故见食少腹胀；腰为肾之府，肝肾阴亏，故见腰背酸痛。舌质红，苔黄少津，脉弦数均为肝阳偏亢之象。

用药特点，注重肝肺调理，先予育阴潜阳，清肺止血中药汤剂口服。方中牛膝归肝肾之经，引火下行，并有补益肝肾之效，生苡仁，归肺、胃经，上清肺热，排脓消痈，清肺宣壅，下利肠胃，保肺而下走，使不上乘，二者共为君药。败酱治暴热火疮，排脓破血为臣药；代赭石和龙骨、牡蛎相配，降逆潜阳，镇肝息风，亦为臣药。浙贝母归肺经，解毒利痰，开宣肺气，凡肺家夹风火有痰者宜此，为其佐助药。龟甲、玄参、天冬、白芍滋养阴液，以制阳亢。茵陈、川楝子、麦芽三味，配合君药清泄肝阳之余，条达肝气之郁滞，以有利于肝阳之平降潜镇。白茅根，凉血止血，清热解毒。大、小蓟归心、肝经，凉血止血，祛瘀消肿。诸药合用，共奏滋阴潜阳，清肺止血之功。一诊后，血止，故去大蓟、小蓟、白茅根凉血止血之剂，加肉桂引火归原，甘草调和诸药。以滋阴潜阳，清肺平肝为则，症减，久病常服，同时配合肺病康复，以防复发。

慢性肺痈，反复发作，肺体受损日甚，肺气亏虚，肺金既损，一则不能制约肝木，二则不能尽资肾水，致使肝阳常亢，肝火常犯肺金，同时耗损人体阳气。在此过程中，结合其肺痈的病因病机，认为热邪贯穿其中，因肝火常犯，肺中热邪难除，故常有咳嗽、咯痰等症，且每于肝火转旺之时，热毒转盛，而致发作。因本虚标实，正虚邪恋，故治疗时祛邪而不伤正。虚火上逆亦分两种情况，一为阴虚，故需滋阴降火，一为阳虚，虚阳外越，需引火归原，故拟滋阴潜阳，清肺平肝为基本治则，肝火犯肺，损伤肺络而咳血，故方中选用入肝经的大小蓟以凉血止血，同时可祛瘀滞而消痈肿。白茅根，寒凉而味甚甘，能清血分之热，凉血而不虑其积瘀，泄降火逆，其效甚捷，中病即止。慢性肺痈，肝火常犯，肺中热邪难除，不但要清肺热，同时也要注意顾护阳气，不使阳气过度耗散，故注重对肝的调理即显尤为关键，组药遣方，疗程长，以期"阴平阳秘，精神乃治"。

（整理：胡少丹）

咳嗽（慢性阻塞性肺疾病）案

咳嗽早在《内经》中已有记载，《素问·咳论》指出："肺之令人咳何也？岐伯对曰：五脏六腑皆令人咳，非独肺也。"《素问·咳论》又言："五脏之久咳，乃移于六腑。"《素问·经脉别论》篇说："饮入于胃，游溢精气，上输于脾，脾气散精，上归于肺，通调水道，下输膀胱。"《素问·咳论》说："此皆聚于胃，关于肺，使人多涕唾而面浮肿气逆也。"张介宾注："诸咳皆聚于胃，关于肺者，以胃为五脏六腑之本，肺为皮毛之合，如上文所云皮毛先受邪气及寒饮食入胃者，皆肺胃之候也，阳明之脉起于鼻，会于面，出于口，故使人多涕唾而面浮肿。肺为脏腑之盖而主气，故令人咳而气逆。"本病的治疗原则为祛邪利肺，扶正补虚，标本兼顾，分清虚实主次。

【一诊】

王某，男，60岁，退休。2011年6月20日，因"反复咳嗽、咳痰10年，活动后喘促2年，加重7天"来诊。患者因10年前感受风寒后出现咳嗽、咳痰症状，咯大量白色泡沫痰，自服"止咳化痰类"药物好转，此后每于冬春交季发病，每次持续3个月，均可自服药物好转。2年前上述症状加重，活动后喘促，伴有胸闷气短，确诊为"慢性阻塞性肺疾病"，予以抗炎对症等治疗后好转，此后病情进行性加重。7天前感寒后上症加重，咳嗽阵作，痰多，动则喘促，自服"抗炎止咳平喘类"药物后症状无明显好转，并出现双下肢浮肿而来我院就诊。现症：咳嗽，咳而呕，咯痰，色黄白，量多，质黏，不易咳，口中黏腻，口干，口苦，胸膈满闷，胀满如塞，动则喘促，气短，身倦体乏，背寒，下肢肿，食少，夜寐可，小便黄，大便正常。面色萎黄，舌暗红，苔黄腻，脉滑数。

中医诊断：咳嗽（胆胃郁热，肺失清肃），肺胀（痰瘀阻肺，脾肾亏虚）；**西医诊断**：慢性阻塞性肺疾病（急性加重期）。

治则治法：利胆和胃，清热化痰。

方药：青蒿 15g，黄芩 20g，枳壳 15g，竹茹 15g，姜半夏 7g，陈皮 10g，茯苓 10g，黄连 10g，川朴 10g，杏仁 10g，滑石 20g（包煎），甘草 10g，通草 10g，竹叶 15g。5 剂，水煎服。

【二诊】

患者咳嗽减轻，咯痰量少，色白，易咯出，无口干、口苦，活动后喘促、气短减轻，胸膈满闷减轻，下肢肿消，食欲渐佳，背寒如掌大，二便正常。舌质暗，苔白滑，脉沉弦。桶状胸，双肺呼吸音减弱，双肺干湿啰音减少。治拟温补肺脾，散瘀祛痰。

方药：茯苓 15g，炙甘草 10g，五味子 10g，干姜 15g，细辛 3g，山药 15g，山萸肉 15g，熟地 20g，杞果 20g，泽泻 10g，丹皮 15g，桂枝 15g，制附子 6g（先煎），桃仁 10g，没药 10g，豨莶草 15g，黄芪 20g。5 剂，水煎服。

【治疗效果】

患者无明显咳嗽，步行 4 楼无明显喘促，二便正常。舌质淡，苔薄白，脉弦。

【按语】

本病病机关键为肺气不清。该患为内伤咳嗽，因其年过半百，久病咳嗽，肺脾肾阳虚，"肺为储痰之器，脾为生痰之源"，脾运不健，痰浊内生，上渍犯肺，则肺失肃降，上逆为咳，故见咳嗽，痰多；中焦运化失常，恰逢夏季，湿热偏盛，更加耗散阳气，故中焦更无力蒸化水湿，水湿内蕴，湿遏热郁，胆中相火乃炽，形成胆胃郁热之征，上逆干肺，故见咯黄白痰、质黏，不易咳出，咳而呕，口干、口苦，食少；中焦湿热阻滞气机，故见喘促、气短；"肺为气之本，肾为气之根"，金不生水，肺病及肾，肾虚气逆，则见咳喘，动则尤甚；脾肾阳虚，见乏力背寒，阳虚水泛，则见下肢肿。面色泛黄，舌暗红，苔黄腻，脉滑数均为胆胃郁热之征象。急则治其标，给予清胆利湿和胃之剂后，本象显露，缓则治其本，阳虚为本，调以温补肺脾、温肾纳气之剂。

"聚于胃，关于肺"，治则先予利胆和胃，清热化痰之剂，清湿热，调畅气机，再予温补肺脾，散瘀祛痰之苓甘五味加减，后续予温肾纳气，填精益髓之肾气丸加减。方中青蒿、黄芩苦寒，清透少阳邪热，并能燥湿，两药相合，既可内清少阳湿热，又能透邪外出，共为君药。竹茹、枳壳、半夏、陈皮四药相伍，使热清湿化痰除，共为臣药。茯苓、滑石、甘草清热利湿，导邪从小便而去，为佐使药。加用川朴、杏仁理气化痰，加用通草、竹叶利湿清热。胆胃郁热之症得解，气机调畅后，患者证减，久咳成痰，脾阳素亏，背寒如掌大，是证当治饮，不当治咳，故用苓甘五味姜辛汤温肺化饮。《灵枢·邪气脏腑病形》有"形寒寒饮则伤肺"，方中干姜温肺散寒以化饮为君，重用，以细辛辛散为臣，复以茯苓健脾渗湿，化饮利水，佐以五味子敛肺止咳，一温一散一敛，肺脾同治，标本兼顾，合用肾气丸补肾助阳，正所谓，善补阳者，必于阴中求阳，则阳得阴助，而生化无穷。应用地黄滋阴补肾，伍以山萸肉、山药补肝脾而益精血，再以泽泻、茯苓、丹皮寓泻于补，加用桃仁、没药、豨莶草以活血散瘀祛湿，配以黄芪益气温阳固表。

临证治咳，首辨外感内伤，再辨寒热虚实，后辨痰喘兼症。外感新咳立足于肺，内伤久咳则应立足肺脾肾，兼有实喘者治以外宣内清，虚喘者重在温肾纳气，兼症随症治之。该患咳嗽日久，正气已衰，病情由单纯变为复杂，病势较重，既有气机紊乱——胆胃郁热上逆犯肺，又有气虚失摄——脾肾阳虚。"此皆聚于胃，关于肺，使人多涕唾而面浮肿气逆也"。故治咳，多从肺胃着手，二诊见胃气和、胆热清，咳嗽明显减轻，无口干、口苦，食欲渐佳；痰湿化，咯痰量少，色白，易咯出，下肢肿消；气机畅，活动后喘促、气短减轻，胸膈满闷减轻。诸症明显好转。标症已解，本虚显露，故用苓甘五味姜辛汤加减，以培土生金之法治疗本证。

（整理：胡少丹）

仕 丽 医 案

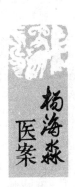

杨海淼（1963—），博士研究生导师，从事呼吸病防治研究30余年，擅长运用中西医治疗慢性阻塞性肺疾病、间质性肺疾病、支气管哮喘、支气管扩张、肺源性心脏病、阻塞性睡眠呼吸暂停低通气综合征等慢性咳喘疾病。

肺痈（支气管扩张合并感染）案

肺痈首见于《金匮要略·肺痿肺痈咳嗽上气病脉证治》，病机关键是热壅血瘀，血败肉腐。《金匮要略·肺痿肺痈咳嗽上气病脉证治》主要从外因立论，认为本病病因为"风伤皮毛，热伤血脉，风舍于肺……热之所过，血为之凝滞，蓄结痈脓"。《诸病源候论·肺痈候》强调正虚是外邪乘袭致病的重要内因，提出"肺主气，候皮毛，劳伤气血，腠理则开，而受风寒，其气虚者，寒乘虚伤肺，寒搏于血，蕴结成痈，热又加之，积热不散，血败为脓"的论说。

【一诊】

李某，男，25岁，学生。2011年3月6日，因"咯吐腥臭浊痰5天，加重伴发热、胸痛2天"来诊。5天前缘于洗澡感寒后出现咳嗽，咯黄色腥臭痰，自行口服头孢克肟（具体用量不详）咳嗽症状略有缓解，2天前咳嗽加重，伴发热、右侧胸痛。现症：咳嗽，伴发热、右侧胸痛，伴微喘，痰浊而多，色黄味臭，口干咽燥，食欲差，因咳而失眠，大便秘结，小便黄，舌暗红，苔黄腻，脉滑数。T 37.8℃，P 92次/分，R 20次/分，BP 110/70mmHg。口唇红润，齿龈无出血或肿胀，咽充血（+++），腭垂居中。颈静脉无怒张，胸廓对称，肋间隙增宽。听诊右下肺可闻及大中水泡音。血常规：白细胞$15×10^9$/L，中性粒细胞百分比80.01%，淋巴细胞百分比12.12%，余未见明显异常。全肺CT示：右下肺可见囊网状扩张合并感染。

中医诊断：肺痈（成痈期）；**西医诊断：**支气管扩张合并感染。

治则治法：清肺解毒，化瘀消痈。

方药：芦根50g，冬瓜子20g，薏苡仁30g，桃仁15g，黄连15g，黄柏15g，栀子15g，黄芩15g，甘草10g，败酱草30g，蒲公英15g，桑白皮20g，瓜蒌20g，元胡20g。5剂，水煎服。

【二诊】

患者恶寒发热消失，不喘，咳嗽减轻，痰量减少，胸痛明显减轻，仍有腥臭

中医临床带教经典医案

黄痰，纳差，睡眠仍差，尿正常，大便每日 3 次。时有胸闷、气短、乏力。舌暗红，苔薄黄微腻，脉弦滑。T 36.7℃，P 94 次 / 分，R 19 次 / 分，BP 115/80mmHg。咽充血（－），右下肺水泡音明显减少。原方去败酱草、蒲公英，桃仁加至 20g，加葶苈子 20g。5 剂，水煎服。

【三诊】

患者诸症均减轻，偶咳，痰少色白易出，仍觉气短乏力，纳差，大便不成形，睡眠如常。舌暗红，苔薄黄，脉弦缓。T 36.7℃，P 92 次 / 分，R 16 次 / 分，BP 110/85mmHg。右下肺少量水泡音。诸症基本已减轻，但病邪初退，正气尚未复正，应随证诊治，调理脾胃，扶正祛邪，保养肺气。方用香砂六君子汤及五味消毒饮加减。木香 15g，砂仁 15g（后下），姜半夏 7g，陈皮 15g，党参 20g，茯苓 15g，白术 15g，甘草 10g，金银花 20g，蒲公英 15g，紫花地丁 15g，菊花 15g。5 剂，水煎服。

【治疗效果】

三诊后，诸症均减轻，已无胸闷，气短，乏力，痰少，舌暗，苔薄黄，脉缓。T 36.5℃，P 90 次 / 分。听诊右下肺未闻及水泡音。患者拒绝复检肺部 CT。

【按语】

本案为感寒后咳嗽，咯吐腥臭浊痰，而后加重伴发热、胸痛，病发于冬春季，感受外邪，或痰热素盛而发病。热毒蕴肺，蒸液成痰，热壅血瘀，蕴酿成痈是本病的主要病机。故治疗上主要为化痰泄热，通瘀散结消痈与清热解毒同施并举，方用千金苇茎汤及黄连解毒汤加减以清肺解毒，化瘀消痈。其中，薏苡仁、冬瓜子、桃仁化浊行瘀散结；甘草、芦根清肺解毒消痈；黄芩、黄连、栀子消炎泻热。加入败酱草、蒲公英清热解毒、化痰散结，元胡理气止痛。若咯痰黄稠可加入桑白皮、瓜蒌等清化之品。如痰浊阻肺，咯痰脓浊量多，当泻肺泄浊，加葶苈子。后期改用香砂六君子汤合五味消毒饮加减，以四君子汤中参、苓、术、草益气健脾，除湿助运，以生气血。加入陈皮、姜半夏除脾胃痰湿。加入木香、砂仁以理气止痛和胃。佐以五味消毒饮中金银花、蒲公英、紫花地丁、菊花重在清热解毒。二诊诸症好转，但仍有少量脓臭黄痰，纳差，大便次数增多，故继用前方加减以减轻对胃肠的损伤。去败酱草以去化痰散结之功，去蒲公英以去清热解毒之效，加葶苈子以泻肺泄浊，利小便以实大便，桃仁加至 20g 以加强活血止咳之效。三诊患者病情基本好转，而正气已伤，病愈之初，尚未恢复，气血虚弱，生化无源，治当调理脾胃，益气生血，扶助正气，驱邪外达。改用香砂六君子汤合五味消毒饮加减。

（整理：张丽秀）

肺胀（慢性阻塞性肺疾病）案

肺胀的病名首见于《内经》。病机关键为肺叶胀满，不能敛降。《金匮要略·肺痿肺痈咳嗽上气病脉证治》说："上气面浮肿，肩息，其脉浮大，不治；又加利尤甚。"

《证治汇补·咳嗽》说："若肺胀壅遏，不得卧眠，喘息鼻扇者难治。"

【一诊】

付某，女，68岁，职工。2011年9月5日，因"反复咳嗽15年，喘促6年，加重5天"来诊。缘于15年前感寒后出现咳嗽、咯痰，服用消炎药、止咳化痰类药物（具体不详），症状缓解。上症常因感寒后加重，6年前出现喘促，活动后加重，诊断为"慢性支气管炎""肺气肿"，给予抗炎、平喘、化痰对症治疗，症状好转。此后病情逐年加重。5天前，患者感寒后上述症状再发加重，于社区医院静点头孢哌酮、舒巴坦（具体用量不详）5天。现症：咳嗽，喘促，活动后明显，胸部膨满，胀闷如塞，咳嗽、咳痰，痰色白质黏，头晕乏力，四肢欠温，口苦，口中黏腻，纳差，小便频，色黄量少，大便正常。舌体胖大，舌质暗淡，舌苔白滑微腻，脉浮紧。T 36.0℃，P 90次/分，R 22次/分，BP 124/80mmHg。口唇轻度发绀，伸舌居中，咽部无充血，扁桃体无肿大。颈软，颈静脉充盈，气管居中。胸廓对称，成桶状，双肺叩诊呈过清音，双肺呼吸音较弱，两下肺可闻及细小湿啰音。胸片示：双肺野透光度增加，双侧肺纹理增强、紊乱。双侧肺野内可见散在斑片状密度影，双侧肋膈角欠锐利。血常规结果回报：嗜酸性粒细胞 0.01×10^9/L，中性粒细胞百分比74.01%，淋巴细胞百分比16.12%，余未见明显异常。CT结果回报：双肺纹理增强、紊乱，边缘模糊。肺功能结果回报：FVC% 65%，FEV_1% 35%，FEV_1/FVC 44%，舒张试验阴性。

中医诊断：肺胀（外寒里饮，肺失宣降）；**西医诊断**：慢性阻塞性肺疾病（急性加重期）。

治则治法：解表散寒化湿。

方药：羌活15g，防风10g，细辛5g，苍术15g，川芎10g，黄芩15g，荆芥10g，茯苓15g，枳壳20g，桔梗10g，柴胡15g，前胡15g，甘草10g。5剂，水煎服。

【二诊】

患者整体状态改善，胸闷缓解，咳嗽，咳痰症状减轻，痰色白稀、量多、呈泡沫状、易出。头晕减轻，心烦、喘促症状仍有，动则尤甚，口中黏腻，微渴，乏力症状不明显，纳可，睡眠较好，二便正常。舌质紫暗，苔微腻，脉滑。T 36.2℃，P 88次/分，R 22次/分，BP 120/80mmHg，听诊双下肺仍可闻及细湿啰音。该患者素体阳虚，肺中虚冷，饮停于肺，现表证已解，肺中之饮未除，故迫肺则喘、咳，治疗上应温肺化饮，肃肺止咳。

方药：小青龙汤加减。

细辛5g，姜半夏10g，炙甘草10g，五味子10g，干姜10g，桂枝15g，炙麻黄10g，葶苈子20g（包煎），白芍15g，莱菔子30g。5剂，水煎服。

【三诊】

患者诸症均减轻，偶有咳嗽、咳痰症状，痰色白稀、量少、难出，胸闷继续减轻，时有心悸，动则喘促症状缓解，口渴，纳差，四末凉，睡眠较好，小便色微黄，大便正常。T 36.5℃，P 90次/分，R 22次/分，BP 120/70mmHg。听诊双肺呼吸音增强，两下肺可闻及少量细小湿啰音。舌质暗红，苔薄黄，脉细数微弦。但患者目前脾肾阳虚较甚。治疗上温运脾阳，纳气定喘为主。

方药：茯苓20g，甘草10g，五味子10g，干姜15g，细辛5g，熟地40g，山药20g，山萸肉20g，砂仁15g（后下），杜仲15g，杞果20g，全当归15g。5剂，水煎服。

【治疗效果】

三诊后，诸症均减轻，偶有咳嗽、咳痰症状，痰色白稀、量少、易出，已无胸部胀闷感，未见口中黏腻、口苦症状，动则喘促不显著，乏力明显改善，四肢转温，纳可，睡眠较好，小便量多色淡，大便正常。舌质淡，苔白腻，脉沉弦略数。T 36.4℃，P 90次/分，R 22次/分，BP 120/70mmHg。听诊双肺呼吸音较前增强，未闻及明显干湿啰音。肺功能结果回报：$FEV_1\% $ 55.38%，FVC% 79.13%，FEV_1/FVC 66.2%。

【按语】

本案为感寒后咳嗽、咯痰，再次感寒后加重伴喘促。病发于秋初，本病病机关键为肺叶胀满，不能敛降。邪从口鼻、皮毛入侵，每多首先犯肺，以致肺之宣降功能不利，气逆于上而为咳，升降失常则为喘。久则肺虚，肺之主气功能失常，影响呼吸出入，肺气壅滞，还于肺间，导致肺气胀满，不能敛降。患者病程较长，邪气由表入里，停于半表半里之间，正气不复，邪气未去，肺气不宣与表里不和同时并存，故治疗上初拟九味羌活汤合荆防败毒散加减以外散风寒兼清内中湿热。二诊时，患者表证基本解除，重以温肺化饮，止咳平喘为治则，从根本上治疗痰饮壅盛于内致肺失宣降之病变。三诊时，本病已到恢复阶段，结合患者病史，根据当时症状、体征、舌、脉辨证分析可知，患者最后主要以脾肾阳虚表现为主，应温运脾阳、纳气定喘巩固治疗。

（整理：张丽秀）

杨海淼医案

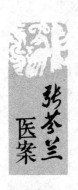

张芬兰（1963—），女，国家优秀人才。从事中医内科肺病防治研究 30 余年，对哮病诊治形成了以喘宁汤、清肺平喘汤、柴朴止哮胶囊为一期，哮喘四号为二期治疗的阶段性防治方案，形成了疏肝理肺、益肾健脾阶段防治的学术思想。

哮病（支气管哮喘）案

哮病古代著作早有论述，《内经》中即有与哮病相似之记载，名曰"喘鸣"。《金匮要略》则名曰"上气"，如《金匮要略·肺痿肺痈咳嗽上气病脉证治》说："咳而上气，喉中水鸡声，射干麻黄汤主之。"其中指出本病从病机上为痰饮病中的"伏痰"，为后世之理论渊源。至元代朱丹溪首创"哮喘"病名，提出未发以扶正气为主，既发以攻邪气为急的治疗原则。后世医家为与喘证区分，命名为"哮病"。

【一诊】

马某，女，57 岁，退休。2011 年 6 月 18 日，因"咳喘 3 年，加重 2 周"来诊。患者 3 年前出现咳嗽，喘息，伴喉间哮鸣，反复发作，经当地医院治疗效果不明显，近 2 周病情加重而就诊。症见：咳嗽，咯白色泡沫样痰，喘咳气短，动则尤甚，咳而遗尿，舌淡，苔白腻，脉沉细。肺部听诊：双肺可闻及哮鸣音。胸部正侧位片：提示双肺纹理增强。肺功能：FEV_1% 65%，PEF 60。支气管舒张试验阳性。

中医诊断：哮病（痰哮）；**西医诊断：**支气管哮喘。

治则治法：疏风宣肺，涤痰平喘。

方药：炙麻黄 5g，炒苦杏仁 10g，浙贝母 15g，炒芥子 10g，陈皮 15g，地龙 25g，炙款冬花 15g，茯苓 15g，炙甘草 10g，补骨脂 15g，炙紫菀 15g，炒紫苏子 10g，莱菔子 15g，僵蚕 15g，蝉蜕 15g。7 剂，水煎服。

【二诊】

2011 年 6 月 25 日复诊，患者咳喘减轻，哮鸣音消失，但仍有喘促气短，动则尤甚，舌淡，苔白，脉沉细。

方药：黄芪 15g，炒白术 15g，防风 10g，炙淫羊藿 15g，陈皮 15g，补骨脂 15g，茯苓 15g，山药 15g，浙贝母 15g，炙甘草 10g，红景天 15g，僵蚕 15g，地龙 15g，蝉蜕 15g，紫河车 3g（冲服）。10 剂，水煎服。

【治疗效果】

患者咳嗽，喉间哮鸣，喘促气短，咳而遗尿等症状消失，病情得到有效控制。

【按语】

本案为哮病，病机关键为痰阻气道，气道挛急。哮病以宿有痰浊伏肺为根本，每遇外感、饮食、劳倦、情志等诱因引发，出现痰阻气道，气道挛急，致肺失肃降，肺气上逆而喘咳。痰的产生是由于肺不布津，脾不输精，肾不气化所致，致使津液聚而成痰潜伏于肺，以为"夙根"。内有伏痰，外感风邪，外邪引动伏痰，则风盛痰阻，气道挛急，喉中哮鸣，咳泡沫样痰。哮病日久，肺、脾、肾三脏俱虚，肾不纳气，固摄无权，故喘咳气短，咳而遗尿。脉沉细，舌淡，苔白腻为脾不能输精，湿邪停聚之象。

一诊方选二陈汤合三子养亲汤加减。二陈汤理气化痰，健脾除湿，"脾为生痰之源，肺为贮痰之器"，故涤痰当溯其源，脾健则伏痰自消。三子养亲汤化痰下气平喘，既有助二陈汤以化痰之功，又有下气以平喘之效。方中炙麻黄、杏仁、浙贝、冬花、紫菀加强宣肺止咳平喘的力量；僵蚕、地龙、蝉蜕疏风解痉，消除外感风邪；补骨脂一味补肾纳气。总观本方以疏风宣肺，健脾化痰平喘为主，少佐以补骨脂补肾纳气，主次分明，初显疗效。

二诊方用玉屏风散合二陈汤加减。哮病日久，则肺脾肾三脏俱虚，故用玉屏风散以补肺，二陈汤健脾化痰，淫羊藿、补骨脂、山药、紫河车等补肾纳气，平补脾肺，僵蚕、地龙、蝉蜕疏风解痉，消除外风。

一诊患者咳痰喘促症状严重，虽有肾虚之证，但仍应以疏风宣肺，涤痰平喘为主，体现了发以攻邪气为急的思想。二诊患者喘咳症状减轻，说明疾病进入缓解期，故方药有较大调整，转而以补肺脾肾为主兼以疏风宣肺，化痰平喘，体现了缓以扶正气为主的思想。

（整理：刘东宇）

暑温（急性化脓性扁桃体炎）案

古代文献对暑温早有论述。《素问·热论》曰："凡病伤寒而成温者，先夏至日者为病温，后夏至日者为病暑。"《金匮要略》也对其进行了论述，并给出方药白虎加人参汤等。陈无择提出，冬伤寒至夏而发为热病，夏间即病者即伤暑，二者不同。张景岳则认为："阴暑者，因暑而受寒者也""阳暑者，乃因暑而受热者也"。温病学家叶天士更明确了"夏暑发自阳明""暑必兼湿"的观点。吴鞠通《温病条辨》提出"暑温者，正夏之时，暑病之偏于热者也"，确立了暑温病名。

【一诊】

房某，男，24岁，职员。2011年8月9日，因"发热3天"来诊。患者持续发热，头痛，咽痛，曾服退热药无效，舌红，苔厚而干，脉数。咽部充血，双侧扁桃体Ⅲ度肿大，上覆脓苔。血常规：白细胞正常，单核细胞升高。

中医诊断：暑温（卫气同病）；**西医诊断：**急性化脓性扁桃体炎。

治则治法：清暑解毒利咽。

方药：金银花15g，连翘15g，知母15g，石膏30g（先煎），桔梗10g，甘草10g，羚羊角粉3g（冲服）。1剂，水煎服。

【二诊】

2011年8月10日复诊，患者热退身凉，仍有咽痛。

方药：金银花15g，连翘15g，淡豆豉10g，芦根20g，甘草10g，砂仁10g（后下），桔梗10g，沙参15g。2剂，水煎服。

【治疗效果】

患者热退身凉，头痛、咽痛症状消失，疾病痊愈。

【按语】

本案为暑温病，暑温病的发生是暑热病邪为患，暑乃火热之邪，其性炎上，传变迅速，故侵犯人体后多入气分，而见壮热、汗多、口渴、脉洪数等阳明气分热盛证候。本病为暑温初起，暑热之邪入阳明气分，正邪交争剧烈，邪热炽盛，阳明里热蒸腾于外，则壮热。时邪困阻卫表，卫气抗邪，经脉为外邪所阻，经气不利，则头痛。邪热犯肺，入气血，蕴而成毒，热毒入侵肺之门户，肺气失宣，则咽喉红肿疼痛。

一诊方选银翘散合白虎汤加减。方中银花、连翘气味芳香，疏散风热，清热解毒，辟秽化浊，透卫表兼清热毒；桔梗开宣肺气而止咳利咽，载药上行，清透上焦；甘草既调和诸药，又加强桔梗利咽之功，体现了"治上焦如羽，非轻莫举"的思想。石膏，辛甘大寒，功在清解，除气分之热；知母，苦寒润下，既助石膏以清肺热，又滋阴润燥以救阴津。二者相须，以达清热生津之效。羚羊角，清热解毒，入心肝二经，气血两清，患者虽未表现出热入营血之证，但邪热日久必由气入血，故血分之热不可不清，此处为已病防变。

二诊患者热退身凉，但仍有咽痛，说明主证已得缓解，热退故去石膏、知母、羚羊角等苦寒清热之重剂，加淡豆豉辛散透表，芦根、沙参清热生津，而暑热又多与湿相兼，故加砂仁化湿行气，以解当令之湿邪。

（整理：刘东宇）

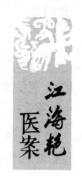

江海艳（1971—），副教授，硕士研究生导师。从事中医内科肺病、心病防治研究近 20 年。临证重视六经、脏腑、八纲辨证相结合。

咳嗽（肺炎）案

《素问·宣明五气》说："五气所病……肺为咳。"《素问·咳论》认为咳嗽是由于"皮毛先受邪气"所致，又说"五脏六腑皆令人咳，非独肺也"。咳嗽的治疗应分清邪正虚实。外感咳嗽，多为实证，应祛邪利肺。内伤咳嗽，多属邪实正虚，治以祛邪止咳，扶正补虚，标本兼顾，分清虚实主次处理。

【一诊】

徐某，男，20岁，学生。2011年8月22日，因"发热、咳嗽3天，加重1天"来诊。患者3天前感受风寒后出现恶寒发热、咳嗽症状，急查血常规正常，静点炎琥宁注射液后症状略有好转。1天前，患者恶寒发热、咳嗽症状加重，最高体温41℃。查血常规：中性粒细胞百分比91%，淋巴细胞百分比6%。胸片示：左下肺炎变。予头孢替唑静点（具体不详），自服对乙酰氨基酚后，汗出热退，旋而又起。现症：恶寒发热，无汗，咳嗽，咳痰，痰色黄、量少、质黏、易出，偶有白色泡沫样痰，咽痛，伴头痛，偶有左胸痛，时有恶心，纳差，睡眠可，二便调。舌质红，苔薄白，脉浮数。T 37.6℃（服解热镇痛药后）。咽部充血，听诊左下肺呼吸音粗糙。

中医诊断：咳嗽（痰热蕴结）；**西医诊断：**肺炎。

治则治法：清暑利湿，化痰止咳。

方药：白蔻仁15g，藿香15g，茵陈15g，滑石15g（包煎），通草10g，石菖蒲15g，黄芩20g，连翘20g，浙贝15g，薄荷10g，荆芥20g，牛蒡子15g。3剂，水煎服。

【二诊】

2011年8月24日：患者发热减轻，偶有恶寒，无汗，咳嗽，咳痰，痰色白泡沫样、易出，无左胸痛，乏力，睡眠差。舌质暗红，舌尖红，苔薄黄腻，脉滑数，沉取无力。T 38.1℃。复查血常规回报：单核细胞百分比14.74%。肺部CT：左上肺大片高密度影，边界较清晰，内有含气支气管影，左下肺及右上肺有散在斑片状影，边缘模糊。考虑体虚外感，目前病邪在半表半里，予和解少阳，兼清湿热为法，更方为小柴胡汤加减。

方药：人参 15g，柴胡 20g，姜半夏 7g，炙甘草 10g，黄芩 20g，生姜 10g，大枣 10g，羌活 20g，生地 20g，防风 10g，细辛 5g，苍术 15g，白芷 15g，川芎 15g。4 剂，水煎服。

【三诊】

2011 年 8 月 28 日：患者热退，无恶寒，微微汗出，咳嗽减轻，咳痰，痰色白质稀量少，纳差改善，睡眠可。舌质暗红，舌尖红，苔薄白腻，脉滑，沉取有力。T 36.8℃。听诊左肺湿啰音。表证已解，但热病后气阴两伤，且正值秋燥之季，调整治法以益气养阴，清热化痰润燥为主，更方为当归六黄汤加减。

方药：当归 15g，黄芪 30g，黄连 10g，黄芩 20g，黄柏 15g，熟地 15g，生地 15g，浙贝 15g，瓜蒌 15g，天花粉 15g，陈皮 10g，桔梗 10g，桑叶 10g，杏仁 10g。4 剂，水煎服。

【四诊】

2011 年 9 月 1 日：患者病情明显好转，无发热，咳嗽、咳痰明显好转，痰色黄白相间，无明显乏力，饮食明显改善，大便不成形。舌质暗红，舌尖红，苔白，舌根黄腻，脉沉滑。T 36.4℃。听诊双下肺呼吸音粗糙。气阴两伤明显改善，痰热之象为主，调整治法为清热化痰止咳，更方为泻黄散加减。

方药：防风 10g，藿香 10g，川芎 15g，栀子 15g，生石膏 30g（先煎），黄芩 15g，陈皮 10g，姜半夏 7g，浙贝 15g，甘草 10g，瓜蒌 10g，天花粉 15g。4 剂，水煎服。

【治疗效果】

患者无发热，偶有咳嗽、咳痰，咳痰明显减少，纳食佳，睡眠可，大便调。T 36.4℃。咽部轻度充血，听诊双下肺呼吸音略粗糙。舌质暗红，苔白，脉沉滑。血常规回报：中性粒细胞百分比 47.34%，淋巴细胞百分比 40.30%，单核细胞百分比 10.8%。1 周后复查胸片回报：左中肺野改变，较前明显吸收。

【按语】

咳嗽的病机关键是肺失宣肃，肺气上逆。暑湿之际，暑湿内侵，痰热互结，上犯于肺，肺气不清，发为咳嗽。外感暑湿，邪正相争，故见恶寒发热，无汗；痰热犯肺，肺气不清，故见咳嗽、咳痰、痰色黄量少、质黏易出，偶有白色泡沫样痰，咽痛；邪困头部，经气不利，故见头痛；肺气壅塞，故见左胸痛；暑湿内郁，中焦气机不畅，故见恶心、纳差、周身酸痛、口苦、咽干、烦躁易怒、大便 2 日未行；热伤津液，津液不能上承，故口干、口渴；舌质红，苔薄白，脉浮数均为热象。

患者初起有外感表现，考虑发病季节为暑季，暑热内郁，故先予甘露消毒丹，具有利湿化浊，清热解毒之功。方中重用滑石、茵陈、黄芩三药为君。其中滑石清热利湿而解暑；茵陈清热利湿；黄芩清热燥湿，泻火解毒。三者相伍，清热利湿，两擅其长。以石菖蒲、藿香、白豆蔻、通草为臣。石菖蒲、藿香避秽和中，宣湿浊之壅滞；白豆蔻芳香悦脾，令气畅而湿行；通草清利湿热，导湿热从小便而去。热毒上壅，咽喉肿痛，故佐以连翘、浙贝、薄荷、牛蒡子解毒利咽，散结消肿；外感暑湿，佐荆芥以解表。诸药相合，重在清热利湿，兼芳化行气，解毒利咽，使湿邪得去，毒热得清，气机调畅，诸证自除。

二诊患者症状减轻但在表仍见发热、恶寒、无汗，在里见恶心、纳差、脉沉取无力，说明体虚外感寒邪，病邪在半表半里，且兼内有郁热，治以和解少阳，兼清郁热，故予小柴胡汤合九味羌活汤加减。三诊患者诸症明显好转，表证已解，但热病后气阴两伤，且正值秋燥之季，调整治法以益气养阴，清热化痰润燥为主，故予当归六黄汤合贝母瓜蒌散加减。四诊患者气阴两伤明显改善，痰热之象为主，调整治法为清热化痰止咳，予泻黄散加减，则患者诸症均消。

（整理：柏越）

哮病（支气管哮喘）案

《内经》中虽无哮病之名，但书中所记载的"喘鸣"与本病的发作特点相似。如《素问·阴阳别论》说："起则熏肺，使人喘鸣。"《金匮要略》则称为"上气"，具体描述了本病发作时的典型症状，提出了治疗方药。如《金匮要略·肺痿肺痈咳嗽上气病脉证治》说："咳而上气，喉中水鸡声，射干麻黄汤主之。"其还从病机上将其归属于痰饮病中的"伏饮"，堪称后世顽痰伏肺为哮病凤根的理论渊源。治疗原则为宣肺止哮。

【一诊】

明某，女，61 岁。2010 年 8 月 27 日，因"发作性喘促、喉间哮鸣 13 年，加重 1 天"来诊。该患者 13 年前无明显诱因出现喘促、喉间哮鸣，未予重视及系统治疗，此后病情反复发作，间断口服外地邮购药物（具体不详），3 天前已停药。1 天前患者无明显原因出现上症再发加重。现症：喘促、喉间哮鸣，咳嗽、咯痰，色黄质黏量少，尚易出，咽干、咽部不适，面红，心悸，五心烦热，乏力，盗汗，睡眠较差，二便正常。舌质红，少苔，舌底脉络迂曲，脉细数。查体：P 90 次 / 分，R 26 次 / 分。结膜充血，口唇发绀，咽部充血，颈静脉充盈。胸廓对称，呈桶状，双肺叩诊呈过清音，肺肝界位于右锁骨中线第 6 肋间，听诊双肺散在哮鸣音。血常规：嗜酸性粒细胞百分比 5.54%。胸片示：两肺纹理增重略有紊乱，以两下肺野为著，心脏呈斜位，余无显著改变。肺功能回报：FVC% 60.73%，FEV_1% 41.90%。支气管舒张试验阳性。

中医诊断：哮病，发作期，热哮（心火上炎，肺气奔迫）；**西医诊断**：支气管哮喘，急性发作期。

治则治法：清心滋阴，泻火止哮。

方药：人参 10g（单煎），玄参 15g，丹参 20g，天冬 15g，麦冬 10g，生地 20g，当归 15g，远志 15g，茯苓 20g，柏子仁 30g，五味子 10g，桔梗 7g。5 剂，水煎服。

【二诊】

患者喘促较前明显减轻，无喉间哮鸣，咳嗽、咯痰较前明显减轻，痰色黄质黏量少，尚易出，无咽干、咽部不适，面红、心悸、五心烦热及乏力减轻。舌质红，少苔，舌底脉络迂曲，脉细数。P 90 次 / 分，R 24 次 / 分。咽部无充血，双肺偶闻哮鸣音。根据患者的症状、舌苔及脉象可知其证渐解，肺气壅塞，气机壅滞，血行不畅，瘀血内生。故在原方未变的基础上加入桃仁 10g、红花 10g，以加强除瘀的功效。5 剂，水煎服。

【三诊】

患者活动后喘促，偶有心悸，五心烦热减轻，偶有乏力，无盗汗，睡眠尚可。舌质红，少苔，舌底脉络迂曲，脉细数。P 90 次 / 分，R 22 次 / 分。口唇轻度发绀，听诊双肺未闻及哮鸣音。根据患者的症状、舌苔及脉象可知其症状较前明显好转，考虑心火盛，前方中加入竹叶 10g、通草 10g，以清心泻火。5 剂，水煎服。

【治疗效果】

患者偶有活动后气短，偶有咳嗽、咯痰，色白量少易出，面红较前明显减轻，无心悸，五心烦热较前明显减轻，无乏力。舌质红，苔白，舌底脉络迂曲，脉沉。

【按语】

哮病的病机关键是痰阻气道，肺失肃降，气道挛急，其关键为"火"。肺朝百脉，宣肃浊气，一身之火，经肺宣发，故肺火偏盛。一方面，火性急迫，熏灼肺道，肺管暴急，肺气奔迫而出，哮病发作；另一方面，炅则气泄，肺气不足，肺管失护，易致激惹，诱因引触，哮病发作。该病心火上炎，熏蒸于肺，肺气奔迫，发为哮病。熏蒸肺之气津，故喘促、喉间哮鸣、咳嗽、咯痰，色黄质黏量少，尚易出、咽干、咽部不适；火热上熏于头面，故面红；心火亢盛，故心悸，五心烦热，睡眠较差；火热迫津外泄，故盗汗。舌质红，少苔，舌底脉络迂曲，脉细数均为心火上炎、肺气奔迫。

发病之年为庚寅年，少阳相火司天，其岁运为金运太过之年，火克金，则今年为平气之年，少阳相火司天，则上半年气候偏热，加之现正处于长夏之季，暑湿当令，暑气通心，则心火、肝火偏旺，火邪克金，火性炎上，耗及人体阴液，这里主要是耗及肝阴、心阴，导致心火、肝火更旺；加之哮病久，体表瘀滞，人体阳气升散之出路相对受阻，内郁壅滞化火，重伤心阴、肝阴，导致君火、相火上炎，熏灼肺管，肺管失护，肺气奔迫而成哮病。

首选方用天王补心丹加减。方中重用甘寒之生地黄，入心能养血，入肾能滋阴，故能滋阴养血，壮水以制虚火，为君药。天冬、麦冬滋阴清热，柏子仁养心安神，当归补血润燥，共助生地黄滋阴补血，并养心安神，俱为臣药。玄参滋阴降火；茯苓、远志养心安神；人参补气以生血，并能安神益智；五味子之酸以敛心气，安心神；丹参清心活血，合补血药使补而不滞，则心血易生。几药共为佐药。桔梗载药上行入肺，为使药。本方配伍，滋阴补血以治本，养心安神以治标，标本兼治，心肾两顾，但以补心治本为主，共奏滋阴养血、补心安神之功。后考虑心火盛，加入竹叶、通草，取导赤散之意，清心泻火。

（整理：王丹丹）

南征（1942—），首届全国名中医，终身教授，享受国务院政府特殊津贴，全国老中医药专家学术经验继承工作指导老师，国家中医药管理局重点学科学术带头人。南老总结50余年临证经验，在全国首先提出"消渴肾病"新病名，首创"毒损肾络""毒损肝络"病因病机学说，首立"调散膏，达膜原，解毒通络，保肾导邪"法治疗消渴肾病，制定了治疗消渴肾病、消渴肾衰的规范方案。同时，创新性地提出了中医治疗消渴病、管理患者、控制疾病的有效模式"一则八法"。

消渴肝病（糖尿病合并肝病）案

"消渴肝病"古代医书并无记载。但《素问·腹中论》中载有："热中消中者，皆富贵人也，今禁膏粱是不合其心，禁芳草石药是病不愈。"国医大师任继学教授据此认为"消中"可以解释为消渴合并胃脘痛、胆胀、胆结石、肝积、消渴肝病。南征教授赞同其理论，并提出益气养阴，解毒通络，标本兼治为治疗消渴肝病的原则。

【一诊】

陈某，女，55岁，农民。2006年3月21日，因"口渴多饮、气短、乏力，消瘦3年，加重半年"来诊。患者3年前口渴多饮，3年消瘦5kg，自述血糖升高，具体值不详，未系统治疗。近半年上述症状加重，为求中医药治疗来我院门诊。现症：口干渴，胸闷气短，乏力，恶心，睡眠尚可，纳呆，大便日1～2次，干稀不调，尿频，起夜1～2次，舌质隐青，苔微黄，脉沉缓无力。全身皮肤及巩膜无黄染，肝区叩击痛（−），肝肋下未触及。空腹血糖11mmol/L，果糖胺3.3mmol/L。肝功能：谷丙转氨酶72U/L，谷草转氨酶40U/L，亮氨酸氨基转移酶32U/L，碱性磷酸酶146U/L。尿常规：尿糖（+++），白细胞（++）。B超：提示脂肪肝，胆囊壁欠光滑。

中医诊断：消渴肝病（气阴两虚兼瘀毒）；**西医诊断**：糖尿病合并非酒精性脂肪性肝病。

治则治法：益气养阴，通络解毒。

方药：生地15g，黄芪50g，枸杞子30g，五味子10g，榛花10g，板蓝根15g，丹参15g，双花20g。6剂，水煎服，每日1剂，每次口服120mL，早、午、晚、睡前分4次服。

嘱其控制饮食，坚持适当运动，保持心态平和。

【二诊】

口渴症状大有改善，大便通畅，夜尿消失，疲乏无力等症状稍有改善，体重无增，时有胁肋胀满，纳呆，舌质淡红，苔薄白，脉沉缓无力。

空腹血糖 9.7mmol/L。尿常规：尿糖（＋），白细胞（±）。上方加党参 10g、麦芽 30g、柴胡 10g。6 剂，水煎服。

【三诊】

患者症状大有好转，体重增加 3kg，自觉有力，胁肋胀满消失，大便稍干，舌质红，苔薄白，脉沉缓有力。空腹血糖 7.9mmol/L，尿常规正常，前方加茵陈 15g、大黄 5g（后下）。6 剂，水煎服。

【四诊】

患者自觉有力，睡眠正常，大便通畅，小便正常，夜尿消失，舌质淡红，苔薄白，脉沉缓有力。血糖 7.7mmol/L，果糖胺 2.6mmol/L，肝功能：ALT 15U/L，AST 15U/L，ALP 130U/L，LAP 22U/L，尿常规正常，B 超正常。根据患者症状调整方药。党参 10g，黄芪 30g，枸杞子 15g，生地 15g，丹参 15g，板蓝根 15g，麦芽 15g，山楂 15g，茵陈 10g，榛花 10g，五味子 15g。8 剂，加工成粉，每次 2g，日 3 次，饭后 20 分钟口服。

【治疗效果】

随诊患者已无口渴、口干等不适症状，尿常规正常，血糖 6.0mmol/L，果糖胺 2.3mmol/L，肝功能恢复正常，消渴肝病临床治愈。

【按语】

消渴肝病源于消渴，而后及于肝，临床气阴两虚兼瘀毒证者十有八九，其病位在肝脏，病机关键为瘀毒损伤肝络。患者饮食不节，脾胃运化失司，中满内热，燥热耗津伤气，故出现口渴、口干、乏力症状；脾胃升降失调，胃气上逆，故恶心、纳呆；脾反侮及肝，肝失疏泄，导致胁肋胀满感，大便不调等症；消渴日久不愈，气机不利，湿浊、痰瘀互结为毒，毒损肝络发为消渴肝病。舌质隐青，苔微黄，脉沉缓无力均是气阴两虚夹瘀之候。

南老认为："消渴本虚，再受毒邪侵害，犹如幼苗遭遇暴风骤雨，其生气焉能幸存乎！毒损肝体，则必损肝用，而致体用同损。"故制方标本兼治，黄芪、枸杞子、五味子、生地益气滋阴，板蓝根、榛花、双花清热解毒，丹参活血通络。气血足则血流通畅，经络通则瘀毒乃去。诸药合用，共奏益气养阴，通络解毒之效。

二诊中因患者胁肋胀满，纳呆，故加入党参、麦芽、柴胡补脾健胃，疏肝理气。三诊方中加入一味大黄后下，取大黄推陈致新的作用，同时通畅大便，使毒邪得去，毒邪去则病愈半。四诊诸不适症状消失，理化检查恢复正常，故调整用药，并压面服用，以巩固疗效。此病在治疗期间必须严格控制饮食，合理运动，否则效果减半。

（整理：庞玺奎）

中医临床带教经典医案

眩晕（高血压病）案

眩晕一病，《医宗金鉴》说："伤损之症，头目眩晕，有因服克伐之剂太过，中气受伤，以致眩晕者。"《素问·至真要大论》云："诸风掉眩，皆属于肝。"本病治疗原则是补虚泻实，调和阴阳。

【一诊】

金某，女，62岁。2010年3月2日，因"阵发性头晕1年，加重伴头痛6天"来诊。该患1年前恼怒后开始出现头晕症状，未予重视，此后每遇烦劳、恼怒后上症反复，曾自测血压150/90mmHg，未予治疗。6天前开始无明显诱因头晕加重伴有头痛。现症：头晕、头痛，偶有耳鸣，胃胀，口干，偶有口苦，睡眠欠佳，舌质红，苔微黄，脉弦。自带头部CT，未见异常。血压160/90mmHg。尿常规：正常；心电图：大致正常心电图。

中医诊断：眩晕（肝肾阴虚，肝阳上亢）；**西医诊断：**高血压病。

治则治法：滋阴潜阳，镇肝息风。

方药：钩藤40g（后下），天麻10g，龙骨50g（先煎），生地15g，牛膝10g，夏枯草10g，莱菔子10g，黄芩10g，牡蛎50g（先煎），木香5g，香附30g，三仙各30g，内金30g。7剂，水煎服。

其他疗法：炮附子5g（先煎），牛膝10g，青葙子10g，吴茱萸10g，透骨草10g，车前子10g（包煎），莱菔子10g。14剂，每剂水煎取汁3000mL，每日1次，浴足。

嘱患者调整情志，清淡饮食，劳逸结合。

【二诊】

患者头晕、头痛均减轻，胃胀改善，口苦亦减轻，睡眠改善。舌质红苔白，脉弦。血压150/90mmHg，自述近日有乏力感，上方加黄精50g，7剂，水煎服。浴足方不更改。

【三诊】

患者整体感觉轻松，偶有头晕，无头痛，胃胀明显减轻，睡眠尚可，舌红苔白，脉弦滑。测血压140/90mmHg，效不更方，继续予上方。

【四诊】

患者一般状态良好，无明显不适，舌红苔白，脉弦滑。测血压135/86mmHg。嘱患者可停口服药，继续服六味地黄丸，可长期用浴足方浴足。

【治疗效果】

患者无明显不适症状，测血压130/85mmHg，此后电话随访，病情稳定，血压控制尚可。

【按语】

眩晕一证因肝肾阴虚，阴不维阳，肝阳上亢，或风、火、痰上扰头目而发。病机关键为清窍失养。该患发病因情志所伤，肝气郁结，郁结化火，肝火上炎，故见口苦；肝火犯胃见胃胀；"胃不和则卧不安"，故睡眠欠佳；又因年过半百，阴气自半，致肝肾阴虚，水不涵木，气血营精不能上荣，髓海空虚，而见耳鸣、头晕；"阳气者，烦劳则张"，故恼怒加重眩晕。舌脉即是肝阳上亢之证。

本方由天麻钩藤饮合镇肝息风汤加减。方中天麻、钩藤平肝息风为君药。龙骨、牡蛎性寒质重，助君药增强平肝潜阳之效，并有安神之力，为臣药。生地、夏枯草凉血降火，气血同清，使肝经郁热宣散清除而无所偏亢，亦为臣药。莱菔子降气开郁，黄芩能清上焦之火，二药合用，清气分之热，开气分之郁，使热清郁自去，郁解热可除，共为佐药。牛膝入肝经血分，活血通经，能引血下行为使。患者另有胃胀，"胃以降为顺"，故加三仙、内金健脾消食，木香、香附疏肝理气和胃，胃和则睡眠安。全方潜镇药为主，配以滋阴、疏肝之品标本兼治。

二诊中患者主证未变，稍感乏力，故加入黄精补气养阴，健脾益肾。治疗肝阳上亢之证，常以口服药配以浴足方，收效显著。浴足方源于张景岳之引火归原思路，将上越之火引导下行，使肾阴得以温煦，阴水上行，滋养心脑；再加六味地黄丸滋补肝肾以治本。本病治疗过程中内服与外用结合，标本兼治，综合治疗，达到了较好的疗效。

（整理：姜成林）

消渴痹证（糖尿病神经病变）案

痹证是由于人体正气不足，感受风、寒、湿、热邪，致使经络痹阻，气血运行不畅，引起以筋骨、关节发生疼痛、屈伸不利，甚或关节肿大变形为主要临床表现的病证。消渴痹证的病机关键是消渴日久，气阴两虚，瘀毒阻络。急者治其标，本病以祛邪通络为基本原则。

【一诊】

史某，男，56岁。2007年5月10日，因"四肢关节疼痛半年，加重1个月"就诊。患者5年前于当地医院诊断为糖尿病，血糖具体不详，用药不详。半年前出现四肢关节疼痛，未予系统治疗。近1个月出现四肢肌肉、关节欠温刺痛，行走困难，不耐久立久行，夜间痛甚，伴倦怠乏力，腰膝酸软，饮食正常，小便频，大便日1次，舌质偏暗，苔薄白，脉沉细。皮肤欠温，双侧膝、踝关节无肿胀，皮肤无出血点及静脉曲张。空腹血糖12.8mmol/L，果糖胺3.2mmol/L，尿糖（++）。肾功能无异常。

中医诊断：消渴痹证（气阴两虚兼瘀毒）；**西医诊断**：糖尿病神经病变。

治则治法：益气养阴，解毒通络。

方药：人参5g，生地15g，地龙30g，豨莶草30g，威灵仙15g，丹参20g，全蝎

5g。6 剂，水煎服，每日 1 剂，早、午、晚、睡前分 4 次服。

【二诊】

患者乏力、腰酸减轻，但尚有麻木、刺痛感，舌质红隐青，苔白，脉弦涩。空腹血糖 10.2mmol/L，尿糖（＋）。主证未变，前方加伸筋草 15g、姜黄 10g、元胡 20g。6 剂，水煎服。

【三诊】

诸症好转，舌质淡红，脉沉缓无力而数，查空腹血糖 8.3mmol/L，果糖胺 2.8mmol/L，尿糖（－），前方去人参，加黄芪 100g。10 剂，水煎服。

【四诊】

患者肢端麻木刺痛等明显减轻，但皮肤欠温，舌质淡红，脉沉缓无力而数。查空腹血糖 6.9mmol/L，果糖胺 2.8mmol/L，尿糖（－）。守方续用 6 剂，水煎服。

【五诊】

患者无明显不适症状，舌质淡红，脉沉缓无力。查空腹血糖 7.9mmol/L，果糖胺 2.9mmol/L，尿糖（－）。守方续用 6 剂，水煎服。

【六诊】

患者无明显不适症状，舌质淡红，脉沉涩。皮肤已有温感，查空腹血糖 5.7mmol/L，果糖胺 2.2mmol/L，尿糖（－）。守方续用 6 剂，水煎服。

【七诊】

患者无明显不适症状，舌质红，苔白，脉沉缓而弦。皮肤已有温感，查空腹血糖 5.9mmol/L，果糖胺 2.5mmol/L，尿糖（－）。守方续用 12 剂。

【治疗效果】

患者体力充沛，二便正常，关节已有温感，无疼痛，偶有麻木，空腹血糖 6.0mmol/L，尿糖（－）。

【按语】

本病消渴日久，气阴两虚，故倦怠乏力，腰膝酸软；气虚无力运血，阴虚血行不畅，凝而为瘀，蕴结成毒，痹阻血络，毒伤脉络故四肢麻木疼痛；舌质偏暗，苔薄白，脉沉细，示气阴两虚夹瘀之候。

南老自拟方剂，集益气、养阴、化瘀、解毒、通络为一体，使消渴与痹证标本兼治而取效。方中人参、生地益气养阴，共为君药。地龙、豨莶草、威灵仙合用为臣，共奏养阴清热，通经活络之功。丹参、全蝎二味为佐药，既增君臣药活血养血之功，又助其通行血脉，解毒止痛之效，特别是加入搜络之虫类药全蝎，更增解毒通络之功。

二诊患者仍有四肢关节麻木疼痛之感，加入伸筋草、姜黄、元胡加强活血通络之功。诸症好转，脉弱而数，故去人参加入黄芪益气升阳。治疗期间，南老谨守"气阴两虚为本，瘀毒痹阻脉络为标"的病机特点，重用黄芪 100g，地龙 30g，二药合用，旨在益气，通络解毒。

（整理：全春）

慢性肾风（慢性肾小球肾炎）案

"肾风"病名首见于《内经》。《素问·奇病论》记载："有病庞然如水状，切其脉大紧，身无痛者，形不瘦，不能食，食少……病生在肾，名曰肾风。"《素问·风论》云："肾风之状，多汗恶风，面庞然浮肿，脊痛不能正立，其色炲，隐曲不利，诊在肌上，其色黑。"论中所述之面部浮肿、汗多恶风、腰脊痛、肌肤色暗而黑等病状均与慢性肾炎的临床表现相符。此病治疗以解毒利咽，益肾通络为原则。

【一诊】

赵蕾，女，29岁，职员。2010年8月10日，因"腰痛2周"来我院就诊。该患于2周前自觉腰痛。查尿常规：潜血（++），尿蛋白（+），未治疗，为求中医治疗来我院门诊。现症：腰痛，小腹痛，尿频，偶有耳鸣，足跟痛，睡眠欠佳，纳呆，大便尚可，舌质红，苔薄白，脉沉细。血压110/70mmHg。双下肢无浮肿，双肾区叩击痛阴性。尿常规示：尿潜血（+++），尿蛋白（±），白细胞（++）。血尿定位示：异形红细胞80%，正常红细胞20%。泌尿系统彩超：未见明显异常。

中医诊断：慢性肾风（气阴两虚兼瘀毒），淋证（热淋）；**西医诊断：**慢性肾小球肾炎，尿路感染。

治则治法：益气养阴，利咽解毒，化瘀通络，清利湿热。

方药：金荞麦10g，郁金10g，马勃5g，白头翁15g，马齿苋15g，木蝴蝶10g，穿山甲8g（先煎），血竭3g（冲服），白豆蔻10g，坤草10g，土茯苓60g，白茅根50g，老节30g，仙鹤草15g，黄柏10g，络石藤10g，五倍子10g，覆盆子10g，丹参10g，黄芪50g，陈皮10g，大黄10g（后下），黄精50g。7剂，水煎服。每日1剂，每次口服100mL，早、午、晚、睡前分4次服。

其他疗法：马齿苋20g，白头翁15g，元柏10g，百部10g，土茯苓100g，防风10g，苦参10g，双花20g。7剂，每剂水煎取汁2000mL，日1次，外用熏洗会阴部。清咽利喉糖浆，每日100～200mL，少量频含。嘱患者限制饮食中蛋白质摄入。

【二诊】

腰痛减轻，小腹痛、尿频改善，偶有耳鸣，足跟痛改善，睡眠欠佳，纳呆，大便尚可，舌质红，苔薄白，脉沉细。尿潜血（++），尿蛋白（-），白细胞（++）。近日胃痛，加焦三仙各30g，余同前。7剂，服法同前。

【三诊】

腰痛明显减轻，小腹痛、尿频改善，胃痛减轻，偶有耳鸣，足跟痛改善，睡眠尚可，大便尚可，舌质红，苔薄白，脉沉细。尿潜血（+），尿蛋白（-），白细胞（+）。效不更方，继续予前方。

【四诊】

时有寒热往来，舌质红，苔薄白，脉沉细。尿常规示：白细胞计数 114.3/UL，白细胞（高倍视野）20.57/HPF，上皮细胞计数 42.4/UL，尿潜血（±），尿蛋白（−），白细胞（＋）。上方加双花 20g，以加强清热解毒之效。7 剂，水煎服，并予外洗方中加雄黄。

【五诊】

近日自觉恶心，尿潜血（±），尿蛋白（−）。上方加黄连 10g、苏叶 10g。7 剂，水煎服，余照付。

【六诊】

恶心好转，无明显不适。尿潜血（−），尿蛋白（−）。效不更方，继续予前方。

【七诊】

无明显不适，连续 5 周尿常规均正常，上方 10 剂，5 剂水煎，每剂药服 2 天，早晚服。5 剂研面，服完汤药，每日服面药 3g，日 3 次，冲服。

【治疗效果】

无明显不适，尿潜血（−），尿蛋白（−），临床治愈。随访半年，未见复发。

【按语】

本病病机关键为肾体被损，水津运化失常。慢性肾风因脾失传输，肺失通调，肾失开阖，三焦气化不利所致。患者临床表现一般不典型，常见乏力、腰膝酸软、轻中度不等的水肿，化验异常，如血尿、蛋白尿或两者兼见，部分患者可有肾功能减退。咽喉部为肾、胃、肝三条经脉所经之处。朱丹溪曰："咽喉者，一身总要"，可见此方寸之地，实为生命之要关。因此，咽喉病邪不除，若邪毒久留，其毒内渗，使肾气受害，肾精受伤，久则肾之体用俱损，导致肾风缠绵反复。肾风的病机核心在于肾之体用受损。由于上述病因损及肾之精、气，肾体失常，因"卫气出于下焦"，卫气虚不能束邪，又不能与营气谐和以行，故引得邪毒由少阴之脉下犯，伤于肾之脉络，导致血道不畅，气化代谢失常，故血液及精微外渗，为血尿、蛋白尿。肾气当阖不阖，无力固精、摄血，亦为血尿、蛋白尿成因之一。

根据本病发生的病因病机，南老自拟益肾解毒通络方。方中金荞麦、木蝴蝶、郁金、马勃，配合清咽利喉糖浆，清热解毒利咽；穿山甲、血竭、土茯苓、络石藤、坤草、丹参，活血化瘀，解毒通络；白茅根、老节、仙鹤草凉血化瘀止血；白豆蔻、五倍子、覆盆子、陈皮、黄精、黄芪健脾补肾，培元固精；黄柏、马齿苋、白头翁、大黄，清利湿热。淋证，配合外用熏洗方，清热利湿解毒功效更明显。

二诊中患者胃痛纳呆，加入三仙各 30g 消食健胃。四诊加入双花，加强清热解毒之功，并在外洗方中入一味雄黄，取"雄黄，乃治疮杀毒要药也"，治疗诸淋证效果显著。"肾者，胃之关也"，五诊患者出现恶心症状，加入黄连、苏叶和胃止呕。

（整理：周凤新）

强中（阴茎异常勃起）案

强中一证古代描述甚少，《诸病源候论·消渴病诸候》曰："强中病者，茎长兴盛不痿，精液自出。"《本草纲目》曾记载一方药叫"荠丸"治疗强中。其治疗原则为补虚泻实，调整阴阳。

【一诊】

冯某，男，29 岁，职员。2010 年 2 月 11 日因"阴茎勃起不倒 1 周，加重伴疼痛 2 天"就诊。患者 1 周前无明显诱因出现阴茎勃起不倒，不射精，2 天前开始伴有疼痛，暂未治疗。现症：阴茎勃起伴疼痛，胸闷气短，心烦，眠差，尿频，偶见耳鸣，口苦口干，口渴，小便黄，偶有便秘，阴茎勃起不倒 1 个小时之久，疼痛不射精。有心肌炎病史。舌质红，苔白微黄，脉浮有力。腹部无压痛，腰部叩击痛（－），BP 126/80mmHg。尿常规：潜血（－），尿蛋白（－），白细胞（＋）。泌尿系统彩超提示：双肾未发现异常，膀胱未充盈，前列腺轻度肥大。心电图提示：大致正常心电图。

中医诊断：强中（阴虚火旺，肝胆湿热证）；**西医诊断：**阴茎异常勃起。

治则治法：滋阴降火，疏肝利湿。

方药：生地 15g，知母 15g，黄柏 10g，地骨皮 20g，青蒿 20g，牛膝 10g，黄连 10g，肉桂 10g，当归 10g，寸云 20g，寸冬 20g，五味子 30g，龙骨 50g（先煎），牡蛎 50g（先煎），黄精 50g，玉竹 20g，栀子 10g，大黄 10g（后下），板蓝根 10g，龙胆草 10g，茵陈 10g。7 剂，水煎服，每日 1 剂，每次口服 120mL，早、午、晚、睡前分 4 次服。

嘱患者禁食辛辣和肥甘厚味之品，充分休息。

【二诊】

患者阴茎仍勃起时间过长，不射精，口渴症状好转，二便正常，舌质红，苔白微黄，脉滑数有力。BP 125/80mmHg。尿常规：潜血（－），尿蛋白（－），白细胞（＋），上方加枸杞子 15g。7 剂，水煎服。

【三诊】

患者偶有气短，睡眠差，仍不射精，舌质红，苔白，脉弦滑。BP 120/80mmHg。守方不变，7 剂，水煎服。

【四诊】

患者自述胸闷好转，睡眠好转，仍不射精，舌质红，少苔，脉数。上方加山萸肉 10g，山药 15g，车前子 10g（包煎），泽泻 5g，丹皮 10g，黄芩 10g，苍术 10g，白芍 10g，甘草 5g。7 剂，水煎服，每剂服用 2 日，每日 2 次。给予中成药知柏地黄丸滋阴降火。

【五诊】

患者自述睡眠安，无胸闷气短等不适症状，偶有口苦，阴茎变软，偶有口干，舌质红苔白，脉浮数有力。尿常规：潜血（－），尿蛋白（－），白细胞（－）。效不更方，前方3剂，继续服用。

【治疗效果】

患者房事正常，胸闷气短明显减轻，无口渴，二便正常。舌红苔白，脉弦大。尿常规：潜血（－），尿蛋白（－），白细胞（－）。泌尿系统彩超提示：双肾未发现异常，膀胱充盈良好。

【按语】

本病病机关键是阴虚火旺，湿热内蕴，虚实夹杂合而为病。《素问·灵兰秘典论》云："肾者，作强之官，伎巧出焉。"肾主水，又藏命门之火，故为"水火之宅"。肾中水火不济，肾水亏虚，阴虚火旺则耳鸣；心肾不交，心火亢盛，则气短心烦。患者体型肥胖，口干口苦，肝火旺盛，内生湿热。肝肾同源，虚实夹杂，同寄相火，火旺则发为此病。

方以龙胆泻肝汤合左归丸加减。《素问·至真要大论》王冰注"壮水之主，以制阳光"。方中生地凉血补血，补益肾水真阴不足，配伍山萸肉、山药益肾强阴。足厥阴肝经"绕阴器，至小腹……属肝，络胆"，黄芩、知母、黄柏滋阴降火，地黄、地骨皮清热凉血，青蒿清肝胆之火，祛肝胆湿热。牛膝清热凉血，引诸热下行。黄连、肉桂交通心肾，调节水火平衡，心肾交，睡眠则安。黄精、当归、寸云养血益精，润肠通便。玉竹、寸冬、五味子滋阴除烦。牡蛎咸涩入肾，龙骨甘涩入肝，《本草经读》言，"龙骨能引逆上之火、泛滥之水，而归其宅，与牡蛎同用"，两者又有重镇安神之功。栀子、大黄、板蓝根、胆草、茵陈、车前子、泽泻清热利湿。白芍收敛以养肝中阴血，甘草调脾坚阴，甘缓阴火，泻心火。全方清热利湿，滋阴降火，养心除烦。

患者四诊时其他不适症状均有所好转，仍不射精，据舌苔脉象加入山萸肉、山药、车前子、泽泻、丹皮、黄芩、苍术、白芍、甘草，加强滋阴凉血，清热利湿，收到效果。

（整理：庞玺奎）

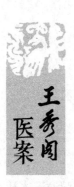

王秀阁（1966—），博士研究生导师，国家第三批优秀临床人才，吉林省名中医，省拔尖创新人才。致力于内分泌代谢病发病机制和防治的研究30年。擅长运用络病及毒邪理论治疗糖尿病及甲状腺疾病等，提出"寒瘀损络""热毒蕴结"等病机理论，创新治疗方法。

消渴风瘙痒（糖尿病皮肤瘙痒症）案

中医文献中将全身性皮肤瘙痒称之为"风瘙痒""风痒""痒风"，而"风瘙痒"这一病名最早出现在《诸病源候论》中。《诸病源候论》认为瘙痒多与风邪相关，"风瘙痒者，是体虚受风，风入腠理，与血气相搏，而俱往来于皮肤之间。邪气微，不能冲击为痛，故但瘙痒也。"《外科证治全书》指出，"痒风，遍身瘙痒，并无疮疥，搔之不止"，并提出了病机及治疗禁忌为"肝家血虚，燥热生风，不可妄投风药"。

【一诊】

杨某，女，64岁。因"口干微渴7年，加重伴乏力、全身皮肤瘙痒1年"于2010年8月10日就诊。患者7年前无明显诱因出现口干微渴，遂就诊于当地医院，查血糖升高（具体数值不详），诊断为2型糖尿病，应用胰岛素治疗（具体不详）。1年前，自觉全身乏力，声低懒言，周身皮肤瘙痒，伴蚁行感，夜间加重，曾自行应用皮炎平等药物治疗，未见好转，为求中医药系统治疗，遂就诊于我院门诊。现症：口干微渴，乏力，动则气短，声低懒言，时心烦，全身皮肤瘙痒，伴蚁行感，夜间加重，现应用诺和灵30R治疗（早28U、晚18U），BMI=22.5kg/m^2，皮肤干燥，有脱屑，皮肤上有条索状抓痕，部分结痂。舌淡红，苔薄白，脉弱。空腹血糖6.8mmol/L，餐后2小时血糖9.7 mmol/L，糖化血红蛋白7.1%，肝肾功能及血尿常规正常。

中医诊断：消渴风瘙痒（血虚风燥）；**西医诊断：**糖尿病皮肤瘙痒症。

治则治法：益气养血，祛风止痒。

方药：炙黄芪30g，人参10g（单煎），制何首乌20g，荆芥10g，防风10g，白蒺藜20g，炙甘草10g，熟地黄20g，白芍15g，川芎10g，当归20g，黄连5g，皂角刺10g。7剂，水煎服。

【二诊】

口干渴好转，偶有心烦，乏力减轻，皮肤瘙痒症状仍较重。舌淡红，苔薄白，脉沉细无力。主证未变，续用前方，加用白鲜皮 30g、地肤子 15g，以增强止痒效果。7剂，水煎服。

【三诊】

无口干渴、心烦，乏力明显好转，皮肤瘙痒较前减轻，但夜间仍较重。舌淡红，苔薄白，脉沉细。主证未变，续用前方，加用丹参 30g、全蝎 5g，以增强活血化瘀之功。10剂，水煎服，日 1 剂，早晚分服。

【四诊】

患者体力明显恢复，皮肤瘙痒明显减轻。舌淡红，苔薄白，脉细。守三诊方续用7剂。

【治疗效果】

患者无口干渴，无心烦，体力恢复，动则气短、声低懒言、心烦症状消失，全身皮肤瘙痒症状消失，舌淡红，苔薄白，脉细。

【按语】

风瘙痒的病机关键多为血虚风燥，肌肤失养。该患禀赋不耐，消渴日久，阴血亏虚在内，燥热在外，脏腑功能失调，引动内风，从而出现一派血虚风燥之症。久病体弱，耗气伤血，气血亏虚，阴津不足，津液无以上乘，故见口干渴；久病耗气，故见乏力、气短懒言；血虚生内风，加之外风乘虚侵袭，内外合邪，侵袭肌肤，故见全身皮肤瘙痒；风性善行而数变，故见瘙痒伴蚁行感；夜间阳气行于阴分，阴血更显不足，肌肤失于濡润更为严重，故见瘙痒夜间加重；阴血不足，肌肤失于濡养，故见皮肤干燥、脱屑。舌质淡红、苔薄白、脉弱均为气血不足之证。

方选当归饮子加减。此方见于《证治准绳》，以养血活血，祛风止痒为主要作用。多用于血虚有热，风邪外袭之皮肤瘙痒证候。方中黄芪、人参既能补气，又寓"气能生血、气旺则血行"之意，四物汤补血调血，当归活血补血，何首乌补益精血，上药合用，扶正以固本。白蒺藜、荆芥、防风、皂角刺祛风止痒，黄连清热除烦，上药合用，以治病标。本方配伍大量补血活血药，取"治风先治血，血行风自灭"之意。患者时有心烦，考虑有热内扰心神，故给予黄连清热除烦，兼取"诸痛痒疮，皆属于心"之意。纵观全方，补气、养血、活血、祛风止痒于一体，诸药合用，使气虚得补，血虚得养，内风得息，外风得散，肌肤得润，瘙痒自除。

二诊患者乏力及皮肤瘙痒有减轻，但皮肤瘙痒仍然较重，故加用白鲜皮、地肤子，以加大祛风止痒之力。三诊患者乏力明显好转，但皮肤瘙痒夜间仍较明显，故加用活血通络药丹参和全蝎，丹参性平和而走血，善疗风而散结，可活血养血、疗风祛痹，全蝎辛散入肝经，专入肝祛风，可引药直达肌肤，加用二者，体现了"治风先治血，血行风自灭"之理。四诊患者症状四已去三，效验则守方。

（整理：陈涛）

消渴肾病（糖尿病肾病）案

糖尿病肾病属于中医"消渴""水肿""尿浊""虚劳""关格"等范畴。《圣济总录》中提出"消肾"，确立了消渴肾病之概念。张景岳发展了《内经》治疗此病的大法，强调补益脾肾的重要性，称补益为治疗此病的"正法"。《景岳全书·肿胀》云："水肿证以精血皆化为水，多属虚败，治宜温脾补肾，此正法也。"

【一诊】

杨某，男，56岁。2003年5月16日，因"多饮、多食、多尿6年，反复眼睑及双下肢水肿7个月"就诊。患者6年前于当地医院诊断为糖尿病，予口服降糖药物治疗（具体不详），饮食运动不规律，血糖波动在7.8～18.3mmol/L。7个月前无明显诱因反复出现眼睑及双下肢轻度水肿，查尿常规，蛋白（++），曾住院治疗但疗效欠佳，病情迁延。现神疲乏力，视物模糊，少气懒言，多汗，手足心热，腰膝酸软，小便不利，大便尚可，睡眠正常。舌质紫暗，舌底脉络迂曲，苔少略干，脉沉细。血压135/80mmHg，BMI=20.66kg/m^2，双眼睑轻微浮肿，双肾区叩击痛（-），双下肢指压痕（+）。糖化血红蛋白7.5%，空腹血糖8mmol/L。尿常规：葡萄糖（+），蛋白（++）；肝、肾功能未见异常。

中医诊断：消渴肾病（气阴两虚夹瘀）。西医诊断：糖尿病肾病（Ⅳ期）。

治则治法：益气养阴，活血化瘀，补肾固精。

方药：人参15g，黄芪30g，生地15g，麦冬10g，白术10g，茯苓20g，泽泻15g，车前子20g（包煎），桃仁15g，红花10g，地龙6g，川芎15g，丹参15g，当归10g，赤芍10g，路路通10g，桂枝6g。7剂，水煎服。

【二诊】

乏力、少气懒言稍轻，小便改善，仍视物模糊，腰膝酸软，多汗，手足心热。眼睑未见明显浮肿，双下肢指压痕（+），舌质紫暗，舌底脉络迂曲，苔少略干，脉沉细。续用前方，加地骨皮10g，地龙加至10g，14剂，水煎服。

【三诊】

乏力懒言、手足心热好转，仍视物模糊，多汗，腰腿酸软，小便通利，食纳尚可。双下肢轻度浮肿，舌质隐青，苔薄白，脉沉细。续用前方，10剂，水煎服。

【四诊】

无明显手足心热，乏力懒言、双手指指尖麻木显著缓解，视物模糊减轻，食纳尚可，仍多汗、腰膝酸软，二便正常。眼睑、双下肢未见明显浮肿，舌质暗，苔薄白，脉沉迟。前方减茯苓用量，去车前子、桂枝、路路通、地骨皮，加用芡实10g、莲子10g、沙苑蒺藜10g、山茱萸10g、浮小麦15g，10剂，水煎服。

乏力懒言、双手指指尖麻木、多汗显著缓解，视物模糊、腰膝酸软减轻，食纳尚可，二便正常。查：眼睑、双下肢未见明显浮肿，舌质稍暗，苔薄白，舌底脉络无迂曲，脉沉迟。续用前方。14剂，水煎服。

【治疗效果】

患者无手足心热，无乏力懒言、指尖麻木、多汗及腰腿酸软，视物模糊减轻，二便正常。无双眼睑及双下肢水肿。糖化血红蛋白6.4%，空腹血糖7.0mmol/L，尿微量白蛋白25mg/24h。尿常规：葡萄糖（＋）。肝、肾功能未见异常。

【按语】

消渴肾病的发生主要是消渴日久，燥热伤津耗气，气阴两虚，渐伤及肾，肾络瘀阻，血液运行不畅，水聚而为湿导致水肿。本病为本虚标实之证，病位在肝、脾、肾，关键在肾。肾气虚则固摄无权，开阖失司，开少阖多可致少尿浮肿，真气虚损，肾之封藏失职，肾气不固，精微外泄而出现蛋白尿；肝肾同源，精血互生，肾阴亏损，肝阴亦虚，肝肾阴虚，精血不能上承于目，则双目干涩，视物模糊。舌质紫暗，舌底脉络迂曲，苔少略干，脉沉细均为气阴两虚夹瘀之证。首选参芪地黄汤、桃红四物汤合五苓散加减。方中人参、黄芪、桂枝益气通阳行水，生地、麦冬养阴补肾，白术、茯苓、泽泻、车前子健脾利水，桃仁、红花、地龙、川芎、丹参、当归、赤芍、路路通活血通脉利湿。此方作用以益气活血，行气利水见长，符合气阴两虚夹瘀的辨证。

二诊患者乏力、少气懒言、手指尖麻木稍轻，小便改善，但手足心热明显，考虑阴虚内热，故原方加地骨皮以清虚热。三诊患者症状进一步好转，效不动方。四诊患者仍有多汗、腰腿酸软等表现，故去利水渗湿之品，加用固涩之类，以补肾固精止遗，降尿蛋白。五诊患者诸症缓解，效验则守方，续服14剂，患者诸症均消。

糖尿病肾病涉及脏腑以肝、脾、肾为主，瘀血贯穿于始终，病程越长，病变越复杂，瘀血程度越重。故益气养阴，活血化瘀药贯穿于本案治疗始终。治疗后期实邪去，则以参芪地黄汤、桃红四物汤合金锁固精丸加减以益气养阴，活血化瘀，补肾固精止遗，而收完工。

（整理：郭翌）

瘿痛（亚急性甲状腺炎）案

瘿病一名，首见于《诸病源候论·瘿候》。中医著作里又称为瘿、瘿气、瘿瘤、瘿囊、影袋、瘿痛等。《太平圣惠方·瘿气咽喉肿塞》曰："夫瘿气咽喉肿塞者，由人忧恚之气在于胸膈，不能消散，搏于肺脾故也。咽门者，胃气之道路；喉咙者，肺气之往来。今二经俱为邪之所乘，则经络痞塞，气不宣通，故令结聚成瘿，致咽喉肿塞也。"《外科正宗·瘿瘤论》提出主要治则是："已成色红坚硬，渐大微痒微痛者，补肾气、活血消坚。"

【一诊】

邹某，女，33岁。2011年5月31日，因"颈部疼痛反复发作3个月余，加重1周"就诊。患者3个月前因感寒后出现发热、咽痛伴颈前疼痛，自服感冒药及消炎药，症状略有缓解，后出现心悸、消瘦、乏力，就诊于当地医院，诊断为"亚急性甲状腺炎"，予泼尼松治疗，症状迅速好转，但停药或减量后反复。1周前因停药，再次出现上述症状。现颈前肿大疼痛，触之痛甚，伴午后恶寒发热，心悸，多汗，消瘦，乏力，大便燥结，睡眠欠佳。舌质红，苔薄黄，脉弦细数。体温37.5℃，心率98次/分，无突眼征，双侧扁桃体无肿大，双侧甲状腺Ⅱ度肿大，甲状腺双叶触痛明显。血沉54mm/h。甲功：TSH 0.22U/L，FT_3 8.07pmol/L，FT_4 23.26pmol/L。血常规正常。甲状腺131I摄取率低。彩超：甲状腺可见多处回声减低区。

中医诊断： 瘿痛（肝郁胃热兼外感）；**西医诊断：** 亚急性甲状腺炎。

治则治法： 疏肝清胃，散风透邪。

方药： 柴胡10g，夏枯草10g，金银花20g，连翘20g，板蓝根15g，菊花20g，桔梗9g，玄参15g，麦冬15g，生地15g，知母15g，石膏20g（先煎），甘草6g。10剂，水煎服。

其他疗法： 《金匮要略》之如意金黄散。生天南星15g，片姜黄15g，白芷10g，制大黄5g，盐黄柏20g。15剂，研末醋调外敷，每日2次。

【二诊】

症状明显好转，无发热，咽喉略肿痛，颈前瘿肿疼痛减轻，乏力不甚，心悸、出汗、大便、睡眠略可，舌尖红，苔薄黄，脉弦数。主证未变，上方加入白术10g、茯苓15g、猪苓10g以健脾，加地榆炭10g、大蓟20g、小蓟20g解毒凉血活血，继续服用，10剂，水煎服。《金匮要略》之如意金黄散，15剂，研末醋调外敷，每日2次。

【三诊】

症状明显缓解，无发热、咽痛，颈前疼痛不甚，无乏力，二便、睡眠可，舌尖略红，苔薄白，脉细。改以健脾滋阴为主，外敷方停用。柴胡10g，板蓝根10g，白术15g，茯苓15g，玄参15g，陈皮10g，清半夏10g，夏枯草20g，秦艽10g，鳖甲10g（先煎）。14剂，水煎服。

【四诊】

症状基本消失，无发热、咽痛，颈前无肿大疼痛，二便、睡眠良好，舌淡红，苔薄白，脉细。续用前方，14剂，水煎服，以巩固疗效。

【治疗效果】

患者甲状腺无肿大，无疼痛，无发热，咽不痛，无乏力。血沉、甲状腺功能均恢复正常。嘱患者常服六味地黄丸以滋补真阴。随诊2个月无复发。

【按语】

瘿痛多由外感火热毒邪或情志不遂，郁而化火，导致阴虚火旺而成，其中尤以心、肝、胃三脏阴虚火旺较为突出。肝藏血，主疏泄，女子以肝为先，青年女性肝阳较旺，若风热上受，或情志不遂，肝气郁结，均可引动肝阳化火，迫气血上行，炼津为痰，致痰火瘀血并结于颈前，故其病初发热、恶寒、头痛身楚，颈前肿大，舌质红，苔薄黄，脉细数。火郁伤阴，心阴亏虚，心失所养，故心悸、眠差；火迫津液外泄，故多汗；外感后，颈前疼痛发热反复发作，耗气伤阴，故消瘦、乏力；气阴耗伤，肠道失润，故大便燥结。本案方选普济消毒饮合银翘散、增液汤加减。三方合用，共奏疏肝清胃，散风透邪之功用。方中以柴胡为引经药至咽喉，并可升散郁火，寓"火郁发之"之意；夏枯草清热散结；金银花、连翘辛凉透邪，以清解久伏之热邪；板蓝根加强清热解毒之功，配以桔梗、菊花加强清热解毒、凉血利咽之效；病久阴津必耗，加石膏、知母清热保津；玄参滋阴润燥，壮水制火，启肾水以滋肠燥；生地清热养阴，壮水生津，以增玄参滋阴润燥之力；又肺与大肠相表里，故用甘寒之麦冬，滋养肺胃阴津以润肠燥；甘草益气养血，调和诸药。久病必瘀，瘀而生热，故加入凉血活血养血之大小蓟以清解久积之瘀热；陈皮、半夏理气散瘀；秦艽、鳖甲滋阴补虚。外用《金匮要略》之如意金黄散以清热解毒，消肿止痛。二诊中加入白术、茯苓、猪苓以健脾利湿，寓"培土荣木"之意。

二诊恶寒发热，肢体酸痛，颈前肿痛的症状有较大缓解，故减少清热解毒药，又因曾长时间服用解热镇痛类药，且病程已久，耗伤阴津，故加入养血活血，滋补阴津之品。三诊症状继续好转，改治法为滋阴潜阳、补气健脾，服 14 剂后，诸症全消。善后常服六味地黄丸，以使阴津得充，防其反复。

（整理：胡昊）

消渴痹病（糖尿病周围神经病变）案

消渴在《素问·奇病论》谓："此人必数食甘美而多肥也，肥者令人内热，甘者令人中满，故其气上溢，转为消渴。"《王旭高医案》云："消渴日久，但见手足麻木，肢凉如冰。"清代沈金鳌在《杂病源流犀烛》中指出此病治疗以"补助气血为培本之要，俾气行血畅，顽麻自除，不可专用消散"。

【一诊】

陈某，男，62 岁。2004 年 7 月 12 日，因"口干渴多饮、多食易饥、尿频 5 年，加重伴双足趾麻木疼痛 2 个月"就诊。患者 5 年前无明显诱因出现多饮、多尿、多食。就诊于当地医院，空腹血糖 13.6mmol/L，诊断为"2 型糖尿病"，给予口服药物治疗（具体用药及用量不详），症状减轻。后患者间断服药，病情时有反复。2 个月前因劳累致多饮、多尿、多食等症加重，并出现双足趾麻木疼痛，就诊于某诊所，给予口服药物（具体不详）治疗后症状未见明显改善，双足趾麻木症状进行性加重，为求中医药系统治疗来我院门诊。现症：口干渴，多食易饥，双足趾麻木疼痛，夜间为甚，形体消瘦，腰膝酸软，倦怠乏力，皮肤干燥，睡眠欠佳，尿频量多，大便秘结，2～3日一行，舌质暗，少津，苔薄白干，脉沉细。BP 130/80mmHg，BMI=20.66kg/m²。双足存在袜套样痛觉；双足皮肤干燥、脱屑，趾甲增厚失去光泽；双足温度（冷、热）感觉减弱；双足背动脉搏动正常；轻触觉减弱（10g尼龙丝）；膝腱反射减弱。空腹血糖12.5mmol/L。HbA1c 8.5%。尿常规：尿糖（++），尿酮体（±）。多普勒四肢血流图：ABI=1.0。临床Toronto评分：9分。

中医诊断： 消渴痹病（气阴两虚夹瘀）；**西医诊断：** 糖尿病周围神经病变。

治则治法： 益气养阴，活血化瘀。

方药： 黄芪30g，花粉15g，葛根15g，知母15g，山药15g，五味子15g，麦冬15g，当归15g，川芎15g，赤芍15g，桃仁15g，红花15g，地龙10g，熟地15g，牛膝20g，鸡血藤15g，木瓜15g，酸枣仁15g，远志15g。10剂，水煎服。

【二诊】

患者口干渴有所缓解，多食易饥改善，双足趾麻木疼痛减轻，劳累后偶有腰膝酸软，倦怠乏力明显缓解，双下肢皮肤略显干燥，睡眠尚可，尿频改善，大便秘结，舌质暗，苔白，脉沉细。患者睡眠已改善，仍有大便干，故原方去远志，桃仁、红花减量为10g，加火麻仁15g以润肠通便。10剂，水煎服。

【三诊】

口干、多食易饥明显改善，偶有双足趾麻木、自汗，无腰膝酸软、倦怠乏力，睡眠尚可，二便正常，舌质淡，苔薄白，脉和缓。症状好转，续用前方，减少活血化瘀、安神之药，去地龙、火麻仁、酸枣仁，加防己15g、白术20g以固表止汗。10剂，水煎服。

【四诊】

夜间偶有双足趾麻木，余症均缓解，舌质淡，苔薄白，脉和缓。守三诊方续用10剂。

【治疗效果】

诸症缓解。空腹血糖7.1mmol/L。10g尼龙丝实验：双足背各触碰4次，均能感知。临床Toronto评分：3分。

【按语】

消渴病机以阴虚为本，燥热为标，日久阴损及阳，则见阴阳两虚之证候。消渴日久，气阴两虚，气虚则运血无力，阴虚则血流滞涩，终致脉络痹阻，发为消渴脉痹。阴虚燥热，津液亏虚，不能上承，故口干渴；胃阴虚，胃火炽盛，则多食易饥；脾气虚不能传输水谷精微，肌肉失养，故乏力、消瘦，水谷精微不能营贯于肌肤，故皮肤干燥；肾为先天之本，主藏精而寓元阴元阳，肾之开阖失司，固摄失权，则水谷精微直趋下泄为小便而排出体外，故见尿频量多；腰为肾之府，为肾所主，膝为筋之府，为肝所主，肝肾亏虚，筋骨失养，故腰膝酸软；阴虚则心神失养，故睡眠欠佳，肠燥津亏，则大便干结；消渴日久，伤精耗血，病久入络，瘀血阻滞，不通则痛，故见双足趾麻木疼痛；舌质暗，少津，苔薄白而干，脉沉细，皆为气阴两虚夹瘀之象。方选玉液汤合补阳还五汤加减。方中黄芪、山药益气滋阴，补脾固肾，为君药。知母、花粉滋阴清热，润燥止渴，配合黄芪、山药，则元气升而真阴复，气旺自能生水；当归长于活血，且有化瘀而不伤血之妙，共用为臣药。佐以葛根升阳生津，助脾气上升，散精达肺；五味子酸收，固肾生津，不使水液急于下趋；川芎、赤芍、桃仁、红花助当归活血祛瘀，地龙通经活络；熟地滋阴补血，填精益髓；牛膝补肝肾、强筋骨；木瓜、鸡血藤舒筋活络；酸枣仁、远志安神。诸药相配，共奏益气养阴，活血化瘀通痹之功。

二诊患者口干微渴、多食易饥、双足趾麻木疼痛等症均有所减轻，说明辨证准确，处方得当，故守原方，因睡眠质量好转，故去远志，同时桃仁、红花减量，以免过用伤正。患者大便仍干，故加火麻仁以起到润肠通便的作用。三诊患者双足趾麻木疼痛症状已不明显，故去掉活血走窜之力较强的地龙，睡眠、大便正常，去掉安神、润肠之酸枣仁、火麻仁，同时因患者出现自汗症状，故酌加防风、白术，与黄芪相伍组成玉屏风散。四诊患者基本已愈，效不更方，巩固疗效。此案病机以气阴两虚为本，血瘀为标，治疗中补虚与化瘀并重方可收到较好疗效。

（整理：王菲）

瘿病（甲状腺功能亢进）案

宋代陈无择《三因极一病证方论》认为"随忧愁消长者，名气瘿"，首次提出气瘿这一病名。《圣济总录·瘿瘤门》提出泥瘿、石瘿、气瘿、劳瘿、忧瘿的分类方法。《本草纲目》明确指出黄药子有"凉血降火，消瘿解毒"的功效。

【一诊】

崔某，女，28岁，教师。2009年4月26日因"发现颈前双侧肿大伴心悸、烦热3个月，加重5天"就诊。患者3个月前发现颈前双侧轻度肿大，伴心悸、烦热、乏力等症，未予重视及治疗。5天前劳累后自觉上述症状加重，于今日来我院就诊。现症：心悸，五心烦热，自汗，急躁易怒，眼球突出，手指颤抖，疲乏无力，多食易饥，睡眠欠佳，小便尚可，大便稀，每日2次。舌质红，苔黄腻，脉弦数。心率98次/分。双眼球轻度突出（小于18mm），瞬目减少，炯炯发亮。甲状腺Ⅱ度肿大，双侧对称，质软，无压痛。手指有细震颤。甲状腺功能测定：TSH 0.12μU/mL，FT$_4$ 31.25pmol/L，FT$_3$ 10.62pmol/L，A-TPO 78.4U/mL，A-TG 246.5U/mL。血常规、肝功能正常。

中医诊断：瘿病（肝火旺盛）；**西医诊断**：甲状腺功能亢进。

治则治法：养阴清火，化痰散结。

方药：麦冬20g，天冬15g，沙参20g，天花粉15g，黄芩20g，知母15g，荷叶

15g，甘草 10g，玄参 15g，牡蛎 50g（先煎），川贝母 15g，丹参 15g，酸枣仁 20g，夜交藤 15g，夏枯草 20g，龙胆草 15g，白芍 15g，钩藤 15g（后下），黄药子 12g。10 剂，水煎服。

【二诊】

心悸、五心烦热明显缓解，自汗、急躁易怒有所减轻，眼球突出，手指无颤抖，仍觉疲乏无力，多食易饥，睡眠好转，二便正常，舌质红，苔薄黄，脉弦。效不更方，原方减酸枣仁、夜交藤，加石膏 10g 清泻胃热，加黄芪 25g、熟地 15g 以补益正气，滋养精血。10 剂，水煎服。

【三诊】

心悸、五心烦热进一步减轻，无自汗、急躁易怒等症，眼球突出，手指无颤抖，疲乏无力明显缓解，多食易饥明显改善，睡眠尚可，二便正常，舌质淡红，苔薄白，脉和缓。患者已无多食易饥，胃热已消，可减少清热药物用量，以防过用伤正，去石膏，黄芩减量为 15g，加甲珠 15g 以增强活血消瘿、软坚散结之功。10 剂，水煎服。

【四诊】

患者眼球突出减轻，余症均缓解，舌质淡红，苔薄白，脉和缓。守三诊方续服 10 剂。

【治疗效果】

患者无心悸、五心烦热，无自汗、急躁易怒等症，眼球突出较前明显改善，手指无颤抖，疲乏无力感消失，饮食正常，睡眠佳，二便尚可，舌质淡红，苔薄白，脉和缓。甲状腺 I 度肿大，双侧对称，质软，无压痛。P 65 次 / 分。双眼球轻度突出（小于 18mm）。手指无震颤。

【按语】

本病由于水土因素或情志内伤，使机体气机不畅，津液输布失常，凝聚成痰，痰气互结，壅滞于颈前发为瘿病。气、痰、瘀壅结颈前是瘿病的病机关键。瘿气的主要病机是忧愤郁怒，情志内伤，痰气壅结，郁久化火，火旺伤阴。心火亢盛、心阴亏虚致烦热、心悸、失眠、多汗；肝火偏旺、风阳内盛则致急躁易怒、眼球突出、手指颤抖；胃热消谷则多食易饥；火热耗伤精血，日久精血亏虚，故见疲乏无力、消瘦；舌质红，苔黄腻，脉弦数皆为肝火旺盛之征。此案方选二冬汤合消瘰丸加减，滋阴与散结并重。方中玄参滋阴降火、川贝化痰散结，为君药。知母滋阴清热，牡蛎长于软坚散结，配合玄参、川贝共同起到滋阴降火、化痰软坚的作用，为臣药。天冬、麦冬、沙参、天花粉养阴生津清热；黄芩、荷叶清热泻火；丹参、酸枣仁、夜交藤养心安神；夏枯草、龙胆草清肝泻火；白芍、钩藤平肝息风；黄药子凉血消瘿；石膏清泻胃热；黄芪、熟地补益正气，滋养精血；甲珠活血消瘿，消肿排脓；甘草调和诸药。诸药相配，共奏养阴清火，化痰散结之功。

二诊患者心悸、五心烦热、自汗、急躁易怒等均明显好转，因睡眠改善明显，故去酸枣仁、夜交藤；多食易饥、疲乏无力症状缓解不明显，故加石膏清泻胃热，加黄芪、熟地以补益正气，滋养精血。三诊患者各主要症状缓解明显，继续前方。因无多食易饥症状，说明胃热已消，减少清热药，去石膏，黄芩减量。颈前肿块消退不明显，故加甲珠增强活血消癥、软坚散结之功。四诊患者诸症均除，舌脉如常，疗效显著，延用前方服用 10 剂，以巩固疗效。该患阴虚为本，火旺为标，痰气壅结，治以养阴清火，化痰散结，以收全功。

（整理：王国强）

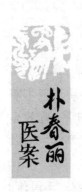

朴春丽医案

朴春丽（1964—），博士研究生导师，国家第二批优秀临床人才，吉林省名中医。从事本专业研究 30 年。针对糖尿病及并发症，提出"毒损肝络"的病理机制，确立了"解毒通络调肝"的治疗方法。针对甲状腺疾病，提出"毒损瘿络"的病理机制，确立了"解毒通络调瘿"的治疗大法。

消渴病（2 型糖尿病）案

糖尿病属于中医的消渴范畴，病名首见于《内经》，并有"消中""消瘅""肺消""脾消"等不同名称。《素问·奇病论》云："脾瘅……此人必数食甘美而多肥也，肥者令人内热，甘者令人中满，故其气上溢，转为消渴。"基于古人对肥胖的认识，提出了"苦酸通调"之法则治疗消渴（2 型糖尿病）。

【一诊】

刘某，男，32 岁。因口干、多饮、多尿 1 年，加重 1 个月，于 2009 年 12 月 21 日来我院就诊。现症：口干，多饮，多尿，乏力，腰膝酸软，手足心热，大便干，舌质暗红，中有裂纹，苔黄腻，脉滑数。近 1 年体重下降 10kg。既往无特殊病史记载。形体肥胖，腹部膨隆。BMI=27.12kg/m^2，腰围 105cm，腰臀比 1.0。空腹血糖 12.47mmol/L，糖化血清蛋白 5.13mmol/L，糖化血红蛋白 9%，尿糖（+++）。生化示：ALT 60U/L，AST 52U/L，CHO 6.91mmol/L，TG 2.78mmol/L。

中医诊断：消渴（脾气壅塞，痰瘀阻络）；**西医诊断：**2 型糖尿病。

方药：采用饮食运动疗法 15 天。饮食清淡，多食绿叶蔬菜，少食油腻食物，三餐均分。每天饭后 1 小时运动，每次运动 30 分钟，以微微汗出为度。

【二诊】

口干、多饮、多尿症状无明显缓解，乏力，腰膝酸软，手足心热，大便干，舌质暗红，中有裂纹，苔黄腻，脉滑数。体重下降约 1kg。空腹血糖 11.58mmol/L，尿糖（+++），糖化血清蛋白 5.07mmol/L。生化示：ALT 58U/L，AST 53U/L，CHO 6.70mmol/L，TG 2.66mmol/L。治以化痰祛瘀理气，苦酸通调法。黄连 30g，乌梅 15g，瓜蒌 20g，姜半夏 10g，葛根 25g，知母 25g，生地 20g，山萸肉 30g，干姜 5g，牛膝 20g，丹参 20g，大黄 10g（后下），生石膏 30g（先煎）。10 剂，水煎服。服药期间配合饮食运动疗法。

【三诊】

口干、多饮、多尿有所缓解，大便正常，乏力，腰膝酸软，手足心热，舌质暗红，中有裂纹，苔薄黄微腻，脉滑数。空腹血糖9.8mmol/L，糖化血清蛋白4.07mmol/L，前方去生地、丹参、大黄，黄连用量增至45g，加狗脊20g、枸杞20g、黄芪30g、黄芩25g。10剂，水煎服。

【四诊】

口干、多饮、多尿明显缓解，仍乏力，手足心热不明显，腰酸，舌质红，苔薄黄，脉微数。体重下降3kg，空腹血糖8.1mmol/L。糖化血清蛋白2.27mmol/L。黄连45g，乌梅20g，山萸肉20g，黄芪30g，枸杞20g，干姜10g，山药15g，玄参15g，麦冬15g，葛根25g，知母15g，生地15g，五味子15g。10剂，水煎服。

【治疗效果】

无口干、多饮、多尿症状，体力正常，无手足心热，腰酸明显好转，舌淡红，苔薄白，脉缓。空腹血糖5.5mmol/L，糖化血清蛋白1.57mmol/L，糖化血红蛋白6.6%。BMI=23.75kg/m^2，腰围95cm，腰臀比0.8。复查肝功能、血脂均正常。将上方制成丸剂配合六味地黄丸口服，以善其后。嘱其加强饮食运动疗法，随访半年，复查糖化血红蛋白6.0%。血糖始终维持在5.7mmol/L左右。

【按语】

该患因过食肥甘厚味，损伤脾胃，脾胃运化失职，湿浊内停，积聚体内，瘀久成膏脂，则土壅中满，肥胖由此而生。日久则脾气虚弱，有形之浊气不去，形体失养，导致形盛气衰，消渴乃生。

方用连梅汤合小陷胸汤加减。其中黄连为君，其性味苦寒，清泄实火，使火邪去而不消灼津液。臣以乌梅、大黄。乌梅其性味酸、涩、平，以黄连泻壮火，使不铄津，以乌梅之酸以生津，合黄连酸苦为阴，苦酸相伍以制甜。大黄其性味苦寒，大黄合乌梅之苦酸并用，泄热保阴。佐以半夏、瓜蒌、干姜。半夏性味辛温，瓜蒌性味甘寒，干姜性味辛热，以辛温之半夏辛通入络，合黄连辛开苦降斡旋中焦气机，使清升浊降，阴阳枢机调畅，郁滞得除，脏腑气化功能恢复正常，消渴可止也。干姜之辛热可反佐黄连、大黄苦寒之偏弊，配合半夏、瓜蒌共奏化痰之功，故为佐使。

此案证属脾气壅塞，痰瘀阻络。一诊时采用饮食运动疗法病情无明显缓解，故二诊采用中药汤剂口服，方选连梅汤合小陷胸汤加减，以化痰祛瘀理气，苦酸通调。方中重用黄连，配伍乌梅，两者一苦一酸，取其苦酸制甜。三诊时热象已有所缓解，且大便已正常，故去大黄、丹参。患者舌苔提示湿象仍明显，故去生地。将黄连加量，以增强清热燥湿，加用狗脊、枸杞以补肾，取其金水相生之意。加用黄芪取其气行则津液得行，痰湿乃除，瘀血亦除。加用黄芩，能泻上焦肺火，使津液得以输布，又有葛根芩连汤之意。四诊患者病情已明显好转，热象日久必耗损阴津，故加用滋阴之品。消渴属本虚标实，治疗应标本兼顾，患者标实已不明显，应调理其本，故予六味地黄丸口服，以善其后，而获良效。

瘿病（甲状腺功能亢进）案

瘿病一名，首见于《诸病源候论》。"诸山水黑土中，出泉流者，不可久居，常食令人作瘿病，动气增患""瘿者由忧恚气结所生"，指出其病因主要与情志内伤与水土因素有关。历代医家治疗上多以理气化痰，软坚散结，活血化瘀为基本法则。

【一诊】

吴某，男，26岁。2009年6月18日，因"颈部肿大不适6个月，加重伴心悸、消瘦3个月"来我院就诊。患者6个月前发现颈部肿大，未予重视。3个月前因工作压力大、情绪紧张上症加重，伴心悸、消瘦，体重下降5kg，于当地医院就诊，诊断为"甲状腺功能亢进"，给予甲巯咪唑片10mg，日1次，口服，后逐渐增加至30mg，日1次，口服，症状缓解不明显，为求中医治疗来我院就诊。现症：颈部肿大不适，心悸，乏力，怕热，汗出，眼球突出，手抖，饮食及睡眠尚可，二便正常。既往无特殊病史记载。舌红，苔白，脉弦数。双眼睑颤动，睑裂增宽，轻度突眼，Stellwag征（+），Joffroy征（+），Mobius征（+）。甲状腺Ⅱ度肿大，无触痛，未闻及血管杂音。双手指颤动。心界不大，心率102次/分，心音、节律规整，第一心音亢进，未闻及病理性杂音。血常规、肝功正常。甲功7项：TSH ≤ 0.005μU/mL，T$_4$ 207.0nmol/L，FT$_4$ 55.79pmol/L，T$_3$ 3.67nmol/L，FT$_3$ 12.5 pmol/L，A-TPO 317.1μU/mL，A-TG 1721μU/mL。甲状腺彩超：甲状腺厚度，右叶1.5cm，峡部0.3cm，左叶1.4cm。CDFI：内血流较丰富。甲状腺回声欠均匀。甲状腺摄碘率：甲状腺吸碘功能增高。

中医诊断：瘿病（肝郁化火）；**西医诊断：**甲状腺功能亢进。

治则治法：清肝泻火，行气活血，化痰散结。

方药：夏枯草30g，浙贝母10g，远志10g，香附10g，煅牡蛎30g（先煎），玄参20g，柴胡10g，黄芩15g，白芍15g，黄芪30g，当归10g，茯苓20g，白术10g。10剂，水煎服。

其他疗法：

1.予清肝泻火、消瘿散结、行气活血之中药塌渍。具体方药如下：山慈菇15g，五倍子15g，三棱10g，莪术10g，浙贝母10g，夏枯草20g，连翘15g。免煎中药15剂，用蜂蜜适量调匀，日1次，颈部塌渍。

2.予清肝明目、化痰散结、行气活血之中药塌渍。具体方药如下：山慈菇15g，五倍子15g，莪术10g，浙贝母10g，夏枯草20g，连翘15g，决明子10g。免煎中药15剂，用蜂蜜适量调匀，日1次，双眼塌渍。

3.同时服用甲巯咪唑片30mg，日1次。

【二诊】

患者颈部肿大不适症状稍缓解，仍有心悸，乏力，怕热，汗出，眼球突出，手抖，饮食及睡眠尚可，大便溏稀，日3～4次，小便正常。舌红，苔白，脉弦数。主证未变，续用前方，减去当归，加大白术剂量至15g，以健脾止泻。10剂，水煎服。颈部及眼部中药塌渍同上，继续服用甲巯咪唑片30mg，日1次。

【三诊】

患者颈部肿大不适症状缓解，眼球突出、手抖减轻，心悸，乏力，怕热，汗出，心烦易怒，饮食尚可，眠差，大便溏稀，日2～3次，小便正常。舌红，苔白，脉弦数。主证未变，续用前方，酌加栀子豉汤组成药物各10g，以及五味子15g、茯神10g、珍珠母10g（先煎）、酸枣仁30g等宁心安神之品。10剂，水煎服。颈部及眼部中药塌渍同上。将甲巯咪唑片改为20mg，日1次。

【四诊】

患者诸症好转，饮食及睡眠尚可，大便成形，日1次，小便正常。舌红，苔薄白，脉弦数。主证未变，续用前方，减去五味子、茯神、珍珠母、酸枣仁。10剂，水煎服。颈部及眼部中药塌渍同上。将甲巯咪唑片改为10mg，日1次。

【治疗效果】

3个月后，查甲功常规：TSH 0.4U/mL，A-TPO 134U/mL，A-TG 192.5U/mL，TRAb（－），停用甲巯咪唑片，不适症状基本消失。查体：双眼睑颤动，双手指颤动消失，突眼征不明显，甲状腺Ⅰ度肿大，无触痛，未闻及血管杂音。心界不大，心率80次/分，音纯、节律规整，未闻及病理性杂音。患者基本痊愈。每3个月复查甲功常规，TSH正常，TRAb（－）。随访1年半，患者无复发迹象，治疗有效。

【按语】

瘿病的病机关键是气滞、痰凝、血瘀。该患因长期情志内伤，肝失疏泄，气机郁滞，津液输布失常，津凝成痰，痰气交阻，日久血行不畅，血脉瘀滞，则气滞、痰凝、瘀血壅结于颈前而成瘿病。痰气瘀互结，聚于目，则突眼；肝气郁结，郁而化火，肝阳上亢，则见烦躁易怒；郁热熏蒸，故见怕热、汗出；风阳内生，而见眼颤、手抖；热扰心神，而见心悸、眠差；肝郁疏泄失常，横逆犯脾，脾虚失健，故见乏力、大便溏稀。舌红，苔白，脉弦数皆为肝郁化火之象。

本案自拟消瘿方，方中用夏枯草，味苦、辛，性寒，既能散郁结，又清肝火，故为君药。浙贝母、远志、香附，三者配伍，取其行气、化痰、散结之意，煅牡蛎、玄参能清热消瘿散结，当归甘辛性温，以活血通经，共为臣药，以行气化痰散结，清热活血。柴胡辛散，疏肝解郁，调畅气机，白芍酸收，敛肝和营，两药合用，一散一收，气血兼顾，以敛阴和阳，条达肝气。黄芩苦寒，清泄邪热，与柴胡配伍，既解肝经之热，又能疏达经气。茯苓、白术，既能助化痰之力，又健脾益气，扶正驱邪。肝郁化热，易耗气伤阴，故配伍养阴益气之品，白芍敛阴平肝，调和气血，黄芪甘性微温，一补元气之不足，二壮脾胃之虚弱，既防耗气太过，又能缓苦寒之品伤胃。诸药合用，使肝郁得解，邪热得去，瘿气得消，诸症自除。

本病病因病机可归纳为情志不遂，饮食不节，肝气郁滞，气痰瘀相互搏结于颈项而成。治疗采用行气化痰，软坚散结，活血化瘀的基本法则，自拟消瘿方及中药局部塌渍方配合西药甲巯咪唑片治疗甲亢，既能快速、有效地控制甲亢的症状，缓解甲状腺肿大及突眼征，又减少西药剂量，缩短疗程，起到减毒增效的作用。该患二诊时颈部肿大不适稍有好转，但余症仍在，出现大便溏稀症状，主证未变，故守原方，去当归，加白术剂量，以大增健脾止泻之力。三诊患者诸症较前好转，大便溏稀稍缓解，但出现眠差、心烦易怒症状，故加用栀子豉汤，以清热除烦，宁心安神。四诊患者症状明显好转，睡眠改善，故去安神药物。效验则守方，继续随症加减，3个月后复查，则患者诸症均除，随访1年半，未见病情复发，疗效甚佳。

（整理：于晶）

消渴肾病（糖尿病肾病）案

消渴之名，首见《素问·奇病论》，另外《内经》根据病因病机及症状的不同，尚有消瘅、肺消、膈消、消中、热中、中热、风消、食亦等名称。《难经·二十四难》曰："脾有散膏半斤。"其功能是"主裹血""温五脏"。肾藏精，内蕴肾间动气，消渴病久则精气为毒邪所遏，肾络损伤，气血交会失常，气化失司而致消渴肾病。治以温肾健脾，化浊解毒祛湿为法则。

【一诊】

尹某，女，70岁。因口干渴、乏力10余年，加重伴双下肢水肿6个月，于2009年7月17日首次就诊于我科门诊。现症：口干渴、乏力，时有恶心，怕冷，手足不温，活动后心悸气短，颜面及双下肢浮肿，睡眠欠佳，夜尿频，5～6次，大便干，2～3日一行。舌淡红，苔白而干，脉沉细无力。既往糖尿病病史20余年，现应用胰岛素降糖方案，空腹血糖7～8mmol/L，餐后血糖12～14mmol/L。高血压病史20余年，最高血压达180/100mmHg，冠心病病史20余年，糖尿病肾病病史1年。患者贫血貌，睑结膜苍白，颜面浮肿，双下肢中度凹陷性水肿，BMI=20.18kg/m²。生化示：血糖7.2mmol/L，糖化血清蛋白2.25mmol/L，尿素氮16mmol/L，肌酐462μmol/L。血常规示：红细胞$2.35×10^{12}$/L，血红蛋白80g/L，红细胞压积0.223，红细胞分布宽度11.2%。尿常规示：尿蛋白（++）。

中医诊断： 消渴（脾肾阳虚夹湿瘀），消渴肾病（脾肾阳虚，湿浊毒互结），虚劳（血虚证）；**西医诊断：** 2型糖尿病，糖尿病肾病，慢性肾功能不全（失代偿期），肾性贫血。

治则治法： 温肾健脾，化浊解毒祛湿。

方药： 黄芪30g，仙灵脾25g，党参15g，补骨脂20g，山萸肉30g，金樱子15g，菟丝子15g，白茅根50g，枸杞子20g，酒军10g（后下），肉苁蓉50g，桑椹子30g，益母草 15g，鹿角胶 15g（烊化），阿胶 15g（烊化），土茯苓 30g，泽泻 20g，制首乌 25g，水蛭粉 3g（冲服）。10 剂，水煎服。

其他疗法： 同时给予通腑泻浊中药汤剂保留灌肠。具体如下：制附子 10g，酒军 10g，牡蛎 25g，蒲公英 20g。中药 7 剂，每剂水煎取汁 300mL，每次 150mL，日 1 次，临睡前保留灌肠。

【二诊】

患者自觉口干渴、乏力症状减轻，水肿减轻，手足不温，怕冷，夜尿 3～4 次，舌淡红，苔白，脉沉细。患者病情好转，效不更方，但患者仍有怕冷症状，故酌加温肾健脾之品，狗脊 20g、莲子 10g、肉桂 10g。15 剂，水煎服。患者浊毒未清，嘱其继续应用通腑泻浊中药保留灌肠。继用 15 剂。

【三诊】

患者自觉口干渴、乏力症状明显减轻，水肿、怕冷明显减轻，手足不温症状有所改善，但患者近日纳差，夜尿 3～4 次，舌淡红，苔白，脉沉细。处方：原方加砂仁 10g（后下）、山楂 15g、香附 5g。10 剂，每剂水煎取汁 300mL，每次 100mL，日 2 次，早晚口服。患者应用灌肠中药已 22 剂，考虑该患年老，避免过于攻伐，损伤正气，可暂停用。

【四诊】

患者一般状态尚可，乏力感消失，无颜面及双下肢水肿，食欲好转，偶有劳累后心悸、汗出，夜尿 2～3 次，大便尚可。患者病情好转，守三诊方续服 10 剂。

【治疗效果】

患者一般状态尚可，乏力感消失，无颜面及双下肢水肿，食欲好转，偶有劳累后心悸、汗出，夜尿 2～3 次，大便尚可。患者病情好转，3 个月后复诊，双下肢无水肿。查血糖 6.9mmol/L。尿素氮 7.8mmol/L，肌酐 137μmol/L。尿常规示：尿蛋白（－）。收效甚好。3 个月后随访，患者一般状态较好，自测血糖 6～10mmol/L。复查尿蛋白（－），肌酐 124μmol/L，尿素氮 6.5mmol/L。

【按语】

毒损肾络，肾元亏虚，肾之体用俱病是消渴肾病迁延难愈的根本原因。该患由于消渴病阴虚日久，阴损及阳，脾肾阳虚，致脾不化湿，肾不化气，痰湿内停，久则血脉瘀阻，毒邪内生，毒损肾络，终致脾肾阳虚兼湿浊毒之消渴肾病。口服中药选用五子衍宗丸合实脾饮加减化裁。方中党参、黄芪、砂仁健脾益气；肉桂、鹿角胶等温补脾肾之阳；枸杞子补益肝肾之阴以阴中求阳；泽泻淡渗利湿。灌肠中药以酒军为君，主要取其通腑降浊之功；制附子辛、热，归脾、肾经，起温通祛毒之功；牡蛎咸、微寒，归肝、胆、肾经，现代研究认为其具有收敛、解毒的作用；蒲公英苦、寒，取其解毒之用。诸药合用，共同起到通腑泻浊解毒之效。

该患为老年女性，既往消渴病病史较长，消渴日久，阴阳虚损，累及肾脏，发为消渴肾病。综合患者症舌脉，一派本虚标实之象。故治疗上不能单纯补虚或者祛邪，应标本兼顾。治以中药汤剂口服，配合中药灌肠，疗效确切。二诊患者乏力及四肢沉重稍轻，但余症仍在，说明主证未变，故守原方，因患者怕冷症状未见明显改善，故加肉桂，以加强温补之力。患者浊毒未清，故给予通腑泻浊之中药灌肠。三诊患者诸症明显好转，但服药已月余，且患者纳差，防止大量温补之药过于滋腻，故加入砂仁、香附等理气醒脾之品。四诊患者症状四已去三，效则守方，故守前方，续服10剂，则患者诸症均消。消渴病久，发展为消渴肾病，临床上此类患者较多，此病毒、虚并存，正邪交争，故攻补兼施，以达良好临床效果。

（整理：盛立红）

瘿病（亚急性甲状腺炎）案

瘿病，首见《诸病源候论·瘿候》，谓"瘿者由忧恚气结所生，亦曰饮沙水，沙随气入于脉，搏颈下而成之"。《医宗金鉴·瘿瘤》中提出，"瘿者……多外感六邪，营卫气血凝郁，内因七情忧恚怒气，湿痰瘀滞，中岚水气而成，皆不痛痒"。

【一诊】

徐某，女，41岁。因颈前肿胀、疼痛20天，加重伴发热10天，于2011年6月16日就诊。患者于20天前外感后出现颈前肿胀、疼痛等症状，遂就诊于某医院，确诊为"亚急性甲状腺炎"，建议低碘饮食及对症治疗，患者未予重视。10天前无明显诱因上症加重伴明显发热，再次就诊，诊断同前，予布洛芬颗粒0.2g，日2次，口服。上述症状持续无缓解，故来我院就诊。现症：颈前肿胀、疼痛，咽痛，时有发热，倦怠乏力，偶有心慌，汗出，记忆力减退，饮食尚可，睡眠欠佳，二便正常。舌质红，苔黄，脉弦数。查体：咽部无充血，扁桃体无肿大。甲状腺Ⅱ度肿大，触痛（+）。第一心音亢进。睑颤（+），指颤（+）。甲功常规：TSH 0.020μU/mL，T_4 287.5nmol/L，FT_4 47.57pmol/L，T_3 4.18nmol/L，FT_3 14.98pmol/L，A-TPO 35.5U/mL。血沉46mm/h。甲状腺摄131I测定示：2h摄碘率3.35%，4h摄碘率2.42%，24h摄碘率0.68%。甲状腺彩超：甲状腺右叶偏大，可见多处回声减低区，较大范围17mm×8.6mm，形态不规则，边界不清，周围血流略增多。甲状腺峡部前方见一个低回声结节，大小4.9mm×2.3mm，边界清。右侧颈部见多个实质性低回声结节，较大者14mm×4.7mm，形态扁平。左侧颈部见一个实质性低回声结节，大小16mm×3.2mm，形态扁平。

中医诊断：瘿病（肝火亢盛）；**西医诊断**：亚急性甲状腺炎。

治则治法：清肝泻火，解毒散结。

方药：夏枯草30g，柴胡10g，葛根30g，桂枝10g，白芍15g，连翘20g，山慈菇15g，浙贝母10g，远志10g，香附10g，蒲公英10g，漏芦20g，黄芪30g，白术15g。10剂，水煎服。

其他疗法：浙贝10g，山慈菇20g，公英20g，连翘25g，莪术10g，乳香10g，没药 10g，三棱 10g，金银花 10g。中药免煎剂 10 剂，每日 1 剂。用醋适量调匀，日 1 次，外用塌渍。

【二诊】

颈前肿胀、疼痛症状较前缓解，心慌、汗出减轻，记忆力减退改善，发热次数明显减少，体力较前有所恢复，饮食及睡眠尚可，二便正常。舌质红，苔薄白，脉弦。患者肝火亢盛之势较前已明显缓解，续用前方去连翘，加龙骨 30g（先煎）、牡蛎 30g（先煎），再予 10 剂，日 1 剂，水煎取汁 300mL，早晚分服。清热解毒、软坚散结塌渍免煎中药，原方改为蒲公英 15g、连翘 10g，10 剂，日 1 剂，外用塌渍。

【三诊】

颈前肿胀、疼痛明显缓解，心慌症状不明显，汗出明显减轻，记忆力减退明显改善，偶有发热，体力恢复。舌质红，苔薄白，脉弦。患者自诉近日服中药后有腹胀不适症状，前方改为连翘 10g、漏芦 10g，加干姜 5g，炙甘草 10g，再予 15 剂，日 1 剂，水煎取汁 300mL，早晚分服。清热解毒、软坚散结塌渍免煎中药，守原方继续应用 14 剂，日 1 剂，外用塌渍。

【四诊】

2011 年 7 月 19 患者复诊：颈前肿胀明显缓解，无疼痛，心慌、汗出症状不明显，记忆力减退明显改善，偶有发热，体力恢复。舌质淡红，苔薄白，脉弦。守三诊口服及塌渍方续用 14 剂。

【治疗效果】

复查甲功常规示：TSH 0.90μU/mL，T_4 87.45nmol/L，FT_4 25.6pmol/L，T_3 3.33 nmol/L，FT_3 7.05pmol/L，A–TPO 22.8U/mL。血沉 18mm/h。

【按语】

本病多由外感风热、疫毒之邪，内伤七情，致气血津液运行失常，气滞痰凝，壅结颈前，日久引起血脉瘀阻，以致气、痰、瘀三者合而为本病。本病患者平素情志不舒，肝气郁结，日久化火，炼液成痰，加之外感风热，加重病情，痰火壅结颈前，使血液的运行受阻而成血瘀，故见颈前肿胀、疼痛。气郁化火，肝火亢盛，外感风热，故见发热。火郁伤阴，热扰心神，故心慌。邪热未解，营卫失和，故见多汗。舌质红，苔黄，脉弦数均为痰火亢盛之象。

夏枯草，苦辛寒，有泻肝、清热、散结之功，为本方君药。葛根、柴胡、白芍、香附为臣药。葛根味辛性凉，辛能外透肌热，凉能内清郁热；柴胡味辛性寒，既为"解肌要药"，且有疏畅气机之功，又可助葛根外透郁热。白芍养肝敛阴，和胃止痛，与柴胡相伍一散一收，助柴胡疏肝，相反相成。香附善于疏肝解郁，调理气机。山慈菇、漏芦、浙贝、公英等合用，共奏清热解毒、化痰散结之功，亦为臣药。方中多苦寒之品，配以黄芪、白术以防伤胃，为佐药。以桂枝为佐，与白芍同用，调和营卫以止汗。诸药共用清中有补，散中有收，共奏清肝泻火、化痰散结之功。

患者因外感风热之邪发病，就诊时以肝火亢盛之症为主，故以清肝泻火为大法，

朴春丽医案

然风热之邪缠绵未尽，配以柴胡、葛根、桂枝等解肌发表之品可去余邪。亚急性甲状腺炎初期外感风热及肝火亢盛均可损伤脾胃，且二证用药均以寒凉之品为多，难免苦寒伤胃，故本病治疗中需时时顾护胃气。患者虽用黄芪等，三诊仍见腹胀不适，故加干姜、炙甘草以温胃和中。四诊患者症状明显改善，效验则守方，以达全功。

（整理：李瑛、陈英）

慢性肾风（慢性肾小球肾炎）案

肾风最早见于《内经》，在《素问·风论》中对本病记载"以冬壬癸中于邪者为肾风""肾风之状，多汗恶风，面疮然浮肿，脊痛不能正立，其色始，隐曲不利，诊在肌上，其色黑"，强调本病发于风邪，进而侵及肾体的发病机制。

【一诊】

孙某，女，54岁。因间断浮肿2个月，于2010年9月8日首次就诊。患者2个月前无明显诱因出现晨起双眼睑浮肿及双下肢浮肿，门诊查尿常规蛋白（+++），潜血（+++），曾在我院及中研院口服中药汤剂，但复查尿常规结果仍提示大量蛋白尿，潜血（+++），遂来我科门诊。现症：眼睑浮肿，腰酸腰痛，眩晕耳鸣，乏力，怕冷又怕热，汗出，夜尿1～3次，大便干，3～4日一行，偶有胸闷气短，食少，眠可。舌红，苔黄白厚腻，脉沉细。既往：阑尾及子宫切除史，骶髂关节炎5年，慢性胃炎病史7年，肝囊肿病史多年，胆囊炎病史多年，甲状腺多发结节病史3年。BP 120/80mmHg。一般状态尚可，咽部无红肿充血，扁桃体不大。双肺呼吸音清晰。双侧眼睑轻度水肿。双肾区叩击痛阳性，双下肢无浮肿。尿常规：尿潜血（+++），尿蛋白（+++）。血尿定位：异形红细胞80%，提示肾性血尿。

中医诊断：慢性肾风（脾肾亏虚，湿热内蕴）；**西医诊断：**慢性肾小球肾炎。

治则治法：补脾气，滋肾阴，清利湿热。

方药：黄芪30g，女贞子20g，旱莲草30g，生地30g，山萸肉30g，土茯苓100g，白茅根30g，仙鹤草30g，白僵蚕30g，蝉蜕30g，大蓟30g，小蓟30g，苍术20g，黄柏20g，牛膝20g，萆薢15g，车前子15g(包煎)，益母草15g。7剂，水煎服。

【二诊】

上方服药7剂后乏力减轻，体力略有增强，夜尿1次，怕冷怕热减轻，入夜足心热，时有心烦，食少，胃胀，嗳气，舌红，有裂纹，苔薄白，脉沉弦。尿常规示：蛋白（+++），潜血（+++）。

方药：黄芪30g，女贞子20g，旱莲草30g，生地20g，山萸肉30g，土茯苓100g，白茅根20g，仙鹤草20g，白僵蚕30g，蝉蜕20g，大蓟30g，小蓟30g，地榆炭30g，血余炭20g，莲子15g。

【三诊】

上药服药约60剂。期间复查尿常规蛋白在（++）～（+++）波动，潜血在

中医临床带教经典医案

（＋＋）～（＋＋＋）波动。前日感寒后出现咽痛不适，遂来就诊。现症：乏力，腰痛，咽痛，鼻塞，无浮肿，舌红，苔薄白，脉弦。尿常规示：蛋白（＋＋），潜血（＋＋＋）。

方药：黄芪 30g，女贞子 20g，旱莲草 20g，生地 15g，山萸肉 30g，土茯苓 50g，白茅根 20g，仙鹤草 30g，白僵蚕 30g，蝉蜕 20g，防风 10g，荆芥 10g，金荞麦 15g，连翘 15g。4 剂，水煎服。

【四诊】

上药服药 4 剂后，咽痛消失，乏力，睡眠尚可，时有腰酸腰痛，怕冷怕热减轻，足凉减轻，入夜手足心热感减轻，心烦减轻，乏力减轻，苔白根略黄腻，脉沉细。检查：尿蛋白（＋＋），潜血（＋＋）。

方药：黄芪 40g，女贞子 20g，旱莲草 20g，生地 20g，山萸肉 30g，土茯苓 50g，白茅根 30g，仙鹤草 30g，白僵蚕 30g，蝉蜕 20g，莲子 15g，三七粉 3g（冲服），水蛭粉 3g（冲服），白术 10g，生晒参 10g（单煎），枸杞 20g，菟丝子 15g，五味子 15g，鹿角胶 15g（烊化），阿胶 15g（烊化）。20 剂，水煎服。

【五诊】

症状逐渐改善，期间复查尿常规示：蛋白在（－）～（＋＋）波动，潜血在（＋）～（＋＋）波动。今日复查尿常规：蛋白（＋），潜血（－）。舌淡红，有裂纹，苔白，脉沉弦。

方药：黄芪 40g，女贞子 20g，旱莲草 20g，生地 30g，山萸肉 30g，茯苓 30g，仙鹤草 30g，紫珠草 20g，白僵蚕 30g，山药 20g，三七粉 3g（冲服），菟丝子 15g，枸杞 20g，狗脊 20g，寸云 50g，阿胶 15g（烊化），桑椹子 30g，沙参 20g，麦冬 15g，五味子 15g。20 剂，水煎服。

【治疗效果】

服药 3 个月后门诊随访蛋白尿、潜血均消失。

【按语】

慢性肾风，是以尿的异常变化为主，症见程度不同的浮肿，尿少短赤，或多尿，但以夜间为甚，腰部酸楚，头晕、乏力等。病机关键为肾体受损，水津运化失常。其病位主要在脾肾，病程较长，病机复杂，虚实夹杂。久病伤正，故正虚邪实的矛盾中，注重正虚的因素，脾为后天之本，肾为先天之本，正虚以脾肾亏损为主，脾肾亏虚是慢性肾风病变中一个重要的病机，尤以肾虚更为突出。本病迁延，病情缠绵，日久必耗伤肾气，肾气亏损，精关失固，蛋白等精微之物不摄而长期漏走尿中，使肾之阴阳虚损日甚，导致病情加剧。在治疗之时，扶正与祛邪并重，益肾健脾、清利湿热为治疗之大法。但在疾病的整个治疗过程中，对于益肾健脾和清利湿热的偏重是随着病情的发展、症状的变化进行不断调整的。

基础方为：黄芪、女贞子、旱莲草、生地、山萸肉、土茯苓、白茅根、白僵蚕、蝉蜕。黄芪健脾益气；女贞子、旱莲草滋阴清补，凉血止血；生地、山萸肉滋肾阴，涩精；土茯苓、白茅根淡渗利湿，泄浊而不伤正；"风为百病之长"，寒湿热毒常依附于风而侵及人体，而且体内常存在湿浊毒的蓄积，故方中加入白僵蚕及蝉蜕，取其药到病所，搜筋剔络，外而经络，内而脏腑的作用。现代药理研究也表明，白僵蚕及蝉蜕对蛋白尿的消除有着独特的作用。久病必瘀，久病必入络，故常根据病程久暂、病情轻重酌加活血化瘀通络之品，如三七粉、水蛭粉等。

该患首诊时，结合症舌脉表现，考虑为脾肾亏虚，湿热内蕴，故拟方补脾气，滋肾阴，清热利湿。患者湿热之象较重，故基础方加重清热利湿之品，如苍术、黄柏，并且注重清热利湿泄浊时，给湿浊之邪以出路，酌加车前子、萆薢使湿浊之邪从下焦而出。治疗肾炎血尿，朴师认为选用大小蓟配白茅根有较为理想的疗效。小蓟、大蓟、白茅根既有清热凉血止血之功，又有利水消肿之效，符合肾性血尿的特点，多年临证应用体会具有清热而不碍胃，止血而不留瘀，利尿消肿而不伤阴，治疗血尿虚实皆宜。二诊时，症状较为平稳，故减去苍术、黄柏等清利湿热之品的力度，增加益气滋阴之品，并酌以活血化瘀之品以改善肾微循环，起到搜剔肾络的作用。三诊患者外感风寒之邪，故酌加祛风清热、利咽解毒之荆芥、防风、金荞麦、连翘。四诊加枸杞、菟丝子补益肾气，固肾敛精，取其阳中求阴之意，并增加滋阴凉血止血之品。五诊患者病情稳定，症状无明显变化，故宗补脾气，滋肾阴之意，调方长期口服。

（整理：陈英）

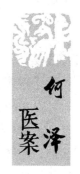

何泽（1969—），医学博士，硕士研究生导师。全国第四批名老中医学术经验继承人，临床、教学、科研 20 余年。善于运用中医络病理论、毒邪学说治疗糖尿病、甲状腺疾病等。

淋证（尿路感染）案

淋之名称，始见于《内经》。《金匮要略》对淋病的症状进行了描述，"淋之为病，小便如粟状，小腹弦急，痛引脐中"。《临证指南医案·淋浊》指出："治淋之法，有通有塞，要当分类。有瘀血积塞住溺管者，宜先通。无瘀积而虚滑者，宜峻补。"这说明淋证的基本治疗原则是实则清利，虚则补益。

【一诊】

朱某，女，20 岁。2011 年 8 月 16 日，因乏力、腰酸 2 个月，伴食欲减退 1 周来我院就诊。该患 2 个月前因学习紧张、压力大等原因出现乏力、腰酸等症状，未予重视，近 1 周病情加重，出现食欲减退。现症：乏力，进食后腹胀，纳差，腰酸不适，少腹拘急，大便干，2～3 日一行，小便色黄，舌质红绛，苔黄厚腻，脉滑数。甲状腺无肿大，双眼睑无浮肿，双肾区叩击痛（﹣），双下肢无浮肿，血压 110/70mmHg，心率 62 次 / 分。心电图正常，尿常规白细胞计数 4650/μL，细菌数 $742×10^5$/mL。甲功、血糖正常。

中医诊断：淋证（湿热下注）；**西医诊断：**尿路感染。

治则治法：清热解毒通淋。

方药：土茯苓 50g，白茅根 30g，马齿苋 20g，党参 15g，蛇舌草 30g，白头翁 20g，黄芪 30g，茯苓 15g，泽泻 10g，车前子 10g（包煎），黄连 15g，鸡内金 15g，甘草 5g，金银花 15g，连翘 20g。7 剂，水煎服。

【二诊】

餐后腹胀消失，乏力、小便色黄、少腹拘急缓解，大便干，2～3 日一行，舌质红，苔黄腻，脉濡数。湿热之邪未尽，加大黄 10g、通草 10g。7 剂，水煎服。

【三诊】

患者体力增加，食欲明显转佳，大便 1～2 日一行，舌质红，苔薄黄微腻，脉沉缓。尿常规正常。湿热之邪已尽，但正气未复，予扶正祛邪，健脾益肾中药巩固疗效。

【按语】

淋证的病机关键是湿热蕴结下焦，膀胱气化失司。病位在肾与膀胱，与肝脾关系密切。湿邪困脾，运化无力，故见乏力，进食后腹胀，纳差；腰为肾之府，湿热壅于腰部，经气不通，故见腰酸不适；湿热蕴结下焦，故见小便色黄；湿热壅遏，气机失宣，故见少腹拘急；热甚波及阳明，故见大便秘结；舌质红绛，苔黄厚腻，脉滑数均为湿热蕴结之象。

自拟清淋汤清热解毒通淋。以土茯苓、白茅根搜剔湿热毒邪，清热利湿为君；马齿苋、白头翁、白花蛇舌草、茯苓、泽泻、车前子清热解毒利湿为臣药；佐以清热解毒之金银花、连翘、黄连，清上、中焦之热；甘草调和诸药为使。随症加减：食后腹胀加鸡内金，乏力明显，加党参、黄芪，小便黄热加通草淡渗清降，引热下行。后期加入健脾益肾之品以扶正祛邪。

尿路感染多见于女性、老年人，以及免疫功能低下、糖尿病、肾移植和尿路畸形者，常规检查中发现者亦不少，并且症状不典型。本患湿热蕴结下焦为标，脾胃虚弱为本，中医辨证，针对病机，加减用药，效果良好。

（整理：方慧南）

瘿病（桥本甲状腺炎甲减期）案

《灵枢·痈疽》曰："其痈坚而不溃者，为刀马侠瘿。"汉代张仲景亦提出："刀马侠瘿者，皆劳得之。"《圣济总录·瘿瘤门》根据病因的不同分为石瘿、泥瘿、劳瘿、忧瘿、气瘿。治以实则泻之，虚则补之。

【一诊】

于某，男，22岁，职员。2011年5月20日，因"间断颜面部浮肿、乏力10个月，加重伴颈前肿大7天"就诊。患者10个月前无明显诱因出现颜面部浮肿、乏力，到外院就诊，查甲功后诊断为"甲状腺功能减退症"，予左甲状腺素钠片口服，起始付量为25μg，逐渐加量至100μg，症状好转，2个月前自行停药。7天前上述症状加重，并伴有颈前肿大，就诊于某医院，查甲功示甲减改变，予左甲状腺素钠片25μg，日1次，口服，症状缓解不明显，为求中医药治疗来我院门诊。现症：乏力，畏寒，精神倦怠，胸闷，声重，唇厚，纳差，多寐，尿急，大便干，2～4日一行。舌质暗红，舌体胖大，有齿痕，苔薄白，脉沉缓无力。浅表淋巴结无肿大，颜面部浮肿，双眼无突出，眼裂不增宽，眼睑浮肿，甲状腺Ⅱ度肿大，质韧，活动度良好，无触痛，无颈静脉怒张，双手细震颤阴性，双下肢无水肿。P 61次/分，BP 100/80mmHg。自备甲功五项：TSH 100mU/L，FT_3 0.40pmol/L，FT_4 0.30pmol/L，A-TG 811.2U/L，TMAb 600.0U/L。

中医诊断：瘿病（脾肾阳虚）；**西医诊断：**桥本甲状腺炎（甲减期）。

治则治法：健脾温肾。

方药：干姜10g，生晒参10g（单煎），附子3g（先煎），黄芪30g，甘草5g，巴戟天10g，肉苁蓉20g，菟丝子10g，山萸肉15g，枸杞子20g，当归10g，泽泻15g，升麻10g。7剂，水煎服。

其他疗法：

1. 左甲状腺素钠片100μg，日1次，口服。

2. 嘱患者低碘饮食，复查甲状腺彩超、甲功常规、心电图。

【二诊】

患者颜面部浮肿、乏力、畏寒减轻，颈前肿大，精神倦怠，胸闷，声重，唇厚，纳差，多寐，尿急，大便干，2～3日一行。舌质暗红，舌体胖大，有齿痕，苔薄白，脉沉缓。患者症状好转，继服上方7剂，水煎服。患者心率偏慢，给予心宝丸180mg，日3次，口服，以温补心肾，益气助阳，活血通脉。

【三诊】

患者无颜面部浮肿、颈前肿大、畏寒、精神倦怠、声重症状，无胸闷症状，仍乏力，唇厚，饮食及睡眠尚可，二便正常。患者仍觉乏力，停用汤药，嘱患者予黄芪10g，枸杞子10g，鹿茸片2片泡水频服，代茶饮，以益气养阴，佐以壮肾阳、益精血。继续予左甲状腺素钠片维持50μg，日1次，口服。1个月后复查甲功。

【治疗效果】

经治疗患者无颜面部浮肿、颈前肿大、畏寒、精神倦怠、声重症状，无胸闷症状，仍乏力，唇厚，饮食及睡眠尚可，二便正常。BP 120/75mmHg，心率64次/分。甲功常规正常。随访3个月，患者无颜面部浮肿、乏力、畏寒、声重、胸闷等症状，饮食及睡眠可，二便正常。无唇厚及颈前肿大，病情稳定。

【按语】

瘿病的病机关键是长期营精不足，气、火、痰、瘀结于缨脉。主要病变在肝脾，与心有关。患者起病较缓，主要表现为颜面部浮肿，乏力，颈前肿大的瘿病类疾病，可诊断为"瘿病"。患者气血凝滞颈前，故见颈前肿胀；脾阳亏虚，不能运化水谷，助长体力，故畏寒，乏力，精神倦怠；脾虚湿盛，故见胸闷，纳差，多寐；阳虚水泛，故见颜面部水肿；肾阳虚故见尿急；阳虚不化津故见大便干。舌质暗红，舌体胖大，有齿痕，苔薄白，脉沉缓无力均为脾肾阳虚之象。

方用右归丸加减，方中附子、干姜培补肾中元阳，温里祛寒，为君药；山萸肉、枸杞子滋阴益肾，养肝填精，取"阴中求阳"之意为臣药；菟丝子补肝肾，强腰膝，配以当归养血和血，共补肝肾精血，同肉苁蓉、巴戟天补肾阳，益精血，共为佐药；甘草调和诸药，为使药。配以泽泻，意在补中寓泻，以补而不腻；加生晒参配黄芪补益元气，升麻升举阳气。诸药合用共奏温补脾肾之功。

甲减在临床上多属于脾肾阳虚证，其发生发展过程通常是由轻到重的动态变化过程，根据病情轻重，临床中温补脾肾之剂中可酌加黄芪、鹿茸等益气养血之品。桥本甲状腺炎在某一阶段可表现为甲亢或甲减，预后较好，但患者需针对甲亢或甲减坚持用药，及时复查甲功。该患者因自行停药导致病情加重反复，临床当引以为戒。

（整理：方慧南）

消渴肾病（糖尿病肾病）案

消渴肾病属中医水肿、虚劳、关格的范畴。早在《内经》已有"水""风水""水胀""石水"等名称，并对病因病机、临床表现和治则，进行了简要的论述。

【一诊】

李某，女，68岁。2009年3月21日初诊。糖尿病病史22年，间断双下肢浮肿9年。1个月前在某医院查血CRE 289μmol/L，尿蛋白（++），诊断为"糖尿病肾病"，经治疗，效不显，故来我院就诊。症见：口干乏力，活动后汗出，面浮肢肿，畏寒肢冷，头晕纳差，睡眠差，大便干，小便灼热量少，夜尿频，舌质暗红，苔黄腻，脉弦滑。既往高血压病史20年，糖尿病视网膜病变8年。BMI=29.3kg/m^2。BP 160/80mmHg，双下肢中度凹陷性水肿。空腹血糖8.7mmol/L。肾功能：BUN 14.1mmol/L，CRE 303μmol/L。尿常规：白细胞485/μL，上皮细胞54.3/μL，尿蛋白（+++）。

中医诊断：消渴（气阴两虚夹瘀），消渴肾病（脾肾阳虚，湿热浊毒内蕴，毒损肾络）；**西医诊断：**2型糖尿病，糖尿病肾病（肾功能失代偿期）。

治则治法：清热利湿，化浊解毒保肾。

方药：土茯苓50g，白茅根30g，马齿苋20g，白头翁15g，黄柏10g，车前子10g（包煎），茯苓15g，泽泻10g，通草10g，藿香30g，竹茹20g，大黄10g，厚朴10g，枳实10g，坤草10g，黄芪50g，党参15g，白花蛇草20g。7剂，水煎服。

【二诊】

口干好转，体力增加，面浮肢肿减轻，畏寒肢冷减轻，睡眠好转，头晕纳差，大便干，小便灼热感、夜尿频症状消失，尿量增加，舌质暗红，苔薄黄微腻，脉弦滑。复查尿常规：尿蛋白（+++）。

方药：车前子10g（包煎），茯苓15g，泽泻10g，藿香30g，竹茹20g，大黄10g，厚朴10g，枳实10g，坤草10g，黄芪50g，党参15g，附子5g（先煎），肉桂5g，陈皮15g，内金15g，当归15g，肉苁蓉20g，玄参20g，双花20g，丹参20g。14剂，水煎服。

【三诊】

口干消失，畏寒肢冷明显缓解，仍觉乏力，偶有头晕耳鸣，腰部隐隐酸痛，面浮肢肿明显减轻，纳差，睡眠可，大便干，小便尚可，舌质淡，体胖大，边有齿痕，苔薄白，脉弦滑。

方药：藿香30g，竹茹20g，杜仲10g，牛膝10g，大黄10g，厚朴10g，枳实10g，黄芪50g，党参15g，附子5g（先煎），肉桂5g，陈皮15g，内金15g，当归

中医临床带教经典医案

15g，肉苁蓉 20g，玄参 20g，双花 20g，丹参 20g。14 剂，水煎服。

其他疗法：通腑排毒中药煎剂保留灌肠。药用：大黄 30g，厚朴 10g，煅牡蛎 50g，蒲公英 20g，肉桂 5g，双花 20g。日 1 剂，水煎浓缩取汁 100mL，每晚 8 时保留灌肠。

【四诊】

体力增加，食欲转佳，畏寒肢冷、面浮肢肿消失，睡眠好转，大便干，夜尿 1 次。舌质暗红，苔薄白而干，脉弦细无力。复查尿常规：尿蛋白（++）。

方药：人参 10g，白术 10g，黄芪 30g，陈皮 10g，当归 10g，金银花 15g，玄参 20g，甘草 5g，赤芍药 10g，藿香 30g，佩兰 20g，大黄 10g，厚朴 10g，茯苓 10g，牛膝 15g，丹参 20g。14 剂，水煎服。

【治疗效果】

患者口干好转，体力增加，食欲转佳，畏寒肢冷、面浮肢肿消失，睡眠好转，大便干，夜尿 1 次。舌质暗红，苔薄白而干，脉弦细无力。复查血 CRE 210μmol/L，尿蛋白（+）。空腹血糖 5.8mmol/L，血压 130/70mmHg，双下肢水肿消失。坚持治疗 6 周之后，间断服用益气养阴，解毒通络保肾中药，随访半年，血 CRE 水平正常，尿蛋白（-）～（+）。

【按语】

该患贯穿疾病发展的主线为脾肾阳虚。辨证要点为浮肿、尿浊、乏力、眩晕、腰酸、畏寒等症。治疗原则为驱毒外出、宿邪缓攻。具体治法为解毒通络保肾法，对于兼夹证如湿热、浊毒、血瘀等随证加减。应用方剂为真武汤、实脾饮合小承气汤加减。方中制附子、肉桂、肉苁蓉温补肾阳，人参、白术、陈皮、黄芪健脾益气解毒，茯苓、车前子、泽泻利水消肿解毒，丹参、坤草活血利水通络，大黄、厚朴、枳实解毒通便。可酌加土茯苓、白茅根、黄连、双花、白花蛇舌草等以清热利湿、解毒通络，藿香、竹茹、佩兰芳香化浊解毒，并辅以通腑排毒中药保留灌肠，内外合治。

二诊由于病机的变化，辨证为脾肾阳虚，湿浊瘀互结，毒损肾络，故上方去土茯苓、白茅根、马齿苋、白头翁、黄柏、通草、白花蛇舌草，加制附子 5g（先煎），肉桂 5g，陈皮 15g，内金 15g，当归 15g，肉苁蓉 20g，玄参 20g，双花 20g，丹参 20g。三诊标实渐去，本虚日显，辨证为脾肾阳虚，浊瘀内停，毒损肾络，故上方去车前子、茯苓、泽泻、坤草，加杜仲、牛膝，配合通腑排毒中药煎剂保留灌肠，内外合治。四诊正虚邪恋，结合症舌脉，辨证为气阴两虚夹瘀毒，予益气养阴，化瘀解毒方药，配合通腑排毒中药煎剂保留灌肠，内外合治，获效显著。

（整理：方慧南）

消渴合并自汗（糖尿病泌汗异常）案

早在《内经》即对汗的生理及病理有相当认识，指出汗液为血液所化生，为心所主。《灵枢·五癃津液别》曰："天暑衣厚则腠理开，故汗出……天寒则腠理闭，气湿不行，水下流于膀胱，则为溺与气。"《三因极一病证方论·自汗证治》对自汗、盗汗进行了鉴别，"无问昏醒，浸浸自出者，名曰自汗；或睡着汗出，即名盗汗，或云寝汗。若其饮食劳役，负重涉远，登顿疾走，因动汗出，非自汗也"。虚证治以益气、养阴、补血、调和营卫，实证当清肝泻热、化湿和营，虚实夹杂者，辨证施治。

【一诊】

韩某，女，77岁。2010年11月29日因"口干微渴6年，汗出2个月，加重伴心烦不寐，情绪不宁，口干唇燥4天"就诊。患者糖尿病病史6年，3年前开始应用胰岛素治疗，现应用生物合成人胰岛素注射液早20U、午12U，餐前30分钟皮下注射，配合精蛋白生物合成人胰岛素注射液22U，晚餐前30分钟皮下注射。血糖波动在7～11mmol/L。2个月前因家事情志不遂，出现定时汗出，汗出如珠，头面部明显，多在清晨5～7时出现。当时自测血糖波动在6～8mmol/L，无低血糖发生。多次服用中药及西药未见明显好转，4天前汗出症状加重，伴心烦不寐，情绪不宁，口干唇燥。现口干，乏力，每日5～7时汗出，甚则汗出如珠，口苦咽干，心烦易怒，纳差不寐，大便干燥，小便黄，舌质暗红，苔白腻，根部黄，脉弦滑。既往冠心病病史19年，高血压病史6年。BP 160/80mmHg，BMI=28kg/m²。查空腹血糖9.1mmol/L，糖化血清蛋白2.4mmol/L，糖化血红蛋白8.8%。肝、肾功能均正常。

中医诊断：消渴（气阴两虚夹瘀），自汗（肺卫不固，邪入少阳）；**西医诊断：**2型糖尿病，糖尿病泌汗异常。

治则治法：和解少阳，固表止汗。

方药：黄连10g，黄芩10g，生地黄15g，熟地黄15g，黄芪20g，白术30g，防风15g，桂枝10g，白芍20g，煅龙骨30g（先煎），煅牡蛎30g（先煎），山萸肉30g，麦冬15g，玄参15g。5剂，水煎服。

【二诊】

患者口干、乏力有所缓解，每日清晨仍定时汗出，汗出恶风，周身酸楚，时寒时热，仍心烦，睡眠有所好转。考虑老年糖尿病日久，脏腑亏虚，肺脾肾不足，致腠理疏松，营卫不和，营阴外泄。治以调和营卫，固涩敛汗。黄芪20g，桂枝10g，白芍15g，炙甘草15g，煅龙骨50g（先煎），煅牡蛎50g（先煎），麻黄根20g，浮小麦20g，沙参20g，女贞子20g，墨旱莲20g，栀子8g，淡豆豉10g，五味子15g。5剂，水煎服。

【三诊】

患者汗出缓解不明显，体力较前有所增加，心烦不寐好转，仔细询问患者，自述先自觉发热，之后汗出逐渐增多，先热汗后逐渐变冷汗，固定于每天5～7时出汗，仍口苦，心烦。考虑为病程日久，肺卫不固，邪入少阳所致。治以和解少阳，固表止汗。黄芪50g，白术10g，防风10g，人参10g，山萸肉30g，枸杞子30g，地骨皮20g，柴胡15g，黄芩15g，炙甘草5g，煅龙骨50g（先煎），煅牡蛎50g（先煎），当归 15g，茯苓 20g。5 剂，水煎服。

【四诊】

患者汗出明显减少，继服 7 剂而愈。嘱其调畅情志，慎起居，避风寒，调饮食，随访 2 个月，无自汗出。

【按语】

汗证的病机关键是腠理不固，玄府开张。中医认为，汗液是由阳气蒸腾，阴液从玄府排出的津液。一诊考虑患者肺卫不固，常规方选玉屏风散合当归六黄汤加减，治以益气养阴，固表止汗。二诊考虑老年人糖尿病日久，脏腑亏虚，肺脾肾不足，致腠理疏松，营卫不和，营阴外泄，治以调和营卫，固涩敛汗，方选桂枝加龙骨牡蛎汤加减。三诊中考虑病程日久，肺卫不固，邪入少阳所致，治以和解少阳，固表止汗，方选玉屏风散合小柴胡汤加减。方中重用黄芪，入肺经补肺气，固表止汗，为君药；黄芩入大肠经，泻大肠之火，柴胡入肝胆经，透泄与清解少阳之邪，并能疏泄气机之郁滞，使少阳之邪得以疏散，得黄芩清热，两者相配伍，而达到和解少阳的目的，共为臣药；白术、防风固表止汗，人参、枸杞子、山萸肉益气敛阴，地骨皮清虚热，煅龙骨及煅牡蛎益阴潜阳，固涩止汗，卯时肾经最衰，卫阳根于肾阳，肾阳不足则卫阳不固，故加入当归取其血能养气之意，又有润肠通便之功，共为佐药；炙甘草调和诸药，为使药。全方共奏和解少阳，固表止汗之功。

此患者汗证既有消渴日久之虚热，又有情志不畅，气郁化火之实热，致使津液外泄。因此，要遵循标本兼治的原则。病案中一诊及二诊均应用大量固摄之品以止汗，而收效甚微。至三诊却效果明显，细审病情，缘于前两诊忽视了一组重要证候群，定时汗出，先热汗后逐渐变冷汗，每日 5 ～ 7 时出汗，日日如此。中医认为，营气昼夜运行节律是每日于清晨寅时由手太阴肺经开始开旺，以后每隔 2 小时依序转换一经脉脏腑开旺，至次晨丑时结束，此为一昼夜循环周次。不在开旺期间的经脉脏腑则处于气血功能相对衰减时，且在一日之中也有其最衰时辰，通常在功能最为旺盛后的第六个时辰。经脉脏腑最衰弱的次序亦如开旺顺序。其中 5 ～ 7 时属卯时，在脏腑中属于大肠经，大肠经旺于卯时，而肺与大肠通过经脉的相互络属构成表里关系。患者大便干燥，影响肺气的宣发，肺卫不固，加之情志不遂，而致肝郁化火，木火刑金，肺金受损，致卫表不固。针对病理变化，择时辨证，治以和解少阳，固表止汗，遣方用药，而获良效。

（整理：方慧南）

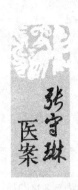

张守琳（1969—），主任医师，博士研究生导师，国家第三批中医优秀临床人才。擅长治疗各种原发及继发性肾脏疾病，包括急慢性肾炎、泌尿系统感染、急慢性肾功能衰竭、高血压病、心肾综合征等多种内科疾病。

淋证（尿道综合征）案

淋之病名，始见于《内经》。《素问·六元正纪大论》称本病为"淋""淋闷"。《诸病源候论》将淋证的病机进行了高度概括："诸淋者，由肾虚而膀胱热故也。"《千金要方》《外台秘要》将淋证归纳为石、气、膏、劳、热五淋。

【一诊】

刘某，女，71岁。2011年7月12日，因"反复尿频、尿急、尿痛20年，加重1天"就诊。患者20年前因受凉后出现上述症状，曾就诊于某医院，诊断为"尿道综合征"，经抗感染、口服中药汤剂等治疗后症状好转出院。此后上症每于受凉或劳累后反复发作，予左氧氟沙星等药物静点后均能缓解。1天前患者因劳累后尿频、尿急、尿痛加重。现尿频、尿急、尿痛，神疲乏力，怕冷，头晕，偶有眼睑及双下肢浮肿，口微渴，喜热饮，小腹坠痛，喜温喜按，腰酸痛，纳差，眠差梦多，大便日1次，舌质淡暗，苔薄白，脉沉细。既往糖尿病病史10年，自测血糖控制尚可。眼睑无浮肿，输尿管压痛点（－），肋脊点和腰肋点压痛（－），双肾区叩击痛（－），双下肢指压痕（＋）。尿常规回报：白细胞数979.80/μL，白细胞176.4/HPF，红细胞数33.10/μL，红细胞6.0/HPF，尿蛋白（＋＋＋），白细胞（＋）。

中医诊断：淋证（劳淋）；**西医诊断**：尿道综合征。

治则治法：健脾益肾，温阳通淋。

方药：黑顺片10g（先煎），桂枝15g，白芍20g，甘草10g，桑螵蛸20g，煅龙骨20g（先煎），龟甲20g（先煎），益智仁20g，黄芪30g，太子参15g，知母15g，天花粉15g，乌药10g，肉苁蓉50g，煅牡蛎20g（先煎）。7剂，水煎服。

【二诊】

患者尿频、尿急、尿痛较前减轻，怕冷及小腹坠痛有所缓解，口渴略好转，双下肢浮肿略消退，仍有倦怠乏力，腰酸痛，纳呆，眠差，夜尿频，6～7次，舌质淡红，苔薄白，脉沉。主证未变，在原方加鸡内金20g。7剂，水煎服。

【三诊】

患者无明显口渴及腰酸痛，双下肢无浮肿，尿频、尿急、尿痛好转，怕冷及小腹坠痛明显减轻，仍有乏力，纳可，睡眠改善，夜尿频，4～5次，舌质淡红，苔薄白，脉沉。主证未变，在前方去知母、天花粉，加白术15g，7剂，水煎服。

【四诊】

患者无小腹坠痛，尿频、尿急、尿痛明显好转，体力渐增，饮食睡眠佳，夜尿频，3～4次，舌质淡红，苔薄白，脉沉有力。守三诊方续服7剂。

【治疗效果】

患者无尿频、尿急、尿痛，体力增进，无小腹坠痛，无浮肿，纳食佳，睡眠尚可，夜尿频，2～3次，大便正常。尿常规示未见异常。

【按语】

本病病机关键为湿热蕴结下焦，膀胱气化失司，水道不利。淋证初起多属湿热蕴结膀胱，日久则由实转虚，或虚实夹杂。病案中所述患者久淋不愈，湿热伤阴遏阳，易致正虚邪恋，加之年老久病体弱及劳累过度，导致脾肾亏虚。脾虚则中气下陷，肾虚则下元不固，因而小便频数涩痛不已。遇劳即发，则为劳淋。脾失健运，胃纳不香则食欲低下；气血生化乏源不能濡养清窍及周身，出现头晕，神疲乏力，眠差梦多；年老肾精亏耗，腰府失养，则见腰酸痛；肾阳不足，虚寒内生，加之中气下陷，致寒凝小腹，出现小腹坠痛；元阳亏虚，不能温煦肌表，易致营卫失和，故畏寒；舌质淡暗，苔薄白，脉沉细，均为脾肾亏虚之象。

方选桑螵蛸散合缩泉丸加减。桑螵蛸散调补心肾、涩精止遗，缩泉丸温固脬气，二方化裁基础上再配以温补脾肾之品，意在标本兼顾。方中桑螵蛸、益智仁补肾助阳，固精涩尿；辅以乌药以温肾祛寒；龙骨、牡蛎收敛固涩，龟甲滋养肾阴；桑螵蛸配龙骨、牡蛎则固涩之力增；龙骨、牡蛎、龟甲相合则重镇安神之力著；桂枝、白芍、甘草相配，实取桂枝汤之意以调和营卫；黑顺片、肉苁蓉温肾阳、补肾精；黄芪、白术健脾益气；太子参、知母、天花粉滋阴益气，润燥止渴，配黄芪则"气旺自能生水"（《医学衷中参西录》）；鸡内金健脾和胃，化水谷为津液。诸药合而成方，具有健脾益肾，温阳通淋之功。

该患虽有尿频，但畏寒明显，故非湿热蕴结所致，而由肾气虚寒所生。肾与膀胱相表里，肾气虚寒则膀胱气化无力而致尿频，若用清热利湿药则药性寒凉，更易伤阳，使病情缠绵难愈，故治以温阳益气、培本扶正为主。二诊患者症状好转，仍有倦怠乏力，腰酸痛，纳呆，眠差，夜尿频，6～7次，主证仍在，脾胃呆滞，应加强健胃消食之功，故加用鸡内金。三诊患者诸症明显好转，但仍有乏力，故加用白术，合黄芪以增健脾益气之力。四诊效不更方，续服7剂，则诸症均消。淋证一病，湿热者居多，脏腑亏虚者亦不少见，故临床当详加辨证，勿犯虚虚实实之戒。

（整理：王宏安）

水毒证（慢性肾功能衰竭）案

古代文献对水毒证之病名无记载，但有关格的论述。如《伤寒论》："关则不得小便，格则吐逆。"我国现代名老中医任继学教授在《悬壶漫录》中最先提出了"水毒证的病名"。

【一诊】

赵某，男，73岁。2011年6月21日，因"间断乏力6年，加重1周"就诊。患者6年前无明显诱因出现乏力，就诊于某医院，肾功示血肌酐363.7μmol/L，诊断为慢性肾功能衰竭，给予对症治疗，好转出院。此后症状反复发作，医师多次建议其行血液透析治疗，患者均拒绝。患者口服中药汤剂治疗，监测肾功，血肌酐均控制在380～450μmol/L。1周前，乏力加重。现乏力，时有头晕，畏寒肢冷，腰酸痛，口淡无味，眠差，白天小便尚可，夜尿频，3～4次/夜，大便正常，日行1～2次。舌淡隐青，苔薄白微腻，脉沉弦。慢性病容，贫血貌，眼睑及双下肢无浮肿，口唇略发绀。血常规：红细胞$2.48×10^{12}$/L，血红蛋白82g/L，红细胞压积25.8%，红细胞平均体积104fL，平均血红蛋白浓度318g/L，红细胞分布宽度SD 50.2%。尿常规未见明显异常。血生化示：尿素氮18.8mmol/L，肌酐549μmol/L，二氧化碳结合力17.3mmol/L，钾5.6mmol/L，氯114mmol/L，钙2.01mmol/L。尿蛋白五项：尿$α_1$微球蛋白14.64mg/L，尿$β_2$微球蛋白4.58mg/L。泌尿系统彩超示：右肾大小6.7cm×3.2cm，左肾大小8.0cm×3.3cm，皮质变薄，皮髓质界限不清晰，双肾集合系统杂乱。

中医诊断：水毒证（脾肾阳虚夹瘀，浊毒内蕴）；**西医诊断：**慢性肾功能衰竭（肾功能衰竭期）。

治则治法：温肾健脾，化瘀降浊。

方药：熟地黄20g，山茱萸30g，山药20g，菟丝子20g，枸杞子20g，当归20g，盐杜仲20g，丹参30g，赤芍20g，黑顺片10g（先煎），桃仁20g，葛根20g，白茅根50g，土茯苓100g，大黄10g。7剂，水煎服。

【二诊】

患者腰酸痛不明显，头晕次数减少，畏寒肢冷较前缓解，仍有乏力，饮食、睡眠均有所改善，夜尿3～4次，大便稀，日行1～2次。舌淡隐青，苔薄白，脉沉弦。脉症合参，主证未变，在原方大黄加至15g，7剂，水煎服。

【三诊】

患者无头晕，畏寒肢冷明显好转，乏力感较前略减轻，饮食、睡眠尚可。夜尿2～3次，大便稀，日行2～3次。舌淡隐青，苔薄白，脉沉弱。面色红润。在上方加黄芪60g，7剂，水煎服。

【四诊】

患者体力增进明显，无畏寒肢冷，纳佳，眠可。夜尿 2～3 次，大便调，日行 1～2 次。舌淡隐青，苔薄白，脉沉。续服前方 7 剂。

【治疗效果】

患者自觉体力充沛，无头晕、畏寒肢冷及腰酸痛症状，饮食睡眠佳，夜尿 2～3 次，大便调，日行 1～2 次。舌淡隐青，苔薄白，脉沉有力。血常规示：红细胞 $2.76×10^{12}$/L，血红蛋白 93g/L，红细胞压积 28.9%。血生化示：尿素氮 18.0mmol/L，肌酐 467μmol/L。

【按语】

本病病机关键为水毒蓄积，腐浊内蕴，肾体衰竭。本病病位主要在肾，与肺、脾、心、肝、胃、肠、三焦关系密切。该案患者久病迁延不愈，加之年过半百而肾气渐衰，肾体被损，肾阳不足，不能温煦脾土，出现脾失健运，水湿内停，驻久化腐成浊，弥漫三焦，困阻周身而见乏力；腰为肾之府，肾阳为一身元阳，今元阳不足，腰府失养，出现腰酸痛；肌表失于温煦则畏寒肢冷；肾阳不足，开阖失司，加之夜间阴气当令，则夜尿频；脾阳不振，水谷精微失于布散，出现口淡无味；气血生化不足，不能濡养清窍，则头晕，眠差梦多。舌淡隐青，苔薄白微腻，脉沉弦均为脾肾亏虚夹瘀，浊毒内蕴之征。

方选右归丸加减。本方温阳补肾，使元阳得归其原，配以化瘀降浊、补气健脾之品，意在补虚泻实、攻补兼施。方中附子补肾中之元阳，温里祛寒；熟地黄、山萸肉、枸杞子、山药滋阴益肾，养肝补脾，添精补髓，取"阴中求阳"之意；菟丝子、杜仲补肝肾，健腰膝；"久病多瘀"，方中当归、丹参、赤芍、桃仁养血和血，化瘀通络，与补肾之品相配，以补养精血；土茯苓、白茅根、大黄化腐降浊，使邪有出路，扶正祛邪兼顾；葛根、黄芪相配温振脾阳，升清降浊。诸药合用，共奏补肾健脾，化瘀降浊之效。

患者阳虚之象明显，但结合其舌脉，不难看出本证虚中夹实，瘀血浊毒内蕴，故治疗时切不可徒以补虚或泻实为用，当虚实并重、攻补兼施，施补时又应注意补气不可壅中滞邪，温肾不可化燥伤阴。方中未用鹿角胶，是避其滋腻碍邪之意。二诊患者无腰酸痛，头晕、畏寒肢冷减轻，饮食、睡眠有所改善，舌苔薄白不腻，仍有乏力，说明主证未变，结合药物对二便影响甚微，应进一步加强通腑降浊之力，故加重大黄用量。三诊患者诸症明显好转，主证犹存，为防苦寒降泄日久徒伤正气，故调整大黄用量，重用黄芪以扶正。四诊患者症状十去八九，效不更方，续服 7 剂，诸症均消。罹患水毒证者，多病程缠绵难愈，临证治疗譬犹抽丝剥茧，切不可妄投苦寒之品以求速效。

（整理：王世栋）

张守琳医案

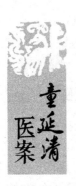

童延清（1970—），主任医师，博士研究生导师。擅长治疗各种原发及继发肾小球疾病、肾小管间质疾病、泌尿系统感染。

慢性肾风（慢性肾小球肾炎）案

"慢性肾风"之名出自《素问·风论》，病机关键为热毒循经下犯于肾。咽喉为肾之连姻，且咽喉为关隘，易为邪犯，少阴肾脉循咽喉，夹舌本，所以外邪入侵，盘踞于咽喉，邪结咽喉之血络或毛脉，郁结不散，化生瘀毒，而生红肿如蚕蛾，毒随少阴经脉下犯肾之膜原、血络，致病情加重，难以缓解。

【一诊】

李某，男，36岁。2011年8月16日，因"反复腰痛3年余，加重伴发热、咽痛2天"就诊。患者3年前，于劳累后出现腰酸、乏力，遂就诊于某医院。尿常规：BLD（++），RBC 34.7/μL。血尿定位提示肾小球性血尿80%。诊断为隐匿型肾小球肾炎。予口服血尿胶囊等对症治疗后，病情无明显好转。此后曾于我疗区住院治疗，均经治好转出院。2天前患者感寒后自觉腰痛加重，伴发热、咽痛，体温38.2℃。血常规：白细胞 $1.3×10^9$/L，中性粒细胞0.78。尿常规：潜血（+++），红细胞满高倍视野。自服抗生素及解热镇痛药后发热减轻，但其他症状无明显缓解，遂来我院门诊。现腰痛，乏力，咽喉肿痛，恶寒发热头痛、咳嗽气喘、口干减轻，双眼睑及双下肢轻度浮肿，尿少黄赤，舌赤，脉数。查体：咽略红，扁桃体Ⅰ度肿大，局部有脓点，双肺叩诊呈清音，听诊双肺呼吸音清，未闻及干湿啰音，心脏叩诊心界不大，心率88次/分，律整，各瓣膜听诊区未闻及杂音。双肾区无压痛及叩击痛。

中医诊断：慢性肾风（肾虚夹瘀），急性乳蛾（热毒蕴结）；**西医诊断：**慢性肾小球肾炎，急性扁桃体炎。

治则治法：解毒利咽，清热利湿。

方药：金荞麦25g，金莲花20g，桔梗20g，马勃15g（包煎），紫荆皮15g，荆芥穗15g，金果榄10g，土茯苓50g，车前子30g（包煎），泽泻10g，大蓟20g，小蓟20g，当归15g。5剂，水煎服。

【二诊】

腰痛减轻，乏力好转，咽喉肿痛明显好转，时有口干，双眼睑及双下肢略浮肿，尿黄赤，舌略赤，脉浮数。症状好转，调方如下：大蓟 20g，小蓟 20g，当归 15g，泽泻 10g，金荞麦 25g，金莲花 20g，连翘 10g，甘草 10g，小通草 20g，车前子 30g（包煎）。5 剂，水煎服。

【三诊】

腰痛减轻，乏力好转，无咽喉肿痛，口不干，双眼睑及双下肢略浮肿，尿淡黄，舌淡红，脉沉弦。患者病情明显好转，调整中药方剂如下：大蓟 20g，小蓟 20g，当归 15g，生地 15g，山萸肉 15g，泽泻 10g，山药 15g，茯苓 30g，丹皮 15g，薏苡仁 20g，车前子 30g（包煎）。5 剂，水煎服。

【治疗效果】

患者无咽喉肿痛及恶寒发热头痛、咳嗽气喘，口不干，双眼睑及双下肢无浮肿，无腰痛，乏力明显好转。尿常规：潜血（－）。

【按语】

慢性肾风的病机核心在于肾之体、用受损，肾气受伤，卫外不固。"毒邪入侵首犯肺卫，化火循经上逆入络，结聚咽喉"（《疡科心得集》），循经再伤及肾，致病情发展、缠绵，形成咽喉与肾的恶性循环，此为标本传变之理。肾风虽病在肾，但肺、咽为本病发生、发展的关键，治疗以清上治下为原则，法宜祛邪扶正、益肾透络为要。因此对于伴有乳蛾者，用金荞麦、马勃、桔梗、穿山甲片等以清热解毒散结、驱邪外达以安正，否则贻误时机，邪毒留恋，损伤肾体，加重病情。金荞麦又名金锁银开，亦叫野荞麦，味酸、苦，性寒，可清热解毒，消肿散结，治一切喉症，为治疗咽喉肿痛、喉症开关之要药。对于慢性乳蛾缠绵者，加穿山甲片可收显效。

慢性肾风以肾为本，咽喉与其通过经络相连，因此咽喉是发病之源；且慢性肾风以虚损为主，是一个由虚至损、由损至衰的发展过程。实则法不离清热利咽、淡渗利湿、清热解毒，以祛邪安正；虚则以益气养阴、滋肾固涩之法，以扶正祛邪。

（整理：桂海龙）

淋证（尿路感染）案

淋之名始见于《内经》，病机关键为伏邪盘踞下焦、寒湿壅滞。《圣济总录·诸淋门》曰："其状先寒颤，然后便溺成淋，谓之冷淋也。"

【一诊】

曹某，男，80 岁。2010 年 3 月 27 日，因"尿频、排尿不适 10 余天，加重 1 天"就诊。患者 10 余天前，无明显诱因出现尿频、排尿不适，自服抗生素未见缓解。1 天前上症加重。现症：尿频、排尿不适，乏力，饮食欠佳，畏寒怕冷，睡眠尚可，大便 2 日未行。舌质淡红，少苔，脉细弱。查体：双肾区无压痛及叩击痛。双下肢无浮肿。尿常规：WBC 4981.8/μL，RBC 64197.6/μL，PRO（++）。

中医诊断：淋证（寒邪盘踞下焦）；**西医诊断**：尿路感染。

治则治法：温阳通淋。

方药：茴香10g，官桂10g，马齿苋30g，荔枝核15g，通草20g，虎杖15g，赤芍15g，天葵子15g，琥珀粉1g（单包冲服）。3剂，水煎服。

【二诊】

患者自觉畏寒、尿频减轻，仍乏力，饮食欠佳，夜尿频，睡眠尚可，大便2日未行。舌质淡红，少苔，脉细弱。上方茴香、官桂加至15g，加黄芪50g，3剂，水煎服。

【三诊】

患者尿频、尿急、尿痛完全缓解，乏力、畏寒显著减轻，腰酸痛，饮食及睡眠尚可。舌质淡红，苔薄白，脉沉缓。患者病情显著好转，调整中药方剂：通草20g，络石藤25g，赤芍15g，茴香15g，官桂15g，荔枝核15g，党参30g，黄芪50g，益智仁25g，乌药15g。6剂，水煎服。

【治疗效果】

患者无尿频、尿急、尿痛；腰酸痛、乏力、怕冷、手足凉缓解，饮食及睡眠可。舌质暗红，苔薄白，脉沉缓。复查尿常规正常。

【按语】

此患者年老体弱，患尿路感染后失治误治，未能祛除发病原因，导致寒遏太过，正气被束不能托邪外出，正气受伤则祛邪不利，使邪气潜伏而不得透发，毒蕴邪聚，膜络不通，壅遏气机，膀胱气化不利，清者不升，浊无所降，下焦水渎不畅。治以温肾散寒，兼予通利。

首诊处方由茴香、官桂、马齿苋、荔枝核、通草、琥珀粉、虎杖、赤芍和天葵子组成。其中马齿苋为君，主杀诸虫，解毒通淋。臣以天葵子，入小肠、膀胱经，旨在利水通淋解毒；琥珀入心、肝、小肠经，性平味甘，利水通淋；虎杖性平、味苦，利湿、解毒、治诸般淋。佐以茴香、官桂温下焦之阳，荔枝核除寒祛湿，行散滞气，借通草之力，加强膀胱气化之能，助驱邪外出。使取赤芍性凉味苦，性专下气，可行瘀、除滞、止痛、利小便；通草以淡用事，故能通行经络，利水通淋。

本案患者年老体弱，致泌尿系感染反复发作，而因此长期使用苦寒、清利中药及多种抗生素，耗伤正气，日久脾肾阳虚，出现虚寒之象，此为内寒为患，其治疗以温肾助阳、利湿通淋为法。

（整理：桂海龙）

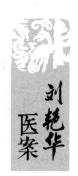

刘艳华（1977—），教授，硕士研究生导师，吉林省首批青年优秀中医临床人才，从事中医内科肾病、风湿病 10 余年，擅长急慢性肾炎、糖尿病肾病、风湿病等疾病诊治。临证重视病机，运用经典理论及经方辨证论治。

慢性肾衰（慢性肾脏病）案

慢性肾衰属于中医"癃闭""关格""水肿""虚劳""水毒证"等范畴。慢性肾衰是"病久正衰之肾衰"。《五脏六腑图说》曰："人之色黄黑者，肾衰也。"

【一诊】

刘某，女，57 岁，退休。2017 年 3 月 27 日，因"间断乏力 2 个月，加重伴胸闷 5 天"就诊。患者 2 个月前无明显诱因出现乏力，查血肌酐 390μmol/L，自行口服"肾炎康复片"，病情未见好转。5 天前复查血肌酐 749μmol/L，经门诊以"慢性肾衰"收入院。症见：乏力，时有胸闷、气短，畏寒，腰酸痛，纳可，寐差，小便少，大便干结。舌质暗红，苔黄腻，脉沉缓。既往有高血压病史 8 年（血压最高达 180/100mmHg）。查体：慢性病容，双肾区叩击痛（－）。血压 145/85mmHg。血常规：红细胞 $2.98×10^{12}$/L，血红蛋白 83g/L。尿常规：潜血（＋），蛋白（±），白细胞（＋），葡萄糖（＋＋＋＋），白细胞计数 33.88/μL，鳞状上皮细胞 7.48/μL。生化：尿素氮 22.7mmol/L，肌酐 715μmol/L，视黄醇结合蛋白 107mg/L，二氧化碳结合力 20.4mmol/L，$β_2$ 微球蛋白 22.20mg/L，胱抑素 C 3.67mg/L。泌尿系彩超提示：双肾萎缩变小。

中医诊断：慢性肾衰（脾肾阳虚，浊毒内蕴）。西医诊断：慢性肾脏病 5 期；肾性贫血；代谢性酸中毒；高血压病 3 级（极高危险组）。

治则治法：温补脾肾，通络泄浊。同时给予透析治疗。

方药：菟丝子 30g，丹参 20g，黄连 5g，五味子 15g，山茱萸 40g，熟地黄 20g，桑椹 30g，黄芪 60g，巴戟天 20g，当归 15g，牡蛎 30g（先煎），地龙 20g，川芎 15g，绵萆薢 15g，草果仁 15g，佩兰 15g，砂仁 15g（后下），赤芍 15g，柴胡 15g，炒僵蚕 20g。4 剂，水煎服。

【二诊】

乏力略好转，时有胸闷、气短，畏寒，腰酸痛，纳可，寐差，小便少，大便干结。舌质暗红，苔黄腻，脉沉缓。主证未变，原方加大黄 5g、枳实 5g、厚朴 10g，以通腑泄浊，6剂，水煎服。

【三诊】

乏力进一步好转，时有胸闷、气短，畏寒，腰酸痛，时有恶心，寐差，小便仍少，大便正常。舌质暗红，苔白腻，脉沉缓。主证未变，在上方去枳实、厚朴，加芦根20g、枇杷叶15g，6剂，水煎服。

【治疗效果】

无乏力，偶有胸闷、气短、心慌，稍畏寒，纳可，寐可，二便正常。舌质暗红，苔薄白，脉沉缓有力。复查：血常规：红细胞 3.92×10^{12}/L，血红蛋白121g/L。尿常规：蛋白（±），白细胞（+），白细胞计数25.74/μL，鳞状上皮细胞11.22/μL。生化检查：尿素8.8mmol/L，肌酐120μmol/L，视黄醇结合蛋白76mg/L，β_2微球蛋白3.60mg/L，胱抑素C 1.31mg/L。

【按语】

肾衰病机错综复杂，虽以肾脏病变为本，但其实是全身疾病的反应。肾为五脏之源，又是生命之根、精血之府、水火之宅，故人之阳气非此不发，人之阴精非此不滋。肾衰病机核心是蚕食样的发展，毒邪先伤肾封藏之功，血脉、血络之能，肾气受累，精血外溢；久而毒邪不解，盘踞肾内，先损命火温煦脏腑之力，"命火为相火之源"，命火受损，相火受累，相火式微，引发人体内外气化代谢功能障碍；又因久潜邪毒，继而损害肾水、精、气，发生水精代谢失常，水精是万物之源，从而造成肾脏毛脉、孙络、缠络瘀滞；又因代谢障碍产生水毒、痰浊、涎毒，导致肾髓受抑，藏真受伤，肾气内变，不能分解血中废料，下注膀胱，由尿除之，故而发生肾衰。"胃为肾关，同一机轴"，脾胃与肾命在生理上是一升一降枢轴，互相为用，因肾衰而致命火衰，相火不足，不能温发脾升胃降枢机之轴，导致清气在下，浊气在上，而生腹满腹胀，水毒扰胃，胃气上逆，故见恶心呕吐、纳呆等症。

治疗以菟丝子、桑椹子、黄芪、巴戟天等以温补脾肾；草果、佩兰、萆薢、大黄等以泄浊排毒；当归、川芎、赤芍、僵蚕、地龙等以活血化瘀通络；山茱萸、五味子、砂仁等以收涩固精。随症加减，共奏温补脾肾、泄浊排毒、活血通络之功，治疗效果较好。

（整理：王捍齐）

尿血（多囊肾出血）案

《明医指掌·溺血》曰："尿血者，小便血也。盖心主血，通行经络，循环脏腑，若得寒则凝涩，得热则妄行，失其常道，则溢渗于脬，小便出血也。"

【一诊】

刘某，男，54岁。因间断乏力4年余，加重伴肉眼血尿7天，于2017年7月9

日就诊。患者 4 年前间断出现乏力，诊断为多囊肾、慢性肾衰竭，现行血液透析，目前尿量极少，非透析日尿量为 150～200mL。7 天前出现肉眼血尿，呈咖啡色，自服云南白药未见好转，并伴有皮肤瘙痒症状。现症：肉眼血尿，呈咖啡色，尿液混浊，乏力、腰痛，怕冷，左侧肢体活动不利，纳差，寐可，大便正常。既往有高血压病史（血压最高达 180/110mmHg），冠心病病史 4 年，脑梗死病史 4 年。腹部可触及肿大质硬的包块（考虑为多囊肾）。尿常规：白细胞计数 17.6/μL，白细胞 3.2/HPF，红细胞计数 2573.48/μL，红细胞 463.2/HPF，潜血（+++），蛋白（++），白细胞（++），葡萄糖（+）。血尿定位提示均一型红细胞。泌尿系统彩超提示：双肾符合多囊肾改变，双肾内小结石可能。

中医诊断：尿血；**西医诊断**：多囊肾出血。

治则治法：凉血止血。

方药：小蓟 30g，蒲黄 15g，藕节 30g，生地 15g，车前子 30g（包煎），当归 15g，萹蓄 30g，瞿麦 30g，杜仲炭 20g，枸杞子 30g，地榆 15g，侧柏叶 15g。6 剂，水煎服。

【二诊】

患者症状未见好转，仍有咖啡色肉眼血尿，复查尿常规（7 月 15 日）、泌尿系统彩超、泌尿系统 CT，较之前均无明显变化。凝血常规示，D- 二聚体，7 月 10 日为 1183ng/mL，7 月 15 日为 1451ng/mL，较前升高。

方药：桃仁 15g，炙甘草 5g，大黄 5g，桂枝 15g，茯苓 15g，赤芍 15g，丹皮 15g，牛膝 15g，虎杖 15g，路路通 6g，杜仲 15g，王不留行 15g。10 剂，水煎服。配合三七粉 6g，日 1 次，口服，以活血止血。

【治疗效果】

患者服药后尿液变为茶棕色。复查尿常规（7 月 25 日）：白细胞计数 23.48/μL，白细胞 4.2/HPF，红细胞计数 331.68/μL，红细胞 59.7/HPF，潜血（+++），蛋白（+++）。尿红细胞较前明显减少，治疗有效。

【按语】

患者肉眼血尿 7 天，既往有多囊肾病史，尿常规提示红细胞明显增多，血尿定位提示均一型红细胞，彩超提示多囊肾、肾结石。均一型红细胞提示非肾小球源性血尿，这种血尿可来源于尿路感染、结石、结核、肿瘤、多囊肾出血等。患者尿常规白细胞升高不明显，且无排尿热痛的症状，故暂不考虑尿路感染。患者曾多次入院，既往结核、肿瘤相关检查，均未见异常，故也暂排除。结合患者情况，考虑为多囊肾出血，或小结石导致出血。入院后静点血栓通以活血止血，三七粉口服。血尿，故给予小蓟饮子化裁以凉血止血，但效果不佳。

患者可见咖啡色肉眼血尿，尿液混浊，无明显其他症状，舌质暗紫色，苔薄，脉沉弱无力，考虑为瘀血，离经之血即是瘀血，且尿血病位在下焦。六腑以通为用，故治疗应以清除下焦瘀血为主。《伤寒论》中桃核承气汤为治疗下焦蓄血的方剂，且患者有多囊肾，故可合桂枝茯苓丸缓消癥块。处方中桃核承气汤清除下焦瘀血，桂枝茯苓丸缓消癥块。牛膝、虎杖引血下行，路路通、王不留行开窍祛邪，杜仲增强肾气，排除邪气。在泌尿系统疾病的治疗中，要注意肾脏和膀胱一脏一腑的关系。肾藏精气，膀胱泻邪气，脏气强健才能促进腑的排邪，要注意脏和腑藏泻功能的配合。

（整理：杨瑞军）

韩冰（1973—），女，副教授，硕士研究生导师。从事肾脏相关疾病的防治研究20余年，擅长治疗慢性肾炎、急性肾炎、肾病综合征、尿路感染等。

水肿（肾病综合征）案

【一诊】

张某，男，39岁，职员。2012年5月30日初诊。浮肿将近1个月，以下肢明显。眼睑轻度浮肿，咽部充血，两肾区无叩击痛，血压121/91mmHg。某医院诊断为肾病综合征，予强的松日60mg、潘生丁日150mg，口服，用药近1个月，现尿蛋白仍为（++++）。现症：浮肿以下肢为甚，腹胀，腰酸痛，尿少色黄，尿意难尽，食纳平平，口干苦，舌质紫，苔中部黄腻、底白，脉小弦数。血压121/91mmHg，眼睑轻度浮肿，咽部充血，双下肢指压痕（+），双肾区叩击痛（－）。实验室检查：尿蛋白（++++），24小时尿蛋白14g。尿盘状电泳：大中分子蛋白尿，少许小分子。血 K^+ 4.22mmol/L，Na^+ 139mmol/L，Cl^- 96mmol/L，Ca^{2+} 2.20mmol/L。血清胆固醇13.79mmol/L（正常值6.5mmol/L），血清白蛋白23.1g/L（正常值30g/L）。B超提示：双肾皮质回声增强。

中医诊断：水肿（阴水）；**西医诊断：**肾病综合征。

治则治法：清化湿热，活血利水。

方药：生黄芪20g，木防己12g，炒苍术10g，川黄柏10g，粉草15g，六月雪20g，五加皮10g，猪茯苓各15g，大腹皮10g，石韦15g，泽兰10g，泽泻15g，鬼箭羽10g，车前草10g。7剂，水煎服。

【二诊】

浮肿明显减轻，尿量有增，腹胀消失，尿检未见异常。原方7剂，水煎服。

【三诊】

浮肿全消，自觉腰酸，夜寐早醒，尿黄。再予清利下焦，活血通络，同时给予壮肾之品。上方去大腹皮、猪苓、车前草，加川断10g、狗脊20g，5剂，水煎服。

【四诊】

患者仅自觉劳累后腰酸，偶有便溏。续按上方加减调治。

【治疗效果】

患者浮肿全消，病情稳定，尿检持续阴性，肾功能检查正常。激素逐渐减撤，观察近1年，尿检始终呈阴性，查血清胆固醇、血清白蛋白恢复正常值。

【按语】

水肿的形成与风邪袭表、外感水湿、饮食不节、体虚劳伤有关。病机特点为肺失通调，脾失传输，肾失开阖，水液潴留，泛滥成肿。病性总属本虚标实，有阴水、阳水之分，两者在一定的条件下可相互转化。

选方以防己黄芪汤、二妙丸加减。药用黄芪、防己益气利水，以治标实本虚之肿；苍术、黄柏清化湿热；六月雪、粉草、车前草助清热利湿，分清泌浊之功；猪茯苓、泽泻、石韦等淡渗利水；大腹皮行气祛湿；更配泽兰、鬼箭羽等活血化瘀药，使血行则水行。因辨证准确，方药与病机相切，故见效迅速。取效后在清利湿热、活血化瘀的基础上，稍加补肾健脾等药物，标本同治，使病情平稳康复。

患者因大量蛋白尿、低蛋白血症、高脂血症、明显水肿而被诊断为肾病综合征，虽用大剂量激素，仍未见效。根据其症状特征，可以归属于"水肿"范畴的阴水。此证一般多责之脾虚、肾虚，少有从湿热、瘀血论治者。但据症分析，患者在脾肾本虚的基础上由于对水液的输化失常，而因虚致实，导致水潴、湿停、热郁、瘀阻，且以湿热瘀阻为主。故治以清化湿热、活血利水。

慢性肾风（慢性肾小球肾炎）案

【一诊】

李某，男，41岁，工程师。2年前因在阴雨天卧湿地工作，之后自觉身体不适，尿液混浊有沫，去医院检查，尿蛋白（+++）、红细胞10～15个/高倍视野、颗粒管型2～7个/高倍视野，胆固醇增高，血压正常。经多方治疗始终未愈，遂来我院就诊。现症：面部虚浮，神疲乏力，舌绛暗，舌体胖润少苔，脉沉细而缓，下肢酸重，指压痕不明显，腰痛，大便溏，形寒怕冷。血压120/80mmHg，双下肢指压痕（±），双肾区叩击痛（-）。尿常规：尿蛋白（+++），红细胞20个/高倍视野，白细胞5个/高倍视野，颗粒管型2个/高倍视野。肝功能：胆固醇7.28mmol/L。

中医诊断：慢性肾风（脾肾阳虚）；**西医诊断**：慢性肾小球肾炎。

治则治法：益气扶正，养阴固精。

方药：黄芪50g，当归15g，茯苓20g，莲肉25g，芡实20g，白术25g，仙灵脾15g，五味子10g，甘草5g，狗脊20g，怀牛膝25g，萆薢20g，大枣10枚。5剂，水煎服。

【二诊】

患者腰痛减轻，大便成形，下肢指压痕不明显，但晨起眼睑微浮肿，下肢感觉发沉，脉沉细无力。继服上方 5 剂，水煎服。

【三诊】

患者体力恢复，血压正常，形寒怕冷改善，已正常上班。继续原方加减用药。

【治疗效果】

患者症状消失。尿常规：尿蛋白（±），红细胞、颗粒管型未见。

【按语】

外邪侵袭和脏腑虚损是引起肾体被损的主要病因。外感风寒，内舍于肺，使肺失宣降；或久居湿地，冒雨涉水，水湿之气内侵；或平素饮食不节，多食生冷，脾为湿困，失其健运，寒湿蕴积，日久伤肾损阳；或因肌肤痈疡疮毒未清解消透，疮毒内归脾肺；或湿热久羁，湿郁化热，中焦脾胃失其升清降浊之能，肾受湿热熏灼而失统摄之功。凡种种，皆使肺、脾、肾三脏受损，功能异常，而致通调失司，健运无权，开阖不利。

首方以黄芪、当归、茯苓、莲肉、芡实、白术、仙灵脾、五味子、甘草、狗脊、怀牛膝、萆薢、大枣组成。方中黄芪、当归补气健脾；茯苓、白术、仙灵脾以健脾利水；芡实、狗脊、怀牛膝、莲肉以补肾固精；五味子敛阴；甘草、大枣调和诸药。

慢性肾风是泌尿系统的常见病之一。本病初起，多见肺脾气虚，湿邪阻滞，病势多为正虚邪实。若失治误治，则病情趋于复杂严重，坚持正确治疗，可由重转轻。

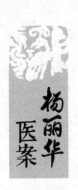

杨丽华（1961—），女，三级教授，博士研究生导师，从事中医内科老年病的防治研究30余年，擅长治疗高血压病、老年心脑血管及胃肠疾病、顽固性失眠等，重视治未病思想及中医经典理论的应用。

便秘（慢性结肠炎）案

张仲景将便秘分为阴结和阳结，在此基础上进一步阐明了两者的病机与治则。《景岳全书·秘结》曰："凡下焦阳虚，则阳气不行，阳气不行则不能传送""凡属老人、虚人……多有病为燥结者，盖此非气血之亏，即津液之耗，凡此之类，须详察虚实""阳结者邪有余，宜攻宜泻者也；阴结者正不足，宜补宜滋者也。知斯二者即知秘结之纲领矣"。清代沈金鳌在《杂病源流犀烛》中比较明确地提出"便秘"的名称。

【一诊】

陶某，男，68岁。2010年1月30日，因"大便干结，排便困难3年"来我院就诊。患者平素体弱，3年前出现大便干结的症状，初服牛黄解毒片、番泻叶泡水饮用有效，后期罔然，近日用开塞露后方能大便，便后自觉乏力，为求中医药治疗来我院门诊。现症，大便干结，5～6日一行，虽有便意，临厕努挣而便难下，便时汗出，便后乏力，倦怠，口干心烦，盗汗，耳鸣，眠差，纳差，小便正常，舌质淡红，苔少，脉沉细。视诊：形体消瘦，营养中等。触诊：腹软，无压痛及反跳痛。电子结肠镜：全结肠黏膜充血、水肿、血管网结构消失，横结肠、降结肠、乙状结肠及直肠黏膜散在点状糜烂，色红。

中医诊断：便秘（气阴两虚）；**西医诊断：**慢性结肠炎。

治则治法：益气养阴，润肠通便。

方药：黄芪30g，玄参20g，麦冬15g，生地15g，柏子仁15g，当归10g，桑椹10g，陈皮10g，枳壳10g，肉苁蓉10g，制首乌15g，莱菔子10g。5剂，水煎服。

【二诊】

患者大便3～4日一行，便质仍干，余症减轻，舌质淡红，苔少，脉沉细。主证未变，续用前方，加入党参15g、黑芝麻15g。5剂，水煎服。

【三诊】

患者大便2日一行，便质略干，时有盗汗，舌质淡红，苔少，脉细。患者病情好转，调整前方，减少行气之品，加入养阴之品，减少黄芪用量，去陈皮、枳壳、莱菔子，加地骨皮 10g、黄精 10g。5 剂，水煎服。

【四诊】

患者大便日一行，便质不干，其余诸症亦除，舌质淡红，苔薄白，脉细。守三诊方续服。

【治疗效果】

患者大便正常，便质不干。

【按语】

患者年老体弱，气虚大肠推动无力，同时又因久用寒凉泻下之品，"损及津液，燥结愈甚，复下复结，极则以至引导于下而不通，遂成不救"。故治疗上益气养阴与通便共施。方选黄芪汤合增液承气汤加减。以黄芪汤补益脾肺，合以增液承气汤滋阴增液，润肠通便，益气养阴通便而不伤正。方中重用黄芪补脾肺之气，玄参养阴通便，二者气阴并补。麦冬、生地助玄参养阴生津；肉苁蓉、当归、制首乌、桑椹益阴精之血以润肠通便；柏子仁润肠通便，同时入心肾经，养阴血、安心神。陈皮、枳壳、莱菔子理气和中，行气通便，使诸药补而不滞。诸药合用，气阴得补，导滞通便。

二诊时，排便仍困难，"治阴虚而结者，但壮其水，则泾渭自通"，然肠胃已润，津液流通，则传送如常，津液的流通亦依赖气的推动，气旺则推动有力，加党参入脾肺经以补气，加黑芝麻润肠通便，养精血，气血互根互用，气能生血，血能载气，使补之气有所依。三诊患者仍有盗汗，此因阴伤日久所致，且久用行气之品，恐耗气，因此减去陈皮、枳壳、莱菔子，加地骨皮、黄精。四诊患者诸症均好转，效不更方，故守前方。

老年便秘以虚秘居多，虚实夹杂是其特点。由于肺脾肾亏虚，在气血亏虚的基础上常合并有气滞、血瘀等，因此，既要扶正祛邪，又要补虚泻实。

（整理：马春）

不寐（失眠）案

不寐首见于《难经·四十六难》，认为老人"卧而不寐"，是因为"气血衰，肌肉不滑，荣卫之道涩"，《内经》称不寐为"目不瞑""不得眠""不得卧"。《灵枢·邪客》曰："治之奈何？伯高曰：补其不足，泻其有余，调其虚实……阴阳已通，其卧立至。"

【一诊】

梁某，女，62 岁。2010 年 7 月 2 日因"多梦易醒 6 个月余，加重 7 天"来我院就诊。患者 6 个月前因患慢性浅表性胃炎，而后心情焦虑，思虑过度，加之工作压力较大，出现多梦易醒，口服佐匹克隆胶囊后有所改善，但时有反复，7天前上症加重，甚至彻夜不眠，为求中医药治疗来我院门诊。现多梦易醒，甚至彻夜不眠，心悸健忘，神疲乏力，脘闷纳差，面色少华，大便时干时稀，小便尚可，舌质淡，苔薄白，脉细弱。神经系统检查：意识清楚，语言流利，概测智能正常，双侧瞳孔等大等圆，直径3mm，对光反射灵敏，眼球各方向运动正常，无眼震，四肢肌力及肌张力正常，双侧腱反射对称存在，病理反射未引出。脑彩超：脑彩超血流频谱未见明显异常。心电图：大致正常心电图。

中医诊断：不寐（心脾两虚）；**西医诊断**：失眠。

治则治法：补养心脾，养心安神。

方药：龙眼肉15g，黄芪15g，白术10g，当归10g，夜交藤15g，太子参15g，知母10g，竹叶10g，杜仲10g，合欢花15g，珍珠母15g，木香5g，龙骨15g（先煎）。5剂，水煎服。

【二诊】

患者渐能入睡，夜梦亦减，脘闷纳差，舌质淡，苔薄白，脉细。主证较前改善，续用前方，但脘闷纳差的症状改善不明显，加大白术用量，改为15g，同时加入陈皮15g，减去木香，加入佛手15g、香橼15g。5剂，水煎服。

【三诊】

患者睡眠较二诊继续好转，情志改善，面色转佳，精神好转，脘腹不胀，舌质淡红，苔薄白，脉细，守二诊方续服。

【治疗效果】

患者口服中药汤剂后一直未服佐匹克隆胶囊，现入夜亦能安睡，夜梦明显减少，每晚能睡6小时左右。

【按语】

本案为心脾两虚不寐。方选归脾汤加减。方中以黄芪和龙眼肉补脾气，养心血，安心神；太子参、白术重在补气，意在生血，气旺而血自生，血足则心有所养，将归脾汤中温燥之人参换为性平味甘之太子参，"健脾而不燥……养血而不偏滋腻"；当归为补血的要药，与黄芪同用以补气血；夜交藤与合欢花相须取效用以养心安神；黄芪温升补气，升全身之气，知母寒润滋阴，补下元之水，阳升阴应，阴阳不至偏亢；竹叶和杜仲交通心肾，平衡阴阳；珍珠母、龙骨镇静安神；木香理气醒脾，使之补而不滞。诸药合用，阴阳平和，气血并补，养心安神。

二诊时，患者病情较前减轻，但仍有脘闷纳差的症状，故加大白术用量以增补气健脾之功，加入陈皮理气健脾，同时将木香改为佛手、香橼，因木香性燥，久用多致痞满，故改为佛手、香橼，既可不失其理气之效，调和脾胃之功，又可避免木香温燥之性。三诊患者诸症明显减轻，面色转佳，精神好转，守前方，续服，则患者诸症明显好转。

不寐一病，涉及五脏六腑，与气血阴阳密切相关。多以情志变化为诱因，长期思虑过度又致心脾两虚，气血失和，故在治疗上应重点从气血入手，"补其不足，调其虚实"，使阴阳平衡，气血调和，从而获得正常睡眠。

（整理：马春）

心痛（冠状动脉粥样硬化性心脏病）案

心痛病名最早见于《内经》，《灵枢·五邪》曰："邪在心，则病心痛。"《素问·标本病传论》中亦云："心病先心痛。"根据心痛的轻重缓急，分为"厥心痛""真心痛""卒心痛"等不同名称。李用粹在《证治汇补·心痛》中提出了治疗原则"初病宜温宜散，久病宜补宜和"。

【一诊】

马某，女，63 岁。2009 年 5 月 8 日，因"阵发性胸部闷痛 2 年，加重 1 天"就诊。患者 2 年前出现胸部闷痛的症状，于单位体检时诊断为"冠心病"，自行间断含服速效救心丸、硝酸甘油。1 天前大怒后自觉上症反复且较前加重，为求中医药治疗来我院门诊。现左胸部阵发性闷痛，固定不移，情绪波动后发作次数增加，气短乏力，眠差，饮食及二便尚可，舌质紫暗、有瘀斑，苔白腻，脉沉弦。BP 135/80mmHg。叩诊：心界正常，心尖部位于左锁骨中线内 0.5cm。听诊：心率 66 次 / 分，节律规整，心音低钝，二尖瓣听诊区可闻及 2/6 级收缩期杂音。心电图回报：T 波 $V_1 \sim V_6$ 低平。心脏彩超示：二尖瓣轻度反流，左室舒张功能减低。

中医诊断：心痛（痰瘀互阻）；**西医诊断**：冠状动脉粥样硬化性心脏病（劳力性稳定型心绞痛，心功能Ⅱ级）。

治则治法：活血化瘀，豁痰开结。

方药：川芎 10g，瓜蒌 15g，薤白 15g，半夏 10g，砂仁 15g（后下），泽兰 10g，降香 5g，桔梗 15g，郁金 10g，鸡血藤 15g，香附 10g，枳壳 10g，牛膝 10g，苏子 10g，炙甘草 10g。5 剂，水煎服。

【二诊】

患者左胸部闷痛的发作次数较前明显减少，余症较前好转，睡眠尚可，舌质紫暗、有瘀点，苔白腻，脉沉弦。主症未变，舌质仍有瘀象，脉沉。续用前方，去桔梗、鸡血藤，加入桂枝 10g、陈皮 15g、当归 10g、桃仁 10g、红花 10g。7 剂，水煎服。

【三诊】

患者左胸部疼痛症状消失，偶有胸闷气短，睡眠尚可，舌质暗红，苔白，脉沉。患者病情好转，调前方，减去川芎、降香，加入檀香 10g、丹参 15g。

【治疗效果】

患者左胸部闷痛症状消失，余症均较前好转。心电图：V_5、V_6 低平。

杨丽华医案

【按语】

血瘀贯穿心痛的发生始终，病位在心，与肝、脾、肾诸脏关系密切。患者情绪激动后，使气机不畅，胸阳痹阻，气滞而血瘀，气滞则津液运行迟缓、留聚而生痰，同时"瘀血既久，亦能化为痰水"，痰瘀阻于心脉，络脉不通，不通则痛。方选瓜蒌薤白半夏汤合血府逐瘀汤加减。方中川芎活血行气，使瘀血除，血脉通，气血调畅，百症不生，瓜蒌宽胸散结化痰，二者合用，瘀去痰消。以鸡血藤、泽兰、降香助川芎活血化瘀，以薤白、半夏通阳散结化痰，以砂仁健脾化痰，助瓜蒌健脾行气化痰。以桔梗开宣肺气，载药上行，以苏子降气化痰，以牛膝引瘀血下行，配合枳壳、郁金、香附升降相和，化痰消瘀，开胸行气。以甘草缓急止痛，调和诸药。诸药合用瘀化痰消，心脉得通。

二诊患者左胸部闷痛的发作次数较前明显减少，但仍有发生，主证未变，故守前方，患者舌质仍有瘀象，脉沉，故去桔梗、鸡血藤，加入桂枝以温心阳，通血脉，加入当归、桃仁、红花以加强活血化瘀之力，加入陈皮，行气健脾化痰。临床行气活血之品过服久服后必伤气血，三诊患者瘀血的表象明显减轻，因此减轻活血化瘀之力，将川芎、降香改为丹参、檀香以行气活血，祛瘀血，生新血，祛瘀而不伤正。

本案为痰瘀互阻心痛，心主血脉，以阳气为用，气滞则血行不畅，血脉瘀阻。临床上痰浊和瘀血相辅相成，相互影响，故在心痛的治疗上要重视痰瘀共治之法。

（整理：马春）

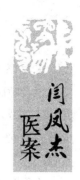

闫凤杰（1961—），硕士研究生导师。长春市名中医，吉林省中医临床优秀人才，全国老中医药专家学术经验继承人。擅长治疗高血压、心脑血管疾病、老年脾胃虚弱、便秘、慢性咳嗽等，尤擅长治疗更年期综合征及各种原因导致的失眠。

不寐（神经衰弱）案

不寐在古代称为"不得眠""不得卧"，亦有称之为"目不瞑"者。《灵枢·大惑论》较为详细地论述了"目不瞑"的病机，认为"卫气不得入于阴，常留于阳。留于阳则阳气满，阳气满则阳跷盛，不得入于阴则阴气虚，故目不瞑矣"。清代冯兆张《冯氏锦囊秘录》提出了"壮年肾阴强盛，则睡沉熟而长，老年阴气衰弱，则睡轻而短"，说明不寐的病因与肾阴的强弱有关。

【一诊】

周某，男，45岁，打字员。2011年4月16日，因"失眠2年"就诊。患者2年前因工作紧张、业务繁重，疲劳后出现夜难入寐，寐而不实，多梦易醒，每日睡眠不足4小时，甚至有时彻夜难眠，同时口干咽燥，神疲乏力，腰膝酸软。曾就诊于附近医院，诊断为"神经衰弱"，并经多方治疗（具体治疗不详），但见效甚微，今为求中医药治疗而来我院门诊。现症：失眠，头晕，耳鸣，口干咽燥，神疲乏力，心悸，五心烦热，盗汗，健忘，腰膝酸软，纳可，二便调。舌红少苔，脉细数。血压110/70mmHg，发育正常，营养中等，神志清楚，面色潮红，听诊心率86次/分，音纯，律齐，腹部检查未见异常。心电图，肝、肾功能均正常。

中医诊断：不寐（肾阴亏虚，心神失养）；**西医诊断：**神经衰弱。

治则治法：滋补肾阴，养心安神。

方药：熟地20g，山萸肉15g，酸枣仁20g，茯神20g，夜交藤30g，远志15g，合欢花10g，知母15g，黄连5g，肉桂5g。7剂，水煎服。

【二诊】

患者睡眠转佳，每日睡眠可以达到5小时，神疲乏力及头晕好转，耳鸣，口干咽燥，心悸，五心烦热，盗汗，健忘，腰膝酸软，纳可，二便调。舌红少苔，脉细数。主症转佳，效不更方，前方续投5剂。

【三诊】

患者睡眠明显好转，每日睡眠可以达到 6 小时，眠深，精力日增，头晕、心悸消失，耳鸣减轻，口干咽燥，五心烦热，盗汗，健忘，腰膝酸软，纳可，二便调。舌红少苔，脉细数。主症渐好，上方去合欢花、知母，加玄参 15g、麦冬 15g，3 剂，水煎服。

【四诊】

患者睡眠良好，精力充足，无耳鸣，口干咽燥及五心烦热减轻，盗汗，健忘，腰膝酸软，纳可，二便调。舌淡红、苔薄白，脉细数。复查心电图，肝、肾功能均正常。嘱患者服用六味地黄丸，早晚各 1 丸，续服 1 个月。

【治疗效果】

患者睡眠安稳，精力充沛，记忆力恢复正常，余症尽消，纳可，二便调。舌脉正常。

【按语】

本患者年过四十，阴气自半，并且不寐 2 年，久病及肾，导致肾阴亏虚；肾阴亏虚，阴精不足，使肾水不升，独潜于下，腰府失养，故耳鸣，五心烦热，盗汗，健忘，腰膝酸软；肾阴亏虚，肾水不足，不能上承于心，使心神失养，心阳不潜，独亢于上，故失眠难寐，头晕，神疲乏力，心悸。舌红少苔，脉细数，均为肾阴亏虚，心神失养，阴阳失调之证。

本例不寐系由肾阴亏虚，心神失养所致，故方选六味地黄丸合酸枣仁汤加减。方中熟地有补血滋阴，益精填髓的功效，酸枣仁能养心阴，益心、肝之血而有安神之功，二者共奏滋补肾阴，养心安神之效。配山萸肉、茯神、夜交藤、远志、合欢花以加强补肾安神的作用，知母性凉，可以防止滋补过而生热。黄连与肉桂同用名为交泰丸，是治疗不寐常用的药对。黄连苦寒，入少阴心经，降心火，而不使其炎上；肉桂辛热，入少阴肾经，暖水脏，而不使其润下。二药合用，使心肾相交，水火既济以达交通心肾，调和阴阳之效。

二诊患者睡眠转佳，每日睡眠可以达到 5 小时，说明辨证准确，主症好转，故效不更方，前方续投。三诊主症明显好转，但口干咽燥等余症未除，故减少安神药用量，增加滋阴生津之品，而去合欢花、知母，加玄参、麦冬。四诊患者主症已去八九，余症也逐渐向愈，故用滋养肾阴的六味地黄丸缓服以治病求本，结果久治不效的不寐月余而收全功。

（整理：段印会）

咳嗽（慢性支气管炎）案

咳嗽一证早在《内经》中已有记载，如《素问·阴阳应象大论》曰："秋伤于湿，冬生咳嗽。"清代沈金鳌《杂病源流犀烛》不仅指出了肺脾肾三脏是咳嗽的主要病变所在，也指出了咳嗽累及的脏腑是随着病情的加重由肺及脾，由脾及肾而传变的。

【一诊】

郑某，男，56岁，干部。2011年1月20日，因"咳嗽5年，加重3个月"就诊。患者5年前在感冒后出现咳嗽，咳痰，伴有脘腹胀满，以后每遇气候变化症状加重，于2年前在当地医院诊断为"慢性支气管炎"，治疗后效果不佳，每年入冬即发。近3个月咳嗽较前加剧，晨起尤甚，时有便溏，伴脘腹胀满，为求中医药治疗而来我院门诊。现症：咳嗽反复发作，咳声重浊，痰多色白，每于清晨咯痰尤甚，因痰而嗽，痰出则咳缓，胸闷，脘腹胀满，大便时溏，纳差，舌淡红，苔白腻，脉滑。发育正常，营养中等，神志清楚，查体合作，血压110/70mmHg，胸廓正常，心率78次/分，双肺叩诊音清，听诊双肺底可闻及散在的湿啰音，肝脾未见异常。胸片：肺纹理增粗。血常规：白细胞 15.47×10^9/L，中性粒细胞百分比72%，淋巴细胞 1.96×10^9/L，嗜酸性粒细胞 0.4×10^9/L，红细胞 4.83×10^{12}/L。

中医诊断：内伤咳嗽（痰湿蕴肺）；**西医诊断**：慢性支气管炎（急性发作期）。

治则治法：燥湿化痰，理气止咳。

方药：法半夏15g，苍术20g，陈皮20g，厚朴15g，苏子15g，款冬花15g，紫菀15g，藿香15g，紫苏15g，茯苓15g，炙甘草5g。3剂，水煎服。

【二诊】

患者咳嗽减轻，咯痰量减少，但仍每于清晨咯痰尤甚，因痰而嗽，痰出则咳缓，胸闷，脘腹胀满，大便时溏，纳差，舌淡红，苔白腻，脉滑。主症减轻，余症仍在，效即守方，原方再投5剂。

【三诊】

患者咳嗽、咯痰消失，胸闷、脘腹胀满减轻，大便时溏，纳差，舌苔白微腻，脉濡。主症消失，余症减轻，病情好转，改为益气健脾，和胃渗湿法治之，处方如下：党参25g，白术20g，山药20g，白扁豆15g，莲子15g，厚朴10g，藿香10g，紫苏10g，薏苡仁10g，砂仁10g（后下）。5剂，水煎服。

【四诊】

患者诸症均除，惟时有便溏，改服参苓白术散，每次1袋，日2次，续服半个月。

【治疗效果】

患者咳嗽、痰多及其他症状均消失，纳食佳，舌脉正常，1年后随访，情况良好，未再复发。

【按语】

本例为内伤咳嗽，患者久咳，肺病传脾，脾失健运，内生痰湿；痰湿上干于肺，阻塞气道，肺气上逆故咳嗽、痰多；痰湿内蕴，胃失和降，气机不利，故胸闷、脘腹胀满；痰湿停于中焦，健运失权，故大便时溏，纳差。舌淡红，苔白腻，脉滑，均为痰湿内蕴之征。

本例咳嗽为痰湿内蕴所致，故拟燥湿化痰，理气止咳法治之。家师认为，痰湿内蕴咳嗽治疗以燥湿化痰为主，肺脾同调，故投半夏、苍术为君药。痰停则气滞，故臣药用陈皮、厚朴以理气健脾，同时又兼燥湿化痰的作用。佐苏子、冬花、紫菀以止咳，药对藿香之化湿醒脾，紫苏之行气宽中，茯苓之健脾渗湿，可加强止咳之功效。虑之燥湿化痰药多为辛温之品易伤胃气，故配甘草以和中，使之温而不燥。

二诊患者咳嗽减轻，咯痰量减少，说明方药对其证，故效即守方，续投原方。三诊主症消失，病情好转，但胸闷、腹胀、纳差等余症尚在，故改为益气健脾，和胃渗湿法治之。四诊患者诸症均除，但时有便溏，故改用健脾渗湿的参苓白术散缓服以收余功，结果久治不效的咳嗽月余而愈，未再复发。

（整理：段印会）

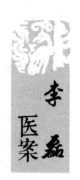

李磊（1957—），教授，硕士研究生导师。从事老年病、消化病防治研究近40年。

眩晕（高血压）案

眩晕病证最早见于《内经》，称其为"眩冒""眩"，《内经》认为，其发病为虚弱致病、外感致病，与肝有关。经过历代医家的总结，朱丹溪补充提出了"无痰不作眩"，虞抟亦提出"血瘀至眩"。对于其治疗，《医学正传》提出了："大抵人肥白而作眩者，治宜清痰降火为先，而兼补气之药；人黑瘦而作眩者，治宜滋阴降火为要，而带抑肝之剂。"

【一诊】

王某，女，64岁，退休。2005年10月16日，因"头晕反复发作5年，加重1个月"就诊。患者5年前无明显诱因出现头晕，无恶心及呕吐，于附近医院就诊，测血压为150/100mmHg，诊断为高血压病。此后每因情绪波动发作，病程中血压最高为160/100mmHg。1个月前，患者因情绪波动后，出现头晕，头痛难忍，血压最高达170/100mmHg，口服"施慧达"，症状稍有改善。现症：头晕时作，头痛难忍，夜寐不安，胸闷痛，全身疲乏无力，纳少便秘，舌质暗，边有瘀点，苔白腻，舌下静脉曲张、瘀血，脉弦滑。既往冠心病病史2年。血压150/100mmHg，心界不大，心率90次/分，律整，心音低钝，主动脉第二心音亢进。心电图提示：窦性心律，QRS额面电轴不偏，不正常心电图，ST段下移。

中医诊断：眩晕（气虚血瘀，痰浊中阻）；**西医诊断**：高血压病2级（高危险组）。

治则治法：益气活血，豁痰开结。

方药：黄芪30g，赤芍15g，川芎15g，丹参15g，陈皮15g，夏枯草15g，桃仁20g，地龙10g，香附15g，生龙骨50g（先煎），生牡蛎50g（先煎），瓜蒌20g，半夏15g，大黄5g（后下）。7剂，水煎服。

【二诊】

患者头晕，头痛减轻，胸闷痛略有缓解，大便通畅，舌质暗，边有瘀点，苔白腻，脉弦滑。主证未变，续用前方，去大黄，加夜交藤15g，10剂，水煎服。

【三诊】

患者头晕、头痛明显减轻，睡眠亦有所改善，胸闷痛不明显，舌质暗，苔腻，脉滑。守二诊方续用 10 剂。

【治疗效果】

患者头晕头痛消失，夜眠尚可，无明显胸闷痛，舌质暗，苔白，脉滑。血压 140/80mmHg。心率 86 次 / 分，律整，心音低钝，主动脉第二心音亢进。心电图提示：窦性心律，QRS 额面电轴不偏，不正常心电图，ST 段下移。

【按语】

患者年老体弱，脾胃虚弱，气血亏虚，日久瘀自内生，气血不能上荣，清阳不展，脑失所养，加之脾虚痰浊内生，阻于中焦，清阳不升，发为眩晕。气血不能上荣，清窍失养，则头晕时作，头痛难忍；营血不足，不能奉养心神，心神不安，则见夜寐不安；气虚血瘀，脉络不通，不通则痛，故见胸闷痛；脾胃虚弱，气血生成不足，周身失于濡养，则全身疲乏无力；脾胃虚弱，腐熟受纳失常，故见纳少便秘。舌质暗边有瘀点，苔白腻，舌下静脉曲张，瘀血，脉弦滑，皆为气虚血瘀，痰浊中阻之征。方中重用黄芪为君，以补益元气，意在气旺则血行，瘀去络通，清窍得养。配以赤芍、川芎、丹参、桃仁、地龙、香附以活血祛瘀，通经活络，用为臣药。佐以夏枯草以清降肝火；生龙骨、生牡蛎以平肝潜阳安神；瓜蒌、半夏、陈皮以化痰散结，使清阳得升；大黄以泄热通便。合而用之，则气旺、瘀消、络通、痰去，诸症向愈。

二诊患者大便通畅，头晕头痛减轻，但仍有睡眠欠佳，说明主证未变，续用原方，考虑患者年老体弱，大便已通，故去大黄苦寒泻下之品，以防伤其阳气，并加以息风安神之品，改善睡眠。三诊患者症状已明显改善，效不更方，续服 10 剂，则诸症均消。

（整理：张博）

心痛（冠心病）案

心痛病名最早见于《内经》。对其治疗，《金匮要略》中有云："胸痹不得卧，心痛彻背者，瓜蒌薤白半夏汤主之……胸痹，心中痞气，气结在胸，胸满，胁下逆抢心，枳实薤白桂枝汤主之。人参汤亦主之……心痛彻背，背痛彻心，乌头赤石脂丸主之……胸痹之病，喘息咳唾，胸背痛，短气，寸口脉沉而迟，关上紧数瓜蒌薤白白酒汤主之。"

【一诊】

孙某，男，68 岁。2009 年 4 月 3 日，因"胸闷痛反复发作 11 年，加重 1 天"就诊。患者缘于 11 年前劳累后出现胸部刺痛，持续 5 ～ 6 秒，无濒死感，于当地医院就诊，查心电图提示心肌缺血，诊断为冠心病，给予硝酸酯类药物治疗后上述症状有

中医临床带教经典医案

所缓解。此后每因劳累或情绪激动后上述症状加重，休息及口服"冠心丹参滴丸"等药物后症状有所减轻。1天前患者因情绪激动后出现胸闷痛。现症：胸闷痛，乏力，心慌，气短，腰膝酸软，畏寒肢冷，纳可，眠差，二便正常。舌质暗，苔白，脉沉细。心界不大，心尖搏动最远点位于第5肋间左锁骨中线内0.5cm处，心率65次/分，律整，心音低钝，各瓣膜听诊区未闻及额外心音及杂音。心电图提示：窦性心律，QRS额面电轴不偏，不正常心电图，ST-T改变。心脏彩超示：二尖瓣、三尖瓣、肺动脉瓣少量反流，心功能未见异常。

中医诊断：心痛（心肾两虚夹瘀）；**西医诊断：**冠状动脉硬化性心脏病（稳定型心绞痛，心功能Ⅰ级）。

治则治法：益气温肾，活血通络。

方药：黄芪20g，枸杞子15g，女贞子15g，山萸肉15g，覆盆子15g，川芎15g，仙灵脾15g，丹参15g，当归20g，桃仁15g，红花5g，赤芍10g，炮附子6g（先煎），炙甘草5g。14剂，水煎服。

【二诊】

患者胸闷痛稍有缓解，心慌、气短略有减轻，畏寒肢冷，纳可，眠差，二便正常。舌质暗，苔白，脉沉细。主证未变，但畏寒肢冷仍较明显，故续用前方，并酌加肉桂3g以补火助阳，温经通脉。14剂，水煎服。

【三诊】

患者胸闷痛、心慌、气短均较前明显缓解，畏寒肢冷较前明显减轻，纳可，睡眠略有改善，二便正常。舌质暗，苔薄白，脉沉。守二诊方续用14剂。

【治疗效果】

患者心悸、胸闷痛不明显，体力恢复，腰膝酸软明显减轻，无明显畏寒肢冷，饮食、夜眠尚可，二便调。舌淡，苔薄白，脉沉。心电图提示：窦性心律，QRS额面电轴不偏，不正常心电图，ST段下移。

【按语】

本病病机关键为心脉闭阻，为本虚标实之证，病位在心，与肾、肝、脾脏的关系密切。该老年患者肾气渐衰，肾阴阳两虚则不能鼓舞五脏之阳，可致心气不足或心阳不振，心主血脉，心阳不振，元气既亏，血因乏气推动无力必停留为瘀。瘀血阻滞，心脉挛急，故见胸闷痛、心悸；瘀血阻滞，血行不畅，周身失养，故见乏力；腰为肾之府，肾阳不足，腰失所养，故见腰膝酸软，畏寒肢冷；舌质暗，苔白，脉沉细，皆为心肾两虚夹瘀之征。方中黄芪性甘为君药，补益元气，气行则血行，瘀化则络通；炮附子辛甘大热，归心、肾、脾经，以补火助阳，散寒止痛；枸杞子、女贞子、山萸肉补肾精；覆盆子补肝肾，固肾精；仙灵脾补益肾阳，微微生火，少火生气；当归、丹参、川芎、桃仁、红花、赤芍活血化瘀通络。诸药合用共奏补益心肾，活血通络之效。

二诊患者症状略有好转，胸闷痛、心慌略有减轻，但仍有畏寒肢冷，故酌加肉桂以补火助阳，温经通脉。正如《本草汇言》所云："壮命门之阳，植心肾之气。"经14剂汤药口服，三诊患者胸闷痛、心慌、气短均较前明显缓解，畏寒肢冷较前明显减轻，守二诊方续用14剂，患者诸症明显缓解。

（整理：张博）

胃痛（慢性浅表性胃炎）案

胃痛在《内经》始有记载。对于其治疗，《医学正传·胃脘痛》有云："古方九种心痛……浊气在上者涌之，清气在下者提之，寒者温之，热者寒之，虚者培之，实者泻之，结者散之，留者行之。"《医学真传·心腹痛》亦云："夫通者不痛，理也。但通之之法，各有不同。调气以和血，调血以和气，通也；下逆者使之上行，中结者使之旁达，亦通也；虚者助之使通，寒者温之使通，无非通之之法也。"

【一诊】

李某，女，61岁。2007年8月5日，因"胃脘部胀痛反复发作1年，加重伴灼热1个月"就诊。患者1年前因经常忧思恼怒逐渐出现胃脘胀闷不舒，攻撑作痛，善太息，嗳气，矢气则舒，未系统诊治，自行口服"三九胃泰"等药物，症状有所缓解。此后每因忧思恼怒，上述症状反复出现，自行口服"三九胃泰""舒肝丸"等药物，病情时好时坏。近1个月上述症状再次加重，并伴有胃脘灼热，嘈杂，口苦，口干，大便干燥，口服药物后未见明显缓解。现症：胃脘部胀痛，灼热，善太息，嗳气，嘈杂，口苦，口干，大便干。舌质红，苔黄，脉弦。剑突下压痛阳性。胃镜：慢性浅表性胃炎。HP阴性。

中医诊断：胃痛（肝胃郁热）；**西医诊断**：慢性浅表性胃炎。

治则治法：清肝泻热，和胃止痛。

方药：百合30g，乌药15g，陈皮20g，黄连20g，吴茱萸5g，苏梗15g，香附15g，柴胡15g，白芍20g，海螵蛸15g，香橼15g，佛手15g，砂仁10g（后下），栀子15g，大黄5g（后下），姜黄10g，甘草5g。5剂，水煎服。

【二诊】

患者胃脘部胀满减轻，灼热稍有缓解，大便略干。舌质红，苔薄黄，脉弦。患者胃脘部胀满减轻，排便有所改善，为防行气太过而伤气，苦寒之品日久而伤其阴，故上方去香橼、佛手、栀子、大黄、姜黄，7剂，水煎服。

【三诊】

患者胃脘部胀痛明显减轻，灼热明显缓解，嘈杂、口苦、口干均明显改善，大便正常。舌质红，苔薄黄，脉弦。患者病情好转，守二诊方续用10剂。

【治疗效果】

患者胃脘部胀痛、灼热明显减轻，无明显口干、口苦，大便正常。舌质淡红，苔薄黄，脉弦。剑突下压痛阴性。

【按语】

该患者忧思恼怒，肝气郁结，不得疏泄，气机阻滞，日久化热，横逆犯胃，肝胃郁热，胃失和降，发为胃痛。肝气犯胃，郁而化热，积热中州，则胃脘胀痛、灼热；肝疏泄功能异常，影响到胃，胃气不降，反而上逆则嗳气；肝郁化火伤津，阴津亏虚，不能濡润周身，则见口苦口干、大便干；肝火犯胃，则见嘈杂；舌质红，苔黄，脉弦，皆为肝胃郁热之征。方中黄连清肝泻火，使肝火得清，自不横逆犯胃，佐以辛热之品吴茱萸，一者疏肝解郁，使肝气条达，郁结得开，再者可反佐以制黄连之寒，使泻火而无凉遏之弊，三者可引黄连入肝经，两药相伍，辛开苦降，肝胃同治；海螵蛸入肝经，可行抑酸止痛之功；陈皮辛温香窜，善于理气和胃，为脾胃宣通疏利之要药，与香附配合，既能调气和胃，又可舒肝止痛，加上柴胡疏泄肝气而解郁结，疏肝理气，使"土得木而达"；香橼、佛手疏肝和胃、行气止痛；砂仁芳香理气，醒脾开胃；白芍、甘草柔肝和营，解痉止痛，使肝体得养，肝用自如，气血调畅；百合、乌药为对药，二药相伍共起行气止痛之功；栀子、大黄以清肝热。诸药合用，共奏清肝泻热，和胃止痛之功。

二诊患者症状略有好转，胃脘部胀满减轻，大便有所改善，患者年老体弱，故减少清热之品，以防伤其阴，减少行气之品，以防行气太过而伤气，经 7 剂汤药口服，三诊患者胃脘部胀痛明显减轻，灼热明显缓解，嘈杂、口苦口干均明显改善，大便正常，守二诊方续用 10 剂，患者诸症明显缓解。在调整用药时，应注意肝乃体阴用阳之脏，调气不宜过用香燥之品，以防伤其肝体，损其肝用。

（整理：张博）

李 磊 医 案

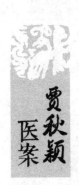

贾秋颖（1974— ），教授，硕士研究生导师。师承于吉林省著名老中医胡永盛教授、第二届国医大师段富津教授。从事老年病临床与理论研究近20年，擅长治疗不寐、痞满等临床常见疾病。

不寐（老年性失眠）案

不寐的病名首见于《难经》，《难经·四十六难》中有云"卧而不寐"。对其治疗，《医学心悟·不得卧》中有云："有胃不和卧不安者，胃中胀闷疼痛，此食积也，保和汤主之；有心血空虚卧不安者，皆由思虑太过，神不藏也，归脾汤主之；有风寒邪热传心，或暑热乘心，以致躁扰不安者，清之而神自定；有寒气在内而神不安者，温之而神自藏；有惊恐不安卧者，其人梦中惊跳怵惕是也，安神定志丸主之；有痰湿壅遏神不安者，其症呕恶气闷，胸膈不利，用二陈汤导去其痰，其卧立安。"

【一诊】

韩某，男，75岁。2008年6月3日，因"入睡困难，睡后易醒3年，加重2周"就诊。3年前患者无明显诱因出现失眠，入睡困难，睡后易醒，醒后不易入睡，未予以重视，未系统诊治。近3年来常夜间辗转后方能入睡，睡后易醒，曾间断自服"艾司唑仑""地西泮""安神补脑液"等，以改善睡眠，症状稍有改善。2周前，患者情志不舒后，上述症状加重，为求中医系统治疗，故来我院。现症：患者入睡困难，睡后易醒，醒后不易入睡，多梦，头晕，胸闷，心悸，疲乏无力，两胁不适，健忘，舌质淡，苔白，脉弦细。既往冠状动脉硬化性心脏病病史12年，高血压病史10年，现口服"硝苯地平控释片"控制血压，腔隙性脑梗死病史8年。血压140/90mmHg，心界不大，心尖搏动最远点位于第5肋间左锁骨中线内0.5cm处，心率68次/分，律整，心音低钝，各瓣膜听诊区未闻及额外心音及杂音。神经系统检查：神志清楚，查体合作，语言流利，伸舌居中，双侧肢体活动自如，肌力、痛觉、触觉、温度觉及位置觉正常，生理反射正常，病理反射未引出，脑膜刺激征阴性。头部CT提示：双侧基底节区多发腔隙性脑梗死。心电图提示：ST-T改变。

中医诊断：不寐（气血亏虚，肝气郁结）；**西医诊断：**老年性失眠。

治则治法：益气养血，理气安神。

方药：黄芪20g，白术20g，酸枣仁20g，川芎20g，知母15g，柴胡15g，陈皮

15g，郁金 15g，甘草 10g，当归 20g，柏子仁 15g。10 剂，水煎服。

【二诊】

患者入睡困难稍有改善，多梦稍有减轻，体力略有恢复，两胁不适有所减轻，头晕，健忘，舌质淡，苔白，脉弦细。患者两胁不适有所减轻，上方加茯神 15g，10 剂，水煎服。

【三诊】

患者入睡困难明显减轻，多梦不明显，胸闷有所缓解，头晕明显减轻，体力有所恢复，两胁不适不明显，无明显心悸，舌质淡，苔白，脉沉。守二诊方继服 10 剂。

【治疗效果】

患者睡眠明显改善，头晕明显减轻，胸闷不明显，疲乏不显，舌质淡，苔白，脉沉。血压 130/80mmHg，心率 69 次 / 分，心音低钝，神经系统检查未见明显异常。

【按语】

本病病机关键为卫阳不能入于阴。不寐总属阳盛阴衰，阴阳失交，一为阴虚不能纳阳，一为阳盛不得入阴。该患者年迈体衰，气血亏虚，心血不足，心神失养，神不守舍，心血不静，故发为不寐。营血不足，不能奉养心神，心神不安，故见入睡困难，睡后易醒，醒后不易入睡，多梦；气血虚弱，不能上奉于脑，故见头晕；气血亏虚，周身失养，故见疲乏无力；心血亏虚，不能濡养心脉，则见胸闷，心悸；肝气不舒，肝经郁滞，故见两胁不适；舌质淡，苔白，脉弦细，皆为气血亏虚，肝气郁结之征。黄芪、白术、甘草补气健脾，脾胃为后天之本，脾胃健，则气血生化之源不绝；当归滋养营血；酸枣仁以养心阴，益肝血，清虚热，宁心安神，柏子仁养心血，二药相伍，相得益彰，宁心安神，治疗不寐甚效；知母清热除烦；柴胡、陈皮、郁金以疏肝理气。诸药合而用之，则气血得充，肝气得疏，心神得养，诸症向愈。

二诊患者入睡困难稍有改善，多梦稍有减轻，两胁不适有所缓解，结合患者病情，减少理气之品的用量，以防行气太过而伤气，患者仍有睡后易醒，醒后不易入睡，结合患者病情，加茯神以宁心安神。三诊患者症状已明显改善，效不更方，续服10 剂，则患者诸症均消。

（整理：张博）

痞满（功能性消化不良）案

痞满首见于《内经》，称其为痞、满、痞满、否、痞塞。《素问·太阴阳明论》曰："饮食不节，起居不时者，阴受之……入五脏则䐜满闭塞。"对其治疗，《景岳全书·痞满》亦提出了："实痞实满者，可消可散，虚痞虚满者，非加大温补不可。"

【一诊】

张某，男，61 岁，退休。2007 年 1 月 10 日，因"脘腹胀满反复发作 4 年，加重

1 周"就诊。患者 4 年前因饮食不节，出现脘腹胀满不适，时作时止，未予以重视，未系统诊治，自服"多潘立酮"等药物后，症状明显缓解。此后每因情志不舒或饮食不节，上述症状反复发作，自服"多潘立酮""六味安消"等药物，症状有所缓解，但出现大便稀溏，故未坚持服用。1 周前，患者情志不舒后，上述症状加重，口服多"多潘立酮"等药物后症状未见改善。现症：脘腹胀满不适，善太息，嗳气则舒，心烦易怒，食欲不振，疲乏无力，两胁胀痛，排便不爽，舌质暗，苔薄白，脉弦。全腹无压痛及反跳痛，剑突下压痛阴性。胃镜、消化系统彩超、结肠镜未见明显异常。

中医诊断：痞满（肝郁乘脾，气机阻滞）；**西医诊断：**功能性消化不良。

治则治法：疏肝解郁，理气健脾，消补并用。

方药：黄芪 30g，莱菔子 20g，水红花子 20g，佛手 15g，香橼 15g，柴胡 15g，香附 15g，郁金 20g，枳实 15g，厚朴 15g，陈皮 15g，白芍 15g，砂仁 10g（后下），甘草 5g。10 剂，水煎服。

【二诊】

患者脘腹胀满不适有所减轻，两胁胀痛稍有缓解。舌质暗，苔薄白，脉弦。上方去柴胡、香附，加白术 10g，10 剂，水煎服。

【三诊】

患者脘腹胀满不适、心烦易怒明显缓解，纳差明显减轻，两胁胀痛有所缓解，大便正常，舌质暗，苔薄白，脉沉。守二诊方继服 10 剂。

【治疗效果】

患者无明显脘腹胀满，心烦易怒、两胁胀痛不明显，饮食尚可，大便正常，舌质暗，苔薄白，脉沉。

【按语】

本病病机关键为中焦气机不利，升降失职。痞满的病位主要在胃脘，与肝脾密切相关。该患者平素易怒，情志失调，肝郁乘脾，中焦气机阻滞，胃失和降，故而发为痞满。情志不舒，肝气郁结，横逆犯胃，中焦气机失调，故见脘腹胀满不适，善太息，嗳气则舒，心烦易怒；肝气乘脾，脾胃虚弱，运化失职，受纳无权，故见食欲不振；胸胁为肝经之分野，肝气不舒，故见两胁胀痛；肝气郁结，腹气不通，故见排便不爽；舌质暗，苔薄白，脉弦，皆为肝郁乘脾，中焦气机阻滞之征。莱菔子性平，味辛、甘，归脾、胃、肺经，消食除胀，降气化痰；佛手芳香辛散，苦温通降，醒脾开胃，疏肝和胃，理气止痛，香橼清香之功稍逊，行气之力亦差，然和胃化痰之功见长，二药相须为伍，理气、宽胸、疏肝和胃之力益彰；黄芪补中益气，补益脾气，中焦得健，亦可防行气太过而伤气；枳实行于气分，以理气消胀为主，郁金既入气分，亦行血分，二药伍用，一气一血，气血同治，行气活血，疏肝解郁之功益强；柴胡、香附、水红子、厚朴、陈皮、砂仁以理气开胃；白芍活血解郁。诸药合而用之，则肝气得疏，脾气得健，中焦气化正常，诸症向愈。

二诊脘腹胀满不适有所减轻，两胁胀痛稍有缓解。主证未变，续用原方，考虑行气之品多辛温香燥，易耗气伤阴，患者年过六旬，脏腑之气渐衰，故减少行气之品，并加白术以补中益气。三诊患者症状已明显改善，效不更方，续服 10 剂，则患者诸症均消。

（整理：张博）

淋证（尿路感染）案

淋之名始见于《内经》，对于其分类，《中藏经》有冷、热、气、劳、膏、砂、虚、事八种；《诸病源候论》中分为石、劳、气、血、膏、寒、热七种；《千金要方》有"五淋"之称。《外台秘要》在五淋的基础上指出了："集验论五淋者，石淋、气淋、膏淋、劳淋、热淋也。"

【一诊】

林某，女，68 岁。2009 年 6 月 10 日，因"尿频、尿急反复发作 2 年，加重 3 天"就诊。患者 2 年前感寒后出现尿频，尿急，腰酸痛，未予以重视，口服消炎药后，症状有所缓解。此后上述症状反复出现，口服消炎药治疗，效果不显。3 天前患者上述症状加重，影响正常生活。现症：尿频，尿急，小便灼热刺痛，腰酸痛，小腹胀满，疲乏无力，舌质暗红，苔薄黄，脉滑。既往糖尿病病史 8 年，现皮下注射门冬胰岛素 30R，早 26U，晚 14U。查体：T 36.3℃，肋脊点、肋腰点无压痛，上输尿管点压痛弱阳性，肾区无叩击痛。尿常规：白细胞 85 个 /μL，白细胞 14/HPF，WBC（++），泌尿系统彩超未见明显异常。妇科彩超（经阴道）未见异常。血糖：空腹 8.6mmol/L，早餐后 2 小时 13.5mmol/L，睡前 9.6mmol/L。

中医诊断：淋证（热淋）；**西医诊断**：尿路感染。

治则治法：清热通淋，补脾益肾。

方药：萹蓄 15g，滑石 15g（包煎），淡竹叶 20g，鱼腥草 20g，虎杖 15g，木通 10g，车前子 20g（包煎），黄芪 15g，甘草 5g，猪苓 25g。7 剂，水煎服。

其他疗法：调整胰岛素用量，改为门冬胰岛素 30R 早 28U、晚 16U，皮下注射。

【二诊】

患者症状有所缓解，小便日 3～4 次，每日尿量 1.5L，尿急有所缓解，小便灼热刺痛明显减轻，仍有腰酸痛，疲乏无力，舌质暗红，苔薄黄，脉滑。根据患者病情，上方去猪苓，加党参 20g、杜仲 10g、牛膝 10g，7 剂，水煎服。

【三诊】

患者尿频、尿急明显好转，小便无明显灼热刺痛，腰酸痛、小腹胀满均有所减轻，体力略有恢复，舌质暗，苔薄黄，脉沉。患者病情好转，守二诊方续用 5 剂，并嘱患者注意饮食，适当加强运动。

贾秋颖医案

【治疗效果】

患者病情明显好转，小便正常，无明显不适，腰酸痛明显减轻，小腹胀满不明显，舌质暗，苔薄黄，脉沉。腹部无压痛，尿常规未见异常。监测血糖回报：空腹6.8mmol/L，早餐后2小时10.3mmol/L，睡前7.9mmol/L。

【按语】

该患者年近七旬，先天之本已衰，各脏腑功能衰竭，肾气不足，加之感受秽浊之气，日久湿热内蕴，膀胱气化不利，虚实夹杂，发为淋证。湿热蕴结下焦，膀胱气化失司，故见尿频，尿急，小便灼热刺痛；腰为肾之府，肾气不足，腰府失养，加之湿热之邪侵犯于肾，则见腰酸痛；肾气不足，周身失养，故见疲乏无力；舌质暗红，苔薄黄，脉滑，皆为膀胱湿热，脾肾亏虚之征。滑石、木通为君药，滑石善能滑利窍道，清热利湿，利水通淋，木通上清心火，下利湿热，使湿热之邪从小便而去，滑石、木通相须为用，共起清热利湿通淋之功；加萹蓄、淡竹叶以导湿下行，利水通淋；加以鱼腥草、虎杖，共起利尿通淋清热之效；同时加入黄芪以补脾肾之气；猪苓以健脾利湿。诸药合用共奏清热通淋，补脾益肾之功。

二诊患者症状有所好转，尿频、尿急、小便灼热感均有所缓解，但患者仍自觉腰酸痛，腰为肾之府，此为老年人肾气亏虚所致，故调方中加入补肾之品，并加大益气之品的用量，经7剂汤药口服，病情好转，守二诊方续用5剂，患者诸症明显缓解。患者素有消渴病，脾肾两虚，卫表不固，亦感外邪，故在治疗淋证时注意补益脾肾尤为重要。

（整理：张博）

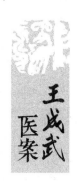

王成武（1964—），硕士研究生导师，主任医师，从事中医内科的临床与教研工作30余年，擅长治疗类风湿关节炎、系统性红斑狼疮、硬皮病、痛风、过敏性紫癜等风湿免疫性疾病，尤其在产后痹及应用中医外治法治疗痹证的研究方面颇有建树。

痛风（痛风性关节炎）案

痛风即"历节"，其病名最早见于《神农本草经》，病机关键是湿浊热毒痹阻经络。《血证论》云："痛风，身体不仁，四肢疼痛，今名痛风，古曰痹证。"

【一诊】

董某，男，55岁，工人。2011年1月20日因"左足第一跖趾关节红肿热痛反复发作2年，加重3天"就诊。患者2年前因食海鲜后出现左足第一跖趾关节红肿热痛，遂就诊于当地医院，查血尿酸623mmol/L，自服碳酸氢钠片、美洛昔康片（具体用量不详）治疗后，症状有所缓解，但期间反复发作。3天前，饮酒后患者上述症状再次加重。现症：患者左足第一跖趾关节红肿，疼痛剧烈不可着地，夜晚因疼痛入睡困难，纳可，溲黄，大便正常。查体：左足第一跖趾关节肿胀，皮色发红，局部皮温明显升高，压痛（+）。舌质红，苔黄腻，边有齿痕，脉弦滑数。血尿酸615mmol/L，血沉35mm/h。

中医诊断： 痛风（湿热痹阻）；**西医诊断：** 痛风性关节炎。

治则治法： 清热利湿，通络止痛。

方药： 秦艽15g，防己15g，萆薢20g，牛膝25g，地龙15g，赤芍15g，忍冬藤30g，玄参15g，元胡15g，泽泻30g，山慈菇15g，白茅根50g，甘草10g，土茯苓100g，车前子20g（包煎），黄柏15g。5剂，水煎服。

嘱患者低嘌呤饮食。

【二诊】

患者步入诊室，但步态仍差于常人，左足第一跖趾关节红肿消退，疼痛较初诊时有所好转，纳眠尚可，溲黄，大便正常。舌质红，苔薄腻，脉弦滑。主证未变，续用前方，热象较初诊时改善，减去黄柏。5剂，水煎服。

【三诊】

患者步入诊室，步态如常，左足第一跖趾关节无红肿，疼痛明显减轻，肢体乏力，腰膝酸软，面色无华，纳眠尚可，小便稍黄，大便时有溏泄。舌质淡红，苔薄，脉沉弦细。表现为一派脾肾虚损之候，说明标实已平，本虚浮现。故改变治法为调补脾肾、化浊通络。

方药：熟地 20g，杜仲 15g，牛膝 30g，当归 20g，白芍 20g，巴戟天 20g，白术 20g，山药 15g，黄芪 30g，党参 20g，狗脊 30g，泽泻 20g，萆薢 15g，络石藤 20g，甘草 10g。5 剂，水煎服。

【四诊】

患者肢体乏力减轻，腰膝酸软症状改善，面色荣润，纳眠尚可，小便正常，大便略溏。舌质淡红，苔薄白，脉沉弦。守三诊方续用 5 剂。

【治疗效果】

患者左足第一跖趾关节无红肿热痛，行走如常，肢乏、腰膝酸软好转，面色荣润有光泽，纳眠尚佳，二便正常。血尿酸 346mmol/L，血沉 10mm/h。

【按语】

本病病机关键是湿浊热毒痹阻经络。主要病因是嗜食肥甘厚味之品，以致湿热内蕴，气血津液痹阻经络关节，发为本病。首诊方选大秦艽汤合三妙散加减。大秦艽汤祛风清热、养血活血，三妙散清热利湿。患者属于痛风急性发作期，此期用药特点是以清热利湿为主。该患湿热浊毒偏重，故方中加入土茯苓、萆薢，土茯苓甘淡性平，主入脾胃两经，可助升清降浊，萆薢苦甘性平，主入肾、膀胱经，分清泌浊。两药加之泽泻、地龙、忍冬藤，降浊毒除瘀结，推陈致新增加疗效，且患者关节疼痛剧烈，故加入地龙、忍冬藤，地龙咸寒清热，并能攻窜经络消肿止痛，盖虫类、藤类等风药能胜湿，通络能够化瘀。黄柏、车前子、白茅根、防己能够清热利湿；赤芍和营消肿止痛，与牛膝、山慈菇、土茯苓同样能够加强清热化瘀之功效；元胡、玄参以镇静止痛；山慈菇消肿散结，且现代药理研究山慈菇鳞茎中含有秋水仙碱，对治疗痛风性关节炎有特效。全方共奏清热解毒，泄浊化瘀之功。

二诊时患者症状明显得到改善，观其舌脉，得知体内热象已较初诊时有所减轻，故减去黄柏。三诊时患者诸症明显好转，体内湿热之标实已去，但脾肾亏虚之本虚已浮现，患者已进入痛风缓解期，需因证策方，给予调补脾肾，化浊通络之方剂。四诊时患者症状得到明显缓解，效验则守方，续服 5 剂，患者诸症均消。

（整理：陈晓娟）

狐惑（白塞病）案

狐惑一病，始见于汉代张仲景《金匮要略·百合狐惑阴阳毒病证治》，描述了狐惑病的主症、狐与惑的概念和内服与熏洗的治疗方药。狐惑病的病机关键为感染湿热毒邪，湿热不化所致。

【一诊】

王某，女，30岁，职员。2011年5月8日，因"口腔黏膜反复溃疡6个月，加重5天伴外阴黏膜溃疡"就诊。患者6个月前无明显诱因出现口腔黏膜多处溃疡，自行"口腔溃疡散"外治后，症状略有缓解，但病情时有反复，未予系统治疗。5天前上述症状加重伴外阴黏膜散在溃疡。现症：患者口腔及外阴黏膜散在溃疡，疼痛较甚，饮食差，口臭，溲黄，夜眠尚可。查口腔及外阴散在大小不等的溃疡面，触痛（＋）。舌质红，苔黄腻，脉滑数。血沉24mm/h。

中医诊断：狐惑（脾胃湿热）；**西医诊断：**白塞病。

治则治法：清热除湿，泻火解毒。

方药：茯苓20g，玄参10g，黄连3g，淡竹叶10g，牡丹皮6g，半夏6g，陈皮6g，白鲜皮10g，当归10g，土茯苓15g，生甘草3g，生地黄15g。7剂，水煎服。

其他疗法：外治法：苦参70g，每次取10g煎汤熏洗外阴，每日1次。

【二诊】

患者溃疡面较初诊时明显减少，疼痛亦轻，溲黄，口臭，纳眠尚可。舌质红，苔黄，脉滑数。原方去牡丹皮、半夏、陈皮、白鲜皮、土茯苓，加赤芍10g、黄芪15g。5剂，水煎服。外治法：苦参50g，每次取10g煎汤熏洗外阴，每日1次。

【三诊】

患者溃疡色淡，部分溃疡面已收口，亦无疼痛，但略感周身乏力，面色淡白，纳少，夜眠尚可，溲色淡黄，大便时有溏泄。舌质淡胖，苔薄白，脉沉滑。

患者湿毒之标实象较前已得到改善，随之脾虚湿困的本虚之征浮现，裁方用药方面必然改变策略。故三诊时的治法转变为益气养阴，健脾化湿。

方药：茯苓20g，玄参10g，党参10g，黄芪15g，车前子10g（包煎），白术10g，当归10g，升麻10g，生甘草10g，生地黄15g。5剂，水煎服。

外治法：苦参50g，每次取10g煎汤熏洗外阴，每日1次。

【四诊】

患者溃疡已愈，自觉乏力症状较前有所改善，面色仍较常人有所差异，纳眠尚可，溲色常，大便仍时有溏泄。舌质淡，苔薄白，脉沉滑。

患者脾虚之征仍存，而湿气乃化，故减去茯苓、车前子，以健脾益气为主。续服5剂，水煎服。

【五诊】

患者症状均明显改善，舌质淡红，苔薄白，脉弦。故守方续用5剂。

【治疗效果】

患者无口腔及外阴黏膜溃疡，无周身乏力，面色淡红，纳眠尚佳，二便正常。舌质淡红，苔薄白，脉弦。血沉10mm/h。

【按语】

本病的病因比较复杂，多由感受湿热毒邪，或因热病后期，余邪未尽，或脾虚湿浊内生，蕴久化为湿毒，或素体阴虚，房事劳，虚火销铄等，致使湿热毒邪内蕴，弥散三焦，阻于经络，浸渍肌肤，上攻于口眼、下浊于二阴，导致津伤液亏，气滞血凝，痰浊瘀阻，形成虚实错杂的证候。首方选用的是清胃散合导赤散加减。清胃散清热除湿、泻火解毒，导赤散清利下焦湿热。黄连清热解毒；牡丹皮清热凉血；土茯苓、茯苓清热除湿，且土茯苓对清化下焦湿热有明显的治疗效果；当归养血活血，消肿止痛；淡竹叶、玄参滋阴清热；白鲜皮清热燥湿；陈皮、半夏理气燥湿；生甘草、生地黄，既纠毒伤气阴之虞，又扶正祛邪，利于病情的恢复。全方共奏清热除湿，泻火解毒之功。苦参味苦性寒，具有清热燥湿之功，为治疗狐惑之要药。

二诊时患者症状得到改善，查其舌脉，考虑其湿热之象减轻，且本病患者多属体虚之质，部分燥湿之品易苦寒劫阴，故减去白鲜皮、陈皮、半夏、牡丹皮，以免伤津耗液，加之黄芪，与生地黄、生甘草共奏益气养阴之功，托毒外出，防止病情复发。三诊时患者仍有部分溃疡面未愈合，同时又出现脾虚湿困之象，详问病史后得知患者素体脾气亏虚，故在选方用药上加以改变，以补中益气汤为方底，加上清热利湿之品玄参、车前子。四诊时患者湿气乃去，故整方专健脾益气，因脾旺而不受邪，故在五诊时守方，意在脾气健旺而邪气自不内生。细察该患诊治经过，可看出狐惑之病，应分期论治，合理运用清、托、补三法，内外合治，必会得到满意的效果。

（整理：陈晓娟）

大偻（强直性脊柱炎）案

"大偻"之名首见于《内经》，该书《生气通天论》中曰："阳气者……开阖不得，寒气从之，乃生大偻。"王冰对"大偻"的解释是"身体俯曲，不能直立。偻，背脊弯曲"。《素问·痹论》中说："肾痹者，善胀，尻以代踵，脊以代头。"本病病机关键为肾督阳虚，外邪内侵，痹阻经络。

【一诊】

张某，男，27岁，司机。2011年2月23日因"腰骶部疼痛5个月，加重2天"就诊。患者5个月前因受凉后出现腰骶部疼痛，夜间明显，有晨僵，持续约10分钟，活动后可缓解，未予重视和治疗。2天前，患者无明显诱因上述症状加重。现症：患者腰骶部冷痛，夜间尤甚，得温痛减，活动受限，翻身困难，晨僵，神疲乏力，纳呆，二便可。查体：Patrick试验（下肢"4"字试验）（+），骨盆分离试验（−），骨盆挤压试验（+），胸廓扩张试验（−），指地试验（+），枕墙试验（−），Schober试验（−）。舌质淡暗，苔薄白，脉沉细无力。骶髂关节CT示：双侧骶髂关节面模糊，关节间隙变窄。HLA-B27（+）。血沉10mm/h。

中医诊断：大偻（肾虚督寒）；**西医诊断：**强直性脊柱炎。

治则治法: 温肾壮督,散寒通络。

方药: 骨碎补25g,补骨脂15g,熟地20g,山茱萸15g,泽泻15g,枸杞子20g,牛膝25g,地龙15g,茯苓25g,细辛5g,豨莶草20g,延胡索15g,羌活30g,菟丝子15g,制川乌6g(先煎),甘草10g,白芍50g。5剂,水煎服。

嘱患者功能锻炼,每日进行脊柱的伸、屈、旋转运动练习。睡硬板床,以防脊柱后凸变形。

【二诊】

患者疼痛有所改善,但翻身仍困难,纳眠尚可。舌质淡,苔薄白,脉沉细无力。主证未变,续用前方,疼痛较初诊时改善,减去制川乌,5剂,水煎服。

【三诊】

患者疼痛症状明显改善,可在不需要帮助的条件下翻身起床,晨僵时间较前有所减少,纳眠尚可,二便正常。舌质淡,苔薄白,脉沉细。观其症舌脉,知寒湿之邪已去,故将补肾益督作为缓解期的治则治法。

方药: 生地30g,熟地30g,山茱萸20g,桑寄生15g,狗脊15g,杜仲15g,续断15g,当归20g,牛膝20g,鹿角胶10g(烊化),鸡矢藤25g,络石藤20g,露蜂房15g,甘草10g,黄芪25g。5剂,水煎服。

【四诊】

5剂后复诊,腰骶部冷痛好转,无活动不利,晨僵时间缩短,神疲乏力有所改善,纳眠可。舌质淡,苔薄白,脉沉。守三诊方续用10剂。

【治疗效果】

患者腰骶无冷痛,无活动不利,无晨僵,神疲乏力、纳呆好转,二便可。查Patrick试验(下肢"4"字试验)(±),骨盆分离试验(−),骨盆挤压试验(−),胸廓扩张试验(−),指地试验(−),枕墙试验(−),Schober试验(−)。舌质淡红,苔薄白,脉弦。

【按语】

该患者素体阳虚,感受寒邪,痹阻经络,导致脊柱冷痛,活动不利。首诊方选金匮肾气丸合左归丸加减。金匮肾气丸温补肾阳,左归丸滋养肾阴,阴阳双补共奏温肾壮督之功。骨碎补补肾祛瘀强骨,补骨脂补肾阳暖丹田,熟地补肾填髓,生精养血,三药共补肾精,使肾阳不虚,骨质强壮;牛膝化瘀益肾,并能引药入肾经;细辛通阳散寒开痹,泽泻、豨莶草、延胡索、羌活共奏化瘀通络止痛之功;山茱萸微温,归肝、肾经,具有补益肝肾、收敛固涩之功,本品补益肝肾,既能补精,又能助阳;地龙、制川乌化瘀通络,剔除顽邪;枸杞子性甘,入肝肾二经,补肝肾、益精血;茯苓健脾除湿;白芍微寒,归肝、脾经,具有养血敛阴、柔肝止痛、平抑肝阳之效;山茱萸补益肝肾治其本,白芍柔肝缓急止痛治其标,二者相须为用标本兼治;地龙可加强祛风湿止痹痛之效。全方共奏温肾壮督,散寒通络之功。

二诊时患者症状改善,故减去制川乌,以防散寒止痛之功太过而伤体内元阳。三诊时患者诸症明显好转，故改变治疗原则，本病内因为肾督空虚，故肾督强健风寒湿之外邪才不会侵入，且该治则应贯穿于整个治疗过程。四诊时患者症状得到明显缓解，效验则守方，故守前方，续服 5 剂，则患者诸症均消。

（整理：陈晓娟）

姜坤（1957—），女，主任医师，教授，长春市名医。擅长治疗中风、中风后遗症、血管神经性头痛、咳喘、冠心病等多种内科常见、疑难病。

尪痹（类风湿关节炎）案

中医学很早就有对本病的记载，《诸病源候论·风痹候》中曰："痹者，风寒湿三气杂至，合而为痹，其状肌肉顽厚，或疼痛，由人体虚，腠理开，故受风邪也。"《素问·痹论》曰："所谓痹者，各以其时重感于风寒湿之气也。"《灵枢·五变》曰："粗理而肉不坚者，善病痹。"

【一诊】

付某，女，64岁，退休。2010年7月11日，因"反复多关节肿痛10年，加重6个月"就诊。患者10年前无明显诱因出现双手近端指间关节、掌指关节、腕关节肿痛，有晨僵，持续约1小时以上，曾就诊于当地医院，给予"甲氨蝶呤片、雷公藤多苷片"治疗后，症状改善，患者应用"甲氨蝶呤片"8个月后自行停药，间断应用"雷公藤多苷片"，此后症状反复，逐渐出现双侧下颌关节、双肘、双肩、双膝、双踝关节疼痛，左手第4指、右手第2、3、4指天鹅颈样畸形，双肘屈伸不利，双膝活动轻度受限，6个月前无明显诱因患者上述症状加重，曾于当地医院就诊，给予双膝关节腔注射"玻璃酸钠注射液"，症状改善不明显。现症：双手掌指关节、腕关节肿痛，双肘、双肩、双膝、双踝关节疼痛，晨僵持续大于1小时，口渴，烦闷，纳可，夜眠差，二便正常。舌质暗红，苔黄腻，脉弦滑。查体：双手掌指关节、腕关节肿胀压痛（+），左手第4指、右手第2、3、4指天鹅颈样畸形，双肘、双肩、双膝、双踝关节压痛（+），双肘关节屈伸不利，右肩上抬受限，双膝屈伸活动轻度受限。理化检查：抗环瓜氨酸多肽抗体＞100U/mL。类风湿因子27.6U/mL。血沉54mm/h。超敏C反应蛋白6.67mg/dL。

中医诊断：尪痹（湿热痹阻）；**西医诊断**：类风湿关节炎。

治则治法：清热利湿，通络止痛。

方药：防己15g，杏仁15g，连翘15g，薏苡仁30g，栀子15g，鸡血藤25g，半夏10g，晚蚕沙9g，姜黄15g，滑石15g（包煎），忍冬藤30g，龙胆草15g，桑枝30g，甘草6g，炙山甲10g（先煎），虎杖15g，元胡15g，泽兰30g，泽泻30g，赤小豆皮 9g。

其他疗法：双手、双膝中药塌渍及红外线治疗，日 1 次。

双手塌渍方：秦艽 30g，豨莶草 30g，片姜黄 30g，防风 30g，川芎 20g，猫爪草 50g，白芥子 20g，细辛 15g，泽兰 30g。上方水煎取汁 300mL，日 1 次外用，同时配以红外线灯照射，日 1 次。

双膝塌渍方：威灵仙 60g，骨碎补 30g，牛膝 30g，独活 20g，木瓜 30g，青风藤 20g，鸡血藤 30g，元胡 20g，伸筋草 20g。上方水煎取汁 300mL，日 1 次外用，同时配以红外线灯照射，日 1 次。

【二诊】

患者多关节肿痛减轻，晨僵持续约 50 分钟，口渴、烦闷改善，纳可，寐可，二便调。舌质暗红，苔黄腻，脉弦滑。主证未变，续用前方，关节肿胀疼痛较初诊时改善，故减去姜黄、元胡。

【三诊】

患者多关节肿痛明显好转，晨僵持续约 30 分钟，无口渴、烦闷，纳可，寐可，二便调。舌质暗红，苔薄黄，脉弦滑。主证未变，观其舌苔脉象，湿热减轻，故酌减清热利湿之品，酌加补气血、益肝肾之品。具体方药如下：

方药：防己 15g，杏仁 15g，连翘 15g，虎杖 15g，威灵仙 15g，鸡血藤 25g，半夏 10g，晚蚕沙 9g，赤小豆皮 9g，牛膝 15g，忍冬藤 30g，桑枝 30g，甘草 6g，川芎 10g，薏苡仁 30g，当归 30g。

【四诊】

患者多关节肿痛明显减轻，晨僵持续约 30 分钟，纳可，寐可，二便调。舌质暗红，苔薄黄，脉弦滑。守三诊方续用 14 剂。

【治疗效果】

患者多关节肿痛明显好转，晨僵时间缩短，无口渴、烦闷，纳眠可，二便调。舌质暗红，苔薄黄，脉弦滑。血沉 20mm/h。超敏 C 反应蛋白 0.6mg/dL。

【按语】

痹证的发生一般多以素体阳气阴精不足为内因，风寒湿热之邪为外因。一般初起以邪实为主，病位在肢体皮肉经络，久病则多属正虚邪恋或虚实夹杂，病位则深在筋骨或脏腑。该患者感受风、湿、热邪后日久不愈，郁而化热，流注经络，气血运行不畅，发为本病。选用宣痹汤加减。宣痹汤清化湿热，宣痹通络。本方以防己为主，入经络而祛经络之湿，通痹止痛；配伍杏仁开宣肺气、通调水道，助水湿下行；滑石利湿清热，赤小豆、薏苡仁、泽兰、泽泻淡渗利湿，引湿热从小便而解，使湿行热去；半夏、蚕沙和胃化浊，制湿于中，蚕沙尚能祛风除湿、行痹止痛；薏苡仁还有行痹止痛之功；合用炙山甲、姜黄等宣络止痛，助主药除痹之功；更用山栀、连翘泻火、清热解毒，助解骨节热炽烦痛。全方用药，通络、祛湿、清热俱备，分消走泄，配伍周密妥当。

二诊多关节肿痛较前改善，主证未变，故减少姜黄、元胡止痛之品。三诊患者肿痛明显减轻，去穿山甲、龙胆草、泽兰、泽泻、滑石、栀子，防止清热太过而伤阴，久痹损伤正气，故酌加补气血、益肝肾之当归、牛膝、威灵仙、川芎。四诊症状明显改善，故守前方，续服14剂，患者诸症均消。

（整理：王爽）

大偻（强直性脊柱炎）案

"大偻"之名，首见于《内经》，该书《生气通天论》中说："阳气者……开阖不得，寒气从之，乃大偻。"王冰注曰："身体俯曲，不能直立。偻，背脊弯曲。"《素问·痹论》中说："肾痹者，善胀，以尻代踵，脊以代头。"

【一诊】

刘某，男，36岁，职员。2010年7月25日，因"腰骶部疼痛4年，加重7天"就诊。患者4年前无明显诱因出现腰骶部冷痛，夜间及晨起明显，活动后可缓解，曾就诊于当地医院，给予"独一味胶囊"等药物口服治疗（具体用量不详），症状反复发作，7天前无明显诱因患者上述症状加重。现症：腰骶部冷痛，夜间及晨起明显，晨僵持续约10分钟，腰膝酸软，喜暖畏寒，乏力，纳可，夜眠不佳，二便正常。舌质暗红，苔薄白，脉沉而无力。查体：枕墙距10cm，脊柱前屈、后弯、侧弯、转动受限，胸廓扩张度减低，约2cm，骶髂关节压痛阳性，"4"字试验阳性，指地距30cm，Schober试验2cm。HLA-B27为1.21，阳性。骶髂关节CT：双侧骶髂关节骨面骨质密度不均匀增高，关节面下见有囊样低密度影，关节间隙模糊变窄。超敏C反应蛋白1.51mg/dL。血沉20mm/h。

中医诊断：大偻（督脉空虚，经脉痹阻）；**西医诊断**：强直性脊柱炎。

治则治法：补肾益督，散寒通络止痛。

方药：骨碎补15g，补骨脂10g，熟地15g，淫羊藿15g，防风15g，狗脊30g，独活10g，干姜6g，生白术10g，炙山甲6g（先煎），川断15g，生杜仲20g，川牛膝15g，桂枝15g，白僵蚕10g，白芍15g，制附片12g，炙麻黄5g，威灵仙15g。7剂，水煎服。

其他疗法：腰骶部中药塌渍及红外线治疗。塌渍方如下：杜仲45g，牛膝45g，年健15g，地枫15g，元胡20g，白屈菜30g，仙灵脾30g，骨碎补30g。水煎取汁300mL，日1次外用，同时配以红外线照射，日1次。

【二诊】

患者腰骶部冷痛减轻，晨僵持续约10分钟，腰膝酸软好转，畏寒较前改善，乏力，纳可，夜眠可，二便正常。舌质暗红，苔薄白，脉沉而无力。主证未变，续用前方，疼痛较初诊时改善，减去炙山甲、炙麻黄。7剂，水煎服。

【三诊】

患者腰骶部冷痛明显好转，无晨僵，腰膝酸软好转，畏寒较前明显缓解，乏力减轻，纳可，夜眠可，二便正常。舌质暗红，苔薄白，脉沉。主证未变，续用前方，减干姜、制附片，酌加健脾之品。

方药：骨碎补15g，补骨脂10g，熟地15g，淫羊藿10g，防风15g，狗脊30g，独活10g，生白术10g，威灵仙15g，白僵蚕10g，川断15g，生杜仲20g，川牛膝15g，桂枝15g，白芍15g，苍术10g，山楂15g。7剂，水煎服。

【四诊】

患者无腰骶部冷痛，无晨僵，腰膝酸软、乏力、畏寒较前明显改善，纳可，夜眠可，二便调。舌质暗红，苔薄白，脉沉。守三诊方续用14剂。

【治疗效果】

患者无腰骶部冷痛，无晨僵，腰膝酸软明显好转，畏寒、乏力明显减轻，纳眠可，二便调。舌质暗红，苔薄白，脉沉。血沉10mm/h。超敏C反应蛋白0.6mg/dL。

【按语】

本病病机关键为肾督阳虚，外邪内侵，痹阻经络。肾督阳虚是本病的内因，寒邪入侵是其外因，内外合邪，阳气不化，寒邪内盛，影响筋骨的荣养，而致脊柱伛偻，乃形成大偻。该患者素体阳虚，感受风寒湿之邪，导致经络痹阻，引起腰骶部冷痛等症状。选用补肾祛寒治尪汤加减。补肾祛寒治尪汤补肾益督，散寒通络止痛。方中以川断、补骨脂补肾壮骨，制附片、干姜温阳祛寒止痛，熟地填精补血、滋养肝肾，为主药。以骨碎补、淫羊藿、杜仲、狗脊温补肝肾，壮筋骨，强腰背，桂枝、独活、威灵仙祛风散寒除湿，舒筋活络，白芍养血缓急舒筋，为辅药。以白术健脾利湿，防风散风，麻黄散寒，白僵蚕、山甲通经攻结，为佐药。牛膝活血补肾、引药下行为使药。

二诊患者腰骶部疼痛稍轻，故减少炙山甲之咸寒之品，以防止损伤肝肾，畏寒较前改善，故减麻黄，以防止辛温太过伤阴。三诊疼痛明显减轻，故减少干姜、制附片助阳之品，以防止滋补太过而阴阳失衡，酌加苍术、山楂以加强健脾之功，防止补益太过而伤脾胃。四诊症状明显改善，故守前方，续服14剂，患者诸症均消。

（整理：王爽）

皮痹（系统性硬化症）案

中医无硬皮病病名，根据其临床症状及病情过程，属"皮痹""脉痹""痹病"范畴。如果累及内脏器官，则属"心痹""肾痹""肺痹"等。

【一诊】

张某，女，58岁，退休。2010年7月4日，因"双手遇冷变色14年，加重伴双手肿胀、发热 20 天"就诊。患者 14 年前无明显诱因出现双手遇冷变色，曾就诊于当地医院，给予中药汤剂治疗（具体用药用量不详），症状无明显缓解。20 天前无明显诱因患者上述症状加重，出现双手肿胀，发热，体温最高可达 38.0℃，发热时伴四肢关节疼痛。现症：患者双手遇冷变色，双手肿胀，发热，体温 37.8℃，恶寒，咳嗽，痰多，纳可，夜眠不佳，二便正常。舌质红，苔薄白，脉浮数。查体：双手肿胀，皮纹消失，不能握拳，口周皮肤皱褶增多，呈竖条纹状。血常规：白细胞 $2.74×10^9$/L。超敏 C 反应蛋白 5.96mg/dL。血沉 74mm/h。免疫球蛋白 G 37.70g/L。补体 C_3 0.61g/L。抗核抗体系列：抗核抗体（＋）1：40 混合型，抗 dsDNA 抗体（＋），抗 SSA 抗体 52KD（＋），抗 SSB 抗体 48KD（＋），47KD（＋），45KD（＋），抗 Scl-70 抗体 86KD（＋），70KD（＋）。

中医诊断： 皮痹（湿热蕴肺）；**西医诊断：** 系统性硬化症。

治则治法： 清热宣肺，通络止痛。

方药： 金银花 20g，连翘 15g，荆芥 10g，牛蒡子 10g，薄荷 6g，淡豆豉 10g，桔梗 10g，杏仁 15g，竹叶 10g，芦根 15g，甘草 6g，桂枝 10g，白芍 10g，地龙 20g，王不留行 20g，生白术 15g。5 剂，水煎服。

【二诊】

双手遇冷变色，双手肿胀减轻，无发热，恶寒，咳嗽、痰多减轻，纳可，寐可，二便正常。舌质红，苔薄白，脉浮数。主证未变，续用前方，减少止咳化痰之品杏仁、芦根，酌加滋阴之品当归 30g、川芎 10g，5 剂，水煎服。

【三诊】

双手遇冷变色较前减轻，双手肿胀减轻，无发热，无恶寒咳嗽、咯痰，纳可，寐可，二便正常。舌质红，苔薄白，脉浮。主证未变，上方去豆豉、竹叶，加荷叶 10g，5 剂，水煎服。

【四诊】

双手遇冷变色较前明显改善，无双手肿胀，无发热，无恶寒、咳嗽、咯痰，纳可，寐可，二便正常。舌质红，苔薄白，脉浮。守三诊方续用 14 剂。

【治疗效果】

患者双手遇冷变色较前明显改善，双手肿胀消失，无发热，无恶寒咳嗽、咯痰，纳可，寐可，二便正常。舌质红，苔薄白，脉浮。血沉 30mm/h。超敏 C 反应蛋白 0.6mg/dL。白细胞 $4.32×10^9$/L。

【按语】

本病病机关键为外邪搏于皮肤，痹阻经络。该患者感受湿热之邪，搏于皮肤，痹阻经络，而发为本病。选用银翘散加减。双花、连翘清热宣肺为主药；薄荷、荆芥、淡豆豉辛散表邪，透热外出为辅药；生白术健脾化痰，桔梗、牛蒡子、杏仁、甘草宣肺祛痰，利咽散结，竹叶、芦根甘凉轻清，清热生津为佐使药；加入桂枝、白芍、地龙、王不留行加强调和营卫，通脉活络之功。

姜坤医案

209

二诊咳嗽、咯痰症状好转，故去杏仁、芦根止咳化痰之品，酌加当归、川芎以防伤阴。三诊双手遇冷变色、双手胀胀均明显改善，无发热，无恶寒、咳嗽，减少竹叶、淡豆豉以防伤阴太过；酌加醒脾之荷叶。四诊症状明显改善，故守前方，续服14剂，患者诸症均消。

（整理：王爽）

红斑狼疮（系统性红斑狼疮）案

明代申斗垣在《外科启玄》中最早提到日晒疮，其病因乃由"三伏炎天，勤苦之人，劳于工作，不惜身命，受酷日晒曝"而成。"红蝴蝶疮"为近代医家根据红斑狼疮面部特有的蝴蝶形红斑而提出的新病名，另外也有称为"红蝴蝶丹""蝴蝶斑"或"红蝴蝶斑"者。

【一诊】

高某，女，25岁，学生。2010年11月6日，因"面部红斑18个月，伴发热5天"就诊。患者18个月前无明显诱因出现面部红斑，于当地医院就诊，给予"醋酸泼尼松片"每日40mg口服、"来氟米特片"等药口服治疗后，症状好转。5天前无诱因出现发热，体温最高可达40℃，伴四肢关节肌肉疼痛，病程中有双手雷诺现象、脱发、光过敏等。现症：面部红斑，发热，烦躁口渴，时有胸闷，纳差，夜眠差，小便黄，大便干。舌红，苔薄黄，脉滑数。查体：体温39.5℃，面部蝶形红斑，头发稀疏。血常规：白细胞$2.37×10^9$/L。尿常规：尿蛋白（+++）。血沉74mm/h。免疫球蛋白A4.94g/L，免疫球蛋白G 16g/L。补体C_3 0.12g/L。抗核抗体系列：抗核抗体（+）1∶1000颗粒型，抗Sm抗体（+），nRNP/Sm抗体（+）。

中医诊断：红斑狼疮（热毒炽盛）；**西医诊断：**系统性红斑狼疮。

治则治法：清热解毒，凉血通络。

方药：知母15g，黄连5g，丹皮15g，赤芍15g，生石膏50g（先煎），黄芩15g，栀子15g，连翘15g，生地15g，水牛角30g（先煎），桔梗10g，甘草10g，玄参30g，竹叶10g。5剂，水煎服。

【二诊】

面部红斑减少，发热较前明显改善，无胸闷，烦躁口渴减轻，纳可，夜眠可，二便尚可。舌红，苔薄黄，脉滑数。主证未变，续用前方，将苦寒清热之品减量。上方石膏减至15g，加当归20g、黄芪20g、川芎15g，5剂，水煎服。

【三诊】

面部红斑减少，无发热，无胸闷，烦躁口渴明显减轻，纳可，夜眠可，二便尚可。舌红，苔薄黄，脉滑。主证未变，上方去黄连、石膏、水牛角，加白术10g、苍术10g、神曲15g，5剂，水煎服。

【治疗效果】

无面部红斑，无发热，无胸闷，无烦躁口渴，纳眠可，二便调。舌红，苔薄黄，脉滑。血常规：白细胞 $5.36×10^9/L$。尿常规：尿蛋白（－）。血沉 20mm/h。补体 C_3 0.6g/L。

【按语】

本病病机关键为正邪交争，侵血淫营，外犯肌表，内伤五脏。病发于外者，则皮损，损则腠理失密，卫气外争，营气不从，营者血之从，邪血相搏，凝滞于表，故出现蝶形红斑，或四肢皮疹，皮下小结节等。该患者火毒动于外，侵血淫营，邪犯肌表，内伤五脏，发为本病。选用清瘟败毒饮，其特点为既清气分之火，又凉血分之热，是治疗热毒炽盛的主要方剂。方中重用石膏、知母以清阳明之热邪；黄连、黄芩、栀子三药共用可泻三焦之实火；水牛角、丹皮、生地、赤芍可凉血解毒化瘀；连翘、玄参、桔梗、甘草清热透邪；竹叶清心利尿，导热下行。

二诊红斑减少，发热减轻，将苦寒清热之品减量，酌加滋阴之品以防伤阴。三诊症状明显改善，无发热，故去石膏、水牛角、黄连等苦寒之品，防止过寒损伤脾胃，加白术、苍术、神曲以顾护脾胃，续服 14 剂，患者诸症均消。

（整理：王爽）

肌痹（皮肌炎）案

《素问·长刺节论》曰："病在肌肤，肌肤尽痛，名曰肌痹，伤于寒湿。"《素问·痹论》曰："脾痹者，四肢解堕""肌痹不已，复感于邪，内舍于脾""痹……在于筋则屈不伸，在于肉则不仁"。

【一诊】

陈某，女，43 岁。2009 年 12 月 18 日，因"发热、肌无力 20 余天，伴皮肤红疹 10 天"就诊。患者 20 余天前无明显诱因出现发热，体温最高 38℃，伴肌无力，关节肌肉疼痛，于当地医院就诊，给予"青霉素"静点，症状改善不明显。10 天前出现皮肤红疹，以上眼睑、双手明显。现症：肌无力，肌肉酸痛，皮疹，四肢沉重，抬举无力，身热不扬，汗出黏滞，食欲不振，胸脘痞闷，面色虚浮，纳差，夜眠差，二便尚可。舌红，苔白腻，脉濡数。查体：双眼睑凹陷性水肿，紫红色斑，双手指间关节背面红白色皮疹，伴轻微鳞屑，全身肌肉压痛（＋），颈部肌肉不能把头举起，双侧肢体肌力 4 级，双手握力差。血沉 44mm/h。超敏 C 反应蛋白 2.07mg/L。肌酶：谷丙转氨酶 80U/L，谷草转氨酶 48U/L，谷酰转肽酶 242U/L，乳酸脱氢酶 393U/L，磷酸肌酸激酶 1839U/L，肌酸激酶同工酶 88U/L，α 羟丁酸脱氢酶 301U/L。肌电图：上下肢肌源性损害表现。

中医诊断：肌痹（湿毒痹阻）；**西医诊断：**皮肌炎。

治则治法：清热利湿，解毒通络。

方药：当归 15g，葛根 25g，党参 15g，苍术 15g，升麻 10g，苦参 25g，泽泻 15g，生白术 15g，知母 15g，防风 15g，羌活 15g，黄芩 15g，猪苓 15g，炙甘草 15g，茵陈 15g。5 剂，水煎服。

【二诊】

　　肌无力改善，肌肉酸痛，皮疹较前减少，四肢沉重，抬举无力改善，无身热不扬，胸脘痞闷减轻，面色虚浮，纳可，夜眠可，二便尚可。舌红，苔白腻，脉濡。主证未变，续用前方，无身热不扬，去黄芩清热苦寒之品，5 剂，水煎服。

【三诊】

　　肌无力明显改善，肌肉酸痛较前明显好转，皮疹较前明显减轻，无四肢沉重，抬举有力，无胸脘痞闷，面色有华，纳可，夜眠可，二便尚可。舌红，苔薄白，脉濡。主证未变，续用前方，症状明显改善，酌加健脾益气之品，黄芪 20g、川芎 10g、荷叶 10g，14 剂，水煎服。

【治疗效果】

　　无肌无力，肌肉酸痛明显减轻，双手指间关节背面皮疹明显减少，无鳞屑，抬举有力，无身热不扬，无胸脘痞闷，面色有华，纳可，夜眠可，二便调。舌红，苔薄白，脉濡。血沉 20mm/h。超敏 C 反应蛋白 0.5mg/L。肌酶：谷丙转氨酶 10U/L，谷草转氨酶 12U/L，谷酰转肽酶 26U/L，乳酸脱氢酶 86U/L，磷酸肌酸激酶 325U/L，肌酸激酶同工酶 16U/L，α 羟丁酸脱氢酶 75U/L。

【按语】

　　本病病机关键为湿热、肺燥、脾虚、阴亏互为因果，致筋脉肌肉失于濡养。本病的病因十分复杂，包括感受温热邪气或湿热邪气，跌仆损伤，内伤情志，劳倦色欲，久病耗损等，均可致内脏精气损伤，肢体筋脉失养而发病。该患者感受湿热毒邪，痹阻经络，经脉失于濡养，发为本病。选用当归拈痛汤，本方特点为上下分消。医家张元素在《医学启源》中解释当归拈痛汤方解云："治湿热为病，肢节烦痛，肩背沉重，胸膈不利，遍身疼，下注于胫，肿痛不可忍。经云：湿淫于内，治以苦温，羌活苦辛，透关利节而胜湿；防风甘辛，温散经络中留湿，故以为君。水性润下，升麻、葛根苦辛平，味之薄者，阴中之阳，引而上行，以苦发之也。白术苦甘温和中除湿；苍术体轻浮，气力雄壮，能去皮肤腠理之湿，故以为臣；血壅而不流则痛，当归身辛，温以散之，使气血各有所归。人参、甘草甘温，补脾养正气，使苦药不能伤胃。仲景云：湿热相合，肢节烦痛，苦参、黄芩、知母、茵陈者，乃苦以泄之也。凡酒制药，以为因用。治湿不利小便，非其治也，猪苓甘温平，泽泻咸平，淡以渗之，又能导其留饮，故以为佐。气味相合，上下分消，其湿气得以宣通矣。"

　　二诊肌力改善，无发热，余症犹在，主证未变，去苦寒清热之品。三诊症状明显改善，酌加健脾益气之品，继服 14 剂，患者诸症均消。

（整理：王爽）

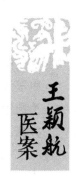

王颖航（1973—），女，博士，教授，硕士研究生导师。先后到日本、美国访学。擅长治疗类风湿关节炎、系统性红斑狼疮、干燥综合征、脊柱关节病等风湿免疫病，各种原发继发性肾脏病，痛风等内科疾病。

紫斑（过敏性紫癜、紫癜性肾炎）案

紫癜性肾炎尿血较为突出，《先醒斋医学广笔记》提出治血三法，第一则"宜行血不宜止血，则血循经络，不止自止，止之则血凝，血凝则发热恶食，病日痼矣"。

【一诊】

患者，女，31岁。因"反复双下肢皮下出血点9个月余，加重3天"就诊。患者于9个月前因劳累后出现双下肢皮肤出血点，在当地医院诊断为"过敏性紫癜"，给予静点地塞米松注射液、青霉素（具体用量不详）后，双下肢皮下出血点消失。此后患者因劳累后，皮下出血点再次出现，就诊于某院。查尿常规示：蛋白（＋）、潜血（＋）。肾活检病理：紫癜性肾炎（ISKD 分型－Ⅲb），诊断为"过敏性紫癜，紫癜性肾炎"，予醋酸泼尼松片45mg，日2次，口服（早35mg、中午10mg），雷公藤片66μg，日2次，口服。服药后患者双下肢皮下出血点消失。复查尿常规：蛋白（＋）、潜血（＋）。3天前因劳累后，皮下出血点加重，就诊于我院。查尿常规：蛋白（＋＋）、潜血（＋）。24小时尿总蛋白量0.25g。目前已经停用激素及其他免疫抑制剂。现症：双下肢散见皮下出血点，腰酸痛、乏力，咽干痛，唇干红，关节疼痛，饮食尚可，睡眠欠佳，24小时尿量约2500mL，大便日2～3次。舌质红，苔薄黄，脉滑数。既往史：双肾泥沙样结石3余年；高血压病史3个月余；否认冠心病、糖尿病等病史；否认肝炎、结核等传染病病史；有哌拉西林、头孢吡肟、亚胺培南、美罗培南过敏史；无明确食物过敏史。专科检查：双下肢皮肤散在皮下出血点。理化检查：肾活检病理报告：免疫荧光 IgA（＋＋）、IgM（－）、IgG（－）、C_3（＋）、C_4（－）、C_{1q}（＋）、Fib（＋＋）；镜下见到17个完整肾小球，肾小球体积大小正常，1个小球全球硬化，2处粘连，未见新月体形成。肾小球系膜细胞弥漫性轻至中度增生，少许内皮细胞增生，系膜基质增多，大部分毛细血管襻开放尚可。肾小管灶状颗粒样变性，可见蛋白及红细胞管型。肾间质水肿，灶状炎细胞浸润。小动脉无显著改变。PAM+Masson 染色未见钉状、双轨，系膜区可见嗜红物质沉积。病理诊断：紫癜性肾炎（ISKD 分型－Ⅲb）。尿常规示：潜血（++）、蛋白（++）。24 小时尿蛋白定量 0.25g。

中医诊断：紫斑（血热妄行）；**西医诊断**：过敏性紫癜，紫癜性肾炎。

治则治法：清热解毒，凉血散瘀。

方药：水牛角 50g（先煎），生地黄 30g，赤芍药 12g，牡丹皮 9g，金荞麦 15g，金莲花 12g，金果榄 9g，夜交藤 50g，山药 15g。4 剂，水煎服。

【二诊】

患者咽干痛明显改善，唇干红不显，有腰酸腰痛，周身乏力，饮食尚可，睡眠不佳。舌质淡暗，苔薄黄，脉滑。根据患者症舌脉调整方药：水牛角 50g（先煎），生地黄 30g，赤芍药 12g，牡丹皮 9g，金果榄 9g，夜交藤 50g，狗脊 15g，川断 12g，木瓜 10g，黄连 12g，肉桂 6g，仙鹤草 30g，刘寄奴 20g。4 剂，水煎服。

【三诊】

患者腰酸腰痛改善、睡眠好转，周身乏力，纳差，大便秘结，小便正常，舌质暗，苔白，脉滑。根据患者症舌脉调整方药：黄芪 30g，赤芍药 12g，牡丹皮 9g，当归 12g，夜交藤 50g，狗脊 15g，川断 12g，木瓜 10g，黄连 12g，肉桂 6g，桃仁 12g，大黄 6g（后下），丹参 12g。

【四诊】

患者腰酸腰痛改善、睡眠好转，气短懒言，乏力，腹胀，口干，纳可，二便正常，舌质淡暗，苔白，脉沉。根据患者症舌脉调整治则及方药。

治则治法：健脾益肾，益气养血。

方药：山药 20g，茯苓 50g，炒白术 20g，砂仁 12g（后下），小青草 15g，炒枳壳 10g，陈皮 10g，黄芪 60g，当归 20g，生晒参 6g（先煎），生地 15g，丹参 12g。4 剂，水煎服。

【治疗效果】

患者无双下肢皮肤出血点，无腰酸腰痛、睡眠佳，乏力明显改善，无腹胀、口干，纳可，二便正常，舌质淡，苔白，脉沉。复检尿常规潜血（－）、蛋白（－）。

【按语】

紫斑病机多为素有血热内蕴，复因外感、饮食、药物、化学毒素等触动，风热相搏，灼伤血络，以致迫血妄行，外溢肌肤，内迫肠胃，甚则及肾，故有皮肤紫癜、腹痛频作，甚则便血、尿血等。湿热病邪日久热耗阴津，致阴虚火旺，火热灼伤血脉，损及肾与膀胱血络，而见紫斑、尿血，久病失治误治，则可伤及脾胃，致脾肾两虚，脾气不足，则运化失职，水湿不运，肾气不足，则不能化气行水，导致膀胱气化失司，开阖不利，水湿泛滥则身肿，肾失开阖则尿闭，从而形成本病的尿少、水肿等症。屡用激素类药物有瘀热之象者，当选桃仁等，用药切忌过于苦寒，可在凉血止血药中酌加益气之品，如参芪之类，清补兼施。气血不足，脾肾亏虚为其病势转归，由于邪热滞留，脾肾亏虚，气血不足，精微不固，而致尿中红细胞、蛋白日久不消，并伴有倦怠乏力，腰膝酸软，气短懒言，舌淡暗等症状，此时采用健脾益肾，补气养血法，或扶正祛邪并施，可酌加收涩止血之品。

（整理：徐兢鸿）

血尿（慢性肾小球肾炎）案

血尿首见于《内经》。《素问·痿论》曰："悲哀太甚，则胞络绝，胞络绝则阳气内动，发则心下崩，数溲血也。"李东垣在《脾胃论·脾胃盛衰论》中曰："百病皆由脾胃衰而生也。"《医学衷中参西录·理血论》曰："中气虚弱，不能摄血，又兼命门相火衰弱，乏吸摄之力，以致肾脏不能封固，血随小便而出也。"

【一诊】

患者，女，52岁。因"发现镜下血尿8年"就诊。该患于8年前在医院行子宫肌瘤切除术时，尿常规提示潜血（+），未系统诊治。间断复查尿常规均提示尿中潜血（+～++）。曾就诊于某院，诊断为肾小球肾炎。现症：腰酸痛，乏力，口干，心烦，饮食尚可，睡眠差，大便调。舌淡暗，苔剥脱，脉弦细。既往史：腰椎间盘突出症病史1年，子宫肌瘤切除术后8年，青霉素过敏史。理化检查：尿常规提示潜血（+++），红细胞计数305.4/μL。尿红细胞位相：异型红细胞70%。尿蛋白五项：尿视黄醇结合蛋白0.87mg/L，尿β_2微球蛋白0 mg/L，尿转铁蛋白215.4mg/L。

中医诊断： 血尿（肾虚火旺）；**西医诊断：** 慢性肾小球肾炎。

治则治法： 滋阴降火，凉血止血。

方药： 藕节30g，当归20g，血竭2g，土茯苓80g，小蓟10g，白茅根50g，地榆30g，茜草10g，仙鹤草15g，血余炭10g，生地炭10g，蒲黄炭10g，红景天25g，女贞子12g，墨旱莲12g。4剂，水煎服。

【二诊】

患者腰痛减轻，口干改善，仍有乏力，饮食、睡眠尚可，大便秘结。舌淡暗，苔剥脱，脉弦细。调整方药：黄芪80g，藕节30g，当归20g，醋穿山甲3g，血竭2g，土茯苓80g，地榆30g，白及20g，仙鹤草15g，刘寄奴20g，生地10g，蒲黄炭10g，红景天25g，墨旱莲15g，槐花12g。4剂，水煎服。

【三诊】

患者仍腰痛，口干改善，乏力略改善，饮食、睡眠尚可，大便调。舌淡暗，苔剥脱，脉弦细。调整方药：黄芪80g，白术20g，当归20g，菟丝子15g，白及20g，仙鹤草15g，熟地12g，茯苓30g，龙骨15g（先煎），牡蛎15g（先煎），红参10g，红景天25g。4剂，水煎服。

【治疗效果】

患者腰痛，口干改善，乏力不明显，饮食、睡眠尚可，大便调。舌淡暗，苔剥脱，脉弦细。尿常规回报：红细胞计数12.5/μL，红细胞1.6/HPF，潜血（+）。

【按语】

肾小球肾炎血尿属中医尿血范畴，血尿的证情复杂，其病情有寒热虚实的不同，病位有表里、气血、脏腑的区别，病情有轻重缓急的不同。脾为后天之本，气血生化之源，主统血，脾虚则摄血功能不利，血逸脉外则出血。肾者，封藏之本，精之处也。肾者，先天之本，主水，司二便，若肾气封藏失职，或肾阴亏虚，阴虚火旺，灼伤肾络，迫血妄行，从而致血尿。方以女贞子、墨旱莲滋阴，白茅根、小蓟、茜草等凉血止血，当归味甘而重，专能补血，其气轻而辛，又能行血，补中有动，行中有补，为血中之要药。临床上肾炎血尿以血热妄行者比较常见，其病位多在肾，病性属阴虚者为多，或阴虚复感外邪，或久病伤阴，耗伤肾阴，劳而诱发，故滋养肾阴为治本之法。出血必兼瘀滞，故宜凉血活血，瘀化血行，血气调和，不止血则血自止，又因阴虚生热，肾又主水，湿热极易相合，湿热内蕴又可伤阴，加重阴虚，故湿、热、瘀互结，病情复杂。清热利湿，凉血化瘀为治标，滋肾与化瘀清利同用。

（整理：徐兢鸿）

水毒证（慢性肾功能衰竭）案

水毒证，首见于《巢氏病源》，《内经》有"正气存内，邪不可干""邪之所凑，其气必虚"。

【一诊】

患者，女，73岁。因"间断腰痛、乏力3年余，加重5天"就诊。该患缘于3年前无明显诱因出现腰痛、乏力，遂就诊于某院。入院检查示：血肌酐247μmol/L，血压正常，诊断为慢性肾功能衰竭，间断口服金水宝胶囊、尿毒清颗粒、药用炭片、肾衰宁等药物治疗。5天前，患者劳累后上述症状加重。现症：腰痛，乏力，双下肢轻度浮肿，气短，偶有胸闷，饮食尚可，睡眠欠佳，24小时尿量约为1600mL，夜尿4～5次，大便干，日行1次。舌淡苔白，脉沉细。专科检查：贫血貌，双下肢轻度浮肿。血常规：血红蛋白108g/L，红细胞压积32.50%。尿常规示：尿蛋白（−），尿潜血（−），尿 β_2 微球蛋白1.5mg/L。血 BUN 19.2mmol/L，CRE 280.0μmol/L。床头心电图：窦性心律，完全性右束支传导阻滞。胸部正侧位片：主动脉结突出。泌尿系统彩超：左肾大小8.8cm×4.0cm，右肾大小8.3 cm×3.8cm，双肾被膜欠光滑，实质回声偏强，皮髓质界限欠清晰，双肾集合系统结构杂乱。

中医诊断：水毒证（脾肾亏虚，浊毒内蕴）；**西医诊断**：慢性肾功能衰竭。

治则治法：健脾益肾，降浊通络。

方药：黄芪40g，茯苓50g，炒白术20g，砂仁12g（后下），山茱萸12g，海藻20g，龙骨20g（先煎），牡蛎20g（先煎），肉苁蓉30g，火麻仁15g，郁李仁15g，大黄6g（后下）。4剂，水煎服。

【二诊】

患者腰痛，仍有乏力，双下肢浮肿减轻，饮食、睡眠尚可，大便通畅。舌淡苔白，脉沉细。调整方药：黄芪80g，当归20g，茯苓50g，炒白术20g，砂仁12g（后下），红景天 20g，山茱萸 12g，海藻 20g，龙骨 20g（先煎），牡蛎 20g（先煎），肉苁蓉 30g，槐花 20g。4 剂，水煎服。

【三诊】

患者腰痛，乏力明显改善，双下肢浮肿不显，饮食、睡眠尚可，大便通畅。舌淡苔白，脉沉。复检血 BUN 9.2mmol/L，CRE 123.0μmol/L。调整方药：黄芪 80g，当归 20g，狗脊 15g，川断 12g，木瓜 15g，红景天 20g，牛膝 12g，丹参 20g，龙骨 20g（先煎），牡蛎 20g（先煎），肉苁蓉 30g。4 剂，水煎服。

【治疗效果】

患者腰痛、乏力明显改善，双下肢浮肿不显，饮食、睡眠尚可，大便通畅。舌淡苔白，脉沉。复检血 BUN 9.2mmol/L，CRE 123.0μmol/L。

【按语】

慢性肾功能衰竭在中医学中属"水肿""关格""癃闭""腰痛""虚劳""肾风"等范畴。因禀赋素弱，或因劳累过度，或因饮食不节，或因复感外邪，或因久治不愈，肾气日衰，脏腑虚损，脾虚则健运无权，水谷不化，血液乏于滋生，湿毒壅塞三焦，清气不升，浊气不降，肾失开阖，气化无权，不能分清别浊，湿浊之邪内蓄体内，毒邪不得外解，邪陷心包，肾虚风动，直至心肾俱败而告终。方中以黄芪补气扶正；茯苓、白术、山茱萸健脾益肾；海藻消痰软坚，利水消肿；砂仁行气调中，和胃，醒脾；牡蛎、龙骨软坚散结；肉苁蓉、火麻仁、郁李仁、大黄降浊通络。水毒证脾肾虚损为因，气化不健而分清泌浊功能下降致使湿浊内蕴。调脾胃，理升降，促进代偿，慢性肾衰患者肾气衰惫，气化无权，二便失司，致湿浊内停，上于脾胃，而致影响胃纳脾运、升清降浊的功能，继之影响他脏，变证丛生。一方面，久病之人脾胃多弱，虚不受补，肾虚治疗，适当配以调理脾胃之品，有助于肾气的恢复，另一方面，顾护胃气，以后天补先天，脾胃健方能充分发挥补益药物的作用。中焦和，脾胃调，精微化而气血生，脾胃为升降之枢，中轴之运转，脾升胃降方能分清泌浊。

（整理：徐骁鸿）

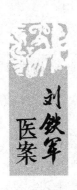

刘铁军（1954—），二级教授，博士研究生导师，国家名老中医，从事中医药科研、教学、临床工作40余年，提出并日臻完善了肝病治疗的"肝病内伤发热与肠源性内毒素血症相关理论""肝病后抑郁症理论""中医下法与肠肝循环理论""酒精性肝病湿热酒毒瘀结病机理论""肝性脑病脑肠同治理论"五项理论及学术思想体系。

呃逆（单纯性膈肌痉挛）案

呃逆古称"哕"、又称"哕逆"。《内经》首先提出病位在胃，如《素问·宣明五气》曰："胃为气逆为哕。"同时认识到与中上二焦及寒气有关，如《灵枢·口问》说："谷入于胃，胃气上注于肺。今有故寒气与新谷气，俱还入于胃，新故相乱，真邪相攻，气并相逆，复出于胃，故为哕。"《金匮要略·呕吐哕下利病脉证治》："干呕哕，若手足厥者，橘皮汤主之""哕逆者，橘皮竹茹汤主之""哕而腹满，视其前后，知何部不利，利之即愈"。

【一诊】

李某，女，63岁，退休。于2008年5月10日因"间断性呃逆半年，加重1周"就诊。该患半年前因生气后出现呃逆，自行在家服用药物治疗（具体不详）可缓解，未系统检查与治疗。1周前再次因生气后呃逆发作，自行服用药物（具体不详），未见好转。现症：呃逆连声，胸胁满闷，脘腹胀满，嗳气，纳差，肠鸣，矢气频，小便可，大便稀，日2~3次。舌淡苔白边有齿痕，脉弦。腹部平坦，未见腹壁浅表静脉曲张，未见胃肠型及蠕动波，腹软，全腹无压痛、反跳痛及肌紧张，肝脾肋下未触及，Murphy征阴性，肝区无叩痛，移动性浊音阴性，肠鸣音正常。胃镜：慢性食管炎，慢性浅表性胃炎伴糜烂。腹透未见异常。喉镜示：咽喉壁及舌根淋巴滤泡增生，喉黏膜慢性充血，双侧声带无水肿，闭合及运动未见异常。肝功、肾功、血糖、离子正常。血尿常规正常。胸部正侧位片：未见明显异常。

中医诊断：呃逆（肝郁脾虚，气机郁滞）；**西医诊断：**单纯性膈肌痉挛，慢性食管炎，慢性浅表-糜烂性胃炎。

治则治法：疏肝解郁，理气化痰，降逆止呃。

方药：柴胡15g，川芎10g，香附10g，甘草10g，枳实10g，白芍10g，陈皮10g，防风15g，旋覆花10g（包煎），代赭石10g（先煎），柿蒂10g，丁香10g，半夏

7.5g，山药 30g，白术 15g，厚朴 10g。7 剂，水煎服。

【二诊】

患者呃逆明显减轻，无明显的胸胁满闷及脘腹胀满，偶有嗳气，纳可，无肠鸣，矢气减轻，小便可，大便成形，日 1 次。舌淡苔白边有齿痕，脉弦。患者病情明显好转，继用前方 7 剂。

【治疗效果】

巩固治疗 10 天后患者无明显不适，停药，随访 1 年，未复发。

【按语】

该患者平素情志不遂，郁怒伤肝，肝气郁结犯胃，胃气上逆动膈；或忧思伤脾，脾失健运，聚湿生痰，停于胃中，随肝胃之气上逆，动膈，发为呃逆。舌淡苔白边有齿痕、脉弦均为肝郁脾虚，气机郁滞之象。

该患者每次发作均与情绪有关，故方用柴胡疏肝散加味，用柴胡疏肝散以疏肝理气，调和脾胃。方中白术燥湿健脾，白芍养血泻肝，陈皮理气醒脾，防风散肝舒脾，取痛泻要方之意，以补脾土而泻肝木，调畅气机；方用旋覆花、代赭石、丁香、柿蒂以降逆止呕，半夏、陈皮理气化痰；药用枳实、厚朴行气降逆；白术、山药以健脾除湿。全方共奏疏肝解郁，理气化痰，降逆止呃之效。

呃逆是临床常见病、多发病，可单独为患，每与寒冷及情志刺激相关，亦常与其他胃部疾病相伴而生。除呃逆外，亦多脘痞、胀闷、嗳气吞酸等症，呃逆久作未息者则可表现为胃脘隐痛、拘挛感。呃逆，其病位在膈，与胃关系密切。胃居膈下，其以降，胃失和降，逆膈，上喉，生呃逆。呃逆之本在于胃气上逆，当以和顺调降胃气为先。该患者为顽固性呃逆，经自行用药治疗后，未见好转，且反复发作，来我门诊就诊，根据疾病发病特点，辨证给予柴胡疏肝散及痛泻要方加味治疗，同时配以行气降逆健脾之品后患者病情明显好转，巩固治疗后未复发。

（整理：邓厚波）

内伤发热（乙肝肝硬化）案

早在《内经》即有关于内伤发热的记载，其中对阴虚发热的论述较详。《素问·至真要大论》言："诸寒之而热者取之阴，热之而寒者取之阳，所谓求其属也。"《丹溪心法》曰："气有余便是火。"若论气，则气有虚实，实者邪气盛则实，邪气因气而实；虚者气夺则虚，气以邪气而虚。明代张景岳在《景岳全书》中对阳虚发热的认识弥补了前人之所未及，其用右归饮、理中汤、大补元煎、六味回阳饮等为治疗阳虚发热的主要方剂。

【一诊】

陈某，男，46 岁，农民。2008 年 8 月 6 日，因"发热 1 个月"就诊。患者乙肝病史 20 余年，1 个月前因乙肝肝硬化脾功能亢进行脾切除术。术后出现发热，期间在个体诊所服中药汤剂（具体用药不详），效果不显。现症：发热，四肢不温，面赤，时隐时现，身虽热，而反欲盖衣被，舌红苔白，脉沉弱无力。全身皮肤及巩膜无黄染，无肝掌及蜘蛛痣，腹稍隆，肝肋下未及，肝区叩击痛（−），墨菲征（−），移动性浊音（−），双下肢无浮肿。彩超示：肝硬化，脾切除术后。血常规、尿常规正常。

中医诊断：内伤发热（阳气内郁）；**西医诊断：**肝炎肝硬化（乙型，代偿期）（脾热）。

治则治法：益火消阴，引火归原。

方药：熟地 20g，制附子 5g（先煎），肉桂 10g，萸肉 10g，枸杞 15g，山药 30g，炙甘草 10g，杜仲 15g，柴胡 10g，枳实 10g，白芍 20g，细辛 5g，桑枝 10g。7 剂，水煎服。

【二诊】

患者发热减轻，四肢渐温，面赤，时隐时现，舌红苔白，脉沉弱无力。主证未变，续用前方，制附子加至 10g，继服 7 剂。

【三诊】

患者发热已退，四肢渐温，面稍赤，舌红苔白，脉沉弱无力。发热已退，停服汤剂，改为金匮肾气丸继服半个月以巩固疗效。

【治疗效果】

患者服药 14 剂后，发热渐退，随访 3 个月未见发热。

【按语】

该患者久病气虚，气损及阳，阳气不足；恰逢脾切除术，术后伤及元气，以致命门火衰，不能濡养肝之相火，肝升发之气不能外达，气机为之郁遏，而引起"发热"。真元不足，脾肾阳气亏虚，阳气不达四末，故见四肢不温；虚阳上浮于面可见面赤，时隐时现；身虽热，而反欲盖衣被乃"热在皮肤，寒在骨髓"之故。舌红苔白、脉沉弱无力均为阳气内郁之象。

方选右归饮加味。方用熟地为主，甘温滋肾以填精，此本阴阳互根，于阴中求阳之意；附子、肉桂温补肾阳而祛寒，山萸肉、枸杞养肝血，助主药以滋肾养肝，山药、甘草补中养脾，杜仲补肝肾，壮筋骨，以上诸药共为辅佐药。各药合用，有温肾填精的作用。方中四逆散透邪解郁，疏肝理脾使邪去郁解，气血调畅，清阳得伸，四逆自愈。柴胡主升，疏肝解郁而透达阳气，枳实主降，行气散结而宣通胃络，芍药、甘草制肝和脾而益阴缓急，疏肝理脾。细辛能开周身诸窍之闭，可通周身诸节之塞。肝喜条达而恶抑郁，有疏泄的功能，故用桑枝来温通经脉，发越阳气。

二诊患者发热减轻，但余症仍在，说明主证未变，故守原方，同时加大制附子的量，以增强温补命门之力。三诊患者发热已退，故停用汤剂，给予金匮肾气丸继服半个月以巩固疗效。

（整理：王亚红）

鼓胀（乙肝肝硬化腹水）案

鼓胀一病最早见于《灵枢·水胀》《素问·腹中论》，对其病名、症状、治疗法则等有了概括的认识。《灵枢·水胀》："鼓胀何如？岐伯曰：腹胀，身皆大，大与肤胀等也，色苍黄，腹筋起，此其候也。"《素问·腹中论》："黄帝问曰：有病心腹满，旦食则不能暮食，此为何病？岐伯对曰：名为鼓胀……治之以鸡矢醴，一剂知，二剂已。帝曰：其时有复发者何也？岐伯曰：此饮食不节，故时有病也。虽然其病且已，时故当病气聚于腹也。"

【一诊】

李某，女，64岁，退休。2006年3月25日，因"腹胀半年，伴双下肢浮肿10日"就诊。该患者半年前不明原因出现腹胀，遂到当地某医院就诊，诊断为"乙肝肝硬化腹水"，在该医院住院治疗，病情时轻时重。10天前该患者腹胀明显增加，并出现双下肢浮肿。症见：腹胀，乏力倦怠，纳差，胸闷气短，口干，小便色黄，量少，淡黄色，大便干燥，3～4日一行。舌红少苔有裂纹，脉弦细数。既往慢性乙肝病史20余年。慢性肝病面容，右下肺听诊呼吸音弱，叩诊呈实音，腹胀大如鼓，如蛙腹，腹围102cm，青筋暴露，脐疝，移动性浊音阳性，双下肢中度浮肿。乙肝两对半：HBsAg（+），HBeAb（+），HBcAb（+）。肝功能：ALT 54U/L，AST 51U/L，TBIL 37.4μmol/L，DBIL 26.7μmol/L，ALB 32g/L。血常规：WBC 3.5×10^9/L，RBC 3.2×10^{12}/L，PLT 65×10^9/L。超声示：肝硬化，脾大（厚6.0cm，肋下1.2cm），门静脉增宽（1.5cm），大量腹水（侧卧位最大直径12.5cm），胆囊壁厚、粗糙，右侧胸腔中等量积液。

中医诊断：鼓胀（肝肾阴虚腑实证）；**西医诊断**：肝炎肝硬化（乙型，失代偿期）（门静脉高压，脾功能亢进，低蛋白血症），慢性胆囊炎，右侧胸腔积液（肝性胸水）。

治则治法：滋养肝肾，通便利水。

方药：生地20g，玄参30g，麦冬15g，沙参10g，枸杞15g，芦根30g，白茅根50g，枳实20g，厚朴20g，生大黄7.5g（后下），土茯苓30g，猪苓20g，茵陈30g，栀子15g，大枣20g，葶苈子9g（包煎）。7剂，水煎服。

【二诊】

患者自觉症状明显好转，无胸闷气短，腹胀明显减轻，小便黄减轻，乏力减轻，食欲略增，大便成形，日1～2行；舌红少苔有裂纹，脉弦细数。患者大便明显改善，上方去枳实、厚朴，生大黄改为5g。7剂，水煎服。

【三诊】

患者症状体征持续好转，但仍时有腹胀、小便时黄，大便成形，日1次。舌红少苔，脉弦细数。上方减葶苈子、大枣、茵陈、栀子，生大黄减为3g，加香橼10g、香附10g。7剂，水煎服。

【四诊】

患者症状体征持续好转，无明显的不适，小便清，大便成形，日一行；舌红苔少，脉细。肝功能：ALT 50U/L，AST 46U/L，TBIL 20μmol/L，DBIL 9.2μmol/L，ALB 38g/L。血常规：红、白细胞基本正常，PLT 85×10^9/L。超声：肝硬化；胆囊壁欠光滑；脾大（厚 5.0 cm，肋下 0.5 cm）；腹水（-）。患者邪已去，目前治疗以固本为主，调整方药如下：白术20g，土茯苓30g，猪苓20g，生大黄3g，生地20g，玄参30g，山萸肉15g，黄精20g，麦冬15g，沙参15g。10剂，水煎服。

【治疗效果】

此后该患者根据中医辨证论治，中药汤剂调理，随访1年腹水未见复发，肝功基本正常，病情稳定。

【按语】

该患者为老年女性，平素情志不遂，肝气郁结，日久郁而化火，亦伤津耗气，导致肝阴不足，肝藏血，肾藏精，肝肾同源；年老之人肾精、肾气不足，精血亏虚，终至肝肾阴虚，舌红，少苔有裂纹，脉弦细数，皆为肝肾阴虚之象。

本例患者见面色晦滞不华，腹大如鼓，大便干燥，小便短少，舌红，少苔有裂纹，脉弦细数，证属肝肾阴虚、阴亏水停，治宜滋养肝肾，通便利水。故临床上选用一贯煎加味治疗。本方为肝肾阴虚，津枯血燥气滞，变生诸症而设。方中重用生地黄为君，配枸杞子滋阴养血以补肝肾，滋水涵木；以沙参、麦冬滋补肺胃阴液，滋水之上源，有清金制木之意；用大黄、枳实、厚朴、玄参，加上一贯煎中的生地、麦冬组成增液承气汤之意，以益气养阴，荡涤积热；葶苈子利水消肿，大枣可补脾益胃，缓和药性；药用茵陈、栀子以清热利湿，利胆退黄；土茯苓、芦根、白茅根利水消肿以祛邪；猪苓滋阴利水。全方具有滋水养阴以涵肝木、培土生金以制肝木、寓疏于补、条达肝木的特点，补、清、疏并用，寓疏于补清之中，使补而不腻，疏而不散，共奏滋养肝肾、滋阴清热之效。

肝硬化是指由一种或多种原因长期或反复损害肝脏，导致广泛的肝实质损害，呈现肝细胞坏死、纤维组织增生等改变，多见于各种慢性肝病的终末期阶段。腹水为肝硬化失代偿期常见临床表现，属于中医学"鼓胀""水肿"等范畴，并被列为"风、痨、鼓、膈"四大顽症之一，说明本病治疗起来是非常困难的。该患者二诊时已明显见效，说明邪已除，减轻攻下祛邪之品及行气之品，将生大黄改为5g，去枳实、厚朴，避免祛邪太过而伤正气。三诊时患者腹水明显消退，胸水消失，但患者仍时觉腹胀明显，矢气后缓解，考虑患者出现气胀，增加具有理气行气功效的香橼、香附，减葶苈子、大枣、茵陈、栀子，将生大黄改为3g，避免祛邪太过。第四次就诊时腹水已无，表现为肝肾阴虚兼脾虚之证，故减缓泻热逐水之力，而加大滋阴益气之用以扶正。

（整理：邓厚波）

黄疸（病毒性乙型肝炎）案

黄疸病证的论述始见于《素问·平人气象论》《灵枢·论疾诊尺》，均描述本病证的主要临床表现。如《素问·平人气象论》说："溺黄赤安卧者，黄疸……目黄者曰黄疸。"《灵枢·论疾诊尺》曰："面色微黄，齿垢黄，爪甲上黄，黄疸也；安卧，小便黄赤，脉小而涩者，不嗜食。"其分类始于《金匮要略》，并提出了黄疸从湿而得。如《金匮要略·黄疸病脉证并治》曰："黄家所得，从湿得之。"关于黄疸历代医家均有论述。

【一诊】

武某，男，18岁，务农。于2010年4月12日，因"目黄、身黄、尿黄1周"就诊。该患1周前无明显诱因出现目黄、身黄、尿黄，未予重视，黄疸逐渐加重，昨日到我市某三甲医院就诊，查乙肝病毒定量 1.10×10^8 copies/L，肝功重度改变，未治疗。现病人身黄，目黄，尿黄，如豆油色，乏力，恶心，纳差，四肢沉重，夜寐可，大便不成形，日2～3次。舌质红，苔薄黄厚腻，脉弦滑。全身皮肤黏膜黄染，肝掌，巩膜黄染，无蜘蛛痣，腹部平坦，腹软，全腹无压痛、反跳痛及肌紧张，肝脾肋下及剑突下未触及，肝区叩击痛（+），墨菲征（-）。HBV-DNA 1.10×10^8 U/mL。甲肝抗体及戊肝、丙肝抗体阴性。乙肝两对半：HBsAg（+），HBeAg（+），HBcAb（+）。肝功能：AST 938U/L，ALT 1445U/L，AKP 181U/L，GGT 144U/L，CHE 4.3kU/L，TBIL 239.0μmol/L，DBIL 171.6μmol/L。凝血常规正常。肝脏CT：肝脏增大，脾脏增大，考虑胆囊炎。

中医诊断： 黄疸（阳黄，湿重于热）；**西医诊断：** 病毒性肝炎（乙型，急性黄疸型）。

治则治法： 清热退黄，健脾除湿。

方药： 茵陈30g，栀子10g，茯苓15g，猪苓15g，白术15g，泽泻15g，桂枝10g，生姜15g，半夏7.5g，陈皮10g，竹茹15g，车前子20g（包煎），白豆蔻10g，黄连5g，马齿苋15g。7剂，水煎服。

【二诊】

患者乏力减轻，食纳好转，目黄、身黄较前明显减轻，尿黄减轻，余同前。舌质红，苔薄黄厚腻，脉弦滑。主证未变，前方减生姜、半夏、陈皮、竹茹，增加活血化瘀之品，红花15g、赤芍20g，7剂，水煎服。

【三诊】

患者无明显乏力，纳差明显减轻，身目仍黄，黄色明显减轻，大便成形，日1次，小便仍黄，色如浓茶。舌质红，苔薄黄厚腻，脉弦。主证未变，疾病进入恢复期，应注意增加健脾益气之品，在前方基础上加山药30g。7剂，水煎服。

【四诊】

患者身目黄染明显减轻，食纳佳，大便成形，小便稍黄。守三诊方续用 10 剂。

【治疗效果】

患者无明显不适，大便正常，小便稍黄。肝功能：AST 25U/L，ALT 19U/L，AKP 102U/L，GGT 46U/L，CHE 5.0kU/L，TBIL 18.5μmol/L，DBIL 7.2μmol/L，IBIL 11.3μmol/L。乙肝两对半：HBsAg（+），HBeAb（+），HBcAb（+）。随访 1 年未复发。

【按语】

该患者外感湿热疫毒之邪，蕴结于中焦，导致脾胃功能受损，运化失常，湿热交蒸于肝胆，肝失疏泄，胆液不循常道，浸淫肌肤，下注膀胱，使身目具黄；湿困脾胃，浊邪不化，脾胃运化功能减退，故恶心、纳差，大便溏；精微不能输布，四肢失养，则乏力。湿为阴邪，其性重滞、下趋，故四肢沉重。舌质红、苔薄黄厚腻、脉弦滑均为湿热浊邪内阻，湿重热轻之象。

黄疸的治疗应通过清热、解毒、利湿、温化，以活血化瘀为治疗原则。根据患者临床症状及舌脉，应属阳黄中湿重于热者，用茵陈五苓散加味治疗。茵陈五苓散系医圣张仲景《金匮要略》论治黄疸病之名方，书中云："黄疸病，茵陈五苓散主之。"其主要作用是清热利湿、退黄，用于阳黄，湿重热轻之黄疸病。方中茵陈清利肝胆湿热、疏解肝胆郁热，善利湿退黄治黄胆；五苓散化气利湿，使湿从小便而去；栀子清热降火，通利三焦，引湿热自小便出，增加茵陈退黄之效；白豆蔻化湿、行气、温中、止呕，以宣利气机而化湿浊；方中应用陈皮、竹茹、生姜、半夏，取温胆汤之效，和胃利胆以止恶。

二诊患者黄疸已逐渐消退，恶心减轻，但余症仍在，尤其目黄、身黄、尿黄的主证未变。早在汉代，张仲景在《伤寒论》中提出"瘀热在里，身必发黄"，清代叶天士则进一步在《临证指南医案》中提出"气血不行则发黄"，说明治疗黄疸时在应用清热利湿的同时，重视应用活血化瘀之品，故二诊时加上具有活血化瘀功效之红花、赤芍。三诊患者诸症明显好转，疾病进入恢复期，增加固本之品，避免疾病复发，加山药以健脾益气。四诊患者已无明显症状，效验则守方，故守前方，续服 10 剂，以巩固治疗。

药后患者精神状况、临床症状、体征及相关实验室检查有明显好转，说明中药在改善临床症状，退黄、降酶方面亦有独到疗效。另外，患者除服药治疗外，应嘱饮食宜新鲜清淡，不宜过食肥腻甘甜，壅脾生湿之品，忌饮酒和食用辛辣刺激食物，注意休息，不能劳累，并保持乐观情绪，更有利于病体的恢复。

（整理：邓厚波）

肝癌（原发性肝癌）案

早在《内经》就有"积""癥""瘤""伏梁"等类似现代医学恶性肿瘤的记载。

关于"癌"之名最早见于宋代东轩居士的《卫济宝书》。癥瘕、积聚在中医泛指腹腔内之肿块瘤体。故《诸病源候论》曰："盘牢不移动者，是癥之，言其形状可癥验也，若积引岁月，人即柴瘦，腹转大，遂致死。"上述的种种描述与现代肝癌的临床表现及体征一致。

【一诊】

汪某，男，35岁，职员。2010年5月17日，因"间断性乏力、腹胀3年，加重20天"就诊。患者3年前因乏力、腹胀到当地医院就诊，发现乙肝病毒标志物阳性，彩超示肝硬化腹水，住院治疗（具体用药不详）1个月后，病情好转出院。此后间断在当地医院治疗，病情反复波动。近20天患者乏力、腹胀逐渐加重。患者现腹胀、乏力、口干、食欲差，小便量少，24小时约600mL，大便稀，日2～3次。舌质红绛，苔黄而干，脉滑数。全身皮肤及巩膜无黄染，无肝掌及蜘蛛痣，腹膨隆，肝肋下未及，脾肋下1cm，质中等度硬，肝区叩击痛（－），墨菲征（－），移动性浊音（＋），双下肢指压痕（＋）。乙肝病毒标志物（＋）。肝功能：TP 55g/L，ALB 26g/L，ALT 38U/L，AST 59U/L，GGT 102U/L，AKP 114U/L，CHE 1.7kU/L。血常规：血小板49×10⁹/L。AFP＞1200ng/mL。肝脏核磁提示：脾大、肝硬化伴大量腹水。肝右叶异常信号，肝癌伴门静脉瘤栓及多发淋巴结转移。胆囊壁增厚，请结合临床。

中医诊断：肝癌（热毒内蕴，肝肾阴虚）；**西医诊断：**原发性肝癌，肝炎肝硬化（乙型，失代偿期）。

治则治法：化癥瘕、散积聚，清热毒、补肝肾，行气利水。

方药：蜈蚣2条，守宫2条，半边莲15g，虎杖15g，玄参15g，生地15g，麦冬12g，大黄3g，大腹皮9g，芍药15g，甘草9g，芦根30g，白茅根50g，土茯苓80g，猪苓10g。7剂，水煎服，日1剂。

【二诊】

患者腹胀缓解，略乏力，口干好转，食欲差，小便量少，24小时约1500mL，大便稀，日1～2次。舌质红绛，苔黄而干，脉滑数。主证未变，故在前方加三仙各30g，陈皮20g，继服7日。

【三诊】

患者偶有腹胀，乏力，口干缓解，食欲改善，小便黄，24小时约1200mL，大便稀，日3次。舌质红绛，苔黄而干，脉滑数。效不更方，继续服用前方7剂。

【四诊】

患者略感乏力，无明显不适，小便稍黄，大便不成形，日3次。舌质红绛，苔黄而干，脉滑数。前方加大枣10g，山药12g，白术10g。7剂，水煎服，日1剂。

【治疗效果】

患者无浮肿，无四肢沉重，纳食佳，腹不胀，大便正常，小便稍黄。肝功能：TP 62g/L，ALB 32g/L，ALT 21U/L，AST 31U/L，GGT 54U/L，AKP 89U/L，CHE 1.8kU/L。随访3个月，病情稳定。

刘铁军医案

225

【按语】

该患者因久病，损伤肝肾之阴，正气不足则湿热之毒邪长时间停留于体内，导致脏腑失和，气血运行不畅，邪毒凝结于肝，日久而形成"肝癌"之疾。湿热毒邪阻滞肝络，肝脾受损，升降失职，故见腹胀、食欲差；肝肾不足，真元匮乏，故见乏力；湿热日久伤阴，阴液不足，则见口干；肾气不足，气化失司，故见小便不利；脾虚运化失职，故见大便溏。舌质红绛，苔黄而干，脉滑数，均为肝肾阴虚、热毒内蕴之象。

方选自拟化癥散积汤、七消饮加减。蜈蚣味辛、性温，主息风止痉、解毒散结、通络止痛；守宫味咸、性寒，主祛风、定惊、散结、止痛、解毒。二药合用，化癥瘕散积聚为君。虎杖味苦、性寒，主利胆退黄、清热解毒、活血祛瘀；半边莲味甘、性平，主利水、消肿、解毒。二药清热解毒，散结止痛助君药之功为臣。生地味甘苦、性寒，主清热凉血、养阴生津；玄参味甘苦咸、性微寒，主凉血滋阴、泻火解毒；麦冬味甘微苦、性微寒，主养阴润肺、益胃生津、清心除烦。三药清热解毒、补肝肾、养阴共为佐。大腹皮味辛、微温，主下气宽中、行水消肿；大黄味苦、性寒，主泻热通肠、凉血解毒。二药宽中下气、泻下排毒以使邪有出路。芍药味苦酸、性凉，主养血柔肝、缓中止痛、敛阴收汗之功；甘草性平、味甘，主清热解毒、缓急止痛、调和诸药。芍、甘二药可调和肝脾，缓急止痛。以上四药共为使。芦根、白茅根、猪苓、土茯苓宽中下气、利水以使邪有出路。纵观全方治标而不忘本，标本兼顾，攻邪而不留邪，邪自有出路，补中有泻，散里寓收，攻而无过，充分体现了中国传统医学见证立法定方妙谛。全方共奏化癥瘕散积聚，清热毒补肝肾，行气利水之功。

化癥散积汤是刘铁军教授以清代名医吴鞠通《温病条辨》"增液承气汤"为基础，结合"下法"与"肠肝循环"的理论学说，应用滋阴、攻下、解毒三者相结合的治疗方法，以提高机体免疫功能和抑制癌细胞增殖为原则，筛选有效药物，经长期临床实践验证疗效及不断优化组合而成的临床经验方。

二诊患者乏力及腹胀减轻，但余症仍在，说明主证未变，故守原方，因患者脘腹胀满，食欲仍欠佳，故加三仙、陈皮以消食健脾。三诊患者诸症明显好转，效不更方，故固守前方。四诊患者症状基本消失，效验则守方，但久服药物恐伤脾胃，故给予前方加大枣、山药、白术以固护脾胃，续服 7 剂以巩固疗效。

（整理：王亚红）

中医临床带教经典医案

冷炎（1970—），男，硕士研究生导师，第四批国家优秀中医临床人才，名老中医药专家继承工作继承人。从事中医内科肝病、脾胃病防治研究20余年。临证重视六经、脏腑、八纲辨证结合，在原有八纲辨证基础上再加上下、气血，成为十二纲辨证。

痔（混合痔合并血栓外痔）案

痔疮是一种常见病，常因久坐远行，嗜食辛辣，使其湿热、风燥之邪不得宣散，蕴结肛中，久之瘀血浊气下注，使痔静脉丛扩大、曲张形成痔核。针挑疗法是在机体一定的腧穴部位上挑刺，使皮肤微微出血，流出组织液，或拨出一些纤维来治疗各种疾病的简易外治疗法。针挑疗法最早见于清代《痧胀玉衡》，把民间挑、刮、放血等治疗痧胀的方法加以总结。清代，吴尚先因为见到民间很多治疗方法效果甚佳，对民间各种外治疗法收集和整理，写了《理瀹骈文》一书，介绍了不少民间挑治法。

【一诊】

杨某，女，35岁。于2011年7月3日因"便时肛内有物脱出5年，加重1周"就诊。缘于5年前，因大便干燥，临厕努挣，而致肛内有物脱出，便血，自用痔疮膏后缓解，上症时有反复。1周前，再次发作，肛门肿痛难忍，行走不便，自用药不缓解。现症：肛内便时有物脱出，可自行还纳，肛门肿痛，便鲜血，量多，纳呆，眠可，大便干，2日一行，小便黄。舌红，苔薄黄，脉濡数。专科检查：肘膝位，视诊见肛门缘1、5、9时，有物突出，9时位较重，1.5cm×3.0cm大小，色青紫。指诊：9时位肿块质硬，压痛（+），1、5、9时齿线上下可扪及包块，括约肌间沟消失。

中医诊断：痔（血瘀肠燥）；**西医诊断**：混合痔合并血栓外痔。

治则治法：行气活血，通络止痛。

选穴：间上穴、痔疮穴周围皮肤反应点2处。以三棱针实施针挑疗法。选好针挑点，消毒皮肤，用细针持针法持三棱针，将针尖放在挑点中心处，以慢进针法进针。当针尖穿过皮肤后，可放松左手食指的压力，右手同时把针尖翘高一点，提高针体进行左右摇摆动作，把挑起的表皮拉断。挑开口后，便可挑出一些稍具黏性的皮内纤维（不是皮下纤维），挑一条拔出一条，一般挑10余针即可。此时患者微痛，但不出血。以创可贴覆盖。患者自述针挑后即感局部松快，疼痛减轻。

【二诊】

6日后复诊，患者述大便通畅，肛门局部疼痛轻微，便血消失。查局部见9时位痔块明显缩小，大小为1.0cm×1.0cm，轻度发红。嘱患者外用黄连膏，保持大便通畅。

【治疗效果】

7日后患者局部痔块消失，临床治愈。

【按语】

间上穴位于骶部，尾骨尖直上3寸，及其左右旁开1.5寸处各1穴，共3穴。痔疮穴，命门穴下1寸，位于第3、4腰椎棘突附近的充血点。痔疮穴、间上穴皆分布在督脉、膀胱经上，督脉起于少腹内，下出于会阴部，膀胱经脉起于目内眦，夹督两旁，络肾属膀胱，下行通过臀部。由于经脉内属脏腑，外络肢节，所以当内脏发生变化，便可在机体体表一定的部位以及经穴上出现反应，如痛点、异点，针挑这些痛点、异点，给机体一种温和刺激，或拔出一些纤维，放出一些血液，即可纠正机体阴阳的失衡，可疏通经气，消除瘀滞，使经气流畅无阻，脏腑功能恢复正常，疾病则随之自愈。因此，针挑痔疮穴、间上穴，通过良性刺激，疏通经络，畅达气血，使血行旺盛，则肛门局部营养得以改善，促使瘀血吸收，炎症消退而收治愈之功。

江西中医药大学附属医院陈日新教授在对热敏灸的研究中发现，腧穴是敏化态、动态的，是疾病在体表产生反应的特定部位，而不是现行的固定位点学说。《灵枢·背腧》论述："胸中大俞在杼骨之端，肺俞在三椎之旁……肾俞在十四椎之旁，皆夹脊相去三寸所，则欲得而验之，按其处，应在中而痛解，乃其俞也。"这说明腧穴具有"按其处，应（腧穴特殊反应）"的敏化特征及"欲得而验之……乃其俞也"的动态特征，"椎之旁"则为穴位的粗定位。故对于针挑点的选择，应为痔疮穴、间上穴附近的或白或红或紫或黑的凸凹皮肤反应点，这些反映点也可以看作是腧穴敏化态的另一种反映。

（整理：曹亚秋）

便秘（混合型便秘）案

《伤寒论》首先提出了将便秘从阴阳分类，指出："其脉浮而数，能食，不大便者，此为实，名曰阳结也……其脉沉而迟，不能食，身体重，大便反鞕，名曰阴结也。"《四圣心源》更指出："伤寒阳明之便结，肠胃之燥者也；反胃噎膈之便结，胃之寒湿而肠之寒燥者也……凡粪若羊矢状，皆阴盛而肠结，非关火旺也。"治疗便秘分清阴、阳，寒、热至关重要。

【一诊】

黄某，女，45岁。2011年10月16日，因"便秘20余年，加重1个月"就诊。

自述十余岁时即患便秘，反复发作，常须药物才能缓解，曾到某西医院就诊，诊断为结肠冗长，建议手术治疗。患者惧怕手术，来我院就诊。现症：大便干燥，5～6日一行，自觉大便至肛门口，排出困难，胃中嘈杂，反酸，心烦，舌体适中，舌尖红，舌苔白根黄，舌有瘀斑，右手脉弱于左手脉，右寸濡无力，右关弦浮。钡剂灌肠检查：结肠冗长。

中医诊断：便秘（气虚气滞）；**西医诊断**：混合型便秘。

治则治法：益气养阴，润肠通便。

方药：赤茯苓10g，生甘草10g，清半夏15g，陈皮10g，五味子5g，白芍30g，杏仁15g，生白术60g，当归30g，莱菔子30g，肉苁蓉20g，党参15g，干姜10g，生决明子30g。5剂，水煎服。

【二诊】

患者便秘症状明显减轻，大便1～2日一行，腹胀，胃中嘈杂明显减轻，上方去莱菔子，继服12剂，巩固疗效。

【治疗效果】

随访3个月未复发。

【按语】

《四圣心源》曰："盖肾司二便，而传送之职，则在庚金，疏泄之权则在乙木。阴盛土湿，乙木郁陷，传送之窍既塞，疏泄之令不行。大肠以燥金之腑，闭涩不开，是以糟粕零下而不粘连，道路梗阻而不滑利。"患者右手脉弱于左手脉，为气不足，阴盛之象。右寸濡无力，为肺金气虚，右关弦浮，有肝郁乘土之象。舌尖红，舌苔白根黄，为相火不降之象。舌有瘀斑为长期气滞之象。

本方为《四圣心源》下气汤加味，方中党参、白术、茯苓、甘草、干姜益气、健脾、利湿、温中。半夏、陈皮、杏仁温降肺胃。五味子敛肺气。白芍、决明子清肝火。肉苁蓉归肾与膀胱经，温而不热，补而不峻，暖而不燥，滑而不泄，故有"从容"之名，阳药而质润，重用有推动之力，润肠通便。当归佐升木气，为和血之品。

本病关键为中焦脾不健运，水寒土湿，肺金不降，相火亢于上。治疗以健运中土为主，白术少用，健脾燥湿，治疗泄泻，大剂量则补土，治疗便秘。同时应温肾水、清肝火、降肺气，使人体气机恢复运转，气虚气滞得除，其病自愈。

（整理：曹亚秋）

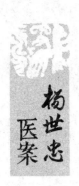

杨世忠医案

中医临床带教经典医案

杨世忠（1952—），教授、主任医师，博士研究生导师。第三、四批全国老中医药专家学术经验继承工作指导老师。临床上中西并用、突出中医，尤其善于肝病及消化系统疾病的诊治。

鼓胀（肝硬化腹水）案

鼓胀病名最早见于《内经》。病机关键是气血水互结于腹中。《灵枢·水胀》及《素问·腹中论》，对其病名、病因病机及治疗法则等有了概括认识。晋代葛洪首次提出放腹水的治法。隋代巢元方的《诸病源候论》明确提出鼓胀的病因与寄生虫有关。至明清则确立鼓胀的病机为气血水互结的本虚标实病理观，治法上更加灵活多样，积累了宝贵的经验。

【一诊】

徐某，男，53岁，农民。1999年3月26日，因"腹部胀大3个月，加重1周"就诊。该患者慢性病毒性肝炎病史15年，间断口服药物治疗，病情较稳定。3个月前自觉腹部胀大，小便短少，未进行系统治疗。近1周患者上述症状加重。现症：腹部胀大，面色晦暗，胸胁胀满疼痛，动则气促，不能平卧，四肢沉重，纳差，大便溏，小便短少，夜寐差，舌质紫暗，苔厚腻，脉细涩。全身皮肤及巩膜黄染，颈部及前胸可见2枚蜘蛛痣，腹部膨隆，腹围96cm，腹壁静脉曲张，肝脾触诊不满意，移动性浊音（＋），双下肢指压痕（＋）。肝功能：ALT 116U/L，AST 98U/L，TP 65g/L，ALB 22g/L，TBIL 89.2μmol/L，DBIL 46.3μmol/L。消化系统彩超示：肝硬化，脾大，腹水。

中医诊断：鼓胀（肝脾血瘀，水湿停滞）；**西医诊断：**肝硬化腹水。

治则治法：活血化瘀，行气利水。

方药：黄芪30g，生白术20g，当归15g，党参20g，丹参30g，泽兰25g，泽泻15g，大腹皮15g，土茯苓25g，砂仁20g（后下），鳖甲15g（先煎），三七3g，茯苓30g，猪苓15g，焦三仙30g。14剂，水煎服。

【二诊】

患者腹胀减轻，食纳好转，自觉大便稍干，小便量增加。舌质紫暗，苔腻，脉细涩。主证未变，续用前方。14剂，水煎服。

【三诊】

患者腹胀明显减轻，气促症状减轻，能平卧，食欲尚可，大便通畅，小便量增加，舌质红，苔薄白，脉细涩。查体：移动性浊音（－），双下肢无水肿。患者腹水基本消失，酌减利水渗湿药猪苓至 10g、泽泻至 10g。14 剂，水煎服。

【四诊】

患者腹胀基本消失，无四肢沉重，食纳佳，大便成形，小便多。患者腹水已消尽，继以上方去利水药，酌加山萸肉 15g，女贞子 20g，续用 14 剂。

【治疗效果】

患者腹胀消失，胸胁胀满及气促症状消失，小便量增加，无身目黄染，纳食佳，大便正常。查：腹部平坦，腹围 76cm，肝脾肋下未触及，移动性浊音（－），肝功能：ALT 36U/L，AST 32U/L，TP 71g/L，ALB 32g/L，TBIL 27.5μmol/L，DBIL 17.2μmol/L。消化系统彩超示：肝硬化，脾不大，无腹水。

【按语】

本病病机关键为气、血、水互结于腹中。鼓胀的病因包括情志所伤，酒食不节，劳欲过度，脾虚食积，感染血吸虫，黄疸、积聚失治等。本病的形成，首先责之肝失疏泄，日久木郁克土，以致脾虚无力斡旋，运化功能失常，乃至气滞、血瘀、痰凝、湿阻，结成癥积、痞块。肝血瘀阻日甚，脾土更加虚衰，则脉络壅塞，清浊相混，水湿停聚中焦，遂成腹水。病情发展，由脾及肾，肾阳虚损，开阖失司，气化不利，水湿积聚愈盛，以致肝、脾、肾俱虚。本病的病机重点为肝脾肾功能失调，气滞、瘀血、水饮互结腹中。本虚标实，虚实交错为本病的主要病机特点。

方中重黄芪、当归、党参、白术，取其益气扶正，气旺血生，气帅血行，水液畅通。丹参、泽兰、鳖甲、三七，活血化瘀利水，兼有滋阴养血之功，达到祛瘀生新，活血而不伤血，恢复脏腑功能之目的。茯苓、猪苓、泽泻、大腹皮利水渗湿，焦三仙、砂仁健脾化滞消积。诸药合用，共奏活血化瘀、健脾消积利水之功。

二诊患者腹胀减轻，但余症仍在，说明主证未变，故守原方。三诊患者腹胀明显减轻，患者腹水基本消失，酌减利水渗湿药猪苓、泽泻剂量。四诊患者腹水已消，故去利水药，加山萸肉、女贞子以加强补虚扶正之功，续服 14 剂，患者诸症均消。

（整理：白静丽）

胃脘痛（慢性胃炎）案

胃脘痛病名最早见于《内经》。病机关键是胃失和降，不通则痛。《灵枢·邪气脏腑病形》中说："胃病者，腹䐜胀，胃脘当心而痛。"《素问·六元正纪大论》说："木郁之发……民病胃脘当心而痛。"

【一诊】

吕某，男，43岁，职员。2000年5月12日，因"胃脘疼痛2个月，加重1周"就诊。该患者平素性格急躁，加之饮食不规律，2个月前出现胃脘疼痛，自服止痛制酸药稍能缓解，未进行系统治疗。近1周疼痛加剧。现症：胃脘痛，时有吞酸，脘闷不舒，心中烦热，神疲肢软，睡眠不实，纳差，大便秘结，小便黄，舌质红，苔黄，脉弦滑。全身皮肤及巩膜无黄染，腹部平坦，腹软，剑突下压痛（＋），无反跳痛及肌紧张。胃镜检查，提示"慢性浅表性胃炎伴糜烂"。

中医诊断：胃脘痛（肝郁化火，胃失和降）；**西医诊断**：慢性胃炎。

治则治法：清热通降，理气和胃。

方药：黄连10g，黄芩15g，大黄5g，枳壳10g，木香10g，清半夏15g，竹茹10g，陈皮15g，吴茱萸5g，延胡索15g，川楝子15g，煅瓦楞10g。14剂，水煎服。

【二诊】

胃痛减轻，吐酸亦少，自觉胃部不舒，仍有胀感，按之仍痛。舌质红，苔薄黄，脉弦滑。主证未变，续用前方，酌加麦芽30g以消胀助运。14剂，水煎服。

【三诊】

患者胃痛已止，仍感食后胃脘闷胀。舌质淡红，苔薄白，脉弦滑。原方去瓦楞子，加香附10g，14剂，水煎服。

【四诊】

患者胃痛及泛酸症状消失，善饥思食，饮食佳，二便正常。守三诊方续用14剂。

【治疗效果】

患者胃痛消失，食欲佳，二便正常。

【按语】

胃痛的病机关键为胃失和降，不通则痛。常因寒邪客胃、饮食伤胃、肝气犯胃、脾胃虚弱等引起。该患者平素性格急躁，怒则伤肝，肝失疏泄，气机阻滞，横逆犯胃，胃失和降，而胃痛。肝郁日久，化火生热，邪气犯胃，热灼而痛。若肝失疏泄，气机不畅，血行瘀滞，或久痛入络，胃络受阻，均可发生胃痛。

方中黄连、吴茱萸、川楝子调肝解郁；黄芩泄热；大黄理气导滞；陈皮、半夏、竹茹和胃降逆，化浊止吐；枳壳通降胃气；煅瓦楞既能制酸，又可化瘀止痛。诸药合用，共奏疏肝和胃，理气止痛之功。

二诊患者胃痛减轻，但仍有胀感，按之仍痛。说明主证未变，故守原方。酌加麦芽以消胀助运。三诊患者胃痛已止，仍感食后胃脘闷胀。原方去瓦楞子，加香附，并加重麦芽之药量，以消胀除满。四诊患者胃痛及泛酸症状消失，善饥思食，饮食佳，二便正常。故守三诊方续用14剂，则患者诸症均消。

（整理：白静丽）

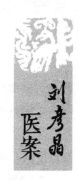

刘彦晶（1972—），教授，硕士研究生导师，吉林省第一批优秀中医临床人才，第五批名老中医药专家继承人，从事中医临床工作 20 余年，临证重视六经、脏腑、八纲辨证相结合，重视调畅气机。

痞满（慢性萎缩性胃炎）案

痞满在《内经》中称其为痞、痞满、痞塞。如《素问·五常政大论》有云，"备化之纪……其病痞"，认为其病因是饮食不洁，起居不适和寒气为患。张仲景在《伤寒论》中明确指出，"但满而不痛者，此为痞"，而且还说："若心下满而鞕痛者，此为结胸也，大陷胸汤主之。但满而不痛者，此为痞，柴胡不中与之，宜半夏泻心汤"。

【一诊】

孙某，女，49 岁。2011 年 9 月 30 日因"时有胃胀，嗳气 3 年，加重 3 个月"就诊。患者 3 年前因情志不遂出现胃胀，嗳气，时作时止，未予足够重视及系统治疗，近 3 个月来无明显诱因上述症状加重，自服"胃乐新、多潘立酮"等药物，症状缓解不明显。现晨起嗳气、泛酸，口干口苦，胃脘胀气明显，胃有凉感，嘈杂不舒，潮热汗出，经事紊乱，舌淡，苔薄黄，脉弦细数。专科检查：全腹无压痛、反跳痛及肌紧张。外院胃镜示：慢性萎缩性胃炎。病理检查：肠化（++），萎缩（++）。

中医诊断：痞满（寒热错杂证）；**西医诊断：**慢性萎缩性胃炎。

治则治法：平调寒热，理气消痞。

方药：制半夏 12g，川连 6g，黄芩 12g，枳壳 15g，香橼皮 15g，炙鸡金 12g，知母 12g，黄柏 12g，煅龙骨 20g（先煎），煅牡蛎 20g（先煎），苏梗 12g，干姜 10g，代赭石 20g（先煎），旋覆梗 15g，木香 6g，党参 15g。7 剂，水煎服。

【二诊】

服药后，仍有泛酸，嗳气略减，胃胀缓解，胃部凉感减轻，时有潮热，舌淡，苔薄腻，脉弦细数。仍拟上方化裁。上方去鸡内金、干姜、党参，加墨旱莲 10g、煅瓦楞子 20g、海螵蛸 20g，7 剂，水煎服。

【三诊】

服药 2 个月，胃脘舒，又由于气候转变，泛酸又作，胃不痛，伴潮热汗出，夜寐欠安，便调。舌苔腻，脉细数。知母 12g，黄柏 12g，煅龙骨 20g（先煎），煅牡蛎 20g（先煎），海螵蛸 30g（先煎），苏梗 12g，枳壳 9g，制半夏 12g，墨旱莲 10g，川黄连 5g，香橼皮 15g，丹皮 12g，丹参 15g，煅瓦楞 30g，木香 6g。7 剂，水煎服。

【治疗效果】

此后该患者根据中医辨证论治，继服中成药香砂六君子丸调理，2012 年 1 月初复查胃镜示：萎缩（＋），肠化（－）。随访，症情稳定。

【按语】

痞满病机关键为中焦气机不利，脾胃升降失职。病位在胃脘，病变脏腑主要涉及肝脾。该患者平素情志不舒，气机郁滞，胃失和降，发为痞满。脾胃升降失常，气机阻滞，则胃脘胀气明显；胃气上逆则嗳气；气郁日久化热，则口干、泛酸、嘈杂；郁热伤阴，则潮热汗出；胃气寒则有凉感；胆气上逆则口苦；气机时常扰动血室，则经事紊乱。舌淡，苔薄黄，脉弦细数皆为寒热错杂，气机中阻之象。

本案采用仲景半夏泻心汤为主方化裁。半夏辛温开泄，散结除痞；干姜辛热，温中散寒；黄连、黄芩苦寒降泄；党参甘温益气，补脾胃以顾其虚。本方用药寒热同用，苦辛并进，补泻兼施，开结除痞。旋覆梗、代赭石用以降逆和胃；香橼皮、木香、枳壳等疏肝理气之品并用，以调节气机升降，体现了六腑以通为用的特性。炙鸡金、苏梗行气健胃消食。考虑其兼更年期综合征，方中佐以知母、黄柏、煅龙骨、煅牡蛎等滋阴降火潜阳之品。诸药合用共奏平调寒热，理气消痞之功。

慢性萎缩性胃炎由于腺体萎缩或消失，胃黏膜有不同程度的变薄，并常伴有肠上皮化生，治疗中不能仅仅以改善临床症状为满足，还要针对其病理改变给予施治。二诊时患者泛酸未见缓解，故加煅瓦楞、海螵蛸以制酸。因患者时有潮热汗出兼脉细数，为虚热之象，故用墨旱莲以益阴退火。三诊患者虽仍有潮热汗出症状，但胃胀及嗳气已消失，故去掉旋覆梗、代赭石，枳壳减量，以防久服伤胃，加入丹皮、丹参以加强清虚热之力及活血祛瘀、养血安神之功。此后该患者根据中医辨证论治，继服中成药香砂六君子丸调理，后随访恢复良好，未再复发。

（整理：张慧）

痢疾（溃疡性结肠炎）案

《内经》称本病为"肠澼""赤沃"，对其病因及临床特点作了简要论述，指出感受外邪和饮食不节是两个致病的重要环节。《难经》称之为"大瘕泄"，指出："大瘕泄者，里急后重，数至圊而不能便。"东汉张仲景在《伤寒论》《金匮要略》中将痢疾与泄泻统称为"下利"，其有效方剂白头翁汤等一直为后世沿用。宋代严用和《济生方·痢疾论治》正式启用"痢疾"之病名，"今之所谓痢疾者，古所谓滞下是也"一直沿用至今。

【一诊】

刘某，男，47 岁。2011 年 3 月 25 日因"时有腹痛，腹泻 1 年，加重 1 天"就诊。该患者因时常在小饭店及小吃摊点暴饮暴食，近 1 年来曾有多次食后腹痛、腹

中医临床带教经典医案

泻，自服"黄连素片"后缓解，一直未受重视。昨日在外饮酒进餐后于后半夜出现腹痛拘急，随即腹泻 5 次，初为不成形便，甚如水样，后见大便夹有赤白黏冻，伴有发热，里急后重，便后腹痛不减。现发热，腹痛，里急后重，肛门灼热，大便夹有赤白黏冻，小便短赤。舌质红，苔黄腻，脉滑数。专科检查：神清，体温 37.6℃，腹部平软，全腹散在压痛，无反跳痛及肌紧张，肝脾肋下未触及，麦氏点压痛（-）。便常规：稀便，RBC 0～1/HP，WBC 5～7/HP，潜血实验（+）。结肠镜检查显示：乙状结肠充血水肿，血管网模糊不清，散在糜烂及溃疡，肠黏膜质脆易出血。

中医诊断：痢疾（湿热蕴结）；**西医诊断：**溃疡性结肠炎。

治则治法：清肠化湿，调气和血。

方药：白芍 15g，当归 12g，炙甘草 6g，黄连 5g，黄芩 9g，大黄 3g，木香 9g，槟榔 15g，肉桂 3g，白头翁 30g，薏苡仁 30g，半夏 9g，陈皮 9g。10 剂，水煎服。

【二诊】

患者自觉症状明显好转，大便成形，日 1～2 行，里急后重已经缓解，舌红，苔黄，脉滑数。上方去大黄，10 剂，水煎服。

【三诊】

患者症状体征持续好转，大便成形，日 1 次。舌红，苔白，脉滑。给予中成药参苓白术散作为善后调理。

【治疗效果】

该患者根据中医辨证论治，中药汤剂调理，并嘱注意饮食，随访 1 年未见复发。

【按语】

痢疾病机关键系气血邪毒凝滞于肠道脂膜血络，化为脓血。病变脏腑主要在肠，与脾胃关系密切。该患平素饮食不洁，致使湿热内生，壅滞于肠道，热壅血瘀，血败肉腐，遂下利赤白脓血。湿热之邪壅滞肠中，气机不畅，传导失常，故腹痛，里急后重；湿热下注，则肛门灼热，小便短赤；苔腻为湿，黄为热，脉滑为实，数是热的征象。舌红，苔黄腻，脉滑数皆为湿热蕴结之象。

本例患者证属湿热蕴结，故临床上选用芍药汤加味治疗。方中黄芩、黄连性味苦寒，入大肠经，功擅清热燥湿解毒，以除致病之因，为君药。重用芍药养血和营、缓急止痛，配以当归养血活血，体现了"行血则便脓自愈"之意，且可兼顾湿热邪毒熏灼肠络，伤耗阴血之虑；木香、槟榔行气导滞，"调气则后重自除"。四药相配，调和气血，是为臣药。大黄苦寒沉降，合芩连则清热燥湿之功著，合归、芍则活血行气之力彰，其泻下通腑作用可通导湿热积滞从大便而去，体现"通因通用"之法。少量半夏、陈皮以行气燥湿。方以少量肉桂，其辛热温通之性，既可助归、芍行血和营，又可防黄芩、黄连苦寒伤中与冰伏湿热之邪，属佐助兼反佐之用。炙甘草和中调药，与芍药相配，又能缓急止痛，亦为佐使。方中又加入白头翁、薏苡仁以加强清热利湿之功，诸药合用，湿去热清，气血调和。

溃疡性结肠炎是以反复发生的肠道溃疡为特征，患者常表现为腹泻、黏液血便及腹痛、里急后重等症状，属于中医学"痢疾"范畴。该患者二诊时症状明显好转，大便成形，说明邪已除，减轻攻下祛邪之品，将大黄去掉，避免祛邪太过而伤正气，用参苓白术散善后，以健脾利湿，增加脾胃运化水湿功能，使邪去正安。

（整理：刘鹤）

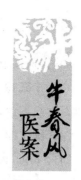

牛春风（1968—），教授，硕士研究生导师。临床擅长运用中西医结合方法治疗肺癌、乳腺癌、胃癌、大肠癌、直肠癌、肝癌、胰腺癌、泌尿系统及生殖系统肿瘤和血液病。

紫斑（特发性血小板减少性紫癜）案

紫斑指血液溢出肌肤之间，皮肤表现青紫斑点或斑块的病证，称为紫斑，亦有称之为肌衄及葡萄疫者。如《医宗金鉴·失血总括》说："皮肤出血曰肌衄。"《医学入门·斑疹门》说："内伤发斑，轻如蚊迹疹子者，多在手足，初起无头痛身热，乃胃虚火游于外。"《外科正宗·葡萄疫》说："感受四时不正之气，郁于皮肤不散，结成大小青紫斑点，色若葡萄，发在遍体头面……邪毒传胃，牙根出血，久则虚人，斑渐方退。"

【一诊】

于某，男，21岁，农民。2011年2月16日，因"间断皮肤瘀斑2个月"就诊。患者2个月前无明显诱因间断出现皮肤瘀斑、鼻出血及肉眼血尿，于"吉大一院二部"就诊，行血常规检查示血小板1×10^9/L，经骨穿检查，提示"原发性血小板减少症"，诊断为"特发性血小板减少性紫癜"，给予激素治疗及输注血小板等对症治疗，血小板最高升至48×10^9/L，后患者自行将激素减量至停药。现症：皮肤可见陈旧性瘀斑，无咳血、呕血及口鼻、牙龈出血，无黑便，无胸痛、骨痛，乏力，食纳尚可，夜寐差，二便尚调。舌质淡暗，边有齿痕，苔白腻，脉弦滑。查体：四肢皮肤可见散在瘀斑。全身皮肤及黏膜无黄染及皮疹。全身浅表淋巴结未触及肿大。腹平软，肝脾肋下未触及，全腹无压痛、反跳痛及腹肌紧张，肠鸣音正常。血常规示：白细胞17.95×10^9/L，血小板31×10^9/L，余值大致正常。骨髓细胞检查示：全片共见巨核细胞200个以上。分类100个，其中原始巨核细胞3个、幼稚巨核细胞11个、颗粒巨核细胞81个、裸核5个。血小板罕见。意见：原发性血小板减少症。

中医诊断：紫斑（气阴两虚夹湿瘀）；**西医诊断：**特发性血小板减少性紫癜。

治则治法：益气养阴，祛湿化瘀。

方药：党参15g，龙眼肉20g，黄芪30g，女贞子10g，旱莲草10g，白术15g，苍术15g，猪苓15g，广藿香10g，佩兰10g，当归15g，茯神15g，远志10g，酸枣仁

30g，木香 10g，大枣 20g，砂仁 5g（后下），首乌藤 15g，炙甘草 10g。5剂，水煎服。

【二诊】

患者皮肤可见陈旧性瘀斑，乏力，食纳尚可，夜寐差，二便尚调。舌质淡暗，苔白，脉弦细。主证未变，续用前方，原方去苍术、猪苓、广藿香、佩兰，加枳壳 10g、白芍 15g、陈皮 15g、柴胡 15g。5剂，水煎服。

【三诊】

患者皮肤无瘀点瘀斑，口干烦渴，乏力，食纳尚可，夜寐好转，二便尚调。舌质淡红，苔白，脉弦细。主证未变，续用前方，原方加侧柏叶 15g、知母 10g。5剂，水煎服。

【四诊】

患者皮肤无瘀点瘀斑，口干烦渴，乏力，食纳尚可，夜寐好转，二便尚调。舌质淡红，苔白，脉弦细。主证未变，续用前方。

【五诊】

患者皮肤无瘀点瘀斑，口微渴，乏力，食纳尚可，夜寐好转，二便尚调。舌质淡红，苔白，脉弦细。主证未变，续用前方。

【治疗效果】

五诊后，患者皮肤无瘀点瘀斑，轻度乏力，口不渴，食纳及夜寐尚可，二便尚调。舌质淡红，苔白，脉弦细。血常规：血小板 $105×10^9$/L。

【按语】

紫斑的病机关键主要为热、虚、瘀。病位在皮肤。《内经》中认为本病的发生与饮食、情志、劳倦等因素有关。《景岳全书·血证》中亦说："血本阴精，不宜动也，而动则为病；血主营气，不宜损也，而损则为病。盖动者多由于火，火盛则逼血妄行；损者多由于气，气伤则血无以存。"

该患者平素饮食不节，损伤脾胃，气血生化之源不足，气血亏虚，气虚无力运化水液，聚而为湿，气虚无力行血，血行瘀滞，无权统摄血液，血溢脉外而成本病。溢于肌肤，则皮肤可见陈旧性瘀斑；脾主四肢肌肉，脾气亏虚，不能运化水谷精微，机体失于濡养则乏力；气血生化乏源，心神失养则夜寐差；舌质淡暗，边有齿痕，苔白腻，脉弦滑则为一派气阴两虚夹湿瘀之象。方选归脾汤加减。本方可益气健脾，补血养心。方中黄芪、龙眼肉共奏益气补血、健脾养心之功，共为君药；党参、白术、当归、枣仁心脾同治重点在脾，使脾旺而气血生化有源，气血并补重在补气，气旺而血生，共为臣；苍术、猪苓、广藿香、佩兰、甘草、远志、茯神、木香理气醒脾，利水渗湿，补中有行，使补而不滞，滋而不腻，复中焦运化之功又能防大量益气补血药滋腻碍胃，砂仁、首乌藤安神为佐使。

治疗紫斑不能单纯见血止血，同时也应注意辨证，分清外感、内伤，辨明卫气营血，才能达到标本兼治的最佳治疗效果。

（整理：郑虹）

乳癌（右乳腺癌保乳术）案

乳腺癌的最早描述记载于东晋葛洪所著《肘后备急方》中。"乳岩"之名首次出现在南宋陈自明所著《妇人大全良方》中，其曰："若初起，内结小核，或如博棋子，不赤不痛，积之岁月渐大，岩崩破，如熟石榴或内溃深洞，血水滴沥，此属肝郁怒，气血亏损，名曰乳岩。"

【一诊】

郝某，女，75岁，退休。2011年5月11日，因"间断乏力7个月"就诊。患者7个月前无明显诱因出现乏力，遂于某院就诊，诊断为"乳腺癌"，行右乳腺癌保乳术，术后病理为右乳腺浸润性导管癌，术行1疗程放疗，并口服阿那曲唑（1片，日1次），行内分泌治疗。其间复查乳腺彩超、颈部淋巴结及骨扫描未见明显异常。现间断乏力，右乳皮肤麻木感，偶有呃逆，纳食尚可，夜寐差，二便尚可。舌质暗淡，舌体胖大，边有齿痕，苔白腻，脉沉缓。专科检查：全身浅表淋巴结未触及肿大。左乳未见异常，右腋下可见一长约6cm的斜行手术瘢痕，右乳外象限可见大小约3cm×5cm的凹陷。理化检查：患者自带病理结果：（右乳）乳腺浸润性导管癌Ⅱ级，伴有导管内癌成分，肿物体积1.2cm×0.8cm×0.8cm，癌以腺管样浸润生长为主，间质纤维化明显，脉管可见癌侵及，神经未见明确癌侵及，术中送检内、外、上、底缘未见癌，术后分送腋窝组织内淋巴结可见转移癌（2/14枚）。pTNM：T1cN1，MBNG：2级。免疫组化结果：（右乳）乳腺浸润性导管癌MBNG：2级。免疫组化结果：ER（+90%），PR（+70%），Her-2（−）。乳腺彩超回报：左乳低回声，建议进一步检查；右乳腺区域皮肤水肿；左腋窝淋巴结显示。

中医诊断：乳癌（气阴两虚夹湿瘀）；**西医诊断**：右乳腺癌保乳术后。

治则治法：益气养阴化瘀。

方药：党参10g，生白术10g，茯苓15g，石斛10g，陈皮15g，桃仁10g，薏苡仁20g，白扁豆10g，砂仁10g（后下），厚朴10g，清半夏10g，滑石粉10g，盐泽泻15g，酸枣仁30g，首乌藤30g，合欢花20g，炙远志10g，刀豆10g，豆蔻10g，杏仁15g。7剂，水煎服。

【二诊】

患者间断乏力，右乳皮肤麻木感明显减轻，无呃逆，纳食尚可，夜寐尚可，二便正常。舌质暗淡，舌体胖大，边有齿痕，苔白腻，脉沉缓。主证未变，续用前方，原方去刀豆、滑石、远志，15剂，水煎服。

【三诊】

患者间断乏力减轻，右乳皮肤麻木感明显减轻，无呃逆，纳食尚可，夜寐尚可，二便正常。守二诊方续用15剂。

【治疗效果】

患者间断乏力减轻，右乳皮肤麻木感明显减轻，心前区不适减轻，无呃逆，纳食尚可，夜寐尚可，二便正常。复查乳腺彩超、颈部淋巴结及骨扫描未见明显异常。

【按语】

乳癌的发生，主要是脏腑阴阳气血失调，正气虚弱，加之外邪入侵，痰、湿、气、瘀、毒等搏结。乳头属肝，乳房属胃，脾胃相联，其发病机理为忧思恚怒，致肝郁气滞，肝脾两伤。该患者平素饮食不节，损伤脾胃，气血生化之源不足，气血亏虚，气虚无力运化水液，聚而为湿，气虚无力行血，血行瘀滞，毒邪相互搏结而发为本病。脾主四肢肌肉，脾气亏虚，不能运化水谷精微，机体失于濡养则乏力；气血生化乏源，心神失养则夜寐差；气血亏虚，不能濡养经脉，加之瘀血阻滞脉络，肌肤失于濡养则右乳皮肤麻木感。舌质淡暗，边有齿痕，苔白腻等则为一派气阴两虚夹湿瘀之象。方选参苓白术散合三仁汤加减。其中，参苓白术散益气健脾，渗湿止泻。三仁汤宣畅气机，清利湿热。方中党参、白术、茯苓益气健脾。杏仁宣利上焦肺气，气行则湿化，蔻仁行气宽中，畅中焦脾气，薏苡仁淡渗利水，三药三焦分清，共为君药。白扁豆等利水渗湿，滑石、泽泻等助君利水，为臣药；半夏、厚朴行气化湿，石斛养阴，首乌藤、合欢花安神，桃仁活血通络，共为佐药。

乳腺癌的治疗关键是早期诊断，并应以手术治疗为主。中医药治疗对术后患者有良好的调治作用，尤其对放、化疗患者有减毒增效作用。二诊患者主证未变，但已无呃逆，故守原方去刀豆、滑石、远志，其久用损伤脾胃，故去之。三诊患者诸症明显好转，效验则守方，故守前方，续服 15 剂，则患者病情无进展。

（整理：郑虹）

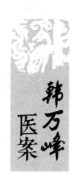

韩万峰（1955—），教授，硕士研究生导师。从事中医泌尿男科临床、科研、教学工作 30 余年。坚持中医药为主，现代微创手术与传统中医药结合的理念，向中医"祛邪以救本、祛腐不伤新、祛邪不伤正"的观念回归。

血精（精囊炎）案

血精是指因热入精室、络破血溢，或脾肾气虚、气不摄血所引起的精室血络受损、血溢脉外，随精而出的肾系疾病。西医则称为精囊炎。《诸病源候论·虚劳精血出候》说："此劳伤肾气也。肾藏精，精者，血之所成也。虚劳则生七伤六极，气血俱损，肾家偏虚，不能藏精，故精血俱出也。"

【一诊】

岳某，男，42 岁，公务员。2007 年 8 月 4 日，因"间断性血精 3 年"就诊。该患者 3 年前无明显诱因发现血精，伴尿频、尿痛，曾就诊于某男科医院，诊断为慢性前列腺炎，经治疗无效。3 年来房事后每排出血精，伴会阴部作胀，伴两侧腹股沟处酸胀，腰背酸痛。用力排便时见尿道口偶有血精溢出，小便有时涩痛，尿后余沥不尽，伴有血性黏液。时有发热，心烦头晕，神疲乏力。舌红，苔薄黄腻，脉弦。前列腺指诊：前列腺大小 4cm×3cm，表面不光滑，质韧，轻度压痛，双侧精囊可触及，压痛明显。前列腺液常规：白细胞 25/HP，红细胞满视野。精囊 MR：双侧精囊增大，囊壁增厚，其内密度不均，符合精囊炎改变。

中医诊断：血精（湿热下注）；**西医诊断：**精囊炎。

治则治法：滋补肾气，清利湿热，佐以凉血固精。

方药：知母 10g，黄柏 10g，丹皮 10g，生地 15g，山药 30g，赤芍 12g，党参 12g，丹参 10g，地榆 15g，蒲黄炭 10g，金樱子 10g，牛膝 15g，白茅根 15g，甘草 5g。7 剂，水煎服。

【二诊】

因嘱禁欲，未见房事血精，但曾出现一次排尿初始段血尿。舌红，苔薄黄腻，脉弦。查体同一诊。原方去赤芍，加生黄芪 12g、旱莲草 15g。续服 15 剂。

【三诊】

同房 2 次，第一次房事后见少量呈咖啡色血精，第二次血精颜色明显变淡，低热已退。舌淡红，舌苔薄微黄，脉微弦。调方如下：生地 15g，藕节 15g，地锦草 12g，丹参 15g，白茅根 20g，丹皮 12g，知母 10g，生黄芪 12g，党参 12g，蒲黄炭 10g，金樱子 10g，地榆 12g，黄柏 10g。10 剂，水煎服。同时加三七粉 3g，每晚用汤剂冲服。

【四诊】

血精基本已止，偶有尿频，余症已除。舌苔薄，脉弦。嘱其坚持热水坐浴，续服上药 1 个月。

【治疗效果】

2007 年 11 月 4 日随访，无血精，无明显不适，已恢复健康。

【按语】

本证属肾气耗伤，下元亏损，湿热下注。血精一证，责之于肾，肾精损伤而及阴血。本案肾气虚惫，夹湿热下注，干扰精宫。肾虚为本，湿热为标，故以知柏地黄丸补肾泻火，配黄芪、党参、丹参、地锦草，以助肝肾之生精固泄作用。生黄芪又长于内托解毒，《本草备要》称它能"泻阴火，解肌热"，所以加用生黄芪后血精明显减少，低热亦退。地锦草为清热解毒，利湿止血的良药。蒲黄炭、地榆、三七粉等药，《本草纲目》《本草经疏》均认为是入足少阴肾经血分之药。全方配伍精当，故能使多年顽证收桴鼓之效。

血精发病为湿、热、火为标为因。房事过频不仅伤精泄气，更易阴虚火旺，加重病情，故本病治疗初诊定要禁欲。三诊时房事后见少量咖啡色血精，说明为败精残血排出，为顺证；血精颜色明显变淡，说明疗效确切；热水坐浴有助于后期会阴局部气血畅通，但病初起火热证候较重时应慎用。

（整理：孟宪锋）

子痈（急性睾丸炎）案

子痈是指发生在睾丸及附睾的化脓性疾病。中医称睾丸和附睾为肾子，故以名之。《外科全生集》云："子痈，肾子作痛而不升上，外观红色者是也。迟则成患，溃烂致命；其未成脓者，用枸橘汤一服即愈。"

【一诊】

封某，男，29 岁，教师。2001 年 10 月 2 日，因"左侧睾丸肿胀疼痛 6 天"就诊。该患者 6 天前无明显诱因自觉全身关节酸楚，恶寒发热，自觉左侧睾丸坠胀疼痛，放射至腹股沟及大腿内侧。现左侧睾丸红肿疼痛明显，全身重着，伴发热，口渴，溲赤，大便 4 日未解。舌红，苔黄腻，脉弦滑数。体温 38.8℃，神疲乏力，左侧阴囊红肿光亮，压之疼痛，左侧睾丸、附睾较右侧肿大，左侧输精管增粗。血常规：白细胞总数 $13.3 \times 10^9/L$，中性粒细胞百分比 82%。尿常规：红细胞 2～5/HP，白细胞 10～15/HP。

中医诊断：子痈（湿热下注）；**西医诊断**：急性睾丸炎。

治则治法：清热利湿，消肿止痛。

方药：龙胆泻肝汤加减。

草薢30g，龙胆草15g，当归9g，黄柏12g，栀子15g，木香10g，金铃子10g，荔枝核15g，苍术10g，大黄9g（后下）。7剂，水煎服。

其他疗法：外治法：金黄膏，日2次，阴囊部涂抹；另用"丁"字带固定阴囊。

【二诊】

阴囊肿胀明显减轻，疼痛已减，无发热。苔黄腻渐化，脉弦数。再拟前法出入。血常规、尿常规检查已恢复正常。方药：龙胆草8g，黄芩12g，黄柏10g，山栀子12g，土茯苓30g，公英30g，当归9g，橘核12g，金铃子12g，荔枝核15g。7剂，水煎服。外治同前。

【三诊】

阴囊肿胀全退，睾丸、附睾仍略肿，轻度压痛。苔、脉正常。拟和营清热，解其余毒。方药：当归12g，赤芍12g，牛膝9g，防己12g，黄柏12g，忍冬藤30g，生地12g，生米仁12g，荔枝核10g，王不留行12g。10剂，水煎服。

【治疗效果】

三诊疗后，诸症好转，病情痊愈，未见复发。

【按语】

急性睾丸炎，中医叫"子痈"。病由肝胆实火、湿热下注厥阴之络，以致气血凝结而成。用龙胆泻肝汤清利湿热，泻肝胆实火，方是正法。此病例实火重，大便结，所以取当归龙荟丸之意，药后便解热退。余留睾丸肿大，加活血散结之品很快收功。

一诊急性子痈之证，当湿热为患，以清热利湿为重；二诊、三诊肿痛症状减轻，发热已解，治以清热利湿为主，以活血散结为辅，续付巩固疗效。因急性子痈可演变为慢性子痈，当肿胀全退时，仍有气血郁结于肾子，应续服10剂，行气血，散郁结。

（整理：孟宪锋）

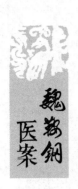

魏鞍钢（1955—），教授，硕士研究生导师。从事中医外科40余年。在临证中非常重视整体与局部的结合，尤其是脏腑、八纲辨证。

乳癖（乳腺增生）案

"乳癖"之名最早见于《中藏经》，至明清渐详，《疡医大全》引陈实功言："乳癖乃乳中结核，形如丸卵，或坠垂作痛，或不痛，皮色不变，其核随喜怒消长。"《疡科心得集》中言："乳中结核，形如丸卵，不疼痛，不寒热，皮色不变，其核随喜怒消长，此名乳癖。"

【一诊】

王某，女，43岁，干部。2010年3月10日，因"双乳胀痛10余年，加重3个月"就诊。患者于10年前因情志不畅出现双乳胀坠不适感，逐渐加重，后出现双乳胀痛。虽经多次就医，病仍反复发作，近3个月逐渐加重，每因生气、劳累双乳胀痛明显，尤其在月经前加重，不可触碰，月经过后病情减轻，每月如此，重则可累及胸胁肩背部疼痛，伴心烦易怒、乏力，无发热，饮食二便如常。舌淡红，苔薄黄，脉弦。双乳外观未见异常，双乳触诊均可触及大小不等片块状结节，以右乳外上象限明显，局部轻微触痛且腺体略硬，乳头无溢液，双腋下淋巴结无肿大。双乳腺彩超：双乳腺腺体呈片块状结节样增生，右乳外上象限明显。

中医诊断：乳癖（气滞血瘀）；**西医诊断**：乳腺增生。

治则治法：疏肝解郁，散结止痛。

方药：柴胡25g，白芍15g，当归15g，茯苓20g，白术20g，生姜10g，薄荷10g，瓜蒌15g，陈皮15g，枳壳15g，贝母20g，山慈菇20g，炙甘草10g。10剂，水煎服，早晚分服。嘱调情志。

【二诊】

患者半月后复诊，自述双乳胀痛明显缓解，胸胁肩背部疼痛基本消失，心烦易怒有所好转。查双乳腺腺体较前有所变软且有所缩小，右乳腺外上象限触痛消失，舌脉同前。因月经将要来潮，为巩固疗效，续用前方，改白芍20g、当归20g，10剂，水煎服。

【治疗效果】

2010年4月10日复诊，患者双乳胀痛症状消失，全身伴随症状消失，舌脉正常，乳腺增生痊愈。

【按语】

本病多由于情志不遂，久郁伤肝，或受到精神刺激，急躁易怒，导致肝气郁结，气机阻滞，思虑伤脾，脾失健运，痰浊内生，肝郁痰凝，气血瘀滞，阻于乳络而发。因情志内伤，郁怒伤肝，肝郁气滞，思虑伤脾，脾失健运，痰湿内蕴，以致肝脾两伤，痰气互结于乳房而发增生肿块。肝经循乳房，气滞不通，则乳房胀痛。舌淡红，苔薄黄，脉弦，均是肝郁气滞之征。

方用疏肝解郁，化痰散结的逍遥蒌贝散加减。柴胡疏肝解郁，当归、白芍养血柔肝，白术、甘草、茯苓健脾渗湿，陈皮、枳壳行气止痛，瓜蒌、贝母、山慈菇增强其化痰散结的作用。再加生姜暖胃，薄荷消风热，使肝血充足，肝气舒畅调达，脾胃功能恢复，症状自然消失。本病症状典型，根源在情志，在肝脏。治疗过程中强调患者节情志，避免情绪波动，加之中药的疏肝解郁、散结止痛治疗，使肝气疏泄，通畅调达，则气郁消除，坚持用药2个疗程则诸症缓解，增生腺体缩小变软，得已痊愈。

本患者在初诊给予中药汤剂后，在半个月后二诊复查，症状、体征较前明显好转，腺体变软、缩小，说明在治疗上是有效的，续用前方，只是增加白芍、当归的用量。在三诊时，患者症状、体征完全消失，说明中药在治疗本病上有独特的治疗效果。

（整理：高峰）

乳痈（急性乳腺炎）案

乳痈之名出自《肘后备急方》，其曰："妇女乳痈拓肿，削柳根皮，熟捣，熨之。"乳痈又名妒乳、乳毒、乳风、吹乳。《诸病源候论》云："此由新产后，儿未能饮之，及饮不泄，或断儿乳，捻其乳汁不尽，皆令乳汁蓄积，与气血相搏，即壮热大渴引饮，牢强掣痛，手不得近。"根据发病时期的不同，又有几种名称：发生于哺乳期者，称外吹乳痈；发生于怀孕期者，名内吹乳痈；在非哺乳期和非怀孕期发生者，名非哺乳期乳痈。

【一诊】

张某，女，27岁，职员。2010年8月10日，因"右乳红肿疼痛3天，加重1天"就诊。患者于3天前出现右乳房肿胀疼痛，自行局部热敷以及按摩，病情未见好转。1天前加重，疼痛明显，局部皮肤出现微红，乳汁分泌不畅（该患者为产后4周）。现症：右乳红肿、疼痛，行走活动时疼痛加重，乳汁分泌减少，伴轻微恶寒发热，头痛，胸闷不畅，夜眠欠佳，二便正常。舌苔薄黄，脉弦略数。查体：右乳中度肿胀，外下象限皮色微红，约10.0cm×8.0cm，皮温略高，触痛阳性，局部肿硬，无应指感，乳头有少许乳汁分泌。血常规：白细胞$10.2×10^9$/L，中性粒细胞百分比72%。乳腺彩超：右乳房未见液性暗区。

中医诊断：乳痈（初期）；**西医诊断**：急性乳腺炎。

治则治法：疏肝清热，通乳消肿。

方药：瓜蒌 20g，牛蒡子 20g，黄芩 25g，陈皮 15g，生栀子 15g，皂角刺 15g，金银花 15g，青皮 20g，柴胡 25g，甘草 10g，连翘 15g。5 剂，水煎服。

其他疗法：

1. 按摩：乳痈初起，局部肿痛，瘀乳明显者，可用热敷加乳房按摩，以疏通乳络。先轻揪乳头数次，然后从乳房四周轻柔地向乳头方向按摩，将瘀滞的乳汁渐渐挤出。

2. 针灸：取肩井、膻中、足三里、列缺、膈俞穴，用针刺泻法，留针 15～30 分钟，每日 1 次。

3. 外敷：金黄膏，日 2 次。

【二诊】

患者右乳房红肿疼痛明显减轻，活动行走时已无疼痛，头痛、胸闷不舒症状缓解，已无寒热，夜眠好转，苔脉较前有所好转。右乳外观肿胀明显缓解，红肿范围缩小约 6.0cm×6.0cm，颜色变淡，但仍有轻微触痛，无应指感，右乳上方已开始变软。体温 36.8℃，心率 86 次/分。为巩固疗效，续用前方 2 剂，外用药同前，继续给予按摩、针刺治疗。

【三诊】

患者右乳肿痛进一步减轻，全身症状已基本消失，自觉精神状态明显好转，舌淡红，苔薄白，脉弦。右乳外观已无红肿，但触诊仍较左侧有饱满感，已无触痛。原方去皂角刺、黄芩，再服 2 剂，并继续外敷金黄膏。嘱患者继续局部热敷、按摩。停用针刺。

【治疗效果】

三诊后，患者右乳红肿疼痛症状及全身伴随症状完全消失，病情痊愈。

【按语】

本病多因情志不遂，久郁伤肝，致肝气郁结于乳房，胃络乳络经脉阻塞不通，不通则痛而引起乳房疼痛；肝气郁久化热，则引起乳房局部皮肤红热，舌淡红，苔薄黄，脉弦略数，均为肝气郁滞，日久化热之征。本患因乳汁瘀滞，乳头破碎或乳头畸形、凹陷，或乳汁多而少饮，均可导致乳汁淤积，乳络阻塞结块，郁久化热，酿脓而成痈肿。方用具有疏肝清胃、通乳消肿的瓜蒌牛蒡汤。方中柴胡、青皮、陈皮疏肝解郁，瓜蒌、黄芩清泻胃热，牛蒡子、金银花、皂角刺通乳消肿散结。外敷金黄膏以达到局部清热解毒，消肿止痛的作用。乳痈之病重在早期治疗，因产后哺乳大多不使用抗生素治疗。本病在初期给予内服瓜蒌牛蒡汤，外敷金黄膏。后期应注意乳房的保健按摩、热敷等，避免乳汁淤积，形成乳痈；注意保持乳头清洁，如有乳头皲裂、擦伤应及时治疗；注意婴儿口腔清洁，不使婴儿含乳睡觉；母亲应保持精神舒畅，避免情绪过度激动，断乳时应逐渐减少哺乳次数和时间，再行断乳。

（整理：高峰）

魏明（1958—），教授，主任医师，硕士研究生导师。从事中医外科、周围血管外科疾病治疗研究35年。临证重视脏腑、经络、气血。

股肿（下肢深静脉血栓形成）

股肿在《千金要方》中记载说："久劳，热气盛，为湿热所折，气结筋中。"气血瘀滞，瘀血阻于脉络，脉络滞塞不通，营血回流受阻，水津外溢聚而为湿，发为本病，是常见的周围血管疾病之一。好发于下肢髂股静脉和股、腘静脉等。

【一诊】

邵某，女，68岁，退休。2011年5月，因"双侧小腿肿胀、疼痛，逐渐加重1周"就诊。患者1周前，出现双侧小腿肿胀、疼痛。现症：双侧小腿肿胀，疼痛，傍晚加重，晨起减轻，皮肤紧绷发亮，不发热，饮食、二便正常。舌淡红，苔黄腻，脉弦滑。查：双侧小腿肿胀，皮肤紧绷发亮，色白，无皮损，未见静脉曲张，双侧小腿皮温稍升高。腓肠肌握痛明显。双侧小腿凹陷性水肿。双侧股、腘动脉搏动正常，足背动脉搏动减弱。下肢静脉彩超示：双侧小腿淋巴水肿。

中医诊断：股肿（气滞血瘀）；**西医诊断：**下肢深静脉血栓形成。

治则治法：活血化瘀，行气止痛。

方药：黄芪25g，党参20g，丹参25g，赤芍15g，乳香12g，鸡血藤20g，花粉10g，猪苓20g，泽泻20g，公英20g，草薢15g，牛膝15g。7剂，水煎服。

【二诊】

患者双侧小腿肿胀、疼痛减轻，肿胀傍晚明显，晨起减轻，胀痛不适。舌淡红，苔黄腻，脉弦滑。腓肠肌握痛明显减轻，余查体同一诊。续用前方，酌增加党参30g。7剂，水煎服。

【三诊】

患者双侧小腿肿胀、疼痛明显减轻，皮肤已松弛，双小腿皮温正常。腓肠肌轻度握痛。双小腿凹陷性浮肿明显减轻。舌淡红，苔黄腻，脉弦滑。续用前方治疗。

【治疗效果】

三诊后，患者下肢肿胀消退，疼痛缓解，下肢淋巴水肿消退，病情痊愈。

【按语】

本病是常见的周围血管疾病之一。好发部位多见于下肢髂股静脉及股、腘静脉。多因创伤、手术、妊娠、分娩及肿瘤，或因慢性感染、产后长期卧床，以致肢体气血运行不畅，气滞血瘀，瘀血阻络，脉络阻塞不通，营血回流受阻，水津外溢，聚而为湿，发为本病。瘀血阻络，瘀久化热，故患肢温度升高，气虚不能统摄脉络，瘀血结聚，则浅表络脉显露。患者起病较急，主要表现为双侧小腿肿胀、疼痛，皮肤紧绷发亮，色白，无皮损，双小腿皮温稍升高。腓肠肌握痛明显，双侧小腿凹陷性水肿，有晨轻暮重的特点。舌淡红，苔黄腻，脉弦滑，均为气滞血瘀之征。

方选自拟活血通脉消肿汤加减。方中丹参苦泄下降，寒能清热，善清利血中瘀热，使之瘀血散结，故为治疗股肿的要药；鸡血藤味微甘，性温。甘补、苦泄、温通，有补血活血、舒筋通络的作用，用治血虚血滞；黄芪味甘，性温，甘补温升，卫气虚则肌表不固，气充则血足，可起到益气行滞作用，与公英、赤芍、牛膝、花粉、猪苓、萆薢、泽泻、乳香等配伍，共奏活血化瘀，行气止痛之功效。

（整理：谢飞）

脱疽（动脉硬化性闭塞症）案

脱疽的病名，最早见于南北朝时期的《刘涓子鬼遗方》，其曰："发于足指名曰脱疽，其状赤黑，不死，治之不衰，急渐去之，治不去必死矣。"《神医秘传》载："此症发于手指或足趾之端，先痒而后痛，甲现黑色，久则溃败，节节脱落"，并创立四妙勇安汤。孙思邈的《千金翼方》提出了"毒在肉则割，毒在骨则切"，提出了手术清创的方法，与现代的蚕食式清创基本一致。

【一诊】

刘某，男，72岁，退休。2010年11月因"双侧足趾麻木、疼痛3年，加重1周"就诊。患者3年前出现双侧足趾麻木、疼痛，自行就诊于某医院，诊断为"动脉硬化性闭塞症"，给予中药及静点治疗（具体用药不详），病情时有反复。1周前双侧足趾麻木、疼痛加重。现症：双侧足趾麻木、疼痛，夜间加重，行走时，疼痛加重，休息后，疼痛减轻，间歇性跛行，不发热，饮食、二便正常，舌暗红，苔薄白，脉弦。查：双足皮肤呈暗红色，无皮肤破溃，皮肤温度凉，趾甲粗糙，足趾汗毛脱落，足趾轻度触痛，双侧股动脉、腘动脉搏动减弱，足背动脉波动未触及。双下肢动脉彩超：双下肢动脉硬化，多发斑块形成。

中医诊断：脱疽（气滞血瘀）；**西医诊断**：动脉硬化性闭塞症。

治则治法：行气活血，通脉止痛。

方药：黄芪20g，党参15g，当归20g，红花15g，姜黄15g，赤芍10g，丹参15g，元胡20g，牛膝15g，甘草15g。5剂，水煎服，日3次。

【二诊】

患者双侧足趾麻木、疼痛稍减轻，仍有间歇性跛行，不发热，饮食、二便正常。舌暗红，苔薄白，脉弦。查体基本同前。续用前方，增加黄芪30g、党参20g，7剂，水煎服，日3次。

【三诊】

患者足趾麻木、疼痛明显减轻，夜间疼痛已不明显，夜眠较好，间歇性跛行明显好转，行走距离延长，双足皮肤暗红色减轻，双足皮肤有温热感。舌暗红，苔薄白，脉弦。继续用前方治疗。

【治疗效果】

2010年12月复查，患者双侧足趾麻木、疼痛已不明显，双足有温热感，行走时双腿有轻快感，行走距离延长，双足趾疼痛缓解，双足皮肤颜色正常。

【按语】

脱疽主要由于脾气不健，肾阳不足，加之外受寒冻，寒湿之邪入侵而发病。脾气不健，化生不足，气血亏虚，气阴两伤，内不能荣养脏腑，外不能充养四肢。脾肾阳气不足，不能温养四肢，复受寒湿之邪，则气血凝滞，经络阻塞，不通则痛，四肢气血不充，失于濡养则皮肉枯槁，坏死脱落。方选自拟活血通脉止痛汤加减，方中当归甘温，补气活血，逐瘀血，生新血，可扶助虚衰，配伍黄芪、党参、姜黄增强其补气活血的作用，赤芍味苦寒，泄血分郁热而凉血散瘀，故称"能泻能散"。血行阻滞而引起各种疼痛，故配以元胡、牛膝、丹参、红花，共奏行气活血，通脉止痛之效。二诊患者足趾麻木、疼痛稍减轻，但余症仍在，主证未变，故守原方，因患者下肢气滞血瘀，故重用黄芪，使气行则血行。三诊患者诸症明显好转，效验则守方，故守前方治之。

（整理：谢飞）

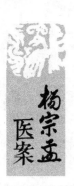

杨宗孟（1927—2011），国家级名老中医、终身教授，享受国务院政府特殊津贴，全国老中医药专家学术经验继承工作指导老师。从事中医妇科临床 56 年，擅长治疗男女生殖障碍与性障碍，认为调经种子应先治肾，尤其擅长治疗女性不孕、不育。首创中药保留灌肠加灸疗神阙穴治疗输卵管阻塞性不孕，疗效显著。

绝经前后诸证（围绝经期综合征）案

古代医籍对本病无专篇记载，对其症状描述可散见于"年老血崩""脏躁""百合病"等病证中。如《金匮要略·妇人杂病脉证并治》曰："妇人脏躁，喜悲伤欲哭，象如神灵所作，数欠伸。"明代《景岳全书·妇人规》指出："妇人于四旬外，经期将断之年，多有渐见阻隔，经期不至者。当此之际，最宜防察。"

【一诊】

刘某，女，49 岁，已婚，已产，有环。2010 年 11 月 25 日，因"停经 5 个月，烘热汗出 2 个月"就诊。末次月经 2010 年 6 月 20 日，持续 6 天净。净后月经至今未来潮，曾自行口服"妇科调经片"，未见明显疗效。近 2 个月自觉烘热汗出。现症：停经 5 个月，烘热汗出，日 2～3 次，伴心烦、心慌，失眠多梦，饮食可，二便和，舌质红，苔少薄黄，脉细数。妇检：外阴已婚已产型，阴道通畅，子宫前位，正常大小，正常硬度，活动可，压痛（－），双侧附件未扪及明显异常，分泌物白、质中、量少。妇科彩超：子宫前位，大小为 5.6cm×4.2cm×3.8cm，子宫内膜回声清晰，厚 0.6cm，右侧卵巢 2.4cm×1.8cm，左侧卵巢 2.1cm×2.0cm。女性激素常规：E 89.3pmol/L，T 0.069mol/L，P 0.667nmol/L，PRL 105.5μU/L，LH 44.58mU/mL，FSH 70.19mU/mL。心电图：大致正常心电图。

中医诊断： 绝经前后诸证（心肾不交）；**西医诊断：** 围绝经期综合征。

治则治法： 滋肾宁心安神。

方药： 当归 15g，熟地 25g，白芍 20g，山药 25g，丹皮 15g，远志 10g，五味子 15g，黄芩 10g，黄连 10g，黄柏 10g，阿胶 15g（烊化），甘草 10g，枸杞子 15g。

【二诊】

患者用药后自觉烘热汗出、心慌症状缓解，但月经仍未来潮，心烦多梦，舌红，苔薄，脉细数。主证未变，故在原方基础上加生龙骨 30g、生牡蛎 30g，以重镇安神。

【三诊】

患者服药后诸证明显减轻，月经仍未来潮，舌质淡红，苔薄白，脉细。子宫前位，大小为5.8cm×4.4cm×3.4cm，子宫内膜回声清晰，厚0.8cm，双侧附件（－）。改原方如下：当归15g，熟地25g，白芍20g，山药25g，川芎10g，柏子仁15g，益母草50g，生牡蛎30g，生龙骨30g，甘草10g，牛膝15g，泽兰叶15g，卷柏15g，车前子15g（包煎）。6剂，水煎服。

【四诊】

患者月经于12月15日来潮，量少，色红，纳可，眠可，二便正常。守上方继用2剂。

【治疗效果】

患者月经来潮，无明显烘热汗出、心慌心烦、失眠多梦症状。饮食可，夜眠正常，二便调。

【按语】

本病的发生与妇女绝经前后的生理特点密切相关。七七之年，肾气渐衰，天癸渐竭，冲任二脉逐渐亏虚，月经将断而至绝经，在此生理转折时期，受身体内外环境的影响，如素体阴阳有所偏衰，素性抑郁，素有痼疾，或家庭、社会等环境变化，易导致肾阴阳平衡失调而发病。故月经逾期未至，且其房劳多产，数脱于血，而致肾阴不足，出现烘热汗出症状。肾主元阴，心为君火，肾水不足，不能上济于心，心火独亢，神明不安，而见心慌心烦、失眠多梦。本病以肾虚为本，治疗以滋肾补肾，平衡阴阳为主，兼顾宁心疏肝，健脾调冲任。

方选六味地黄丸合当归六黄汤为主方加减。方中熟地、山药、枸杞子滋养肾水；当归、白芍、阿胶养血育阴；丹皮凉血除烦；黄芩、黄连、黄柏清心泻火；远志、五味子交通心肾，安神定志；甘草调和诸药。

患者初诊时根据其症状、体征及舌脉表现，诊断其为绝经前后诸证，心肾不交型。故以六味地黄丸合当归六黄汤加减以滋阴清热安神。二诊时患者烘热汗出及心慌心烦症状减轻，但仍失眠多梦，说明主证未变，故以原方加生龙牡以重镇安神。三诊时患者诸症明显好转，舌质淡红，舌苔转为薄白，脉细，故不可继用苦寒，此期复查彩超，内膜增厚。故因势利导，给予柏子仁丸加减，以调经。四诊时患者月经已来潮，诸症消失，说明治疗有效，故守原方，以巩固疗效。杨老治疗此病，强调顺应妇女生理年龄调理，患者接近绝经，卵巢功能开始衰退，雌激素水平趋于下降，女性属阴，故多以肾阴虚为主，或肝肾阴虚，或心肾阴虚，阴虚内热，导致一系列症候出现，多用当归六黄汤加减，以滋阴清热，使水足火灭，热除烦消，达到治疗目的。

（整理：李长慧）

痛经（原发性痛经）案

有关痛经的记载，最早见于《金匮要略·妇人杂病脉证并治》曰："带下，经水不利，少腹满痛，经一月再见者，土瓜根散主之。"隋代《诸病源候论》首立"月经来时痛候"，认为"妇女月水来腹痛者，由劳伤气血，以致体虚，受风冷之气，客于胞脉，损冲任之脉"。

【一诊】

王某，女，20岁，未婚。2011年1月20日，因"经行腹痛7年，加重1天"就诊。该患自13岁月经初潮起即经行腹痛，既往月经周期规律，周期30～37天，经期5～6天，量中等，色淡红，痛经（++），伴恶心，呕吐，手足凉，痛甚时需自服止痛片缓解症状。末次月经2011年1月19日，月经第1天吃冷饮，经来腹痛甚，晕厥，伴恶心、呕吐、汗出。现症：下腹疼痛及腰酸痛，伴恶心、呕吐、手足欠温，食纳差，睡眠可，二便和。舌质淡红略暗，苔薄白，脉沉弦细无力。血常规：未见异常。妇科彩超：子宫前位，大小为7.1cm×4.7cm×3.7cm，形态正常，轮廓清晰，各壁反射均匀。宫腔内可探及内膜反射，厚0.6cm。双侧附件区未见明显异常回声。

中医诊断：痛经（肾阳虚，寒凝血瘀）；**西医诊断：**原发性痛经。

治则治法：温经扶（肾）阳，祛瘀止痛。

方药：吴茱萸25g，藁本10g，干姜10g，肉桂10g，姜半夏15g，当归15g，川芎10g，木香10g，丹皮10g，细辛3g，炙甘草10g，乌药15g，元胡10g，川楝子15g，陈皮15g，巴戟天15g，砂仁5g（后下），茯苓25g。

其他疗法：细辛3袋，花椒3袋，中药免煎颗粒。月经来潮当日，蜂蜜调和，纳脐中，连用3天，停用。

【二诊】

2011年2月25日月经来潮，痛经症状明显减轻，轻微腰痛，恶心减轻，呕吐症状缓解，经量较为正常，色红略暗，手足温和。查：舌质淡红略暗，苔薄白，脉沉弦细无力。主证未变，续用前方，加菟丝子20g。4剂，水煎服。配合外治方法不变。

【三诊】

2011年3月26日月经来潮，痛经症状显著缓解，轻微腰腹痛，恶心已愈，无呕吐，经血量正常，色红略暗，手足温和。查：舌质淡红，苔薄白，脉沉弦细无力。主证未变，续用前方，去砂仁。配合外治方法不变。

【治疗效果】

末次月经：2011年4月23日。量、色、质均正常，轻微小腹隐痛，无腰痛及恶心症状，持续6天净。舌淡红，苔薄白，脉弦滑，一般状况良好。病愈。

【按语】

该患者为青年，素禀阳虚之体，究其具体原因与机体（肾）阳气虚弱，复感寒邪有关，阳气亏虚鼓动无力，气虚则血瘀，并且阳虚则易受寒邪侵袭，"寒性收引""寒性凝滞"，更易加重血瘀，血瘀则不通，不通则痛，痛经程度往往较剧烈。痛经伴有恶心、呕吐，为寒犯肠胃，胃失和降。正如《素问·举痛论》所言："寒气客于肠胃，厥逆上出，故痛而呕也。"寒客冲任，血为寒凝，故经血涩少，色暗有块；得温则寒凝暂缓，故痛减轻，寒伤阳气，加之素体阳虚，阳气不能敷布，故畏寒肢冷，舌质淡红略暗，苔薄白，脉沉弦细无力，为寒凝血瘀之征象。杨宗孟教授采用清代吴谦《医宗金鉴》的吴茱萸汤为构架进行加减治疗。吴茱萸汤为治疗冲任虚寒而夹有瘀滞的月经不调、痛经等病证的名方，具有祛风散寒，温经止痛的功效。原方去麦冬、防风加减后达到温经扶（肾）阳，祛瘀止痛之功。方中吴茱萸辛苦大热，直入肝胃，温胃暖肝，降逆止呕，有良好的止痛作用，作为主药而加以重用。故以上方化裁，加延胡索、川楝子、乌药、香附、木香以增强行气活血、散寒止痛的作用，伴腰部酸痛者加巴戟天、菟丝子。二药合用，可增强温补肾阳之功。加蒲黄、五灵脂，以增强活血通络，祛瘀止痛之功。诸药合用，有温（肾）阳散寒，祛瘀止痛之效。

杨宗孟教授依据中医学的理论，结合临床实践，对原发性痛经认识有独到之处。他认为，人体之阴阳消长与天地四时阴阳变化息息相关，月经也不例外，故在整个月经周期中，月经期与月经间期，相当于一日之子时与午时，一月之朔与望，四时之冬至与夏至，是阴阳交替之际，人体阴阳气血活动剧烈之时。月经前期与月经后期，相当于一日之卯时与酉时，一月之上弦与下弦，一年之春分与秋分，为阴阳相对平衡之时。杨宗孟教授在多年临床实践中观察到，在错综繁杂的症候中，以禀赋阳气虚弱，阳虚之证导致原发性痛经最为常见。但尤以肾阳虚衰占主要地位。月经前期，此时正处于"阴充阳长"的阶段，肾之阳气渐旺。月经期，为新的月经周期开始之期。月经间期，即氤氲期，是肾中阴精的转化时期。肾中阴精经过月经后期的发展至月经间期已达盛极状态。"重阴必阳"，在天癸的推动下，由阴转阳，进入氤氲期。月经后期，经血排出，血海空虚，为阴精恢复和滋长期。胞宫在肾气、天癸的作用下行使"脏"的功能。肾中阳气充盛，血海满盈，在肾阳的作用下，下泄排出，使经血来潮，同时新的经血又开始生长。此时胞宫体现了"腑"的功能。以上指出胞宫在月经各个时期的阴阳变化，尤其强调肾阳的作用。痛经病位在子宫、冲任，肾为冲任之本，胞脉系于肾而络于胞中。温补肾阳治痛经不失为治疗痛经的一个重要思路。故一、二诊以温经散寒止痛为主。二诊患者自觉症状减轻，说明主证未变，故守原方，因机体（肾）阳气虚弱，又复感寒邪，阳气亏虚鼓动血行无力，气虚则血瘀，故增加菟丝子。巴戟天、菟丝子合用，可增强温补肾阳之功。三诊痛经症状显著缓解，轻微腰腹痛，恶心已愈，无呕吐，经量正常，色红略暗，手足温和。故主证未变，续用前方，去砂仁。目的为急则治其标，缓则治其本。以达到扶助肾阳，补中有行，行中有化，最终使瘀滞得化，脾肾阳得温，气血调和，痛经得解。

（整理：王晶）

崩漏（无排卵型功能失调性子宫出血）案

"崩"，首见于《素问·阴阳别论》，其曰："阴虚阳搏谓之崩。""漏下"首见于《金匮要略·妇人妊娠病脉证并治》，其曰："妇人有漏下者，有半产后因续下血都不绝者，有妊娠下血者。"《诸病源候论》首列"漏下候""崩中候""崩中漏下候"，简要概括了"崩中"与"漏下"的病名定义。

【一诊】

郑某，女，16岁，学生。2010年5月14日，因"月经不调2年，月经淋沥不断20天"就诊。患者14岁初潮，月经不规则，30～90天一行，经期长短不一，短则7天净，长则90天干净。该患者自初潮起经期不规律，量多，曾在当地医院治疗，效果不显，病情反复。末次月经2010年4月24日来潮，10天前出现月经量较前明显增多，自服止血药（具体药物不详）后，血量未见明显减少，至今未净。现症：经量多，色暗红，质稠，有血块，伴头晕乏力，腰膝酸软，无腹胀，饮食差，睡眠佳，二便正常。舌淡白，苔薄白，脉沉弦细无力。血常规：血红蛋白89.00g/L，红细胞压积25.50%，红细胞平均体积72.4fL，平均血红蛋白量20.20pg，平均血红蛋白浓度306.00g/L，红细胞分布宽度CV17.50%。凝血常规：未见明显异常。妇科彩超：子宫前位，大小为5.0cm×4.5cm×3.2cm，子宫内膜厚0.5cm，双侧附件（－）。

中医诊断：崩漏（脾肾气虚）；**西医诊断：**功能失调性子宫出血，继发性中度贫血。

治则治法：补肾健脾，固冲止血。

方药：党参25g，白术15g，黄芪30g，山药25g，升麻10g，柴胡10g，乌贼骨40g，茜草10g，陈皮10g，艾炭10g，阿胶15g（烊化），鹿角胶20g（烊化），龟甲胶20g（烊化），甘草10g。4剂，水煎服。

【二诊】

患者用药后自觉经量较前明显减少，点滴即净，仍感头晕乏力、腰膝酸软，无腹胀，饮食差，睡眠佳，二便正常。查体：舌淡白，苔薄白，脉沉弦细无力。上方继服4剂。

【三诊】

患者服药后阴道流血已净，故停止原方。查体：舌质淡红，苔薄白，脉沉细无力，根据临床症状、体征及舌脉调整中药处方，以健脾益气，补肾调经为主，将原方去乌贼骨、茜草、阿胶、艾炭、鹿角胶、龟甲胶，加山茱萸15g，菟丝子20g，枸杞子15g，仙灵脾15g。4剂，水煎服。

【治疗效果】

患者治疗后月经来潮，随诊3个月经周期，病情稳定尚未复发。经血量较前减少，经期及经色正常，自觉头晕乏力好转，无明显腰膝酸软，无腹胀，饮食可，睡眠佳，二便正常。血常规：血红蛋白 100g/L。

【按语】

崩漏的发病是肾 – 天癸 – 冲任 – 胞宫生殖轴的严重失调，其主要发病机理是劳伤气血、脏腑损伤，血海蓄溢失常，冲任二脉不能制约经血，以致经血非时而下。导致崩漏的常见病因有脾虚、肾虚、血热和血瘀。其中以脾肾气虚多见，该患为少女，由于肾气未盛，天癸未充；肾气虚，封藏失司，冲任不固，不能调摄和制约经血；脾虚不能统血，致使营血外溢而妄行，发为崩漏。肾虚则腰膝酸软；脾虚中阳不振，故乏力；气虚不能上荣清窍，故头晕。舌淡白，苔薄白，脉沉弦细无力，均为脾肾气虚之征，并观察到崩与漏可以互相转化，为后世医家研究崩漏提供了理论根据。其后医家从不同角度研究崩漏，如明代《丹溪心法附余》中提出治崩三法："初用止血以塞其流，中用清热凉血以澄其源，末用补血以还其旧。"后世医家继承并发展了三法的内涵，提出了"塞流""澄源""复旧"治崩三法。清代《傅青主女科》又提出"止崩之药不可独用，必须于补阴之中行止崩之法"，首创治疗气虚血崩的固本止崩汤和治疗血瘀致崩的逐瘀止血汤，均为后世常用。方选经典古方补中益气汤加减。方中重用人参、黄芪、白术补中益气，使脾气健则统摄有权，血行归经；乌贼骨、茜草收摄止血；配升麻、柴胡升阳举陷，使气足以摄血；陈皮理气，补而不滞；鹿角胶温阳则阴自安于内守，配伍龟甲胶、阿胶养阴不致有温燥动血之弊，使无形之气得以急固，而崩势渐缓；艾炭温经止血；甘草调和诸药。

杨老治疗本病，也是本着"急则治其标，缓则治其本"的原则，采用"塞流、澄源、复旧"三法，方选经典古方补中益气汤加减，健脾补肾固摄升提，而对于气虚下陷所致血量如涌之暴崩，气随血散，可见虚脱征象，杨老除用参、芪益气固脱外，还加入大量血肉有情之品，如鹿角胶、龟甲胶、阿胶以补阴精，固冲任。同时，杨老重视血止后的月经周期调整，也以健脾补肾为主，临床收到较好疗效。

（整理：王慧）

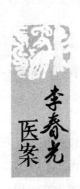

李春光（1958—），教授，硕士研究生导师，长春市名医，从事中医妇科病防治研究近40年，临证重视脏腑、经络辨证相结合。擅长治疗月经病、不孕症及相关生殖障碍、更年期综合征、外阴白斑、妇科肿瘤、生殖道炎性疾病等。

阴痒（外阴硬化性苔藓）案

阴痒一病早在《灵枢·刺节真邪》篇中即指出："虚邪之中人也，洒淅动形，起毫毛而发腠理。其入深……抟于皮肤之间，其气外发，腠理开，毫毛摇，气往来行，则为痒。"《诸病源候论·妇人杂病诸候》曰："妇人阴痒是虫食所为。三虫、九虫在肠胃之间，因脏虚，虫动作，食于阴，其虫作势，微则痒，重者则痛。"

【一诊】

冯某，女，32岁。2016年4月因"外阴瘙痒6年，加重1年"就诊，患者于6年前出现外阴瘙痒、夜间加重，伴有外阴部皮肤变白，1年前，自觉症状加重，经常出现局部破溃，某院行病理检查，诊断为"外阴硬化性苔藓"。现症：外阴瘙痒、肿痛，夜间加重、难以入睡，伴急躁易怒，饮食可，睡眠差，二便正常，舌质红，苔薄黄微腻，脉弦滑。专科检查：外阴已婚型，大阴唇后联合、阴唇间沟及会阴皮肤萎缩、色素脱失白变，外阴可见多处抓痕。阴道镜检查：大小阴唇、大小阴唇间沟及会阴皮肤、黏膜萎缩，弹性减低，皲裂，白变。

中医诊断：阴痒（肝经瘀滞）；**西医诊断：**外阴硬化性苔藓。

治则治法：补泻兼施，内外同治；疏肝通络，养血活血，消肿止痒。

方药：丹皮20g，赤芍25g，当归15g，香附15g，薏苡仁15g，柴胡15g，白鲜皮15g，鸡血藤25g，生地15g。水煎服，日3次。

其他疗法：虎杖30g，双花50g，百部50g，黄柏50g，苦参50g，白鲜皮30g。水煎取汁150mL，日2次，外阴坐浴。

【二诊】

患者外阴瘙痒减轻，瘙痒时间稍有缩短，夜间瘙痒减轻，睡眠好转，饮食可，二便正常。舌质红，苔薄黄，脉弦滑。外阴抓痕基本消失。主证未变，续用前方。

【三诊】

患者外阴瘙痒明显减轻，瘙痒时间较短，夜间瘙痒轻微，饮食及睡眠可，二便正常。舌质红，苔薄黄，脉滑。外阴皮肤弹性增强，白变的皮肤、黏膜呈现淡粉色，外阴未见抓痕。续用前方，酌增加桃仁10g、红花10g，水煎服，日3次。

【治疗效果】

继服上方后，随访，患者偶有外阴瘙痒，饮食可，睡眠可，二便正常。阴道镜检查：大小阴唇、大小阴唇间沟及会阴处皮肤弹性增加，皮肤较红润，未见皲裂。

【按语】

二诊患者外阴瘙痒症状稍轻，但余症仍在，说明肝经郁滞，阴部脉络瘀阻，气血失和，故守原方；三诊患者外阴瘙痒明显减轻，瘙痒时间较短，夜间瘙痒轻微，说明阴部瘀滞不通，气血不畅，故原方加桃仁、红花，加强化瘀生新的力量，加速病变部位愈合。

口服方选柴胡疏肝汤加减，以疏肝活络，养血活血。方中香附、柴胡、赤芍理气解郁；当归、生地、丹皮、鸡血藤养血活血，祛瘀生新；薏苡仁、白鲜皮健脾利湿、止痒。外洗方以祛瘀通络，消肿止痒，清热解毒为目的，控制局部感染。虎杖、双花祛瘀除湿，清热解毒；黄柏、苦参清热解毒；白鲜皮、百部杀虫止痒。结合局部熏洗，通过热效应，改善局部血液循环，使瘀血得散，并可促进药物吸收。

本案病变部位在前阴，中医认为，肝藏血，其脉绕阴器；肾藏精，开窍于前后二阴；冲、任二脉同起于胞中，任脉"循曲骨，上毛际"而循阴器。本病病机关键为肝经郁滞。患者素性抑郁，以致肝失疏泄，气机郁滞，阴器气血不通，干枯失养，发为本病。肝郁日久则化火，木胜侮土，脾运失职，水湿内停，湿热蕴结，阻滞冲任，使阴部脉络瘀阻，气血失和而致阴痒、红肿等，瘀阻日久，甚至瘀滞不通，阴部血行不畅而出现阴部皮肤失养而白变。

外阴上皮非瘤样病变包括外阴硬化性苔藓和外阴鳞状上皮增生，这类病变过去被归类于外阴营养不良。笔者以补泻兼施，"通"字为先为原则，以疏肝理气，活血通络为大法，配合外治法，以化瘀通络，消肿止痒为目的，控制感染。内外同治，事半功倍。诊疗过程中，始终贯穿一个"通"字，即调情志，疏肝气，通经络，和气血，提高免疫力，改善微循环。

（整理：宋国娇）

脏躁（围绝经期综合征）案

脏躁一词始见于《金匮要略·妇人杂病脉证并治》篇，其曰："妇人脏躁，喜悲伤欲哭，象如神灵所作，数欠伸，甘麦大枣汤主之。"在《金匮要略》中，凡五脏所病均明确指出病在何脏，如"肺中寒""脾中风""肝着""心伤者""水在肾""肺饮"等，惟独在妇人杂病篇中列妇人脏躁，不指明何脏，妇人与男子五脏均同，惟子脏妇人独有，故"脏"应为子脏之意。

【一诊】

张某，女，50岁，已婚。2015年6月，因"月经不调3年，停经6个月，烘热汗出2个月"就诊。患者近3年月经1～3月一行，经期3天，量少。现停经6个月，近2个月烘热汗出、烦躁易怒，睡眠欠佳等症。现症：烘热汗出，每日6～9次，心胸烦闷，善太息，夜寐多梦，入睡困难，食少纳呆，大便秘结，小便正常。舌质暗红，苔少薄黄，脉沉弦细无力。激素常规：雌二醇23.9pmol/L，睾酮0.325nmol/L，孕酮1.40nmol/L，卵泡生成素37.98mU/mL，促黄体生成素14.26mU/mL，泌乳素168.7μU/L。心电图：大致正常心电图。

中医诊断：脏躁（肝郁肾虚）；**西医诊断：**围绝经期综合征。

治则治法：滋补肝肾。

方药：熟地15g，山药15g，山萸肉15g，地骨皮25g，枸杞子20g，麦冬15g，珍珠母10g，茯神15g，香附15g，浮小麦30g，陈皮15g，夜交藤20g，甘草10g。5剂，水煎服，日3次。

【二诊】

患者烘热汗出症状好转，仍有心胸烦闷、善太息等症，饮食、睡眠尚可，二便正常。舌质略暗红，苔薄黄，脉沉细。主证未变，续用前方，因热象明显，可酌加丹皮25g。5剂，水煎服。

【三诊】

患者烘热汗出症状明显减轻，心胸烦闷、善太息等症基本消失，饮食及睡眠好转，二便正常。舌质淡，苔薄白，脉细。投二诊方药5剂，巩固疗效。

【治疗效果】

患者烘热汗出症状消失，饮食可，睡眠佳，二便和，随访1个月无复发。激素常规：雌二醇67.9pmol/L，睾酮0.55nmol/L，孕酮1.10nmol/L，卵泡生成素18.98mU/mL，促黄体生成素8.26mU/mL，泌乳素198.7μU/L。

【按语】

二诊患者症状虽减轻，但心脾受伤，化源不足，脏阴亏虚病机未变，且因患者热象仍明显，加丹皮，以加强清热之力；三诊患者症状基本消失，故守原方巩固治疗。

本方以甘麦大枣汤加减以养心安神，补脾和中。方中熟地、山药、山萸肉、枸杞子以滋补肝肾为主，麦冬、地骨皮滋阴清热，珍珠母、浮小麦潜阳敛汗，香附、陈皮清泻肝热，夜交藤养心安神，甘草调和诸药。诸药合用，共奏滋养肝肾之功效。

脏躁者，乃脏阴不足，有干燥躁动之象。女子到绝经期前后子脏渐渐萎缩转衰，这些特殊时期均为子脏躁动，不安静之时，内环境易失去平衡，故产生脏躁之症。本病发生的病因病机，与患者体质因素有关。如素多抑郁，忧愁思虑，积久伤心，劳倦伤脾；心脾受伤，化源不足，脏阴亏虚。因此，治疗围绝经期综合征应肝脾肾三脏兼顾。

中医学认为，此病肾虚精亏是根本，肾阴阳平衡失调进而影响到肝、心、脾等多脏发生病理改变，因此治疗需肝脾肾三脏兼顾。本案采用中药以滋补肝肾，养心安神，补脾和中得到较好疗效。

（整理：宋国娇）

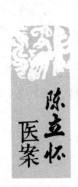

陈立怀医案

陈立怀（1951—），硕士研究生导师。从事临床、教学、科研工作30余年，师从姚学善、马志、杨宗孟等前辈，临床重视对医学理论和医学方法论的学习和研究，重视药物的选择和剂量的增减，根据病程、病位、病势的变化，灵活处方。

痛经（子宫腺肌病）案

痛经是临床常见病，亦称经行腹痛，古代痛经的记载，最早见于《金要匮略·妇人杂病脉证并治》，其曰："带下，经水不利，少腹满痛，经一月再见者，土瓜根散主之。"《诸病源候论》首立"月水来腹痛候"，认为"妇人月水来腹痛者，由劳伤气血，以致体虚，受风冷之气，客于胞络，损伤冲任之脉"，为研究本病的病因病机奠定了理论基础。《傅青主女科》指出"夫寒湿乃邪气也，妇人有冲任之脉居于下焦，经水由二经而外出，寒湿满二经而内乱，两相争而作疼痛"之论述。本病的治疗原则为温经散寒、破血逐瘀。

【一诊】

钟某，女，40岁。2010年4月5日，因"经行腹痛6年，渐进性加重1年"就诊。患者既往月经规律，周期25～30天，经期3～7天，末次月经2010年3月12日，月经血量较多，色暗红，血块（+），痛经（+）。6年前出现经行小腹冷痛，疼痛时间从月经前1周至月经结束，疼痛可忍受，未治疗。近1年来经行小腹冷痛呈渐进性加重，疼痛难忍，曾自服芬必得，疼痛未见明显减轻，遂到某医院就诊，诊断为子宫腺肌病，并给予西药止痛治疗，在此期间，病情时轻时重。现症：经行小腹剧痛难忍，痛连腰骶，经血量多，有血块；饮食、睡眠可，二便正常。舌质淡暗，苔白厚，脉沉弦细。专科检查：腹部平软，压痛（-），反跳痛（-），肌紧张（-）。妇科检查：外阴已婚型，阴道通畅，宫颈光滑，宫体前位，稍大质硬，活动可，宫体压痛（+），双侧附件区均增厚，分泌物量中，色白，无味。妇科彩超：子宫前位，大小为6.5cm×5.0cm×5.1cm，宫体呈球形，前壁回声增强，内膜厚1.0cm，左侧卵巢大小为2.8cm×4.1cm，右侧卵巢显示不清。

中医诊断：痛经（寒凝血瘀）；西医：子宫腺肌病。

治则治法：温经散寒，破瘀通经。

方药：当归15g，赤芍15g，熟地黄15g，莪术10g，丹皮15g，肉桂10g，元胡

15g，乌药 15g，香附 15g，三棱 10g，刘寄奴 15g，榔片 10g，急性子 10g，神曲 10g。5 剂，水煎服，日 3 次。

【二诊】

患者自述服药后，于 4 月 10 日月经来潮，经行小腹疼痛减缓，月经血量仍较多，血块减少，疲乏。舌质淡暗，苔白，脉沉细涩。腹部平软。主证未变，在前方基础上，减榔片、神曲、黄芪，加补气之品黄芪 10g，口服 1 个月。

【三诊】

患者自述服药后，于 5 月 11 日月经来潮，经行小腹疼痛明显减轻，月经血量、血块均减少，睡眠差。舌质淡暗，苔白，脉沉细。妇科检查：宫体前位，稍大质硬，活动可，宫体压痛（－），双侧附件区均增厚，分泌物量中，色白，无味。主证未变，在前方基础上，加宁心安神之品，五味子 10g、珍珠母 30g、肉桂 5g，14 剂，水煎服，日 3 次。

【治疗效果】

患者自述经行小腹隐痛不适，月经血量不多，无血块，睡眠可。

【按语】

中医古籍中虽没有子宫腺肌病的病名，但从其临床症状来看属于痛经范畴。痛经的病位在胞宫与冲任，以"不通则痛"为病机关键。患者平素喜食冷饮，又因经期或产后，感受寒邪，或过食寒凉生冷，寒客冲任，与血相搏，以致子宫、冲任气血失畅。经前、经期气血下注冲任，子宫气血更加凝滞，"不通则痛"，故经行小腹剧痛难忍，痛连腰骶；经血量多，血为寒凝，故有血块；舌质淡暗，苔白厚，脉沉弦细均为寒凝血瘀之征。本医案的病因病机为寒凝血瘀。

本方选用许叔微《普济本事方》之琥珀散加减。原方治"妇人月经壅滞，每发心腹脐痛不可忍，及治产后恶露不快，血上抢心，迷闷不省，气绝欲死"。方中肉桂、乌药温经散寒、行气止痛；三棱、莪术破血散结；当归、熟地黄、丹皮、元胡养血活血、通经止痛。赤芍能行血中之滞；刘寄奴味苦性温，能行血止痛、祛癥瘕；香附疏通经脉气机；榔片下气宽中；本方药性偏温，恐滋腻太过，影响脾胃运化，故加入神曲消食和胃。全方共奏温经散寒、破瘀通经之效。

对于痛经的治疗，依据"通则不痛，不通则痛"的理论，应着眼于"不通"这一主要矛盾，并结合证候的虚实寒热，或温而通之，或清而通之，或行而通之。正如高士宗所说："通之之法各有不同，调气以和血，调血以和气，通也；下逆者使之上行，中结着使之旁达，亦通也；虚者助之使通，寒者温之使通，无非通之之法也。"二诊患者服药后腹痛减轻，效不更方，故守原方，因病久则耗伤气血，故加入黄芪以补气，其有"补气之长"的美称。三诊患者诸症明显好转，但出现睡眠差，故在原方基础上减榔片、神曲、黄芪，加宁心安神之五味子、珍珠母。四诊患者症状四已去三，效验则守方，故守前方。吾师认为，虽方中养血药少，行血疏滞药多，要不过欲其去故生新，遂大有功于妇人矣。此后依法调理，遂使数年痼疾，得以痊愈。

（整理：程巍）

胎水肿满（羊水过多）案

本病始见于《诸病源候论》，其曰："胎间水气，子满体肿者，此由脾胃虚弱，脏腑之间有停水，而夹以妊娠故也……水气流溢于肌，故令体肿；水渍于胞，则令胎坏。"《胎产心法》曰："所谓子满者，妊娠至五六月，胸腹急胀，腹大异常，或遍身浮肿，胸胁不分，气逆不安，小便艰涩，名曰子满。"其分类始于《医宗金鉴·妇科心法要诀》，其云："头面遍身浮肿，小水短少者，属水气为病，故名曰子肿。自膝至足肿，小水长者，属湿气为病，故名曰子气。遍身俱肿，腹胀而喘，在六七个月时者，名曰了满。但两脚肿而肤厚者，属湿，名曰皱脚；皮薄者，属水，名曰脆脚。"

【一诊】

李某，女，39岁，已婚。2011年5月16日，因"腹胀满不适4周，加重3天"就诊。患者妊娠7个月，近4周自觉腹胀满不适，双足肿胀，渐至膝腿，遂至某院治疗（具体治疗不详），上述症状稍有缓解。3天前上述症状加重。现腹胀满不适，下肢浮肿，并伴有倦怠乏力，不欲饮食，小便量少，大便正常，舌胖，苔白，脉沉滑。专科检查：腹大异常，触诊有明显液体震荡感，胎位不清，胎心音遥远。小腿及足部明显浮肿延至大腿。省妇幼保健院彩超报告：胎头位置：下方，胎心148次，BPD 76mm，OFD 89mm，HC 277mm，单胎，羊水 67mm×73mm×90mm×53mm（左上、左下、右上、右下），羊水最深径90mm。提示：羊水过多。

中医诊断：胎水肿满（脾虚）；西医：羊水过多。

治则治法：健脾化湿，养血安胎。

方药：白术20g，茯苓15g，荆芥穗15g，厚朴15g，菟丝子15g，寄生15g，当归10g，羌活10g，砂仁15g（后下），紫苏梗10g，甘草10g，炒枳壳10g，白芍10g，黄芩15g，神曲10g。10剂，水煎服，日3次。

【二诊】

患者腹胀满症状减轻，下肢浮肿缓解，倦怠乏力改善，食欲增加，小便频，大便正常，舌胖，苔白厚，脉沉弦滑细。腹部膨满，触诊有轻度液体震荡感，胎位LOA，宫底高度于脐与剑突之间。胎心音清楚。小腿及足部轻度浮肿，自述经休息后可缓解。省妇幼保健院彩超报告：单胎，羊水 45mm×55mm×40mm×30mm（左上、左下、右上、右下），羊水最深径60mm。拟前方加生黄芪15g，以资巩固。续服10剂。

【治疗效果】

再次随诊，患者自觉腹胀满症状明显好转，活动自如，大便正常，小便增加。省妇幼保健院彩超报告：羊水正常。

【按语】

二诊患者主症消失，其他兼症减轻，故主方未变，以资巩固。加黄芪以补气升举胎元，随诊患者诸症消失，待产，精神状态良好。嘱其调理脾胃，适当休息。

《沈氏女科辑要》认为妊娠肿胀"不外有形之水病与无形之气病而已"。妊娠肿胀的治疗应本着治病与安胎并举的原则。方选保产无忧散合紫苏饮加减。方中白术、茯苓健脾理气，渗湿利水；当归、白芍养血安胎，使水去而不伤胎；枳壳、厚朴宽胸理气；寄生、菟丝子益精固胎；羌活、荆芥有助于举升胎元；紫苏梗宣肺行水；砂仁化湿、行气、温中、安胎；神曲健胃消食。诸药合用，共奏健脾化湿，养血安胎之效。

本病病机关键为脾胃虚弱，土不制水，水渍胞中。《女科经纶》引齐仲甫曰："妊娠以经血养胎，或夹水气，水血相搏，以致体肿，皆由脾胃虚，而脏腑之间宿有停水所夹，谓之子满。"患者脾气素虚，因孕重虚，或过食生冷，内伤脾阳，或忧思劳倦伤脾，脾虚不能敷布津液反聚为湿，水湿停聚，流于四末，泛于肌肤，遂发水肿。脾虚土衰，水反侮土，水湿泛滥，湿渗于胞，胞中蓄水，故腹大异常；脾运化功能减退，精微不能输布，四肢失养，则倦怠乏力，不欲饮食；湿为阴邪，其性重滞、下趋，故下肢浮肿。舌胖，苔白厚，脉沉滑皆为脾虚湿困之象。

胎水肿满与西医"羊水过多"相似。B超是其重要的检查方法，将腹部分为四个象限，各象限查直径之和为羊水指数（AFI）。AFI大于18cm可诊断羊水过多，羊水最大池深度（AFV）大于7cm亦为诊断标准。B超检查也可以进一步了解胎儿结构畸形如无脑儿、显性脊柱裂、胎儿水肿及双胎等。老师在临床以保产无忧散合紫苏饮加减治疗原因不明的羊水过多，收到较理想的疗效。服药后患者尿量增加，羊水明显减少，恢复正常，其为羊水过多提供了有效的治疗方法。

（整理：程巍）

产后身痛（产褥期身痛）案

本病始见于《诸病源候论·妇人产后病诸候》，其曰："产则伤冻血气，劳损脏腑，其后未平复，起早劳动，气虚而风邪乘虚伤之，致发病者，故曰中风。若风邪冷气，初客皮肤经络，疼痹不仁，若乏少气。"《医宗金鉴·妇科心法要诀》概括本病病因主要有血虚、外感与血瘀。《沈氏女科辑要笺正》根据产后多虚多瘀的特点，进一步指出本病的治疗当以"养血为主，稍参宣络，不可峻投风药"。

【一诊】

于某，女，24岁，职员。2010年11月15日，因"产后6$^+$周，遍身关节疼痛月余"就诊。患者于2010年10月1日足月生产，因第一产程较长，失血颇多，产后护理不当，感受风寒，以致遍身关节疼痛，肢体麻木，腰骶酸痛至今，弥月下床后，患者曾就诊于当地医院，经口服中药及西药（具体用药不详）治疗后症状未见改善。现症：遍身关节疼痛，肢体麻木，腰骶酸痛，畏风寒，恶露未净，量少色暗，乳汁不足，时有头晕心悸，纳少，夜寐可，二便和。舌淡，苔薄白，脉沉细弱。专科检查：关节活动度减低。阴道、宫颈黏膜光滑；宫体前位，常大、常硬，活动可；双侧附件未触及异常；分泌物呈淡咖啡样，量少。抗链"O"、类风湿因子均正常。

中医诊断：产后身痛（气血虚弱兼风寒）；西医：产褥期身痛。

治则治法：养血祛风，温经通络，生新下乳。

方药：黄芪30g，桂枝15g，炮姜5g，白芍15g，防风15g，熟地黄20g，川芎10g，当归15g，党参15g，茯苓15g，盐杜仲15g，斛寄生15g，木瓜10g，桃仁10g，王不留行25g，漏芦15g，甘草10g。6剂，水煎服，日3次。

【二诊】

患者肢体麻木、腰骶酸痛有所减轻，但仍遍身关节疼痛，畏风寒，恶露已净，乳汁有所增多，头晕心悸好转，仍纳少。舌淡红，苔薄白，脉沉细弱。关节活动度减低。主证未变，于前方加麻黄10g、木瓜25g。5剂，水煎服。

【三诊】

患者肢体麻木、腰骶酸痛明显好转，遍身关节疼痛明显减轻，稍畏风寒，乳汁增多，食量增加。舌淡红，苔薄白，脉沉细弱。关节活动度尚可。主证未变，减麻黄剂量，麻黄5g，10剂，水煎服。

【四诊】

患者遍身关节疼痛明显好转，辗转自如，无肢体麻木、腰骶酸痛，乳汁充足，饮食可。舌淡红，苔薄白，脉沉缓。守三诊方续用6剂，以资巩固。

【治疗效果】

患者关节疼痛消失，无肢体麻木、腰骶酸痛，乳汁充足，临床治愈。

【按语】

二诊患者虽肢体麻木、腰骶酸痛有所减轻，但仍遍身关节疼痛，畏风寒，说明主证未变，故守原方加麻黄以增强祛风散寒之功，因木瓜为治风湿顽痹、筋脉拘急之要药，酌增加木瓜剂量以增强舒筋活络之效。三诊患者诸症明显减轻，麻黄为辛温发汗之峻品，用量宜轻，故减麻黄剂量，续服10剂。四诊患者症状已近悉愈，故守前方，续服6剂，以巩固治疗，则患者诸症均消。

方选黄芪桂枝五物汤（《金匮要略》）合独活寄生汤（《千金要方》）加减。方中黄芪益气固表，补益卫气，为君药。桂枝温通经脉，白芍养血补血，共为臣药。生姜温阳散寒，大枣益气补中，化生气血，并调和诸药；秦艽祛风湿，舒筋络；当归、丹参养血活血；鸡血藤补血，活血，通络，共为佐使药。全方共奏益气合营，温经通痹之功。

产后身痛主要病机为产后气血虚弱，风、寒、湿之邪乘虚而入，经脉痹阻，"不通则痛"；或经脉失养，"不荣则痛"。常见病因有血虚、血瘀、外感、肾虚。

陈老师认为，本病的发生与产褥期的生理密切相关，强调产后失血过多为发病之根本，治疗上以养血为主，纵有外感也不可峻投风药，只可稍参宣络。临证上多以益

中医临床带教经典医案

气养血，兼祛外邪，同时结合病情随证加减，综合调治。临床以黄芪桂枝五物汤合独活寄生汤加减治疗本病，疗效显著。

（整理：程巍）

产后缺乳（产褥期无乳）案

《诸病源候论》最早列有"产后乳无汁候"，其云："妇人手太阳、少阴之脉，下为月水，上为乳汁……即产则水血俱下，津液暴竭，经血不足者，故无乳汁也。"唐代《千金要方》列出妇人乳无汁共21首下乳方，其中有猪蹄、鲤鱼的食疗方。《妇人大全良方》云"乳汁乃气血所化""乳汁资于冲任"，若"元气虚弱，则乳汁短少"，主张用"涌泉散""玉露散"等补气养血，益津增液，调补冲任，使之盛而通乳。故该病的治疗原则为舒肝解郁理气，补血通经下乳。

【一诊】

艾某，女，34岁，大学教师。2011年6月17日，因"剖宫产术后乳汁不足3个月"就诊。患者形体肥胖，平素性情急躁，剖宫产术后，因过度担忧婴儿身体健康，出现产后乳汁不足。现症：乳汁不足，胸胁胀满，饮食正常，睡眠不佳，二便正常，舌质瘦红，苔薄白，脉沉弦缓。专科检查：乳房胀满而痛，挤压乳汁疼痛难出，质稠。

中医诊断：产后缺乳（气血两虚兼肝郁气滞）；西医：产褥期无乳。

治则治法：舒肝解郁理气，补血通经下乳。

方药：柴胡15g，郁金10g，熟地黄20g，川芎10g，当归10g，赤芍15g，茯苓10g，天花粉20g，麦冬15g，王不留行25g，漏芦15g，甘草10g，川木通10g。

【二诊】

2011年7月8日。服药后，乳汁增多，昨日因情绪激动后乳汁复减少，舌质瘦红，苔少，脉沉弦缓。乳房胀满疼痛减轻，挤压乳汁溢出量少。主证未变，于前方加枳壳10g。

【三诊】

2011年7月18日。服药后，乳汁增多不明显。舌质瘦红，苔白，脉沉弦缓。乳房胀满疼痛好转。主证未变，守二诊方续用6剂。

【治疗效果】

随诊过程中患者于2011年8月3日月经复潮，乳汁明显增多，情志舒畅，夜眠转佳。

【按语】

二诊服药后，乳汁增多，但因情绪激动乳汁复减少，故在原方基础上加宽胸理气之品，使情志舒畅，气血化生乳汁源源不断。三诊患者乳汁增多，但乳汁增多不明显，患者无明显的不适症状，故继续予前方6剂。

此方以"下乳天浆散"为主方加减。"下乳天浆散"出自《外科正宗》，方药组成为熟地黄、当归、白芍、川芎、茯苓、天花粉、麦冬、王不留行、穿山甲、漏芦、甘草、川木通。书中用治乳母元气虚弱，乳汁微少，或生儿日久乳少。本方补虚与泻实兼顾，使乳汁源源不断。熟地黄、川芎、当归、赤芍以补血养血；柴胡、郁金以疏肝理气为主；茯苓以健脾安神；麦冬、天花粉以生津化液；漏芦、王不留行、川木通以疏通乳络，使气机调畅，乳络无壅滞。

缺乳的病机为乳汁化源不足，无乳可下；或乳汁运行受阻，乳不得下。常见病因有气血虚弱和肝郁气滞或痰浊阻滞。该患素多抑郁，产后情志不遂，肝失条达，气机不畅，乳脉不通，乳汁运行不畅，因而缺乳。

清代《傅青主女科》论治缺乳着眼于"气血"，虚则补之，实则疏之，"阳明之气血自通，而乳亦通矣"。吾师认为，产后妇女多气血阴液不足与肝郁并存，虚实夹杂，虽然该患者形体肥胖，也要加入四物汤加减以养血补血，使乳汁化生有一定的物质基础。根据吾师临床经验，产后满月以里的乳汁不足，用中药治疗乳汁增多效果比较显著，但该患者产后3个月服用此方效果也较明显，可见该方不完全拘泥于特定时间，辨证准确也可收到好的效果。

（整理：程巍）

不孕症（多囊卵巢综合征）案

不孕之名首载于《周易》，其曰："妇三岁不孕。"《素问·上古天真论》首先提出了肾气盛，天癸至，任通冲盛，月事以时下，故有子的受孕机理。明代，张景岳在《景岳全书·妇人规》中说明"产育由于血气，血气由于情怀，情怀不畅则冲任不充，冲任不充则胎孕不受"的七情内伤导致不孕的机理。万全指出，调经为女子种子之紧要。

【一诊】

张某，女，27岁，职员。2010年10月21日，因"婚后2年未孕"就诊。患者已婚2年，同居，未避孕，但至今未孕。平素月经规则，近2年月经30～60天一行，经量明显减少，色暗红。末次月经2010年8月16日。2个月前于某院就诊，经相关检查临床诊断为多囊卵巢综合征，并给予达芙通治疗。现证：婚久不孕，月经量少，色暗红，形体丰满，经前胸乳胀痛，二便正常，饮食可，睡眠差，舌胖红，苔黄剥脱，脉沉弦细。专科检查：外阴未产型，阴道通畅，宫颈光滑，宫颈黏液质稠，宫体前倾，常大，常硬，活动可，双侧附件触及卵巢，分泌物色白，量中等。激素六项：雌二醇212.00pmol/L，孕酮11.5nmol/L，睾酮2.256nmol/L，黄体生成素13.57μU/mL，卵泡刺激素5.82mU/mL，泌乳素548.59mU/mL。彩色超声：子宫前倾位，大小50mm×40mm×47mm，子宫内膜回声清晰，厚7.5mm，左侧卵巢大小28mm×

20mm，其内可见 7 个无回声区，较大者 5mm×7mm，右侧卵巢大小 27mm×24mm，其内可见 11 个无回声区，较大者 8mm×7.5mm。

中医诊断：不孕症（肝气郁结）；西医：多囊卵巢综合征。

治则治法：疏肝解郁，调经促孕。

方药：熟地黄 15g，川芎 10g，当归 10g，赤芍 10g，泽兰 15g，香附 15g，续断 15g，柴胡 15g，山楂 10g，桃仁 10g，清半夏 10g，石菖蒲 15g，黄芩 15g，神曲 10g，五味子 10g，珍珠母 30g，生甘草 10g。7 剂，水煎服，日 3 次。

【二诊】

2010 年 11 月 8 日，患者自述 10 月 31 日月经来潮，经行 7 天血止，经血量稍多，色暗红，经前胸乳胀痛明显减轻，时有便溏，睡眠可，舌胖红，苔黄厚，脉弦细。妇科检查：外阴未产型，阴道通畅，宫颈光滑，宫颈黏液清稀，宫体前倾，常大，常硬，活动可，双侧附件触及卵巢，分泌物色白，量可。考虑患者此时处于月经后期，意在疏肝解郁，养血调经。故在前方的基础上酌情增加养血之剂。嘱患者自测基础体温。熟地黄 20g，当归 10g，赤芍 10g，泽兰 15g，香附 15g，续断 15g，柴胡 15g，清半夏 10g，桂枝 15g，川木通 10g，石菖蒲 15g，牛膝 15g，卷柏 10g，生甘草 10g。7 剂，水煎服，日 3 次。

【三诊】

2010 年 11 月 16 日，患者自述自觉腰痛，二便可，睡眠可，舌胖红，苔少，脉沉弦滑。自测基础体温呈单相。妇科检查：外阴未产型，阴道通畅，宫颈光滑，宫颈黏液清稀，宫体前倾，常大，常硬，活动可，双侧附件触及卵巢，分泌物量可。考虑患者此时处于经间期，意在疏肝解郁，促排卵以助孕。嘱患者自测基础体温。熟地黄 20g，白芍 15g，柴胡 15g，香附 15g，牛膝 15g，泽兰 15g，郁金 15g，桃仁 10g，路路通 15g，天花粉 15g，巴戟天 10g，杜仲 10g，续断 15g，生甘草 10g。15 剂，水煎服，日 3 次。

【四诊】

2010 年 12 月 3 日，患者停经 34 天，二便可，睡眠可，舌胖淡红，苔白，脉沉弦细滑。自测基础体温呈双相，高温相持续 18 天。理化检查：尿妊娠试验（±）；孕酮 46.91nmol/L；血清人绒毛膜促性腺激素 125.2U/L。

诊断：早孕。

处置：①口服叶酸片 0.4mg，日 1 次，连服 3 个月。②注意休息、饮食，慎重养胎。③病情变化随诊。

【治疗效果】

近期效果：患者妊娠。尿妊娠试验（±）；孕酮 46.91 nmol/L；血清人绒毛膜促性腺激素 125.2 U/L。

远期效果：2011 年 6 月 30 日随访，患者孕 32 周，妊娠经过顺利。2011 年 8 月 25 日随访，患者于 8 月 5 日顺利产下 1 男婴，重 3400g。

陈立怀医案

267

【按语】

本例患者二诊时虽主证未变，但患者所处月经周期不同，故此次在前方的基础上酌情增加养血之剂。三诊时患者自测基础体温呈单相，考虑患者未排卵，此时根据月经周期调整方药，加入杜仲、巴戟天等补肾阳、促排卵之剂。四诊时患者自测基础体温呈双相，持续升高18天，检查证实妊娠，治疗显效。

本病主要病机为肾气不足，冲任气血失调。临床以肾虚、肝郁、痰湿内阻和瘀滞胞宫证型为多见。本病例患者的辨证分型为：肝气郁结型。肝气郁结，疏泄失常，冲任失和，故婚久不孕，气机不畅，血海蓄溢失常，故月经后期，月经量少，足厥阴肝经循少腹布胁肋，舌胖红，苔黄剥脱，脉沉弦细均为肝郁之象。

陈老师凭借多年的临床经验，应用清肝解郁汤加减治疗多囊卵巢综合征所引起的不孕症（肝气郁结型）颇见成效。清肝解郁汤首见《医宗金鉴》，原方用于治疗肝脾郁结而致的乳中结核。在本例患者的治疗中，当归、赤芍养血柔肝，川芎活血祛瘀，熟地补血养阴，四药合用，共奏四物汤之效，其补血而不滞血，活血而不破血，为补血调血之要剂。香附、郁金疏肝解郁，柴胡疏半表半里之邪，和解少阳。山楂、桃仁、泽兰、牛膝、卷柏活血通经，清半夏、石菖蒲燥湿化痰和胃，巴戟天、杜仲温肾助阳益精气。甘草调和诸药。诸药合用，共奏疏肝解郁，养血调经促孕之效。

多囊卵巢综合征所引起的不孕给患者带来极大的困扰，对此类患者陈老师治疗的整体思路为，根据月经的不同阶段来调理其生殖功能，以进一步达到受孕的目的。值得一提的是，在本例患者的治疗过程中，老师运用中药人工周期疗法，在月经期兼养血调经，经后期兼补肾阴、调气血，经间期兼补肾阳、促排卵，经前期兼活血调经，临床效果显著。

（整理：程巍）

凌霞（1963—），女，主任医师，硕士研究生导师，全国第三批师承高徒，全国第三批优秀中医临床人才，吉林省第一批优秀中医临床人才，名医杨宗孟教授学术继承人，从事本专业30余年，擅长治疗不孕不育症、月经病及妇科生殖器官炎症等。

不孕症（原发性不孕症）案

不孕之名首载于《周易》，其曰："妇三岁不孕。"《素问·上古天真论》中提出肾气盛，天癸至，任通冲盛，月事以时下，故有子的受孕机理。《素问·骨空论》指出，"督脉者……此生病……其女子不孕"，阐述其发病机理。《诸病源候论》指出"月水不利无子""月水不通无子""子脏冷无子""带下无子""结积无子"等。

【一诊】

张某，女，32岁，已婚，未产。2010年3月20日，因"月经后期4年，婚后同居3年未孕"就诊。患者2007年4月结婚后同居未孕，既往月经不规律，周期38～55天，近3个月无明显诱因月经周期错后加重，周期40～60天，末次月经2010年3月12日，经期4～5天，量少，色暗红，血块（+），腹痛（+）。现症：神疲乏力，腰骶疼痛，失眠，饮食尚可，二便调，舌质淡暗，苔薄，脉弦细而滑。专科检查：外阴已婚未产型；阴道通畅，黏膜正常，分泌物量少色白而黏；宫颈光滑，宫体常大，常硬，压痛（−），活动可；附件（−）。彩超提示：子宫前位，大小为6.3cm×4.3cm×3.3cm，内膜厚0.2cm，左侧卵巢大小为3.2cm×3.5cm，右侧卵巢大小为3.0cm×3.4cm。血、尿常规：未见异常。输卵管通畅试验：通畅。

中医诊断：原发性不孕症（脾肾气虚），月经后期（脾肾气虚）；**西医诊断：**原发性不孕症，月经不调。

治则治法：补肾健脾，调补冲任。

方药：党参25g，白术15g，山药25g，黄芪20g，薏米25g，丹参25g，菟丝子20g，枸杞子20g，陈皮15g，仙灵脾15g，杜仲15g，郁金10g，鸡血藤25g，炙甘草10g。7剂，水煎服，日3次。

嘱监测基础体温。

【二诊】

现为月经周期第22天，基础体温无排卵迹象，服完上方药后，患者神疲乏力稍轻，腰骶疼痛缓解，睡眠好转，余症同前。舌淡，苔薄，脉弦细略滑。主证未变，续用前方，加桃仁、川牛膝、川芎、川楝子以行气活血。党参25g，白术15g，山药25g，黄芪20g，薏米25g，丹参25g，菟丝子20g，枸杞子20g，陈皮15g，仙灵脾15g，杜仲15g，郁金10g，鸡血藤25g，甘草10g，桃仁10g，川牛膝15g，川芎10g，川楝子10g。7剂，水煎服，日3次。

【三诊】

现为月经周期第30天，基础体温上升2天，服完前方药后，患者乏力明显好转，腰骶疼痛明显减轻，睡眠可，饮食佳，二便调，患者自觉乳房及小腹胀痛，舌淡，苔薄，脉弦细略滑，主证未变，前方去薏米继服。党参25g，白术15g，山药25g，黄芪20g，丹参25g，菟丝子20g，枸杞子20g，陈皮15g，仙灵脾15g，杜仲15g，郁金10g，鸡血藤25g，甘草10g，桃仁10g，川牛膝15g，川芎10g，川楝子10g。7剂，水煎服，日3次。

【四诊】

月经于4月27日来潮，周期45天，持续5天净，经量较前增多，色暗红，血块（±），腹痛（±），腰酸（-），偶感神疲乏力及腰骶疼痛，饮食及睡眠尚可，二便调，舌淡红，苔薄，脉弦滑细。守一诊方继服10剂，按周期治疗。

【五诊】

月经于5月29日按期来潮，周期32天，持续5天净，量色正常，乏力及腰骶疼痛消失，纳可，眠佳，舌脉同前，主症不变，继服上方10剂以巩固疗效。

【六诊】

月经于6月29日来潮，至今未行已41天，基础体温上升23天未下降，近1周恶心，厌油腻，胃脘不适，前来查早孕，舌淡红，苔薄白，脉弦滑流利，查尿妊娠试验（+），彩超回报：子宫增大，宫腔内探及暗囊26mm×20mm，胎芽（+），提示早孕。

【治疗效果】

经过3个月经周期的治疗，患者现月经周期30~35天，经期5~6天，量中等，色暗红，血块（±），腹痛（±），神疲乏力及腰骶疼痛消失，纳可，眠佳，二便调，带下正常。8月中旬查：尿妊娠试验（+），彩超示宫内妊娠，发育良好。舌淡红，苔薄，脉弦滑流利，余无不适。2011年4月1日，产一女婴，母女平安。

【按语】

二诊患者神疲乏力稍轻，腰骶疼痛缓解，睡眠好转，余症同前，说明主证未变，故守原方，又因此期为月经前期，故加行气活血药。三诊患者基础体温上升2天，服完药后，诸症明显好转，但患者自觉乳房及小腹胀痛，故主证未变，前方去薏米继服。四诊患者月经来潮，经量增多，但偶感神疲乏力及腰骶疼痛，故守一诊方继服，以按周期调治。五诊月经按期而至，量色正常，诸症均消，故继服上方10剂以巩固疗效。六诊患者停经 41 天，查尿妊娠试验（+），彩超示宫内妊娠。本证为月经不调导致的不孕，"种子先调经，经调胎自孕"，故导师以中医理论女性生殖轴的肾阴阳转化规律为基准，采用多年的临床自拟方加减，收到满意疗效。

不孕症的病机关键为肾虚精亏，冲任气血失调。多因肾虚、肝气郁结、瘀滞胞宫、痰湿内阻而发生。

肾气不足，冲任虚衰，不能摄精成孕，而致不孕。该患素体脾气虚弱，化源不足，日久累及于肾，脾肾气虚则神疲乏力，腰骶疼痛，冲任不调，血海失司，遂致月经后期而至，方选自拟益气调经汤加减而成。方中党参、白术、黄芪、炙甘草健脾益气；菟丝子、仙灵脾、枸杞子、山药、杜仲肾阴阳双补；薏米益气渗湿；丹参活血调经；陈皮、郁金理气解郁，补而不滞；鸡血藤养血活血调经。诸药合用，既温补先天肾气以生精，又培补后天脾胃以生血，使精血充足，冲任得养，经调，胎孕可成。

（整理：张子沛）

月经量多（排卵型功能失调性子宫出血）案

本病最早在《金匮要略·妇人杂病脉证并治》温经汤方下即有"月水来过多"的记载，汉以后至金元以前的医籍，多将经量的乍多乍少，周期的时先时后，统称"月水不调"刘河间在《素问病机气宜保命集·妇人胎产论》中首先提出"经水过多"的病名。《圣济总录·妇人血气门》曰："治妇人经候不调，或所下过多，腹痛腰重，黄连汤方。"《女科百问》曰："阳气胜阴，月假多者，当归饮。"

【一诊】

曹某，女，45 岁，已婚，已产，无环。2011 年 4 月 20 日，因"月经量多 4 个月，伴疲倦无力，气短懒言"就诊。该患者既往周期规律，经期 3～7 天，量中，色暗红，痛经（+）。4 个月前无明显诱因出现月经量多，曾就诊某院，给予宫血宁胶囊（剂量不详），疗效不显，血量仍未减少，但经期正常，7 天内能够自行停止。末次月经 2011 年 4 月 14 日，月经量多，色淡红略暗，质稀无块，无明显腹痛，但觉腰酸不适，持续今日将净。现阴道流血点滴，伴疲倦无力，气短懒言，心慌，睡眠差，饮食欠佳，二便和。舌淡，苔薄，脉弦细而沉。专科检查：面色淡白，眼睑结膜及甲床色淡。妇检：阴道流血量少，色淡，未见器质性病变。血常规：血红蛋白 88g/L。凝血常规：未见明显异常。妇科彩超：子宫前位，大小为 6.8cm×4.7cm×3.9cm，子宫内膜厚 0.4cm，双侧附件（-）。

中医诊断：月经量多（气虚证），虚劳（气虚证）；**西医诊断：**排卵型功能失调性子宫出血，继发性贫血。

治则治法：补气健脾，固冲摄血调经。

方药：党参 25g，白术 15g，山药 25g，黄芪 30g，丹参 15g，麦冬 15g，升麻 10g，熟地 25g，补骨脂 15g，陈皮 15g，鸡血藤 25g，郁金 10g，甘草 10g，炒枣仁

15g。4剂，水煎服。嘱患者经净后3天开始服用。

【二诊】

患者用药后自觉症状减轻，偶心烦，舌红，苔薄，脉弦细。主证未变，续用前方，酌加合欢皮15g、远志15g。4剂，水煎服。

【三诊】

患者服药后睡眠明显好转，乏力减轻，食纳尚可，现乳胀，便秘，矢气多。血常规：血红蛋白92g/L。妇科彩超：子宫前位，大小为6.9cm×4.6cm×3.7cm，子宫内膜厚1.0cm，双侧附件（－）。舌质淡红，苔薄，脉弦细。

方药： 党参15g，白术15g，黄芪20g，桃仁10g，莪术10g，川牛膝15g，元胡10g，巴戟天15g，枣仁10g，川楝子10g，蒲黄10g，木香10g，鸡血藤25g，甘草10g。4剂，水煎服。

若正值经期，血量多者，酌加补骨脂3袋、艾炭3袋、杜仲3袋、乌贼骨3袋、茜草3袋。免煎颗粒。

【治疗效果】

5月16日复诊，患者月经来潮，经量较前明显减少，自觉症状好转，纳可，二便正常。血常规：血红蛋白98g/L。

【按语】

本病的治疗原则，"急则治其标，缓则治其本"，顺应月经周期中阴阳转化和气血盈亏的变化规律。在经后期血海空虚，宜调补，故一、二诊以调补为主。二诊患者自觉症状减轻，说明主证未变，故守原方，因患者偶心烦，故增加合欢皮、远志，以疏肝解郁，悦心养神，能使五脏安和，心志欢悦。三诊为经前期，血海充盈，宜疏导，即经前勿滥补。患者服药后睡眠心烦明显好转，乏力减轻，食纳尚可，现乳胀，便秘，矢气多。故药物以行气活血为主。同时经期加乌贼骨、茜草、艾炭等药，目的为经期出血量多时固冲止血，减少出血量以防气随血脱，达到引血归经的治疗目的。

月经过多的治则：重在固冲调经，平时重在调理气血。主要病机是冲任不固，经血失于制约。病因有气虚，血热，血瘀，其中以气虚最为多见。

本病案患者多由于思虑过度，或饮食失节，使中气不足，冲任不固，血失统摄，以致经行量多；脾虚而健运失司，化生之源不足，故气血俱虚。气虚中阳不振，故疲倦无力，气短懒言；血虚不能濡养心脉，故心慌。血虚不能养神，故睡眠差。舌淡，苔薄，脉弦细而沉，均为气虚之征。

方选经典古方举元煎加减。方中黄芪补中益气，同时配伍党参、白术、山药使脾气健运，统血有权，冲任调畅。陈皮理气调中，使补气而不滞气。升麻升提下陷之中气而止血。熟地为补血要药，同时合麦冬、枣仁以养阴清心，除烦安神。郁金以行气解郁。补骨脂"暖水脏，补火以生土"。杜仲入肝、肾经，主腰脊痛，补中，益精气，虽温而不助火。甘草调和诸药。全方共奏补气升阳，固脱摄血之效。

（整理：张雪松）

绝经前后诸证（围绝经期综合征）案

古典医籍对本病无专篇记载，对其症状的描述可散见于"年老血崩""脏躁""百合病"等病证中。如《金匮要略·妇人杂病脉证并治》指出："妇人脏躁，喜悲伤欲哭，象如神灵所作，数欠身。"明代《景岳全书·妇人规》曰："妇人于四旬外，经期将断之年，多有渐见阻隔，经期不至者。当此之际，最易防察。若果气血和平，素无他疾，此固渐止而然，无足虑也。若素多忧郁不调之患，而见此过期阻隔，便有崩决之兆。若隔之浅者，其崩尚轻；隔之久者，其崩必甚，此因隔而崩者也。"

【一诊】

赵某，女，50岁，已婚。2010年5月17日，因"烘热、汗出8个月，加重1个月"就诊。患者1年前无明显诱因出现月经不调，量少，经期缩短，反复发作。8个月前出现烘热、汗出，日作3～4次，夜眠不佳，近1个月上述症状加重。末次月经2010年5月9日，持续4天净。现症：烘热汗出，日作6～7次，常常大汗淋漓，湿透衣被，伴心烦易怒，失眠，纳可，小便黄，大便秘结，舌质红，少苔，脉弦细。专科检查：外阴已婚已产型，阴道通畅，宫颈光滑，宫体常大、常硬、活动可，无压痛，双侧附件压痛（－），分泌物量中等，色白，质黏，无特殊臭气。血常规：血红蛋白88g/L。血激素常规检查：血激素测定：E 81pg/L（正常值50～240pg/L），FSH 31.5mU/mL（正常值1.7～7.1mU/mL），LH 18mU/mL（正常值1.0～11mU/mL）。妇科彩超：子宫前位，大小为6.0cm×4.1cm×2.9cm，子宫内膜厚0.4cm，双侧附件（－）。

中医诊断：绝经前后诸证（肝肾阴虚）；**西医诊断**：围绝经期综合征。

治则治法：滋阴养血，清热固表。

方药：生地25g，熟地25g，枸杞子25g，黄芩15g，黄柏10g，黄连10g，合欢皮15g，柏子仁15g，当归15g，黄芪30g，防风10g，牛膝15g，白术10g，山药25g，大黄5g，丹皮15g，郁金10g，甘草10g。4剂，水煎服。

【二诊】

服药后，汗出量及发作次数明显减少，夜眠较前有所改善。查体：舌淡红，苔薄，脉弦滑细。继服上方8剂。

【治疗效果】

出汗症状基本缓解，余症状均改善。

【按语】

本病治疗应注重固护肾气，清热不宜过于苦寒，祛寒不宜过于温躁，更不可妄用克伐，以免犯虚虚之戒。

本病的发生与妇女绝经前后的生理特点密切相关。七七之年，肾气渐衰，天癸渐竭，冲任二脏逐渐亏虚，月经将断而致绝经，在此生理转折时期，受身体内外环境的影响，如素体阴阳有所偏衰，素性抑郁，素有痼疾，或家庭、社会等环境变化，易导致肾阴阳平衡失调而发病。

肾为先天之本又"五脏相移，穷必及肾"，故肾之阴阳失调，每易波及其他脏腑。其他脏腑病变，久则必然累及于肾，故本病之本在肾，常累及心、肝、脾等脏，致使本病证候复杂。

该患肝肾阴虚，水不济火，相火妄动，蒸腾津液，则腠理不固而汗出，肝肾阴虚，虚火扰心，则心烦易怒；舌质红，少苔，脉弦细均为阴虚有热之征。方选当归六黄汤合玉屏风散加减。生地、熟地滋养肝肾，清热凉血；黄连、黄芩、黄柏清热泻火；大黄清热润肠；枸杞子、山药、当归补益肝肾养血；黄芪、防风益气固表敛汗；合欢皮、柏子仁养心安神；白术健脾益气，补后天养先天；牛膝补肾活血；丹皮、郁金疏肝理气除烦；甘草调和诸药。全方共用，共奏滋阴养血，清热固表之功。

本证患者的围绝经期综合征，是以出汗为主要症状。发病机理为肝肾阴虚的同时，阴损及阳，即脾肾气虚。导师凌霞继承杨老的诊疗经验，采用当归六黄汤合玉屏风散加减，既可补阴血之不足，又可敛汗固表，达到治疗目的。

（整理：徐丽）

闭经（多囊卵巢综合征）案

本病首见于《内经》。《素问·阴阳别论》曰："二阳之病发心脾，有不得隐曲，女子不月。"《素问·评热病论》指出："月事不来者，胞脉闭也，胞脉者属心而络于胞中，今气上迫肺，心气不得下通，故月事不来也。"《傅青主女科》提出"经本于肾""经水出诸"。历代医家对本病的病因病机和证治多有论述。

【一诊】

王某，女，29岁，已婚，职员。2010年5月12日，因"闭经4个月，未孕半年"就诊。患者14岁月经初潮后，即月经不调。周期错后，经量时多时少，色淡红，质黏腻。婚后2年，解除避孕半年，同居未避孕未孕，配偶生殖功能检查未见异常。末次月经2010年1月9日，现已闭经4个月，自觉体重增加明显，伴胸闷气短，时唾痰涎，头晕乏力，自行服中药（药名不详）治疗，月经未潮。现症：食纳差，小便正常，大便溏薄。舌质淡红，尖赤，苔白薄腻，脉沉细弦滑略无力。专科检查：形体肥胖，多毛。外阴已婚未产型；阴道通畅，黏膜正常，分泌物量少色白而黏；宫颈光滑，宫体常大，常硬，压痛（−），活动可；附件（−）。理化检查：血激素测定：E 212pg/L（正常值50～240pg/L），FSH 7.0mU/mL（正常值1.7～7.1mU/mL），LH 28.8 mU/mL（正常值1.0～11mU/mL），T 3.5mmol/mL（正常值0.1～3.3mmol/mL）。妇科彩超：子宫前位，大小 6.1cm×4.2cm×2.7cm，子宫内膜厚1.4cm；左侧卵巢大小 4.1cm×2.7cm，探及多个卵泡，最大直径约1.5cm；右侧卵巢大小 3.9cm×2.9cm，探及7个卵泡，最大直径1.1cm。

中医诊断：闭经（脾肾气虚），原发性不孕症（脾肾气虚）；**西医诊断**：多囊卵巢综合征，原发性不孕症。

治则治法：健脾补肾，燥湿化痰，活血通经。

方药：党参 25g，牛膝 15g，续断 15g，菟丝子 20g，桃仁 25g，黄芪 25g，皂刺 10g，甲珠 10g，胆南星 10g，白术 15g，苍术 15g，陈皮 15g，半夏 10g，茯苓 25g，菖蒲 15g，益母草 25g，甘草 10g。4 剂，水煎服。

其他疗法：同时给予黄体酮引经，10mg/ 次，日 1 次，口服，连续 5 天。监测基础体温（BBT）。

【二诊】

黄体酮引经，5 月 21 日月经来潮，量中等，色淡红，质黏腻，持续 5 天净，现净后 5 天。自觉症状好转，带下不多，无性交。舌质淡红，苔白薄腻，脉沉细略滑。输卵管通水检查：输卵管通畅。主证未变，续用前方加减。去桃仁，加丹参 25g、苡米 25g、香附 10g，7 剂，水煎服。

【三诊】

服药后自觉症状减轻，无明显不适。现为月经周期的第 19 天，BBT 无排卵迹象。舌质淡红，苔薄，脉弦滑略细。上方继服 4 剂。

【四诊】

月经周期第 25 天，无明显自觉症状。BBT 上升 3 天，有排卵迹象。查体：舌淡红，苔薄，脉弦滑。现为月经前期，乃阳长阶段，故前方去菟丝子，加仙灵脾 15g，加强温肾壮阳功效。7 剂，水煎服。

【五诊】

月经于 6 月 27 日来潮，周期 36 天，经量中等，色暗红，血块（±），腹痛轻微，腰酸，持续 6 天净，无其他不适。现净 6 天。查：舌暗红，苔薄，脉弦细缓。继续目前治疗方案。

【治疗效果】

上方连续服用 3 个月经周期，经期停服。月经基本恢复正常，并于 2011 年 12 月剖宫产一男婴，母子平安。

【按语】

闭经的治疗原则，虚者补而通之，实则泻而通之，虚实夹杂者当补中有通，攻中有养。

闭经的病因病机首分虚实两类。虚则多因精血匮乏，冲任不足，血海空虚，无血可下；实则多为邪气阻隔，冲任瘀滞，脉道不通，经不得下。《女科切要》云："肥白妇人，经闭而不通者，必是湿痰与脂膜壅塞之故也。"

患者素体脾气虚弱，化源不足，日久累及于肾，脾肾气虚则神疲乏力，胸闷气短，肾虚精亏血少，冲任不足，血海不能按时满溢，遂致月经后期乃至闭经；肾主生殖，脾肾气虚则水湿内蓄，痰湿壅盛，阻滞冲任、胞宫，不能摄精成孕。

方选举元煎合菖蒲导痰丸加减而成。方中党参、白术、黄芪、炙甘草健脾益气；续断、菟丝子补肾益精；茯苓、薏米益气渗湿促排卵；丹参、皂刺、甲珠、益母草活血通经；陈皮、香附理气解郁，补而不滞；苍术、胆南星、石菖蒲、半夏燥湿化痰。诸药合用，共奏健脾补肾、燥湿化痰、活血通经之力。月经调畅，胎孕可成。

根据血清激素及 B 超显示，考虑患者为多囊卵巢综合征（LH/FSH > 3），临床由于雄激素过多和持续无排卵，引起闭经、肥胖、多毛等临床表现。就诊时月经停闭 4 个月，故在调补方中加入活血药，引血下行。二诊患者神疲乏力稍轻，余症同前，说明主证未变，故守原方，又因此期为月经后期，以健脾补肾，养血活血为主，以促其排卵功能恢复。三诊患者 BBT 无排卵迹象，故继服原方。四诊患者诸症明显好转，BBT 上升 3 天，主证未变，前方去菟丝子，加仙灵脾继服。五诊患者月经来潮，量、色、质基本正常，故建议按周期继服调治。

多囊卵巢综合征导致的不孕，多与自身体质密切相关，故导师治疗本病，强调辨病与辨证相结合，女性生殖功能以肾为本，故本证多见肾虚血瘀证，采用举元煎合菖蒲导痰丸为主方加减，收到满意疗效。

（整理：刘俊波）

崩漏（无排卵型功能失调性子宫出血）案

"崩"首见于《素问·阴阳别论》，其曰："阴虚阳搏谓之崩。""漏下"首见于《金匮要略·妇人妊娠病脉证并治》，其曰："妇人有漏下者，有半产后因续下血都不绝者，有妊娠下血者。"《景岳全书·妇人规》明确指出"崩漏不止，经乱之甚者也"，确立了崩漏属严重紊乱的月经病。《兰室秘藏》认为"妇人血崩，是肾水阴虚，不能镇守包络相火，故血走而崩也"。《丹溪心法附余》中提出治崩三法："初用止血以塞其流，中用清热凉血以澄其源，末用补血以还其旧。"

【一诊】

张某，女，49 岁，已婚，已产，无环。2010 年 12 月 30 日，因"阴道不规则流血 2 个月"就诊。该患既往月经规律，周期 28 ～ 30 天，量色正常，经期 7 天。末次月经 2010 年 10 月 13 日，7 天净，量中等，色暗红，痛经（−）。净后 5 天无明显诱因又出现阴道流血，先量少后转量多，色暗红，血块（＋），痛经（−），持续至今未净，腰部酸痛。曾自服"止血宝"2 盒，症状未见明显好转。既往：孕 4 产 1，人工流产史 1 次，药物流产史 2 次，否认糖尿病、心脏病及甲亢等病史。现症：阴道不规则流血，量多，色暗红，有血块，腰部酸痛，伴头晕乏力，稍微活动血量明显增多，饮食正常，睡眠尚可，二便和。舌淡暗略红，苔少而薄，脉弦细无力。专科检查：因阴道流血恐致感染，故未查。彩超：膀胱充盈欠佳；子宫前位，大小为 5.6cm×4.8cm×4.4cm；内膜厚 8.9mm；左侧卵巢大小为 2.2cm×2.7cm，右侧卵巢大小为 2.5cm×1.9cm；子宫直肠陷窝可见少量液性暗区。血常规：血红蛋白 89g/L。凝血常规：未见明显异常。尿妊娠试验：阴性。

中医诊断：崩漏（气虚血瘀）；**西医诊断**：无排卵型功能失调性子宫出血，继发性轻度贫血。

治则治法：益气化瘀止血，固冲调经。

方药：党参 25g，白术 15g，山药 25g，黄芪 30g，海螵蛸 40g，茜草 10g，补骨脂 15g，升麻 10g，柴胡 10g，益母草 20g，地榆 20g，艾炭 10g，甘草 10g。4 剂，水煎服。

其他疗法：刮宫止血并送病理。抗生素预防感染。补充铁剂，多糖铁胶囊，按说明服。

【二诊】

服上方 4 天后，阴道不规则流血已净，无明显不适。子宫内膜病理回报：子宫内膜单纯性增生。查：舌暗红，苔薄，脉弦细。血止证变，按照月经的不同阶段，拟用健脾补肾，养血调经之法，进行调理。

方药：党参 15g，白术 15g，山药 25g，黄芪 20g，陈皮 15g，熟地 25g，当归 15g，白芍 15g，黄芩 15g，苡米 25g，女贞子 25g，鸡血藤 25g，甘草 10g。7 剂，水煎服。

【三诊】

患者疲乏无力明显减轻，睡眠较好，腰部酸痛症状轻微。查：舌淡红，苔薄，脉弦细。现为月经前期，阳长阶段，故于上方中加入仙灵脾 15g，续断 15g，卷柏 15g，泽兰 15g，温肾活血通经。7 剂，水煎服。

【治疗效果】

患者 2011 年 1 月 28 日，月经按月来潮，经期 7 天，自行停止。

【按语】

崩漏的病因有脾虚、肾虚、血热和血瘀。其主要发病机理是劳伤气血，脏腑损伤，血海蓄溢失常，冲任二脉不能制约经血，以致经血非时而下。

该患正值更年，肾气渐虚，又兼胎产房劳数伤于肾，导致肾气虚衰，封藏失司，冲任不固，不能制约经血，从而发为崩漏。长期失血，气随血泄，导致气亦虚衰，则见疲乏无力。气虚无力行血，可为血脉凝泣，血不归经，在临床多表现为有漏而崩。腰酸，舌淡暗，苔少而薄，脉弦细无力，均为肾虚之征。

患者崩漏出血期，用药以补气摄血汤为主方配伍活血化瘀之品。党参、白术、山药、黄芪，补气健脾；升麻、柴胡益气升提；海螵蛸、茜草收敛固崩止血；补骨脂入脾肾经，能补脾肾，兼具收涩之效；益母草活血通经，祛瘀生新，合地榆之凉血止血、艾炭之温经止血，三药同用既无血寒而凝滞不通，又无热迫血行之虑，为临证亮点。

止血后的调理是治疗崩漏的关键，正所谓"阴虚阳搏谓之崩"，经后期为阴长渐至重阴的过程，以六味地黄丸合二至丸为主方加减，以滋补肝肾之阴。此时期正是胞宫血海由虚渐复的阶段，因此去除六味地黄丸中的渗利之品；白芍滋阴养血；少佐黄芩清热止血，以防参术芪等滋补药滋腻化火。

经前期，为阴盛阳动，渐至重阳，为肾阳增长阶段，于补阴药中配伍少量补阳药，共奏阴阳消长平衡之效。于二诊滋阴方中加入仙灵脾健脾补肾助阳，续断补肝益肾，调冲任止血，温肾活血通经。

更年期功血的治疗，诊断性刮宫不仅可以较快达到止血目的，还可以排除子宫内膜的异常病变。该患宫内膜病理回报为：子宫内膜单纯性增生，考虑为无排卵型功能失调性子宫出血。平时调理是治疗崩漏的关键。对于更年期功血患者不要求以建立正常排卵为目的，主要是血止后的滋补肝脾肾，以消除虚弱症状。

临证治疗崩漏，应根据其病情标本缓急和时间长短的不同，本着"急则治其标，缓则治其本"的原则，灵活掌握塞流、澄源、复旧三法。暴崩之际，急当塞流以止崩，以防厥脱。患者为年龄大于35岁的女性，根据理化检查，宫内膜0.89cm，考虑药物止血效果不好，可行诊断性刮宫，一则止血，二则送病理排除宫内膜异常病变导致的出血。久崩多虚，久漏多瘀，在止血中药中酌加化瘀之品，可增强止血之功。

（整理：徐丽）

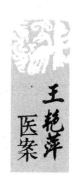

王艳萍（1974—），女，博士后，硕士研究生导师，从事中医妇科病研究10余年，擅长运用中医辨证诊治月经不调、盆腔炎性疾病、子宫内膜异位症等妇科常见病及疑难病。

崩漏（功能失调性子宫出血）案

"崩"首见于《素问·阴阳别论》，"阴虚阳搏谓之崩"。"漏下"首见于《金匮要略·妇人妊娠病脉证并治》，"妇人有漏下者，有半产后因续下血都不绝者，有妊娠下血者"。《丹溪心法附余》中提出治崩三法："初用止血以塞其流，中用清热凉血以澄其源，末用补血以还其旧"。

【一诊】

王某，女，18岁，学生。2011年5月6日，因"阴道不规则流血3年，量多5天"就诊。患者3年前月经初潮，时而量多如注，时而量少淋沥不净，色淡红，质清稀，无血块，曾服中药治疗，病情时有反复，近5天阴道流血量增多。现：神疲乏力，纳差，四肢不温，便溏，舌质淡胖，边有齿痕，苔白，脉沉细无力。患者未婚，未做妇检。血常规：血红蛋白102g/L，红细胞压积30.50%。B超示：子宫前位，6.5cm×4.2cm×3.5cm大小，子宫内膜回声清晰，厚0.8cm，左侧卵巢3.6cm×3.5cm大小，右侧卵巢3.2cm×2.7cm大小。

中医诊断：崩漏（脾肾气虚）；**西医诊断：**功能失调性子宫出血。

治则治法：健脾益气，固冲止血。

方药：黄芪20g，党参15g，白术15g，山药20g，山萸肉15g，海螵蛸20g，柴胡10g，升麻10g，艾炭15g，女贞子20g，旱莲草15g，甘草10g。5剂，水煎服，日3次。

【二诊】

患者服药后虽阴道流血未止，但量明显减少，食纳好转，精神日振，舌质淡，苔薄白，脉沉细。主证未变，续用前方，增艾炭25g。5剂，水煎服。

【三诊】

患者服药后阴道流血已止，食欲好转，神疲乏力明显减轻，二便正常。舌质淡，苔薄白，脉沉细。续用前方，减去塞流之品海螵蛸、艾炭，加入鸡血藤20g、菟丝子

15g、龟甲 10g。5 剂，水煎服。

【治疗效果】

患者经治疗后无阴道流血，食纳佳，神疲乏力明显减轻，二便正常。血常规：血红蛋白 112g/L，红细胞压积 40.50%。

【按语】

导致崩漏的常见病因病机有脾虚、肾虚、血热和血瘀。其主要发病机理是劳伤气血，脏腑损伤，血海蓄溢失常，冲任二脉不能制约经血，以致经血非时而下。

《妇科玉尺》曰："究其源则有六大端，一由火热、二由虚寒、三由劳伤、四由气陷、五由血瘀、六由虚弱。"素体脾虚，或饮食不节，忧思、劳倦过度，损伤脾气，脾虚血失统摄，冲任不固，不能制约经血，故时而量多如注，时而量少淋沥不净，色淡红，质清稀，无血块；神疲乏力，纳差，四肢不温，便溏，舌质淡胖，边有齿痕，苔白，脉沉细无力均为脾虚之征。

方选固本止崩汤加减。方中黄芪、党参补气摄血，升阳固本；白术、山药、山萸肉健脾益气养血；柴胡、升麻升阳举陷；海螵蛸、艾炭固涩止血；女贞子、旱莲草固肾养阴清热；甘草调和诸药。

（整理：李秀茹）

绝经前后诸证（围绝经期综合征）案

古代医籍对本病无专篇记载，对其症状的描述可散见于"年老血崩""脏躁""百合病"等病证中。如《金匮要略·妇人杂病脉证并治》："妇人脏躁，喜悲伤欲哭，象如神灵所作，数欠伸。"

【一诊】

陈某，女，45 岁。2010 年 9 月 4 日，因"月经紊乱 6 个月余，心悸失眠、潮热盗汗 3 个月"就诊。患者 6 个月前月经紊乱，周期不规则，量时多时少，3 个月前自觉心悸，失眠多梦，潮热盗汗。现：月经紊乱，周期不规则，量时多时少，常心悸，失眠多梦，潮热盗汗，头晕目眩，胸闷，甚则悲伤欲哭，舌红，少苔，脉细无力。专科检查：外阴已婚型，阴道通畅，宫颈光滑，宫体前位，稍小，活动可，双侧附件未见异常，分泌物量少，色白，无味。B 超示：子宫前位，5.5cm×4.0cm×3.5cm大小，子宫内膜回声清晰，厚 0.5cm，左侧卵巢 2.6cm×2.5cm 大小，右侧卵巢2.2cm×2.7cm 大小。

中医诊断：绝经前后诸证（肾阴虚）；**西医诊断：**围绝经期综合征。

治则治法：补益肝肾，滋阴潜阳。

方药：熟地 15g，山茱萸 25g，泽泻 10g，丹皮 15g，山药 15g，菟丝子 15g，龟甲 10g，酸枣仁 15g，茯神 10g，柴胡 10g，鸡血藤 15g，甘草 10g，龙骨 30g，牡蛎30g（先煎）。5 剂，水煎服。

【二诊】

患者服药后心悸、失眠多梦、潮热盗汗明显减轻，仍有心慌气短，潮热，舌红，少苔，脉细弱。主证未变，续用前方，增加郁金 10g、地骨皮 10g。5 剂，水煎服。

【治疗效果】

患者服药后诸证明显好转，偶有心慌、情绪不宁，舌淡红，少苔，脉细弱。继续补益肝肾，滋阴潜阳调养。

【按语】

本病的主要病机是肾阴阳平衡失调。"七七"之年，肾阴不足，天癸渐竭，若素体阴虚，或多产房劳伤肾耗精，复加忧思，营阴暗耗，脏腑失养，遂发绝经前后诸证。绝经前后，肾阴虚冲任失调，则月经紊乱，周期不规则，量时多时少；肾阴虚不能上荣于头目，故头晕目眩；阴不维阳，故心悸，失眠多梦，潮热盗汗；舌红，少苔，脉细无力均为阴虚之象。

方选六味地黄丸加减。方中六味地黄丸滋补肝肾阴精，菟丝子、龟甲补肾养阴，鸡血藤养血，酸枣仁、茯神养心安神，柴胡行气解郁，甘草调和诸药，龙骨、牡蛎平肝潜阳，镇惊安神。

（整理：李秀茹）

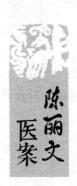

陈丽文（1961— ），女，硕士研究生导师，国家名中医杨宗孟教授学术经验继承人，长春市名中医，擅长治疗月经不调、围绝经期综合征、不孕症及妇科各种杂症。

绝经前后诸证（围绝经期综合征）案

古代医籍对本病无专篇记载，对其症状的描述可散见于"年老血崩""脏躁""百合病"等病证中。如《金匮要略·妇人杂病脉证并治》指出："妇人脏躁，喜悲伤欲哭，象如神灵所作，数欠伸。"

【一诊】

李某，女，49岁，已婚，退休。2011年5月15日，因"烘热汗出1年，加重半年"就诊。患者自述近1年月经周期紊乱，多次到某院就诊，给予雌激素口服（具体用量不详），考虑西药副作用，患者拒绝。现：烘热汗出，每3～5分钟烘热汗出1次，伴失眠，多梦，五心烦热，食少纳呆，头晕耳鸣，记忆力减退，大便干燥，小便黄，舌红，少苔，尖赤，脉细数。末次月经3月10日，初潮13岁，3～5天/30～60天。妇科检查：外阴：已婚经产；阴道：色略红，黏膜萎缩；宫颈：点状充血，无接触性出血；宫体：前位，大小尚可；附件区：双侧附件区未见明显触痛。分泌物：量少，色白，无味。尿试纸（−）。妇科彩超：子宫前位，大小为4.0cm×4.0cm×3.8cm，肌层回声均匀，子宫内膜欠清晰，厚0.4cm，双侧卵巢显示不清，双侧附件区未见异常。激素常规：E_2 296.8pmol/L，FSH 40mU/mL，LH 58mU/mL。

中医诊断：绝经前后诸证（肾阴亏虚）；**西医诊断**：围绝经期综合征。

治则治法：滋补肝肾，固表止汗。

方药：当归15g，黄芪30g，生地25g，熟地25g，黄芩10g，黄连10g，黄柏10g。5剂，水煎服。

【二诊】

患者服上方后复诊，自觉烘热汗出、五心烦热明显好转，仍感失眠，多梦，头晕耳鸣，大便干燥，舌质红，少苔，脉弦细。续用上方，治法不变，去黄柏、黄芩，加肉桂10g、炒枣仁10g。7剂，水煎服。

【三诊】

患者服上方后复诊，自觉烘热汗出、五心烦热、失眠、多梦症状已好转，偶有头晕耳鸣，二便正常，舌质红，少苔，脉细。续用上方，治法不变，加首乌 10g、肉苁蓉 10g。12 剂，水煎服。

【四诊】

诸证明显好转，嘱患者服六味地黄丸，早晚各 1 丸，连服 1 个月。诸证悉除。

【治疗效果】

该患者年龄原因，卵巢功能已衰退，激素水平已不可逆，患者症状以痊愈。

【按语】

本病的病机关键以肾虚为主，常见肾阴虚、肾阳虚、肾阴阳俱虚，并可累及心、肝、脾。《素问·上古天真论》中明确指出，妇女在绝经前后肾气虚衰，天癸渐竭，冲任二脉虚衰，月经将断而至绝经。

方选当归六黄汤（《兰室秘藏》）加减，此方以泻火、固表、滋阴为主。当归养血增液，血充则心火可制；生地、熟地入肝肾而滋养肾阴。三药合用，使阴血充则水能制火。黄连清泻心火，合以黄芩、黄柏泻火以除烦，清热以坚阴。五药合用热清则火不内扰，阴坚则汗不外泄。汗出过多，导致卫虚不固，故倍用黄芪为佐，一以益气实卫以固表，一以固未定之阴，且可合当归、熟地益气养血。

患者汗出症状明显改善，故在二诊中去黄柏、黄芩苦寒之品，防止伤及脾胃；加肉桂配以黄连可交通心肾，以安神；炒枣仁入心加强安神并能敛汗。考虑该患病久，精血已亏，三诊加首乌补肝肾，益精血，配以肉苁蓉阳中求阴，以防阳虚。肾为先天之本，主骨生髓，而六味地黄丸特点为"补中有泻"，久服能补其肝肾阴虚之证。治疗时应配合心理疏导，关心病人的疾苦，使其树立信心。

（整理：王杰）

经行腹痛（痛经）案

有关痛经的记载，最早见于《金匮要略·妇人杂病脉证并治》，其曰："带下，经水不利，少腹满痛，经一月再见者，土瓜根散主之。"《诸病源候论》首立"月水来腹痛候"，认为"妇人月水来腹痛者，由劳伤血气，以致体虚，受风冷之气，客于胞络，损冲任之脉"，为研究痛经的病因病机奠定了理论基础。

【一诊】

王某，女，24 岁，未婚，学生。2011 年 4 月 15 日，因"经行腹痛 10 年，加重 2 个月"就诊。该患者初潮即有痛经，需卧床休息，每遇经期自行口服止痛药（具体用药、用量不详）。近 2 个月经行腹痛症状加重，口服止痛药症状未见明显好转，现：月经量少，月经后期，恶心，呕吐，偶有腹泻，经色暗而黑，舌淡，苔白，脉沉弦。末次月经 3 月 22 日，初潮 14 岁，3～5 天 /28～32 天。因该患未婚，故妇科检查未查。腹部触诊无肌紧张，墨菲征（－），麦氏点压痛（－）。妇科彩超：子宫前位，大小为 5.0cm×4.2cm×3.8cm，肌层回声均匀，子宫内膜清晰，厚 0.8cm，左侧卵巢大小为 3.0cm×2.2cm，其内可见 1.8cm×1.8cm 无回声区，右侧卵巢大小正常，双侧附件区未见异常。

中医诊断：痛经（风寒型）；**西医诊断：**痛经。

治则治法：祛风散寒，温经止痛。

方药：吴茱萸 20g，肉桂 15g，牡丹皮 15g，半夏 10g，麦冬 15g，防风 15g，细辛 3g，藁本 15g，干姜 10g，茯苓 15g，木香 15g，甘草 10g。7 剂，水煎服。

【二诊】

患者服上药后复诊，现月经前 10 天，末次月经 4 月 25 日，月经按时来潮，未服用止痛药，腹痛较前有所减轻，月经量转多，色淡红，偶有恶心，舌淡，苔白，脉沉弦。继服上方，治则不变，加当归 15g，以补血。

【三诊】

患者口服上药后复诊，现月经前 10 天，末次月经 5 月 23 日，月经按时来潮，经行下腹略有隐痛，经血正常，无恶心、呕吐症状，舌淡，苔白，脉沉。继服上方，治则不变。嘱患者经净后 1 周复诊。

【四诊】

患者现经净 7 天来诊，自述经行无腹痛，经血量正常，无恶心、呕吐症状，舌淡，苔白，脉沉。

【治疗效果】

患者月经前 10 天口服中药，连续 3 个月经周期。现症状全无，能正常工作生活。由于患者未婚，属于功能性痛经，无器质性病变，故未复查彩超。

【按语】

痛经病位在胞宫、冲任，其发生与冲任、胞宫的周期性生理变化密切相关。病因病机可概括为"不通则痛"或"不荣则痛"，其证重在明辨虚实寒热。方选吴茱萸汤（《医宗金鉴》）加减。吴茱萸、肉桂、干姜温经散寒，通利血脉；防风祛风力量较强，为"风药之润剂"，与细辛、藁本共解风寒之邪；麦冬养阴润燥，防止解表药伤阴；半夏降胃气而散结，合以丹皮有助于祛瘀调经；木香理气醒脾，防风寒之邪伤脾，有碍脾胃运化功能；茯苓渗利下行而益脾气，有助行瘀血；甘草调和诸药。

二诊加用补血药当归以调经。吴茱萸有小毒，不宜久服，改为 15g。治疗该病时导师常说痛经的证因脉治，一般根据月经的期、量、色、质，结合舌、脉及疼痛时间和性质，辨寒热虚实。但临床上有时错综复杂，要根据不同的病证作出不同的分析，因在实践中痛经虚实寒热并兼，所以治疗上也要互相兼顾。经期重在调血止痛以治标，及时缓解疼痛。痛经的患者往往心情紧张、恐惧，或对疼痛敏感，故安定心神亦显得非常必要。此外，痛经患者应注意少吃寒凉生冷或刺激性食物。经期不宜游泳、涉水、淋雨，起居生活有常。

（整理：王杰）

崩漏（功能失调性子宫出血）案

"崩"首见于《素问·阴阳别论》，其曰："阴虚阳搏谓之崩。""漏下"首见于《金匮要略·妇人妊娠病脉证并治》，其曰："妇人有漏下者，有半产后因续下血都不绝者，有妊娠下血者。"《丹溪心法附余》中提出治崩三法："初用止血以塞其流，中用清热凉血以澄其源，末用补血以还其旧。"疾病治疗原则为塞流、澄源、复旧。

【一诊】

张某，女，29岁，已婚 职员。2011年2月15日，因"月经不调1年"就诊。患者自述近1年月经不调，多次到各大医院就诊，口服中成药及西药（具体用药、用量不详），症状未见明显好转。现：阴道流血10天，淋沥不尽，色暗红，伴腰痛，四肢不温，大便溏薄，面色萎黄，舌质胖淡，苔薄白，脉沉细无力。末次月经1月30日。初潮13岁，8～15天/10～80天。妇科检查：外阴：已婚未产；阴道：通畅，黏膜无充血；宫颈：大小正常，无接触性出血；宫体：前位，大小尚可；附件区：双侧附件区未见明显触痛；分泌物：血性，量中等。尿试纸（－）。妇科彩超：子宫前位，大小为6.9cm×4.6cm×3.5cm，肌层回声均匀，子宫内膜欠清晰，厚0.6cm，双侧卵巢大小正常，双侧附件区未见异常。行刮宫术，术后病理回报：增生期宫内膜。

中医诊断：崩漏（肾阳虚）；**西医诊断：**功能失调性子宫出血。

治则治法：温肾固冲，益气调经。

其他疗法：于诊刮术后第5天开始微波辐射，病人取平卧或坐位，暴露脐部，辐射器垂直距离神阙穴1～2cm，微波输出功率为15～20W，根据患者对热的耐受程度，调节功率，直到病人感觉舒适为止，即温热感为宜，皮肤温度（42±1）℃，时间为15分钟，日1次，10次为1疗程，共2个疗程。

【二诊】

患者末次月经5月16日，月经6天/28～30天，月经周期、经期及经量正常。

【治疗效果】

患者月经周期、经期及经量正常，其他症状消失。患者自行监测体温：呈双相型。

【按语】

崩漏的发病是肾－天癸－冲任－胞宫生殖轴的严重失调。其主要病机是冲任二脉不能制约经血，使子宫藏泻失常。

脐中神阙穴是任脉的要穴，任脉为阴脉之海，上联心肺，中经脾胃，下通肝肾，与督、冲脉"一源而三歧"。督脉总督诸阳，一阴一阳互为表里。冲主血海，是十二经脉之海，且奇经纵横，经气互通，可见脐是联系全身经脉气血，直接影响五脏六腑、四肢百骸、五官九窍、皮肤筋膜的部位。

月经的产生是脏腑、气血、经络、天癸协调作用于子宫的生理现象，肾阳虚月经不调是妇科临床常见病、多发病。

通过微波辐射神阙穴调理冲任，调整脏腑功能，补肾助阳，调畅气血，使月经周期正常。微波辐射神阙穴诱发排卵的治疗方法应用于临床 10 余年，效果显著。该方法能调整卵巢功能，而且治疗期间又不影响患者受孕，对于育龄期妇女因无排卵功能引起的不孕，可起到很好疗效。

（整理：王杰）

痛经（子宫内膜异位症）案

中医学中没有与子宫内膜异位症相对应的病名，有关论述散见于"痛经""癥瘕""不孕"等论述中。《景岳全书·妇人规》云："瘀血留滞作癥，惟妇人有之，其证或由经期，或由产后，凡内伤生冷，或外受风寒，或郁怒伤肝，气逆而血留，或忧思伤脾，气虚而血滞，或积劳积弱，气弱而不行，总有血动之时，余血未净，而一有所逆，则留滞日积而渐以成癥矣。"疾病治疗原则：活血化瘀为主，辅以理气、温经、补肾、益气、凉血诸法。

【一诊】

张某，女，42 岁，已婚，职员。2010 年 9 月 10 日因"经行腹痛 10 年余，近半年疼痛难忍"就诊。患者于初潮时即有痛经。婚后孕 1 子，产子后自述痛经逐渐加重。10 年前因经行腹痛，到某院就诊，诊断为"子宫内膜异位症"。多次口服西药及中成药（具体用药用量不详），病情未见明显好转。近半年经行腹痛难忍，月经中期少腹疼痛，腰酸，月经量多，下腹坠感，乏力，食少纳呆，偶有便结，经行前后夜寐差，舌质红，苔黄腻，脉弦数。末次月经：2010 年 8 月 30 日。初潮 14 岁，3～5 天/28～30天。妇科检查：外阴：已婚经产；阴道：通畅；宫颈：点状充血，无接触性出血；宫体：前位，质硬，触痛（+++），子宫后穹隆处可触及散在小结节，质硬；附件区：双侧附件区条索状增厚；分泌物中等、色白、质稀。妇科彩超：子宫前位，大小为 6.5cm×5.5cm×5.8cm，子宫肌层回声不均匀，前后壁不对称，宫壁宫旁血管增多。子宫内膜厚 0.7cm，左侧卵巢显示不清，右侧卵巢大小为 2.5cm×2.2cm，其内可见 0.8cm×0.9cm 无回声区，双侧附件区未见异常。

中医诊断：痛经（湿热瘀阻）；**西医诊断**：子宫内膜异位症。

治则治法：清热除湿，化瘀止痛。

方药：当归 15g，芍药 15g，茯苓 15g，土鳖虫 10g，蜈蚣 2 条，全蝎 10g，细辛 5g，元胡 15g，甘草 10g。

经净 3 天开始灌肠，4 剂，浓煎取汁 100mL，灌后嘱患者平卧休息 30 分钟，日 1 次，连续用药 12 天。嘱患者经净复诊。

【二诊】

患者用上药后复诊，现月经第 3 天，末次月经 10 月 1 日，自述腹痛、腰酸、体力症状有所好转，月经中期疼痛有明显减轻，二便正常，夜寐尚可，舌质略红，苔黄腻，脉弦数。宫体：前位，质硬，触痛（＋＋），余查体同一诊。续用上方，治法不变。

【三诊】

患者用上药后复诊，现月经第3天，末次月经11月3日，自述腹痛、腰酸、体力症状有明显好转，月经中期疼痛消失，二便正常，夜寐尚可，舌质略红，苔腻，脉弦数。宫体：前位，质硬，触痛（＋），余查体同前。续用上方，治法不变。

【四诊】

患者经期后3～7天复诊，行灌肠术，连续3个周期，经行腹痛、腰酸症状明显好转。

【治疗效果】

患者于2011年5月复诊，该患者停药6个多月，自述近6个月经行及月经中期无腹痛、腰酸症状。妇科检查：外阴：已婚经产；阴道：通畅；宫颈：点状充血，无接触性出血；宫体：前位，质硬，触痛（－），子宫后穹隆处可触及散在小结节，质软；附件区：双侧附件区索条状增厚。分泌物中等、色白、质稀。妇科彩超：子宫前位，大小为6.5cm×5.5cm×5.8cm，子宫肌层回声欠均匀，前后壁不对称，子宫内膜厚0.8cm，双侧卵巢未见异常，双侧附件区未见异常。

【按语】

子宫内膜异位症以"瘀血阻滞胞宫、冲任"为基本病机。患者产后胞脉空虚，为金刃所伤，摄生不当感受邪气，阻滞胞宫、冲任为病，故发为腹痛，月经中期疼痛、腰酸均为瘀血阻滞所致，月经量多、下腹坠感为胞宫形态失常所引起，乏力、食少纳呆、偶有便结为脾虚失运，产生内湿，经行前后夜寐差、舌质红、苔黄腻、脉弦数均为湿热之象。

方选当归芍药散合三虫散加减。方中当归补血活血，调经止痛；芍药养血敛阴，补而不腻，柔肝缓中，止痛；茯苓利水渗湿，健脾；细辛辛温走窜，配以元胡气行血畅，疼痛自止；土鳖虫性善走窜，引全蝎、蜈蚣直达病所，共奏散结、通络止痛之效；甘草此处一为当归芍药散之意，柔肝缓急止痛，二为解三虫散药毒之意，三为调和诸药之意。

由于子宫内膜异位症病理为活性内膜组织生长在子宫内膜外，出现周期反复内膜剥脱，导致子宫形态发生改变，不能恢复正常，故临床以症状学为主。导师认为，子宫内膜异位症呈周期性的痛、坠、胀、疲、忧、恐。具体来说是以继发性痛经，进行性加重，性交痛、腰骶痛、月经失调、肛门坠胀、不孕、局部有触痛结节或包块等为其主要临床表现。应特别指出的是，子宫内膜异位症为不孕症的原因之一，且部分子宫内膜异位症伴有卵巢多囊样改变，子宫内膜异位症这种随月经呈周期性盆腔疼痛，虽为良性形态学表现，但具有类似恶性肿瘤的种植、侵蚀及远处转移能力。临床诊治时对反复下腹痛及痛经应充分考虑和重视是否有内异症的潜在因素。

（整理：王杰）

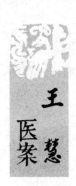

王慧（1974—），女，教授，医学博士，硕士研究生导师，全国第四批名老中医学术继承人，师承于全国名医杨宗孟教授。从事中医妇科临床10余年。擅长治疗多囊卵巢综合征、痛经、卵巢早衰、月经不调、不孕不育、各种炎症等。

绝经前后诸证（围绝经期综合征）

绝经前后诸证，古代医籍无专题论述，对其症状的描述可散见于"崩漏""脏躁""郁证""不寐""眩晕""心悸""百合病"等病证中。

【一诊】

赵某，女，49岁，已婚，已产，有环。2017年9月17日，因"停经43天，烘热汗出1个月"就诊。该患者既往月经规律，周期30天，经期7～8天，经量中等，色暗，血块（+）。末次月经2017年8月5日，持续6天净。近1个月自觉烘热汗出、心烦、寐差。现症：闭经，烘热汗出，日2～3次，心烦，失眠多梦，腰酸，形寒肢冷，精神萎靡，面色晦暗，饮食可，二便调，舌淡，苔白滑，脉沉细。尿试纸（−）。女性激素常规回报：E_2 42pmol/L，T 2.04mol/L，P 0.72nmol/L，PRL 75.48μU/L，LH 25.95mU/mL，FSH 34.92mU/mL。妇科彩超：子宫前位，大小为34mm×42mm×29mm，子宫内膜回声欠均匀，厚2.9mm，宫内可见节育器回声，位置正常。宫颈大小为27mm×22mm，右侧卵巢21mm×10mm，左侧卵巢20mm×10mm。妇科检查：外阴：已婚已产型；阴道：通畅；宫颈：光滑；宫体：子宫前位，大小尚可；附件区：双侧附件未扪及明显异常；分泌物：量少，色白，无味。

中医诊断：绝经前后诸证（肾阳虚）；**西医诊断**：围绝经期综合征。

治则治法：温肾壮阳，填精养血。

方药：仙灵脾10g，仙茅10g，巴戟天10g，鹿角霜15g，当归12g，熟地黄15g，砂仁5g，党参15g，茯苓15g，牡丹皮12g，益母草30g，浮小麦30g，炒白术12g，甘草10g，郁金15g，醋香附10g，合欢皮15g。5剂，水煎服。

【二诊】

患者服用上方后复诊，自觉烘热汗出、心烦、腰酸症状减轻，但月经仍未来潮，仍失眠多梦，心烦，舌淡，苔白滑，脉沉细。主证未变，续用前方，加炒酸枣仁、柏子仁以养心安神。5剂，水煎服。

【三诊】

患者服药后诸证明显减轻，但月经仍未来潮，舌淡，苔白滑，脉沉细。彩超示：子宫前位，大小为 34mm×42mm×29mm，子宫内膜回声欠均匀，厚 9.3mm。在原方基础上，加牛膝、郁金、川断、泽兰以引血下行。5 剂，水煎服。

【治疗效果】

患者月经来潮，诸症减轻，饮食可，睡眠正常，二便调。

【按语】

本病发生以肾虚为主，涵盖肾阴虚、肾阳虚、肾阴阳皆虚，并可累及心、肝、脾等脏腑。五脏阴阳皆以肾为本，肾主生殖，为天癸之源，肾气充盛到一定程度会产生一种精微物质，促进人体生长、发育和生殖，在后天水谷精微的滋养下，待二七天癸至。肾为冲任之本，冲脉为血海，任脉为阴脉之海，精气血充足，则任脉通，太冲脉盛，遂待"七七"之年后，随肾气的虚衰而天癸竭，五脏六腑缺乏阴血补充，血海不足，女性的生理功能开始减退，月经后期，量少，闭经，形态苍老，形坏而无子。

方中仙茅、仙灵脾、巴戟天、鹿角霜四药合用为君药，温肾助阳、调理冲任。党参、茯苓、白术、砂仁补气健脾，助君药温肾助阳，为臣药。当归、熟地入肝肾而滋阴养血，香附、牡丹皮疏肝活血，浮小麦益气、除热、止汗，为佐药。甘草调和诸药为使药。诸药配伍，以达温肾壮阳，填精养血之功效。

（整理：王慧）

经期延长（排卵型功能失调性子宫出血）案

在《诸病源候论》就有"月水不断"的记载，指出其病是由劳伤经脉，冲任之气虚损，不能制其经血所致。后世医家论及此病也各抒己见，如《圣济总录》曰："女人以冲任为经脉之海……若劳伤经脉，则冲任气虚，冲任既虚，不能制其气血，故令月事来而不断也。"《女科证治约旨》提出本病因"气虚血热妄行不摄"所致。

【一诊】

王某，女，45 岁。2017 年 9 月 5 日因"经期延长 1 年，阴道不规则流血 13 天"就诊。患者月经规律，28～32 天一行，经期长短不一，8～15 天干净。末次月经 2017 年 8 月 24 日，量少，淋沥不尽，曾在当地医院诊治，给予止血药（具体用药用量不详）口服，效果不显，仍点滴出血，持续至今未净。现症：月经淋沥不尽，量少，色鲜红，质稠，手足心热，口干，心烦，纳可，眠可，大便正常，小便黄，舌红，苔少，脉细数。尿妊娠试验（－）。血常规、凝血常规未见异常。彩超：子宫后位，大小正常，内膜厚 6mm。妇科检查：外阴已婚型，阴道通畅，宫颈柱状上皮移位（轻度），无接触性出血，双侧附件未触及压痛，阴道少量血性分泌物，呈月经样。

中医诊断：经期延长（阴虚血热）；**西医诊断**：排卵型功能失调性子宫出血（黄

体萎缩不全）。

治则治法：滋阴清热，止血调经。

方药：侧柏叶 15g，女贞子 50g，墨旱莲 25g，黄芩 15g，荆芥穗 15g，黄柏 15g，当归 15g，白芍 15g，生地 15g，地榆 25g，藕节 10g，茜草 10g。7 剂，水煎服。

【二诊】

患者服上药后复诊，服药后阴道流血已净 4 天，自述口干、小便黄缓解，仍觉手足心热、心烦。舌质红，苔黄，脉细数。续用上方，去地榆、藕节、茜草。加菟丝子 15g，枸杞子 15g，熟地 15g，滋肾养肝。7 剂，水煎服。

【治疗效果】

患者治疗后月经恢复正常，经期 6 天，经量色质正常，自觉手足心热，口干，心烦等症状消失，饮食睡眠正常，二便调。

【按语】

由于女性经、孕、产伤于血的生理特点，常致"阴常不足，阳常有余"的状态，加之素体久病，房劳过多，可致休内阴血亏损，内生虚热，热扰冲任，血海不宁，经血妄行而致经期延长；或热迫血溢，素体阳盛，热随血泄，而致经量多经期延长；阴随血伤而渐至虚热，则经色鲜红而质稠；阴虚内热，故手足心热，心烦；热灼津亏，故口干。舌红，苔少，脉细数，皆为虚热之征。

自拟调经汤加减。方中女贞子、墨旱莲滋肾养阴；生地黄清热凉血；黄芩、黄柏清热泻火；当归补血活血；白芍养血调经；侧柏叶、地榆、茜草、藕节凉血止血；荆芥穗清气分之热。全方共奏滋阴清热、养血止血之功。

患者为中年女性，初诊时根据其症状、体征及舌脉表现，诊断为经期延长，阴虚血热型。故用自拟调经汤加减以滋阴清热、止血调经。二诊血已止，故去止血药，加滋肾养肝之品菟丝子、枸杞子、熟地。治疗时应配合心理疏导，关心病人的疾苦，使其树立信心，提高疗效。

（整理：王慧）

月经后期（多囊卵巢综合征）

本病始见于《金匮要略·妇人杂病脉证并治》，温经汤条下谓至期不来。《傅青主女科》云："妇人有身体肥胖，痰涎甚多，不能受孕者……乃脾土之内病……不知湿盛者多肥胖。肥胖者多气虚，气虚者多痰涎……夫脾本湿土，又因痰多……日积月累，则胞胎竟变为汪洋之水窟矣，且胖之妇，内肉必满，遮隔子宫，不能受精，此必然之势也。"

【一诊】

李某，女，28 岁，未婚，近 3 个月内否认性生活史。2017 年 6 月 17 日，因"停经 65 天"就诊。患者平素月经规律，初潮 12 岁，经期 3～5 天，周期 30～35 天，量少，呈褐色，血块（-），痛经（-）。孕 0 产 0。近 1 年因工作压力大、精神紧张致月经错后，周期 35～50 天。末次月经 2017 年 4 月 13 日。现：月经错后，腹胀、腰酸，手脚怕凉，疲乏无力，时唾痰涎，饮食尚可，睡眠尚可，二便正常。舌质淡，舌体胖大，苔白厚腻，脉弦滑。形体肥胖、多毛，身高 160cm，体重 70kg。妇科检查：外阴已婚未产型；阴道通畅；宫颈光滑；宫体常硬，压痛（-），活动可；双侧附件区未触及压痛。血 HCG 1.08mU/mL。激素常规：E_2 224 pmol/L，PRL 179.55μU/mL，FSH 2.18mU/mL，LH 10.83mU/mL，P 1.06nmol/L，T 2.08nmol/L，LH/FSH 4.97。妇科彩超：子宫前位，大小 4.5cm×4.7cm×3.5cm，子宫肌壁回声欠均匀；子宫内膜回声欠均匀，厚 0.85cm；宫颈大小 2.8cm×2.2cm；左侧卵巢大小 2.8cm×2.0cm，其内可见卵泡数大于 12 个；右侧卵巢大小 3.2cm×2.4cm，其内可见卵泡数大于 12 个；子宫直肠陷窝可见少量液性暗区。

中医诊断：月经后期；**西医诊断**：多囊卵巢综合征。

治则治法：燥湿化痰，补肾助阳，活血调经。

方药：苍术 25g，香附 15g，淫羊藿 10g，仙茅 10g，菟丝子 20g，杜仲 15g，益母草 15g，茯苓 25g，陈皮 10g，枳壳 10g，清半夏 10g，胆南星 10g，甘草 10g，桃仁 10g，泽兰 15g，牛膝 15g，卷柏 15g，红花 10g。5 剂，水煎服。

【二诊】

服药后，月经于 2017 年 6 月 25 日来潮。自述经期 5 天，月经量较前明显增多，腹胀、腰酸、手脚怕凉、疲乏无力、时唾痰涎症状有所好转，饮食尚可，睡眠尚可，二便正常。舌质淡，舌体胖大，苔白厚腻，脉弦滑。复查空腹血糖及血清胰岛素均在正常范围内。主证未变，续用前方加减。监测基础体温（BBT），嘱患者注意饮食，适当运动，采取避孕措施。

【治疗效果】

患者服药后诸证明显好转，自述月经周期 30～45 天，经期 4～6 天，量正常，血块（-），痛经（-），无腹胀，无腰酸，饮食尚可，睡眠尚可，二便正常。

【按语】

本病主要发病机制是精血不足或邪气阻滞，血海不能按时满溢，遂致月经后期，常由肾虚、血虚、血寒、气滞和痰湿所致，互为因果作用于机体，使肾－天癸－冲任－胞宫轴功能紊乱所致。

苍附导痰汤加减功擅健脾化痰，为治疗痰湿型月经后期的首选方，主治肥人经闭。方中苍术、香附共为君药，燥湿健脾以利水、疏肝理气以调经，防止痰湿之邪阻滞气机，二者互根互用，共奏除湿化痰之效。淫羊藿、仙茅、菟丝子、益母草、杜仲共为臣药，重用滋肾补阳，调理冲任，肾气盛则天癸至，冲任和，月经按时来潮。佐以半夏能燥湿化痰、和胃降逆，陈皮燥湿化痰、理气行滞。二者合用增强燥湿化痰之力，体现治痰先理气，气顺痰自消之法。茯苓健脾渗湿，渗湿以助化痰之力，健脾以

王慧医案

杜生痰之源。胆南星增强燥湿化痰之力，枳壳增强行气化痰之效。甘草为使，调和诸药。诸药合用，共奏补肾调经、健脾化痰之功，而使痰湿祛除、气血通畅，则月经按时来潮。

（整理：王慧）

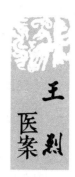

王烈（1930—），国医大师，吉林省中医药终身教授，博士研究生导师，享受国务院政府特殊津贴，国家中医药管理局第一批至第六批全国老中医药专家学术经验继承工作指导老师。毕生致力于小儿肺系疾病研究，尤以哮喘为专。独创哮喘苗期理论、三期分治理论、哮咳理论，应用中医药防治小儿哮喘水平居国内首位。

感冒（反复呼吸道感染）案

感冒病名最早见于《仁斋直指方·诸风》，谓："感冒风邪，发热头痛，咳嗽声重，涕唾稠黏。"反复呼吸道感染与古代医籍的"虚人感冒""体虚感冒"相似，如《幼科释谜·感冒》所言："感冒之原，由卫气虚，元府不闭，腠理常疏，虚邪贼风，卫阳受摅。"

【一诊】

程某，男，3.5岁。2010年6月12日，因"反复呼吸道感染1年，咳嗽7天"就诊。患儿自1年前，每隔2～3个月出现发热、咳嗽、喘促等症状，在当地医院诊为"感冒""肺炎"，每次经抗感染治疗可愈，但反复发作。平素多汗，纳可，大便调，此次7天前患感冒，经治疗热退。现证：偶咳，活动后咳重，有痰难咯，神乏，面㿠，自汗，口唇红，咽略充血，时有乏力，纳少，夜寐欠安，二便可，舌质淡红，苔白，脉浮无力。听诊：双肺呼吸音清，心音有力，节律规整，各瓣膜听诊区未闻及病理性杂音。腹软，肝脾未触及。胸片：双肺纹理增强，边缘模糊。血常规回报：未见明显异常。微量元素回报：未见明显异常。

中医诊断： 感冒（肺脾气虚）；**西医诊断：** 反复呼吸道感染。

治则治法： 益气扶正，止咳化痰。

方药： 黄芪15g，玉竹15g，百合15g，太子参5g，麦冬15g，茯苓15g，龙骨15g，牡蛎15g，五味子5g。

其他疗法：

1. 小儿哮咳喘胶囊，每次3粒，日3次，口服。

2. 婴儿壮胶囊，每次3粒，日3次，口服。

【二诊】

诸症好转，咳嗽、咳痰症状减轻。现症：偶咳，有痰，盗汗，纳可，寐安，二便可，舌红，苔白，脉浮无力。前方加清半夏5g，瓜蒌10g。

【三诊】

诸症好转，患儿无咳，无痰，无盗汗，无乏力及多汗，纳可，寐安，二便可，舌红，苔白，脉缓。调方为：黄芪15g，玉竹15g，女贞子15g，佛手10g，五味子5g，大枣15g，牡蛎15g，太子参5g，山药15g，补骨脂15g，熟地15g。

其他疗法：婴儿壮胶囊，每次2粒，日3次，口服。

【四诊】

6个月后复诊，家长陈述患儿休药期间感冒1次，经口服中药治疗4天痊愈，体力、食欲较前提高，现：无咳，无痰，纳可，寐安，二便可。查体：一般状态可，神清，唇红。双肺呼吸音清，未闻及干湿啰音。心腹未见异常，舌质淡红，苔薄白，脉缓。前方加山茱萸15g，桑椹子15g。另服益气固本胶囊，每次3粒，日3次，口服。

【治疗效果】

患儿休药6个月期间仅感冒1次，经中药治疗4天痊愈，此后无汗出，体力增强，食欲良好。再次随访6个月未复感。

【按语】

本案为正虚卫外不固，反复易感。感冒病位在肺，常涉及脾、肾。王烈教授认为，其病因在于先天、后天两方面。先天为其根本，先天肾精不足，元气未充，后天失养，肺脾不足，脾气虚则纳运失常，气血生化乏源，肺气虚则卫外不固，故先天不足，后天失养，脾胃虚弱，气血生化不足，肺气虚，腠理疏松，卫外失固而易感。

临证表现为易感及形体不足，见神乏、面㿠、出汗、饮食减少等。舌质淡红，苔白，脉浮无力为正气亏虚，肺脾亏损，复感外邪之象。

一诊方选王烈教授防哮汤加减。方中黄芪、太子参益气，肺脾同治；五味子、玉竹、百合、麦冬润肺；龙骨、牡蛎敛汗以敛气；佐以茯苓健脾祛痰。诸药合用，达益气扶正之功效。因患儿近又新感，前3天合用小儿哮咳喘胶囊以止咳化痰，待咳止痰消，后3天合用婴儿壮胶囊以壮肾健脾、益气固表。

二诊诸症好转，但患儿仍有痰，故加清半夏、瓜蒌以化痰。三诊选用黄芪益气汤加减。依据患儿体质选加山药、佛手、熟地，以及益气固本胶囊等药。诸药配伍，调阴阳，补益肺、脾、肾，益气扶正，重在治本。

王烈教授治疗易感综合征，立足于肺脾肾三脏亏虚，以肺气不足为主，治以益气扶正之法。易感综合征的辨证重在明察邪正消长变化。治疗上应分期分证论治，在急性期治疗以邪实为主；迁延期正虚邪恋，以扶正为主，兼以祛邪；恢复期当以固本为要。本例患儿治疗上以益气扶正为主，调补肺脾肾功能，增强抵御外邪能力，以达"正气存内，邪不可干"之目的。

（整理：于洪君）

鼻鼽（过敏性鼻炎）案

《素问·气交变大论》提到"咳而鼽""鼽嚏"及《素问·五常政大论》的"嚏咳鼽衄"等均讲到"鼽"。鼽者指鼻塞、流清涕、痒而言，后有鼻鼽及鼽鼻之谓，强调本病起病急又与咳嗽、衄血等有关。

【一诊】

张某，女，7岁。2010年8月3日，因"鼻塞而痒2年，加重3天"来院就诊。患儿素有过敏性咳嗽，经治稳定。2年前鼻塞而痒，一年发病2～3次，多于春秋发病。每次发作起病突然，晨起尤甚。近3天鼻痒、鼻塞复作。现症：鼻痒，甚则咽亦不适，鼻塞不通，时有流涕，或有喷嚏，重时出现咳嗽，饮食、睡眠、二便均可，舌淡，苔薄白，脉浮缓。查体：精神状态尚好，形体不足，营养差，面色黄褐，唇干淡，咽干不红，鼻孔红而干，少量清涕。心肺腹部未见异常。螨虫过敏。

中医诊断：鼻鼽（肺虚风袭）；**西医诊断**：过敏性鼻炎。

治则治法：益气疏风，通利鼻窍。

方药：黄芪20g，五味子10g，当归10g，防风10g，辛夷10g（单包），白术10g，苍耳子10g，蝉蜕10g，僵蚕10g，细辛2g，百合20g，石菖蒲10g，甘草6g。水煎取汁，日3次，口服。

【二诊】

诸症好转，鼻气通畅。前方继续口服。

【治疗效果】

无鼻塞、鼻痒，其他症状消失，疾病痊愈。

【按语】

本案为脏腑虚损，正气不足，腠理疏松，卫表不固，风邪、寒邪或异气侵袭，寒邪束于皮毛，阳气无从泄越，故喷而上出而为嚏。《素问·宣明五气论》说："五气所病……肾为欠为嚏。"古人认为，本病病因病机内由肺、脾、肾三脏虚损，外由风寒异气之邪侵袭。肺主皮毛，开窍于鼻。小儿具有"肺脏尤娇"之生理特点，该患儿肺气虚，卫外不固，风邪乘虚而入，上犯于鼻，鼻窍不利，故见鼻痒、鼻塞等症象。

一诊方选玉屏风散加减，以扶正为主，兼以祛邪。方中黄芪甘温，内可大补脾肺之气，外可固表止汗，为君药；白术健脾益气，助黄芪以加强益气固表之力，为臣药；佐以防风、僵蚕、蝉蜕等风药疏风脱敏；细辛、辛夷、苍耳子宣通鼻窍，为传统的疗鼻药物；五味子、百合敛肺润肺；石菖蒲芳香开窍；当归活血调畅气机；甘草缓和药性，调和诸药。诸药合用，共奏固表、通利鼻窍之功。

本病临证表现为鼻痒、鼻塞，可在寒暖交替季节发病，发病迅速，应用本方治疗过敏性鼻炎的实践，提示本病之治，用标本兼顾之法确有显著疗效。

（整理：孙丽平）

婴儿哮喘（毛细支气管炎）

《内经》很少论及婴儿病，但《素问·通评虚实论》曰："乳子中风热，喘鸣肩息者，脉何如？"朱丹溪于《幼科全书》将本病之古称统一为"哮喘"。有关小儿哮喘的论述则以《幼幼集成》为详，其曰"喘者，肺之郁也；吼者，喉中如拽锯；若水鸡声者是也""素有哮喘之疾，遇天寒暄不时，犯则连绵不已，发过自愈"。

【一诊】

邢某，女，9个月。2009年2月20日，因"咳嗽伴喘促20余天"就诊，诊断为"毛细支气管炎"，静点头孢、青霉素、炎琥宁、热毒宁类药物（具体用量不详），症状缓解。现症：时有发热，咳嗽气促，喉间哮鸣，鼻塞，流黄涕，神清，呼吸急促。面色红，口唇红，咽充血，乳纳可，寐欠安，大便干，1日2次，小便黄，舌红，苔白。指纹紫，隐现于风关。听诊：双肺呼吸音粗，双肺满布喘鸣音，心音纯。腹软，肝脾未触及。胸部正位片回报：双肺纹理增强、紊乱。

中医诊断：婴儿哮喘（热哮）；**西医诊断：**毛细支气管炎。

治则治法：止哮平喘、解毒开肺。

方药：苏子10g，前胡10g，地龙10g，僵蚕10g，黄芩10g，清夏4g，贝母5g，白屈菜10g，瓜蒌10g，苦参3g。上药，水煎取汁，日3次，口服。

其他疗法：小儿哮咳喘胶囊，每次2粒，日3次，口服。

【二诊】

诸症好转，偶咳，活动后喘促，鼻塞，流涕，乳纳可，寐欠安，大便日2次，小便黄。查体：听诊双肺呼吸音粗，偶可闻及哮鸣音及痰鸣音。舌质红，苔厚腻稍黄，指纹淡紫。调方如下：苏子10g，苍耳子4g，僵蚕10g，冬花10g，辛夷4g（单包），贝母5g，白屈菜10g，沙参10g，黄芩10g，地龙10g，百合10g，蝉蜕10g。水煎取汁，日3次，口服。

其他疗法：小儿哮咳喘胶囊，每次2粒，日3次，口服。

【三诊】

诸症好转，偶咳，无喘，流涕，胆小易惊，乳纳可，寐欠安，二便可。查体：双肺呼吸音粗，未闻及干湿啰音。舌红，苔白厚。调方如下：黄芪10g，玉竹10g，女贞子10g，五味子3g，山药10g，大枣10g，佛手10g，太子参3g，补骨脂10g，白芍5g，牡蛎10g。水煎取汁，日3次，口服。

其他疗法：婴儿壮胶囊，每次2粒，日3次，口服。

【四诊】

诸症好转。现症：患儿无咳喘，无痰，乳纳可，寐安，二便调。前方加何首乌10g，海螵蛸10g。婴儿壮胶囊5盒，每次2粒，日3次，口服，于2周中药汤剂后服用，以增强体质，提高免疫力，预防感冒。

休药 3 个月，其后复查再服药 1 个月。

【五诊】

休药 3 个月后复诊。患儿期间未见反复。现：饮食、睡眠、二便均可。舌淡红，苔薄白，指纹淡紫，隐于风关。方药：黄芪 10g，黄精 10g，陈皮 10g，海螵蛸 10g，熟地 10g，大枣 10g，甘草 3g，何首乌 10g，百合 10g，牡蛎 10g。

【六诊】

患儿乳纳可，寐安，二便可。舌淡红，苔薄白，指纹淡紫，隐于风关。前方加桑椹子 10g、山茱萸 5g。休药 6 个月，其后复诊再服药 1 个月。嘱适寒暖，防复感。

【七诊】

6 个月后复诊，患儿期间虽感冒 1 次，但无咳喘，无痰。现症：乳纳差，夜寐欠安，大便略稀，日 2～3 次，小便黄。舌淡，苔白，指纹淡紫，隐于风关。方药：黄芪 10g，黄精 10g，桑椹子 10g，甘草 3g，佛手 10g，大枣 10g，百合 10g，山茱萸 10g，陈皮 10g，熟地 10g。水煎取汁，日 3 次，口服。

【八诊】

患儿症稳，无咳，无痰，大便稀，夹有白色黏液，日 3 次，纳可，寐安，小便可。前方加百合 15g，诃子 10g。婴儿壮胶囊，每次 2 粒，日 3 次，口服，于 2 周中药汤剂后服用。之后休药 1 年。

【治疗效果】

患儿无咳喘，无痰，纳可，寐安，二便正常。听诊双肺呼吸音清，未闻及喘鸣音及痰鸣音。经过系统计划治疗，休药期间虽有感冒，但少咳无喘，症状较轻，经治疗速愈。

【按语】

本案为气引伏痰，阻塞气道。婴儿哮喘多见于 1 岁以内，此期小儿稚阴稚阳的体质特点明显，而且先天不足、胎禀遗传等因素亦为显著，这些特点，为哮喘的发病提供了内在条件。

《症因脉治·哮病》说："哮病之因，痰饮留伏，结成巢臼，潜伏于内，偶有七情之犯，饮食之伤，或外有时令之风寒，束其肌表，则哮喘之症作矣。"表明其病理因素以痰为主。痰的产生与脏腑功能失调密切相关，肺虚宣发不利，不能布散津液；脾失健运，不能输布水津；肾虚不能蒸化水液，而致凝聚成痰，若痰伏于肺则成为潜在的病理因素。伏痰遇诱因或感邪引触，以致痰阻气道、肺失肃降、气道挛急而致哮喘发作。因此，本病的特点为本虚标实。

本病病程较短，经治多可获愈，预后较佳。如治之疏失，则有部分病例遗留延至幼儿。

一诊方选王烈教授止哮汤加减合小儿哮咳喘胶囊。苏子降气化痰，前胡清肺止咳化痰，地龙开肺活血通络，白屈菜解痉镇咳，四药同用，使哮咳发作时气壅逆于上，血瘀于内，痰阻于窍的病理状态得以改善；黄芩、苦参有宣肺清热之效；清半夏、贝母、瓜蒌止咳祛痰；僵蚕解毒止痉，止哮平喘。

二诊主要在前方基础上加减。苍耳子、辛夷宣通鼻窍；沙参、款冬花、百合润肺化痰止咳；蝉蜕解痉安神。三诊方选防哮汤加减，治以固本截痰。黄芪、太子参益气健脾补肺；玉竹养肺胃之阴；补骨脂、女贞子调肾之阴阳；五味子收敛肺气，益肾纳气；牡蛎潜纳固敛。诸药合用调阴阳、健脾肾、益气固本除痰。四诊患儿症状稳定，根据患儿体质于前方基础上加入何首乌、海螵蛸，婴儿壮胶囊以健脾补肾，益气固本。休药 3 个月后继服固哮汤 4 周，其后分别于 6 个月、1 年进行复查。每年冬天应坚持服药 2～4 周，可有效降低哮喘复发率。

婴儿时期哮喘发病较多，起病较急，热型居多，从年龄上看为哮喘的早发阶段，在治疗时不可哮止咳消即停止治疗，夙根不除等于白治，很容易反复。因此，治疗婴儿哮喘应坚持系统治疗，减少哮喘复发及防止其治疗不彻底延至幼儿成为幼儿哮喘。

（整理：于洪君）

哮证（支气管哮喘）案

早在《素问·通评虚实论》中便有"乳子中风热，喘鸣肩息者"等类似本病的记载。《金匮要略》指出，"咳而上气，喉中水鸡声，射干麻黄汤主之"。元代朱丹溪首创哮喘病名，在《丹溪心法》中作为专篇论述。明代虞抟《医学正传》则进一步对哮与喘作了明确的区别，指出"哮以声响言，喘以气息名"之说。

【一诊】

董某，男，5 岁。2010 年 6 月 10 日，因"咳嗽、喘促 4 天"就诊。患儿 4 天前出现发热、咳嗽、喘促，体温最高 38.5℃。家长自行给予"阿奇霉素"口服 3 天，患儿热退，仍咳嗽，喘促。现症：咳嗽，略喘促，有痰，纳差，寐安，大便略干，小便调，舌质红，苔厚腻微黄，脉数。查体：神清，面红，唇红，咽充血，双肺呼吸音粗，可闻及哮鸣音及少许痰鸣音。心音有力，节律规整，各瓣膜听诊区未闻及病理性杂音。

中医诊断：哮证（发作期）；**西医诊断：**支气管哮喘。

治则治法：开肺解毒，止哮平喘。

方药：苏子 20g，白屈菜 20g，全蝎 2g，前胡 20g，杏仁 5g，川芎 20g，莱菔子 20g，黄芩 20g，白鲜皮 20g，射干 20g，地龙 20g。水煎取汁，日 3 次，口服。

其他疗法：小儿哮咳喘胶囊，每次 3 粒，日 3 次，口服。

【二诊】

诸症好转，患儿偶咳，有痰，略喘促，喷嚏，纳差，寐安，二便可，舌质红，苔白，脉数。可闻及少许痰鸣音，余查体基本同前。苏子 20g，白前 20g，前胡 20g，白屈菜 20g，桃仁 5g，杏仁 5g，胆星 5g，茯苓 20g，清半夏 20g，沙参 20g，莱菔子

20g，款冬花 20g。水煎取汁，日 3 次，口服。

【三诊】

诸症好转，患儿偶咳，少痰，纳可，寐安，二便可。方药：黄芪 20g，玉竹 20g，牡蛎 20g，补骨脂 20g，大枣 20g，山药 20g，熟地 20g，佛手 10g，女贞子 20g，五味子 5g，太子参 5g。水煎取汁，日 3 次，口服。

【四诊】

患者症稳，无咳，无痰，纳可，寐安，二便可。舌质淡红，苔白，脉和缓有力。上方加何首乌 20g，海螵蛸 20g。益气固本胶囊，每次 3 粒，日 3 次，口服。休药 3 个月。

【五诊】

休药 3 个月后复诊，现活动后咳嗽偶作，少痰，晨起时偶有喷嚏，纳可，寐安，二便调，舌质红，苔薄白，脉缓（休药期间感冒 2 次，未见喘促）。查体：一般状态可，唇红，咽淡红。双肺呼吸音略粗，未闻及喘鸣音及痰鸣音。方药：黄芪 20g，黄精 20g，陈皮 20g，海螵蛸 20g，熟地 20g，大枣 20g，佛手 10g，甘草 5g，何首乌 20g，百合 20g，山药 20g。水煎取汁，日 3 次，口服。

【六诊】

前症缓解，无咳，少痰，遇冷空气时偶有喷嚏，纳可，寐安，大便略干，日 1 次，小便可。舌质红，苔薄白，脉缓。前方加桑椹子 20g、山萸肉 20g。益气固本胶囊，每次 3 粒，日 3 次，口服。休药 6 个月。

【七诊】

休药 6 个月后复诊，期间病情平稳，哮喘未作，偶有流涕。舌质红，苔薄白，脉缓。查体：神清，唇红。双肺呼吸音清，心腹未见异常。方药：五味子 6g，麦冬 20g，沙参 20g，百合 20g，天冬 20g，山茱萸 20g，玉竹 20g，熟地 20g，鹅不食草 20g。

休药 1 年，定期复诊。

【治疗效果】

经过系统治疗，其间患者虽有感冒，但未作哮喘。休药 3 个月复查，患儿感冒 2 次，未作哮喘。继服前方 1 个月。6 个月后复查，患儿体质状态增强，未见感冒，哮喘未发作，继续服药 3 周，其后 1 年之久，未见反复。

【按语】

本案为哮证（发作期），本病的发病是外因作用于内因的结果。内因为肺脾肾虚导致伏痰内生，外因为风寒和饮食偏异等因素为多，以致气壅痰阻。其病位在肺、脾、肾。《证治汇补》说："哮即痰喘之久而常发者，因内有壅塞之气，外有非时之感，膈有胶固之痰，三者相合，闭拒气道，搏击有声，发为哮病。"外邪触动伏痰，阻塞气道，气引痰动，导致哮喘发作，引起咳嗽、气喘、哮吼、痰壅等临床表现。

经过治疗，病情虽缓解，但伏痰未尽，蕴伏于内，成为哮喘诱发的隐患，即"哮有夙根"，每遇外感、发物等诱因，即可引动伏痰，触发哮喘。因此，病情易迁延日久，缠绵难愈。

治疗上，发作期以止咳、平喘、除哮，方选止哮汤。该方应用了虫类药地龙、全蝎，其中地龙清热、通络、止咳平喘，为君，配伍僵蚕、白屈菜增强其止咳平喘的作用，为臣，余药共为佐使，有化痰平喘之效。

缓解期止咳化痰，方选缓哮方，即止哮汤去平喘之虫类药，加白前、茯苓、沙参、胆星、清半夏、款冬花等止咳化痰之品。

无症状期即稳定期，方选防哮汤及固哮汤加味。此期是哮喘防治的重点，由于哮病反复发作内因责之于肺、脾、肾虚，故拟上方调补虚损之脏，以祛除哮喘夙根——伏痰，防止病情反复。

王烈教授治疗哮证采取三期分治、序贯治疗，即哮作治标，祛邪为先；缓解补虚，补肺脾肾；稳定固本防哮，调阴阳。一般哮喘的发作期疗程为1～2周，缓解期1～2周，稳定期4～6周。本病的治疗重点在于无症状期，即稳定期的巩固治疗，即所谓"祛根"阶段，重在调补肺脾肾，防止伏痰内生。大量病例资料表明，这样有效减少了哮喘的复发率，即使反复哮作，临床症状多数较前减轻，稍加用药即可缓解。

（整理：于洪君）

湿温（手足口病）案

手足口病属于中医"温病"范畴，中医对手足口病的认识，当溯至宋代，《小儿药证直诀》谓："其疮出有五名，肝为水，以泪出如水，其色青小""病疱者，涕泪俱少，譬胞中容水，水去则瘦故也"。清代温病学家又将皮疹类症象归为温病。

【一诊】

李某，男，3岁。2008年8月15日，因"发热2天"就诊。患儿于2天前出现发热，体温最高38.5℃，经诊所以感冒治疗热退复升，未见缓解。现症：患儿发热，咽痛，烦躁不安，拒食，流涎，夜寐欠安，大便干，日1次，小便黄。舌质红，苔白厚，脉数。查体：神烦、面红、唇干、手掌、足跖皮肤见多数红色丘疹和疱疹，形状多样，以圆形为主。口腔黏膜、舌面及咽峡见多数疱疹，有的破溃，疱疹周围红晕。心、肺、腹部均未见异常。体温37.7℃。血常规：WBC 10.0×10^9/L，SG 0.33，L 0.64，M 0.03。

中医诊断： 湿温（温毒发疹）；**西医诊断：** 手足口病。

治则治法： 清热解毒，佐以化湿。

方药： 黄芩10g，栀子6g，石膏12g，生地10g，白木通6g，黄连4g，竹叶10g，紫草6g，蝉蜕10g，白鲜皮10g。水煎取汁，日3次，口服。

其他疗法: 局部破溃处涂以 1% 龙胆紫药水。

【二诊】

经治 4 日病情明显好转。热退,手足疱疹干缩而暗红,但口腔形成溃疡,涎多、食少,大便略干,小便黄。舌红,苔白厚,脉数。治法为清热化湿,佐用滋阴养血。方药:黄芩 10g,生地 10g,木通 6g,竹叶 10g,黄芪 10g,当归 10g,枳实 10g。配用吴茱萸 10g 为细粉,醋调分 2 份,敷双侧涌泉穴,连用 3 日。

【治疗效果】

体温正常,疱疹消退,饮食、睡眠如常,二便可,舌质淡红,苔薄白,脉和缓有力。查体未见异常。诸症悉除而愈。

【按语】

本病虽然一年四季均可发生,但多在夏秋之季发病。婴幼儿系稚阴稚阳之体,感受疫毒后,病情变化迅速,宜早发现,早治疗,防变证。临证初起邪浅,以肺脾失和为病理特点。毒热蒸腾则病进,若热犯脏腑则引起发热、烦躁、食少、便干等症象。毒伤气血而透达肌肤多可导致疱疹等改变。本病病因为温热疫毒内蕴,外受时邪,留于肺、脾、心三经而成。外邪自口鼻而入,侵袭肺、脾二经,肺主皮毛,故初期多见肺卫症状,如发热、流涕、咳嗽。脾主四肢,开窍于口,手足口受邪而为水疱,口舌生疱疹、溃疡。

由于该病为病毒性发疹疾病,在用药上以清热解毒,抗病毒为主,方选导赤散加减。黄芩、黄连清热燥湿,泻火解毒;石膏清热泻火除烦;栀子清热除烦、利湿、凉血解毒;木通入心与小肠,味苦性寒,清心降火,利水通淋;生地入心肾经,甘凉而润,清心热、凉血滋阴;紫草、蝉蜕清热透疹;竹叶甘淡,清心除烦,引热下行。诸药合用,使热毒解,疱疹除。疱疹后期热退疹渐消,治用滋阴养血,佐以清余邪,故在保留前方主药基础上加当归以养血活血、枳实以消积通便。

(整理:孙丽平)

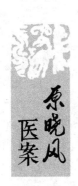

原晓风（1957—），博士研究生导师，吉林省名中医、全国首届百名杰出中医师。从事儿科临床工作 30 余年，对紫癜、抽动症、肾病等疑难杂病的治疗有很深造诣和独特专长。

肝风（抽动–秽语综合征）案

中医古代文献虽无此病名，但可见相似症状及病因病机的描述。如《素问·至真要大论》云："诸风掉眩，皆属于肝。"《素问·风论》认为风为百病之长，风胜则动。故凡一切抽动等都为风邪偏盛之象。再如《小儿药证直诀》曰："凡病或新或久，皆引肝风，风动而止于头目，目属肝，风入于目，上下左右如风吹，不轻不重，儿不能任，故目连眨（不停眨眼）也。"可见中医对此病早有认识。《保婴摄要》记载，一小儿两目动札，手足发搐，用健脾祛风药治疗而愈。

【一诊】

刘某，男，14 岁。2011 年 7 月 13 日，因"摇头 3 年，咽不适 2 年"就诊。患儿父母于 3 年前发现患儿不自主摇头，渐咽部不适，发出"吭吭"声，未予治疗。于 2011 年 3 月就诊于"长春市儿童医院"，诊断为"抽动症"，口服西药 4 个月，症状反复。家长自述头部 CT、脑电图等均无异常。现：患儿不自主摇头，耸肩，咽部时觉不适，发出"吭吭"声，纳可，夜卧不宁，二便可。舌红，苔薄白，脉弦滑。神经系统检查未见异常。头部 CT、脑电图未见异常。

中医诊断：肝风（脾虚肝亢）；**西医诊断：**抽动–秽语综合征。

治则治法：健脾化痰，息风止动。

方药：黄芩 15g，柴胡 15g，天麻 5g，石决明 20g（先煎），石菖蒲 15g，钩藤 15g（后下），木瓜 15g，壁虎 1 条，川芎 15g，珠母 20g（先煎），川楝子 10g，牛膝 15g，郁金 15g，白芍 10g，全蝎 2g，代赭石 20g（先煎）。6 剂，水煎服。

【二诊】

患儿诸症好转，摇头次数减少，夜卧稍安，但咽部仍发"吭吭"声，舌红，苔薄白，脉弦滑。效不更方，续用前方减全蝎、牛膝，加磁石 15g，6 剂，水煎服。

【三诊】

患儿前症好转，摇头次数减少，咽部发"吭吭"声次数减少，夜寐安，余可。舌红，苔薄白，脉弦滑。前方加熟地黄 15g，龟甲 20g，煅牡蛎 20g，煅龙骨 20g。 12剂，水煎服。

【治疗效果】

患儿不自主摇头明显好转，时有咽部不适，食纳可，夜寐安，二便正常。舌淡红，苔薄白，脉和缓有力。

【按语】

本病与风、火、痰内扰关系密切。小儿肝常有余，易被六淫所感。本病的病位主要在肝，属本虚标实之证。患儿因先天禀赋不足，脾虚肝郁痰聚，化火生风，肝风内动，故可见不自主摇头之证。肺为娇脏，易被邪犯。肝风内动，上侮肺金，故可见咽部不适，发出"吭吭"声。

二诊患儿症状好转，但仍咽部不适，发"吭吭"声，续用前方去牛膝、全蝎，加磁石，助息风之效。三诊时，患儿症状明显好转，续用原方加熟地黄、龟甲等滋阴填髓，温和潜降。

方选缓肝理脾汤加减。从肝论治，药用天麻、钩藤、代赭石、石决明、珍珠母、壁虎、全蝎，平肝息风；柴胡、郁金、白芍、川芎、川楝子疏肝解郁。从肾论治，药用煅龙骨、煅牡蛎、珍珠母滋阴潜阳；牛膝引火下行。从肺论治，黄芩清热祛痰利咽，又黄芩苦寒，可泻肝火；石菖蒲开窍宁神，化湿和胃；木瓜舒筋活络，除湿和胃；川芎活血行气，祛风止痛，为血中气药。诸药合用，共奏息风制动之效。

（整理：韩燕华、李香玉）

唇风（慢性唇炎）案

唇风症状的最早描述在《内经》，如《灵枢·寒热病》说："寒热者……唇槁。"陈实功在《外科正宗》中首次提出了唇风的病名，"唇风，阳明胃火上攻，其患下唇发痒作肿，破裂流水，不疼难愈"。《医宗金鉴》记载："此证多生于下唇，由阳明胃经风火凝结而成。初时发痒，色红作肿，日久破裂流水，疼如火燎，又似无皮，故风盛则唇不时瞤动。"在古代文献中，本病亦称驴唇风、唇瞤。

【一诊】

陈某，男，10 岁，学生。2010 年 3 月 16 日，因"口唇红肿、痛痒，破裂流水 1个月，加重 3 天"就诊。患儿于 1 个月前，食木耳后口唇出现红肿，痛痒，家长予消炎类软膏外涂后，未见好转，出现口唇四周破裂流水，病情时有反复。近 3 天，患儿口唇红肿、痛痒、破裂流水等症状加重，伴有舔唇。现症：口臭，纳差，夜寐可，大便干，3 日一行，小便黄，舌质红，苔黄，脉数。T 36.8℃，唇红部肿胀、糜烂、渗液，肥厚，扪之唇部可有结节感如豆大，质软不硬，色暗红，有纵形裂沟。

中医诊断：唇风（脾虚肝旺）；**西医诊断**：慢性唇炎。

治则治法：运脾和胃，平肝泻火。

方药：黄芩 15g，侧柏叶 15g，生地 15g，芦根 15g，钩藤 15g，木瓜 10g，苍术 15g，山药 15g，石斛 15g，玄参 15g，栀子 15g，石菖蒲 15g，白芍 10g。4 剂，水煎服。

其他疗法：黄连膏 20g×1 盒，0.25g/ 次，日 3 次，外涂口唇四周。

【二诊】

患儿口唇干燥破裂，脱屑，结痂，无流水，舔唇减轻，口臭减轻，食纳好转，口唇仍有红肿，灼热疼痛，大便干，2 日一行，小便黄。舌质红，苔黄，脉数。主证未变，在原方基础上加枳实 15g。4 剂，水煎服。

【三诊】

患儿口唇红肿明显好转，痛痒明显减轻，时有舔唇，无口臭，食纳尚可，大便略干，日 1 次，小便淡黄。舌质红，苔薄黄，脉数。主证未变，续用前方，减少苦寒之枳实，加当归 15g。4 剂，水煎服。

【治疗效果】

患者口唇无红肿、痛痒，无舔唇，无破裂、流水，无结痂，无口臭，食纳可，夜寐安，大便正常，小便淡黄。

【按语】

唇风因脾胃湿热，肝气郁结，以口唇红痒，灼热疼痛，以舌舔唇，唇动不宁，甚则口唇破裂流水为主要临床表现，与肝脾胃相关。足阳明胃经环口唇，小儿平素嗜食肥甘厚味，脾胃湿热内生，故见口唇红痒，灼热疼痛，口唇破裂流水等症，脾胃湿热，致使肝气郁结，气有余便是火，肝为藏血之脏，致使血分受病，因肝旺及血热而有风邪内生，风性善动不居，故见以舌舔唇，唇动不宁等症。邪热郁脾，脾胃运化功能失常，故口臭，纳差，大便干。舌质红，苔黄，脉数均为一派热象。

本案方中黄芩苦寒，清热泻火燥湿。栀子、侧柏叶、生地、玄参、芦根微寒，五药合用，既清热凉血，又养阴生津，使苦寒攻伐不致太过而伤及脾胃。苍术、木瓜、石斛、山药能化湿浊，益胃津，醒脾开胃以进食。钩藤、石菖蒲、白芍入肝经以平肝息风。诸药合用，共奏运脾和胃，平肝泻火之效。

二诊患儿唇四周破裂而无流水，舔唇减轻，但余症仍在，说明主证未变，故守原方，因患儿仍大便干，2 日一行，伴口臭，故加枳实疏肝破气，消积化滞。三诊患儿诸症明显好转，但服药已半月，唇四周仍有肿痛，干痒，故减少破气之品，以防用药损伤正气，去枳实，予当归，活血止痛，消肿生肌。同时，应注意平时的护理，勿舔唇、咬唇或揭唇部皮屑，少食辛辣厚腻之品，避免烈日曝晒。

（整理：赵海燕、李香玉）

紫癜（过敏性紫癜）案（一）

紫癜古代又称紫斑、肌衄、葡萄疫。《外科正宗》说："感受四时不正之气，郁于皮肤不散，结成大小青紫斑点，色若葡萄。"《医宗金鉴》中指出："皮肤出血曰肌衄。"

【一诊】

刘某，女，7岁，学龄期儿童。2011年7月22日，因"双下肢皮肤瘀点瘀斑10天，加重伴关节肿痛3天"就诊。患儿10天前无明显原因出现双下肢散在瘀点瘀斑，约3天后自行消退，后又反复出现，家长未予重视，未经治疗。3天前因外感后患儿双下肢再次出现瘀点瘀斑，并伴有左侧踝关节肿痛。精神可，双下肢皮肤瘀点瘀斑，左侧踝关节疼痛，流涕，食纳尚可，夜寐安，大便正常，小便色黄，舌质红，苔黄，脉数。双下肢皮肤瘀点瘀斑色鲜红，对称分布，扪之碍手，压之不退色。左侧踝关节压痛。口唇红，咽部充血。腹部平软，无压痛，肝脾未及。血常规：WBC 10.7×10^9/L，Neu% 62.8%，Lym% 28.2%，RBC 4.16×10^{12}/L，HGB 118g/L，PLT 128×10^9/L。肝功、肾功、便常规均未见异常。尿常规：白细胞25个/高倍视野，潜血（++），蛋白（±）。

中医诊断：紫癜（初期，风毒伤络）；**西医诊断：**过敏性紫癜。

治则治法：解毒开肺，凉血通络。

方药：黄芩15g，连翘15g，金银花10g，白鲜皮15g，白茅根15g，仙鹤草15g，鸡血藤15g，桑枝15g，紫荆皮15g，大蓟10g，羌活15g，防风15g。7剂，水煎服。

其他疗法：自拟中药汤剂（羌活15g、海桐皮15g、五加皮10g、乳香10g、地肤子15g、苦参5g、赤芍10g、当归10g，水煎取汁100mL），用纱布浸湿，外敷瘀点瘀斑处。

【二诊】

患儿双下肢皮肤瘀点瘀斑部分消退，色淡红，无新出，左侧踝关节略有疼痛，无流涕，舌质红，苔黄腻，脉数。血常规未见明显异常，尿常规：潜血（±），蛋白（±）。主证未变，在前方基础上酌加健脾祛湿之品。方药：黄芩15g，生地15g，侧柏炭10g，地榆炭15g，益母草15g，仙鹤草15g，鸡血藤15g，牡丹皮15g，当归15g，桑枝10g，羌活15g，苍术10g。7剂，水煎服。

【三诊】

患儿双下肢皮肤瘀点瘀斑基本消退，左侧踝关节无肿痛，舌质红，苔薄黄，脉细数。尿常规：潜血（+），蛋白（+）。病情明显好转，在前方基础上酌加益气养阴、健脾补肾之品。方药：黄芪15g，熟地15g，女贞子10g，丹参15g，益母草15g，旱莲草15g，鸡血藤15g，菟丝子15g，牛膝15g，羌活10g，山茱萸15g，藕节15g。7剂，水煎服。

【四诊】

患儿双下肢皮肤瘀点瘀斑全部消退，舌质淡红，苔薄黄，脉数。肝功、肾功未见异常。尿常规：潜血（＋），蛋白（－）。前方加杜仲 15g、枸杞 15g，续用 7 剂。

【治疗效果】

患儿双下肢皮肤瘀点瘀斑全部消退，无关节肿痛，食纳可，夜寐安，大便正常，小便淡黄，舌质淡红，苔薄黄，脉和缓有力。尿常规：未见明显异常。

【按语】

小儿为稚阴稚阳之体，形体不足，气血未充，卫外功能不固，易为外邪所伤。外感风热侵袭肌表，郁于肌肤，阻于脉络，而致血热妄行，发为斑疹，风热夹湿或与内蕴之湿热相搏，湿热流注下焦，损伤膀胱络、肾络，则可见尿血和蛋白，瘀滞于四肢经络关节，则致关节肿痛。此外，心脾气血不足，肾阴亏损，虚火上炎，血不归经，亦可发为紫癜。

根据多年临床经验，导师总结出三焦辨证法，在指导该病的治疗上有着十分重大的意义。

本病多为湿热互结，二诊时患儿症状减轻，舌苔黄腻，故在治疗上酌加健脾利湿之品。紫癜病情较为复杂，病程较长，后期易致气阴两虚，且本病易累及肾脏，故在三诊、四诊治疗上佐以黄芪、熟地、菟丝子、枸杞、杜仲等补肾健脾，益气养阴之品。本病患者应定期复查尿常规。治疗上配合活血止血，祛风止痒之品外敷，使药物直达病所，促进斑疹迅速吸收。

该病的治疗从病机上入手，一般上焦证者多有外感史，多从上焦治疗，在用药上遵循吴鞠通"治上焦如羽，非轻不举"的原则，以黄芩、连翘、金银花、防风等清热宣肺药为主，酌加仙鹤草、白茅根、鸡血藤等以凉血止血；中焦证者一般多有饮食不节、不洁史，多从脾胃治疗，如吴鞠通言"治中焦如衡，非平不安"，故酌加生地、丹皮、当归、苍术、羌活等清胃健脾之品；病程较长者常累及肾脏，归为下焦证，可见肝肾阴虚、气阴两虚证，在治疗上遵循吴鞠通"治下焦如权，非重不沉"，故稍减清热凉血之品，加入黄芪、熟地、女贞子、菟丝子、枸杞、杜仲等益气养阴、健脾补肾之品。

（整理：胡玲、李香玉）

紫癜（过敏性紫癜）案（二）

中医古籍中并无"紫癜"病名，但其中所记载的"葡萄疫""肌衄""斑毒""血溢""发斑"等病证，与本病有相似之处。

【一诊】

李某，男，8 岁，学生。2010 年 5 月 16 日，因"双下肢皮肤瘀点瘀斑 20 天，关节肿痛、腹痛 5 天"就诊。患儿于 20 天前，因外感后出现双下肢皮肤瘀点瘀斑到某医院就诊，诊断为"过敏性紫癜"，给予"复方甘草酸苷""潘生丁"口服，病情未见明显缓解。于 5 天前出现腹痛、关节痛。现：患儿双下肢皮肤瘀点瘀斑，腹痛，关节痛，纳差，时有呕吐，眠可，小便黄，大便为黑褐色，2 日 1 次，舌质红，苔黄腻，脉濡数。查体：双下肢皮肤散在瘀点瘀斑，色鲜红，分布对称，大小不等，抚之碍手，无痛痒。腹部平软，脐周有压痛，双下肢踝关节肿痛，活动度尚可。血常规：未见异常。便常规：潜血阳性，红细胞 20 ～ 30 个 / 高倍视野。尿常规：未见异常。

中医诊断：紫癜（极期，肺脾积热）；**西医诊断：**过敏性紫癜。

治则治法：理脾清肺，解毒除湿通络。

方药：黄芩 15g，鸡血藤 15g，榔片 15g，白芍 10g，木香 15g，藿香 15g，乌药 10g，地榆炭 15g，海桐皮 15g，苍术 15g。水煎 2 次，取汁 300mL，日 2 次保留灌肠，每次加云南白药 1g。

【二诊】

因患儿消化道症状严重，口服中药困难，故采用中药汤剂灌肠疗法，使药物直达病所。灌肠治疗 4 天，患儿腹痛及关节痛症状缓解，无呕吐，大便正常，瘀点瘀斑减少，舌质红，苔黄腻，脉濡数。双下肢皮肤可见散在瘀点瘀斑，呈对称分布，鲜红斑点与陈旧瘀斑数十个，大小不等，抚之碍手，无痛痒。腹部平软，无压痛，无关节肿痛。便常规：潜血阴性。患儿腹痛、呕吐、便血等消化道症状缓解，故减云南白药，续用前方中药汤剂口服，并加丹参 10g、益母草 15g 以活血化瘀通络。

【三诊】

患儿皮肤瘀点瘀斑消退，无腹痛及关节痛，精神食欲好，舌质淡红，苔薄白，脉和缓有力。双下肢皮肤无瘀点瘀斑，腹部平软，无压痛，无关节肿痛。尿常规：未见异常。患儿病情缓解，治以补肺健脾，扶正固本。方药：黄芪 15g，煅牡蛎 30g，煅龙骨 30g，太子参 5g，当归 20g，百合 15g，防风 10g，麦冬 15g，丹参 15g，鸡血藤 20g。10 剂，水煎服。

【治疗效果】

患儿无皮肤瘀点瘀斑，无腹痛及关节痛，二便正常，精神食纳佳。便常规：潜血阴性，余未见异常。

【按语】

紫癜的发生主要是风邪为患，与五脏关系密切。小儿肺常不足，肺主皮毛，外邪从皮毛、口鼻而入，瘀而化火，迫血妄行，导致血溢肌肤；肺朝百脉，助心气行血，肺失宣降则气不维血，而见斑疹的发生；肺病及脾，肺主气功能失司，则影响脾统血功能，亦发为斑疹；脾胃功能失和，气机受阻，不通则痛，而出现腹痛、呕吐。邪热壅滞肠道，灼伤血络，则见便血。邪热壅滞关节，血瘀不通，不通则痛，则关节疼痛。舌质红，苔黄腻，脉濡数均为湿热郁阻中焦，肺脾积热，热重于湿之征。

患儿初诊及二诊时辨证属中焦证，为紫癜极期，主要表现为邪毒炽盛，正如《诸

原晓风医案

病源候论》所说，"热夹毒蕴积于胃，毒气熏发于肌肉"，故治以理脾清肺，解毒除湿通络，方选除湿通络汤加减。方中黄芩清肺热、解毒，并可用于内热亢盛，迫血妄行所致的便血、吐血等血症，具有清热与止血的双重作用。鸡血藤、丹参、益母草活血化瘀通络。藿香、海桐皮、苍术祛风除湿。槟片、白芍、木香、乌药理气止痛。地榆炭收敛止血。云南白药加强止血作用。诸药合用，共起理脾清肺，解毒除湿通络之效。

患儿病情缓解后，方用补肺健脾汤。方中黄芪、太子参补肺脾之气，配合当归增强其补血作用，配合防风补肺固卫，百合、麦冬润肺养阴，鸡血藤、丹参活血化瘀通络，煅龙骨、煅牡蛎收敛固涩。诸药合用，共奏补肺健脾，扶正固本之功。

三诊时为紫癜恢复期，治以补肺健脾，扶正固本。在治疗过程中兼顾调整肺之阴阳、气血之平衡。因紫癜容易发生肾脏改变，故治疗过程一直使用鸡血藤、丹参，以活血化瘀通络，防止肾脏改变。同时肺为水之上源、肾为水之下源，二者关系紧密，从肺论治紫癜也起到了保护肾脏的作用。随访该患儿1年，皮肤紫癜未反复，尿常规正常。导师原晓风教授以从肺论治贯穿于始终，三焦辨证为理论基础，采用三期分治治疗小儿过敏性紫癜，在临床取得良好的疗效，可迅速缓解症状，减少并发症的出现。

（整理：张明瑶、李香玉）

尿血（紫癜性肾炎）案

尿血源于《素问·气厥论》，其曰："胞移热于膀胱，则癃溺血。"尿血病名始见于《金匮要略·五脏风寒积聚病脉证并治》，其曰："热在下焦者，则尿血，亦令淋秘不通。"

【一诊】

赵某，男，14岁，学生。2010年5月26日因"尿血半年"就诊。患儿半年前因过敏性紫癜后尿血，在某医院治疗未见好转。现：患儿镜下血尿，手足烦热，盗汗，无浮肿，无高血压，无皮肤紫癜，食纳可，夜寐欠安，大便略干，日1次，小便黄赤，舌质红，少苔，脉细数。咽部无充血，心肺（－），双肾区无叩击痛。尿常规：红细胞计数425/μL，红细胞14.94/HPF，潜血（＋＋），蛋白（＋＋）。

中医诊断：尿血（肝肾阴虚）；**西医诊断：**紫癜性肾炎。

治则治法：滋补肝肾，养血止血。

方药：熟地黄20g，龟甲10g，杜仲20g，菟丝子20g，黄柏15g，白茅根20g，鸡血藤20g，仙鹤草20g，当归15g，藕节20g，桑椹子20g，狗脊15g，芡实20g，土茯苓20g。7剂，水煎服。

【二诊】

服药后尿血减轻，盗汗减少，夜寐尚可，手足烦热，大便略干，日1次，小便黄赤，舌质红，少苔，脉细数。尿常规：红细胞计数 383/μL，潜血（++），蛋白（+）。主证未变，前方去桑椹子、狗脊，加入益母草 20g，丹参 15g。7 剂，水煎服。

【三诊】

复诊前 3 天患儿出现流涕，咽痛，尿血加重，无皮肤紫癜，食纳差，无盗汗，夜寐安，手足略烦热，小便黄，舌质红，苔薄白，脉浮数。咽部充血，扁桃体Ⅰ度肿大，心肺（-）。尿常规：红细胞计数 485/μL，潜血（+++），蛋白（-）。主证未变，兼证变化，前方去熟地黄、龟甲、杜仲、菟丝子，加桑叶 20g、连翘 15g、牛蒡子 10g、黄芩 15g、赤芍 15g，以疏风清热凉血。5 剂，水煎服。

【四诊】

患儿无流涕，无咽痛，尿血明显减轻，食纳可，无盗汗，夜寐安，无手足烦热，小便黄，舌质略红，苔薄白，脉细。咽部略充血，扁桃体无肿大。尿常规：红细胞计数 35.0/μL，潜血（+），蛋白（-）。主证未变，兼有表证已除，续用一诊方加黄芪 15g、防风 20g，以补肺固表。7 剂，水煎服。

【治疗效果】

患儿无尿血，饮食可，无盗汗，夜寐安，手足无烦热，大便正常，日 1 次，小便淡黄，舌质淡红，苔薄白，脉和缓有力。尿常规：红细胞计数（-），潜血（-），蛋白（-）。

【按语】

尿血的发生，主要由热邪侵入，脏腑虚羸所致，主要病位在肾，与肺脾关系密切。由于小儿"肾常虚"，热毒之邪侵犯人体，正邪相争，外郁肌腠，内闭营血，毒热壅盛，热迫血行，血溢肌肤则为紫斑，损及胃肠则有腹痛、便血，内伤肾及膀胱血络，肾失封藏，血络不固，则见血尿及蛋白尿。反复出血，导致阴血亏损，虚火内动，灼伤脉络，故见小便短赤带血，阴虚阳亢则出现盗汗、手足烦热、大便干等症状，舌质红、少苔、脉细数均为阴虚火旺之象。

二诊患儿尿血及蛋白尿稍减轻，故加入益母草、丹参活血化瘀之品，以养血而不留瘀，活血而不伤正，正如叶天士谓"久病必瘀闭"，故治尿血时酌加活血之药。三诊患儿复感，尿血加重，故前方去熟地黄、龟甲、杜仲、菟丝子等补肾滋阴之品，加桑叶、连翘、牛蒡子、黄芩、赤芍疏风清热凉血之药。血尿及蛋白尿每于感冒、劳累后又反复发作，故加大补肾固涩之力。四诊患儿表证已除，尿血明显减轻，故续用一诊方加入益气固表之黄芪、防风以扶正气。

方选大补阴丸加减，方中以熟地、龟甲为主药，以滋阴养血，清热潜阳，黄柏善清泻相火，杜仲、菟丝子、桑椹子、狗脊等补肾养阴之品，助熟地、龟甲增强养阴降火之功。当归、白茅根、鸡血藤、仙鹤草、藕节等药具有养血活血，收敛止血之效。土茯苓为清热解毒利湿之品，以除尿赤。益肾固精之芡实能加强补肾固涩之力，使血液循脉道而行不再溢出。诸药合用，共奏补肾滋阴，养血止血之功。

（整理：于世姝、李香玉）

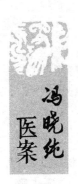

冯晓纯医案

冯晓纯（1960—），教授，博士、硕士研究生导师，国医大师王烈教授高徒。吉林省名中医。吉林省青年突出贡献人才，吉林省第一批中医优秀临床人才。

便秘（小儿便秘）案

《内经》称便秘为"后不利""大便难"，《金匮要略》称其为"脾约""闭""阴结""阳结"。《兰室秘藏》《丹溪心法》《名医类案》有"大便结燥"的记载，直到清代沈金鳌在《杂病源流犀烛》中才有"便秘"的提法。

【一诊】

王某，女，4岁。2011年8月1日，因"大便干半年，加重5天"就诊。患儿半年前肺炎后出现大便秘结，排出困难，到西医院就诊，诊断为小儿便秘，给予开塞露纳肛及贝飞达口服治疗。治疗3周后病情未见好转。现：患儿大便秘结，排出困难，3～5日一行，质硬呈羊矢状，便时努挣，便鲜血，味臭，伴有口臭，食少，纳呆，时有腹痛，小便黄，舌红，苔白厚，脉滑数。体格检查未见异常。血常规、肝功、肾功未见异常。

中医诊断：便秘（食积肺热）；**西医诊断**：小儿便秘。

治则治法：清肺导滞，润肠通便。

方药：杏仁8g，枳实8g，黄芩15g，火麻仁15g，当归15g，麦冬15g，鸡内金6g，莱菔子15g，山楂15g，槟榔15g。水煎取汁，日3次，口服。

其他治法：黄连膏，外涂肛周，预防肛裂。

【二诊】

用药后腹痛消失，食纳好转，大便成形，质略软，2～3天1次，舌苔仍白厚，脉略滑数。主证未变，故前方加厚朴15g、苍术5g。

【三诊】

患儿症状明显改善，无腹痛，食纳佳，无口臭，大便1～2天1次，质软，舌苔仍白略厚，脉略滑数。故继服上方。

【治疗效果】

患儿痊愈。

【按语】

本病病机关键为阳明腑气不通。小儿"脾常不足"，如饮食不节，乳食停滞肠胃，积滞不运，传导失职，则大便闭结不通。小儿"肺常不足"，易受外邪侵袭，小儿又为"纯阳之体"，感邪之后易化热，肺与大肠相表里，肺热移于大肠，热结津伤则大便干结，邪热伤阴，则肠道干涩。导师在临床中观察小儿便秘多以食积肺热所致，治以"通"为大法，然《医学传真》云："通之之法，各有不同。调气以和血，调血以和气，通也；上逆者使之下行，中结者使之旁达，亦通也；虚者助之使通，寒者温之使通，无非通之之法也，若必以下泻为通，则妄也。"可知不可妄用泻下之法，以损伤脾胃，故导师临证采用清肺导滞，润肠通便之法。

二诊患儿腹痛消失，食纳好转，大便2～3天1次，成形，质软，舌苔仍厚，故在原方基础上加入厚朴、苍术以去舌苔。嘱家长口服药物同时，以黄连膏外用于肛周，以保护肛周黏膜，避免因便秘导致肛裂、痔疮等。同时合理饮食，忌食辛辣、油腻、冰冷之品。三诊患儿症状基本消失，便质、排便间隔时间明显好转，效验则守方，继服2剂。经多次随访，病情未见反复。

导师自拟通便汤加减。方以杏仁清肺热、降肺气、润肠通便，枳实苦泄散辛，行气之力较猛，能破气除胀，消积导滞。黄芩苦寒，归肺、胆、胃、大肠，清热燥湿，泻火解毒，且长于清肺热，火麻仁润肠通便，当归活血润肠，麦冬润肺养阴，益胃生津，润肠通便，鸡内金消食力量较强，且有运脾健胃之功效，山楂、莱菔子消食化积，行气化滞。诸药合用有清有导，又可增液润肠，避免峻下药物泻下太过损脾伤胃，或峻下后停药反弹的弊病。

导师深知"内无热，外无感"，便秘除引发其他症状，如头晕、夜卧不宁、手足心热，甚则因排便努挣引起肛裂等外，还可引起反复外感，为家长所苦，即"便秘乃万病之源"，故不可忽视。

（整理：李良、张源、段晓征）

小儿抽动症（抽动－秽语综合征）案

《素问·至真要大论》曰："诸风掉眩，皆属于肝""诸暴强直，皆属于风""诸热瞀瘛，皆属于火"。《幼科证治准绳·慢惊》曰："水生肝木，木为风化，木克脾土。胃为脾之腑，故胃中有风，瘛疭渐生。其瘛疭症状，两肩微耸，两手下垂，时复动摇不已，名曰慢惊。"

【一诊】

李某，男，7岁。2010年7月11日因"四肢抽动，频繁眨眼、摇头1个月"就诊。患儿于1个月前，因父母责备后出现上述症状。由外院诊断为小儿抽动－秽语综合征，口服泰必利等药物（具体用量不详），治疗效果不佳。现：患儿四肢抽动，频繁眨眼、摇头，心烦易怒，喉间发出"吭吭"声，注意力不集中，面黄少华，纳呆，大便可，小便黄。舌红，苔黄，脉弦数。查体：呼吸 20 次 / 分，心率 90 次 / 分，血压 94/50mmHg，动作不协调，伴随眨眼、摇头、喉间发声，指鼻试验阴性，轮替试验阴性，闭目难立试验阴性，对光反射正常。脑部 CT：未见异常。脑电图（外院）：慢波活动增多。

中医诊断：多发性抽搐（心肝火旺）；**西医诊断：**抽动 – 秽语综合征。

治则治法：扶土抑木，泻火安神。

方药：钩藤 15g，珍珠母 15g，黄连 3g，天麻 10g，僵蚕 10g，蝉蜕 10g，石菖蒲 10g，郁金 10g，远志 10g，天竺黄 10g，当归 10g，茯苓 10g，全蝎 3g，伸筋草 10g，五味子 5g，合欢花 10g。水煎取汁，日 3 次，口服。

【二诊】

患儿抽动次数明显减少，喉间"吭吭"声减轻，面色转好，夜寐安，食纳可。惟眨眼频繁，时有摇头。舌淡，苔薄黄，脉数。主证未变，续用前方，去全蝎、黄连、天竺黄，加菊花 10g、石决明 10g。

【三诊】

患儿抽动减少，喉间"吭吭"声消失，眨眼减轻，摇头减轻，轻微烦躁。舌淡，苔薄黄，脉略数。续用前方加木瓜 10g、红景天 15g。

【治疗效果】

患儿 1 个月内未见抽动，喉间"吭吭"声消失，面色红润，夜寐安，食纳可，舌淡红，苔薄白，脉和缓有力。

【按语】

本病病位主要在肝，与心、脾密切相关，病机为心肝火旺、脾虚，证属本虚标实。以"扶土抑木、泻火安神（火指的是心火、肝火）"为治疗原则，扶土既能抑制肝火旺盛，又能防止木旺乘土，遵循"见肝之病，知肝传脾，当先实脾"的原则。根据五行的生克制化规律，火为木之子，母病及子，肝火旺盛可累及心，而致心肝火旺。子盗母气，心火旺盛也可使肝阳偏亢，肝风内动。小儿心常有余，加之独生子女过于娇惯，任其所为，若有所不遂，则心烦喜怒，肝风心火相扇而变生诸症。

导师自拟解痉止动方加减。方中钩藤平肝息风。珍珠母清肝平肝，镇心安神。天麻、僵蚕、蝉蜕既祛外风又息内风，防止外风引动内风。石菖蒲、郁金、远志、天竺黄豁痰开窍，安神定志。黄连既引心经，又与郁金、天竺黄共清心火，且符合"实则泻其子"的基本治则。茯苓健脾化痰，既能扶土，使气血生化有源，又防木旺克土，还可减轻重镇药碍脾运化。当归养血安神，寓"治风先治血，血行风自灭"的治疗原则。全蝎归肝经，可息风镇痉，攻毒散结，通络止痛。伸筋草苦辛温，入肝经，可祛风散寒，除湿消肿，舒筋活络。五味子敛肺，滋肾。合欢花解郁安神、滋阴补阳。诸药配合，共奏扶土抑木、泻火安神之效。

二诊抽动次数明显减少，喉间"吭吭"声减轻，惟眨眼频繁，因肝主睛目，眨眼频作为风阳上扰所致，加石决明、菊花两味药潜阳息风效果甚著。三诊复查，家属自述抽动减少，喉间发声症状消失，眨眼、摇头减轻，偶心烦怒。续用前方加木瓜肝缓解痉挛、红景天健脾益气活血。同时嘱家长注重患儿的心理教育，减轻患儿的心理负担，对治疗抽动症也有积极的作用。

（整理：刘安龙、于丹丹、段晓征）

尿血（紫癜性肾炎）案

中医学虽无紫癜性肾炎之名，但常归属于"血症之尿血"范畴。尿血，又名溺血、溲血。始见于《金匮要略·五脏风寒积聚病脉证并治》，其曰："热在下焦者，则尿血，亦令淋秘不通。"

【一诊】

王某，男，3岁。2011年4月24日，因"尿血1个月"就诊。就诊前1个月，患儿因双下肢皮肤瘀点瘀斑，腹痛伴尿血，在我院儿科住院治疗1个月，诊断为过敏性紫癜，给予抗生素、维生素C等对症治疗，现患儿无新出紫癜、腹痛及便血，但仍尿血，小便红，呈葡萄酒色，伴有乏力，口渴，便秘，舌暗红，舌苔厚腻，脉数。双下肢皮肤有陈旧性瘀点瘀斑，色暗红。双侧眼睑无浮肿，肾区叩击痛阴性。双下肢无浮肿。尿常规：白细胞计数218.5/μL，白细胞39.33/HP，红细胞计数6096.80/μL，红细胞1097.42/HP，蛋白（++），潜血（+++），白细胞（+）。肝功能：TP 58g/L，ALB 33g/L，CHOL 6.36mmol/L，TG 1.60mmol/L。

中医诊断：尿血（下焦热盛）；**西医诊断：**紫癜性肾炎。

治则治法：解毒化瘀，凉血止血。同时停用所有静点药物。

方药：紫草5g，丹皮15g，旱莲草15g，女贞子15g，白茅根20g，小蓟15g，益母草15g，僵蚕5g，蝉蜕5g，煅龙骨30g，煅牡蛎30g，血余炭15g，土茯苓15g。水煎取汁，日3次，口服。

【二诊】

患者尿血明显减轻，小便色红，乏力好转，大便偏干。舌红，舌苔厚腻，脉数。全身皮肤无瘀点瘀斑，无浮肿。腹部平软，肝脾未触及，肾区叩击痛阴性。尿常规：白细胞计数98.3/μL，白细胞17.69/HP，红细胞计数3266.40/μL，红细胞587.95/HP，蛋白（++），潜血（+++），白细胞（±）。主证未变，续用前方，加红景天15g、火麻仁10g。

【三诊】

患者尿血减轻，肉眼血尿消失，略有尿频，无乏力，饮食、睡眠尚可，大便正常。舌质红，苔薄，脉略数。尿常规：白细胞计数42.6/μL，白细胞7.67/HP，红细胞计数1547.10/μL，红细胞278.48/HP，蛋白（±），潜血（+++）。主证未变，续用前方，去血余炭、煅龙骨、煅牡蛎、土茯苓，加白花蛇舌草15g、白芍15g。

【四诊】

患者尿血减轻，饮食、睡眠正常，二便正常。舌质红，苔薄，脉和缓。尿常规：红细胞计数936/μL，红细胞129.52/HP，潜血（++）。续用前方，去紫草，酌加丹参15g。

【治疗效果】

随访3个月，患儿无新出紫癜，无尿血。尿常规恢复正常。

【按语】

邪毒侵袭，或外邪日久不去，蕴结成毒，与血相搏结，损伤脉络，迫血妄行，血不循经，溢于肌肤而致皮肤紫癜；邪毒循经下侵于肾，损伤肾络，发为尿血。"凡离经之血皆谓瘀血"，即离经之血日久不去，则成瘀血。病情迁延，久病多虚、多瘀则乏力，邪毒日久不去，煎灼津液则口渴、便秘，舌暗红、舌苔厚腻、脉数均为邪、毒、瘀为患之征。

方选自拟中药解毒益肾汤加减。根据《内经》"热淫于内，治以咸寒，佐以甘苦"的原则拟方。方中紫草咸寒，凉血止血益血，解毒透疹。丹皮苦辛微寒，清热凉血，活血散瘀，且"其气香，香可利气而行血；其味苦，苦可以下气而止血；其性凉，凉可以和血而生血；其味又辛，辛可以推陈血而致新血也"。两药合用既能解毒散瘀，又能凉血止血，共为君药。旱莲草酸甘、女贞子苦寒，既能养阴益肾，又能凉血止血，白茅根、小蓟凉血止血且兼有活血化瘀之用，可止血而不留瘀，祛瘀而不伤正，共为臣药。益母草可活血祛瘀生新，僵蚕、蝉蜕为血肉有情之品，且虫类药善行血分可入络，可祛风化瘀，共为佐使药。全方合用共奏解毒化瘀，凉血止血之功。

患儿既往过敏性紫癜病史明确。虽总蛋白略有下降，但其他理化检查均大致正常，故紫癜性肾炎诊断明确。二诊患儿无新出紫癜，尿血减轻，但仍乏力，便秘，主证未变，故守原方，加红景天以益气活血摄血，加火麻仁以润肠通便。三诊患者诸症明显好转，肉眼血尿及尿蛋白基本消失，故停用收敛固涩之煅龙骨、煅牡蛎、血余炭，以及分清泌浊的土茯苓，但患儿略有尿频，尿常规提示尿路感染，故给予白花蛇舌草以清热解毒利尿，又因小儿脾胃功能薄弱，可给予白芍，以顾护脾胃。四诊患儿症状基本消失，效不更方，但患儿病程较长，可停用寒凉的紫草，且久病多瘀，可加丹参以养血活血。随访3个月，患儿已基本痊愈。

（整理：王锐、苏晓晶、段晓征）

紫癜（过敏性紫癜）

中医古籍虽无"过敏性紫癜"的病名，但根据其临床表现，可将其归类为"肌衄""葡萄疫""斑疹""紫斑"及"血证"等范畴。

【一诊】

毕某，女，5岁。2011年4月2日因"流涕7天，伴双下肢皮肤瘀点瘀斑3天"就诊。就诊前7天，患儿因着凉后出现咽痛、流浊涕，家长自行给予口服药物治疗，病情略有好转。入院前3天，患儿出现双下肢皮肤瘀点瘀斑，就诊于某院，诊断为"过敏性紫癜"，未予治疗，后入我院儿科住院治疗。病程中，患儿无发热，无抽搐及昏迷，无腹痛、尿血及关节肿痛。现：患儿双下肢皮肤瘀点瘀斑，颜色鲜红，咽痛，流浊涕，饮食睡眠略差，尿便如常，舌边红，苔薄，脉数。查体：双下肢皮肤瘀斑瘀点，色鲜红，大小不等，高出皮肤，扪之碍手，压之不退色，咽部充血。血、便常规大致正常。尿常规：白细胞计数98.7/μL，白细胞17.8/HP。CRP 10mg/L。肺炎支原体抗体1.80。变应原综合组：点青霉分枝孢霉烟曲霉交链孢霉、牛奶过敏，总IgE＞200。

中医诊断：紫癜（风毒伤络）；**西医诊断：**过敏性紫癜。

治则治法：解毒祛邪，化瘀止血，佐以疏风清热。

方药：紫草5g，白薇15g，丹皮15g，生地15g，黄芩15g，白鲜皮15g，茜草15g，白芍15g，蝉蜕5g，赤芍15g，连翘15g，肿节风15g，芦根15g。水煎取汁，日3次，口服。

其他疗法：静点喜炎平、维生素C、10%葡萄糖酸钙。

【二诊】

患儿双下肢皮肤偶有新出瘀点瘀斑，陈旧性瘀点瘀斑颜色变暗，无流涕，饮食睡眠尚可，尿便如常，舌淡红，苔薄，脉数。双下肢皮肤色鲜红或暗红，大小不等，略高出皮肤，扪之碍手，压之不退色。咽部无充血。根据病情，去肿节风，加红景天15g。

【三诊】

患儿双下肢皮肤无新出瘀点瘀斑，饮食睡眠尚可，尿便如常，舌淡红，苔薄，脉略数。双下肢皮肤有陈旧性瘀点瘀斑、无浮肿。腹部平软，肝脾未触及，肾区叩击痛阴性。血、尿常规、CRP、肺炎支原体抗体未见明显异常。主证未变，续用前方，去紫草、连翘，加山楂10g、麦芽10g、丹参10g以顾护脾胃。

【治疗效果】

随访3个月，患儿无新出紫癜，无尿血。

【按语】

导师认为，过敏性紫癜主要病因是邪毒，邪毒侵犯肌表，损伤脉络，血溢脉外，则皮肤瘀点瘀斑；邪毒侵犯胃肠道，流注关节，肠道，血不循经，离经之血为瘀血，瘀血阻滞，不通则痛；或病久体虚，正气不足，加之邪毒外侵，不荣则痛；邪毒循经下侵于肾，损伤肾络，发为溺血。离经之血日久不去，则成瘀血，瘀血阻于脉络，往往又会加重出血，致使本病反复发作。该患则因感受风热邪毒，邪毒内侵，迫血离经而致。

方选自拟紫薇汤加减。方中紫草凉血解毒透疹，白薇、牡丹皮、赤芍清热凉血，白鲜皮、黄芩祛风除湿、泻火解毒，茜草凉血止血，白芍养血散瘀。

导师将过敏性紫癜称为"紫癜疹"，指出所谓"癜"泛指皮肤上见紫斑或白斑，引起皮下出血的疾病统称为紫癜，而过敏性紫癜又具有高出皮表、扪之碍手的"疹"的特点，故称其为"紫癜疹"。临床常以三期分治、脏腑辨证、综合治疗为主，治疗过敏性紫癜（紫癜疹），该患儿有明显的外感风热表证，故合用"银翘散"加减，患儿咽痛，加用肿节风。二诊患儿无咽痛及流涕，仍时有新出紫癜，可停用肿节风，继用疏风之蝉蜕。因患儿久病，酌加扶正之红景天，并继用芦根，既可清肺气，又可矫味。三诊患儿服药已久，且无明显感染症状，可停用连翘及寒凉的紫草，并加用顾护脾胃的山楂、麦芽，加丹参，取其"一味丹参饮，功同四物汤"之意，既可养血又可活血。

（整理：王锐、赵玉荣、段晓征）

哮咳（咳嗽变异性哮喘）案

哮咳的记载最早见于《内经》，虽无哮咳之名，但已有"上气""喘鸣"等类似本病的描述。1984年，王烈教授以方验证，提出"久咳痰郁终成哮"和"以哮论治"之观点，总结经验并将此种咳嗽命名为"哮咳"，这一命名为国内儿科首创。

【一诊】

李某，女，3岁。2010年9月22日，因"反复咳嗽3个月，加重6天"就诊。患儿平素易感，于3个月前因闻香水味后出现反复咳嗽，夜间及清晨咳著，少痰，家长给予"阿奇霉素颗粒、头孢类药物、阿莫西林克拉维酸钾片"口服治疗，病情未见好转。入院前6天，咳嗽加重，故就诊于我院门诊，诊断为"哮咳"，经过"咳期""痰期"系统治疗后，现无咳嗽及咯痰。口臭，神烦，面赤，手足心热，食纳差，夜寐欠安，大便干，3日1次，小便黄。舌质红，苔黄厚，脉滑数。既往有湿疹史，有家族哮喘史。查体：T 36.6℃，一般状态可，面色红，口唇红，咽部无充血。心、肺、腹均未见异常。血常规：WBC 7.33×10^9/L，LY% 32.1%，NE% 57.2%，MO% 4.1%，EO% 6.5%，RBC 4.76×10^{12}/L，HGB 134g/L，PLT 272×10^9/L。过敏原：牛奶过敏。

中医诊断：哮咳（食积内热）；**西医诊断**：咳嗽变异性哮喘。

治则治法：清热泻火，消食导滞。

方药：黄芩15g，栀子10g，鸡内金15g，山楂10g，厚朴10g，枳实10g，莪术5g，白茅根10g，芦根10g。水煎取汁，日3次，口服。

【二诊】

患儿口臭及手足心热减轻，神烦、面赤好转，食纳尚可，夜寐安，大便略干，1～2日1次，小便略黄。查体：T 36.4℃，一般状态可，面色稍红，口唇红，咽部无充血。心、肺、腹均未见异常。舌质红，苔薄黄，脉数。主证未变，续用前方，加莱菔子 10g、白鲜皮 10g。

【三诊】

患儿无神烦，无面赤，略有口臭，偶有手足心热，食纳可，夜寐安，大便正常，日1次，小便淡黄。查体：T 36.3℃，面色红润，口唇淡红，咽部无充血，心、肺、腹未见异常。舌质淡红，苔薄黄，脉数。前方去枳实，加红景天 10g。

【治疗效果】

患儿无口臭及手足心热，无神烦，无面赤，食纳佳，夜寐安，大便正常，日1次，小便正常。血常规：EO% 1.5%。过敏原未见异常。随访6个月未复发。

【按语】

国医大师王烈教授明确指出，哮咳具有与哮喘相同的病因、病机及发病特点，不同于哮喘以哮鸣、气促伴咳为主症，哮咳以咳、不喘、无哮，反复发作为主，日久不愈易发展为哮喘。

导师冯晓纯教授临床治疗重视除内热，在继承王烈教授三期分治哮咳理论的同时，发现一部分患儿进入稳定期后不仅有肺脾肾虚证，尚有神烦、面赤、唇红、手足心热、口臭、大便干等食积内热证，常致哮咳反复发作，所谓"内无热，外无感"。小儿脏腑娇嫩，脾常不足，加之平素乳食无节制，过食肥甘厚腻生冷之品，导致饮食不能腐熟运化，形成食积，影响中焦气机升降，积滞郁久化热，上犯于肺，致咳嗽反复是本病稳定期（食积内热）的主要病理机制。

导师结合自己多年的临床经验，以清热泻火、消食导滞为原则，自制防哮Ⅱ方治疗哮咳稳定期（食积内热）患儿。方中黄芩清泻肺热，鸡内金消食健胃，两药相合，同为君药。栀子助黄芩清热泻火，山楂助内金消除乳食积滞，厚朴下气宽中，消积导滞，亦助内金消导之力，且与消积除痞之枳实相伍共治积滞、腹胀、大便不畅，通过釜底抽薪的方式，增强黄芩清热泻火的作用。四药相合，清消之力尤显，共为臣药。久病多瘀，故佐以破血逐瘀、行气消积之莪术，白茅根甘寒清泄肺胃之热，两药相合，甘苦温寒，互制相协而益效，共收行气消积、清热之功，为佐药。本方大多为苦寒之品，芦根味甘，既矫口味，又清热除烦，为使药。诸药合用共奏清热泻火，消食导滞之功。

二诊患者口臭及手足心热减轻，神烦、面赤好转，但余症仍在，说明主证未变，故守原方，因其大便略干，1～2日1次，故加莱菔子降气消除积滞。因其为过敏性体质，故加用白鲜皮，以改善其过敏性体质。三诊患者诸症明显好转，但服药已月余，故减少苦寒药味，以防用药苦寒过重伤阴，故去枳实。久病多虚多瘀，故加红景天以健脾清肺、活血化瘀。

（整理：冯金花、赵玉蓉、段晓征）

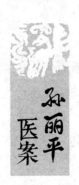

孙丽平（1970—），教授，博士及硕士研究生导师，国家重点学科带头人、重点中医专科后备带头人，吉林省第一批中医临床优秀人才。擅长治疗小儿咳嗽、哮喘等肺系疾病及厌食、腹泻等消化系统疾病。

感冒（反复呼吸道感染）案

感冒是儿科临床常见疾病，部分患儿罹患反复呼吸道感染，相当于中医的"体虚感冒""虚人感冒"及"汗证"等范畴。古人对食积引起肺热而感早有论述。《圣余医案诠解》认为小儿夜间发烧"大都由于伤食""中有食积则心胃之阳不能夜行于阴，而上盛熏肺也"，指出"食消阳降则愈"。王肯堂在《幼科证治准绳》中提出"若脾气盛实……其热毒之气必上蒸于肺而生痰，故患肺热者，多脾实得之"。

【一诊】

伊某，男，11岁，学生。2011年3月5日，因"反复易感3年"初诊。患儿3年前起病，症见反复发热、咽痛、咳嗽，经抗感染、对症治疗可缓解，后仍反复发作，约1个月发病一次，曾口服蛋白质粉、转移因子、万适宁等多种药物未效。4天前因感寒后再次出现发热，家长自行给予口服中西药物治疗4天后，患儿热退，病情好转。现症：纳少，口气酸臭，夜寐安，大便干，5～7日1次，小便黄，舌质红，苔白厚腻，脉滑数。咽部无充血，扁桃体无肿大，心肺听诊正常。

中医诊断：感冒（食积内热）；**西医诊断：**反复呼吸道感染。

治则治法：清热泻脾，消食导滞。

方药：黄芩20g，莱菔子20g，枳实20g，炒枳壳20g，槟榔20g，连翘20g，生石膏20g，陈皮20g，炙内金5g，郁李仁20g，火麻仁5g，生甘草5g。水煎取汁，日3次，口服。

其他疗法：番泻叶2g，代茶饮，便稀减量或停用。

【二诊】

诸症好转，患儿精神尚可，口气减轻，大便干稀不调，小便黄。舌质红，苔白厚，脉滑数。查体未见异常。前方，去番泻叶、郁李仁，火麻仁减量至3g，酌加茯苓20g、白术20g以健脾。

【三诊】

患儿精神良好，食纳可，大便正常，小便淡黄。舌质淡红，苔白厚，脉滑数。查体未见异常。继用上药3剂。

【治疗效果】

患儿精神良好，无口气，纳可，大便正常，日1次，小便淡黄。舌质淡，苔薄白，脉和缓有力。随访6个月曾复感1次，经口服中药3天治疗获愈。

【按语】

本案为小儿反复呼吸道感染，主要病位在肺与脾胃，有虚实之别。虚者多因正气不足，卫外不固，外感六淫之邪所致。本患属实证，由于饮食不当，进食甘甜之品或煎炸炙煿，损伤脾胃，脾失健运，积热内生，母病及子，移热于肺，肺气失宣，反复易感。食纳少，大便干，舌质红，苔白厚腻，脉滑数，均为脾失健运，积热内生之象。

方选枳实导滞丸加减。方中枳实、炒枳壳苦辛微寒，以行气消积，配以苦寒之黄芩、石膏清肺胃之热；莱菔子、鸡内金乃甘平之品，消食和胃；槟榔、陈皮辛温，理气化湿行气；火麻仁、郁李仁性味甘平，可润肠通便，清大肠之热；连翘味苦微寒，既可散结以助消积，又可清解食积所生之热；生甘草调和诸药。诸药配伍，使积去食消，实热得清，则诸症自解，阴阳平衡，外邪难袭，避免外感。

患儿虽表现为反复易感，但临证表现均为一派热象，舌脉均为实证，故辨证其本为内有实热，故以清热消积为治本之法。应用苦寒之品后应适时佐以扶正，以防伤正。故二诊加茯苓、白术以扶正健脾。三诊基本痊愈，疗效明显，故续用二诊原方，续服3剂，则患儿诸症均消。注意长期随访，嘱一旦有阴阳失衡之象即复诊，防病反复。

（整理：耿宽）

唇风（慢性唇炎）案

早在《内经》中即有关于唇风症状的描述，称"唇槁"。《外科正宗》指出，本病病机乃"阳明胃火上攻"。《医宗金鉴》也论述了该病的病机与临床表现，"唇风多在下唇生，阳明胃经风火攻，初起发痒色红肿，久裂流水火燎疼"。根据其临床表现，中医文献记载又有"唇疮""紧唇""溶唇""唇燥裂""唇胗""唇肿"等称谓，由于口唇肿胀、增厚，民间俗称"驴嘴风""驴唇风"等。

【一诊】

李某，男，7岁。2009年9月2日因"反复口唇干裂疼痛1年，加重3天"初诊。患者平素喜好辛辣、甜食。1年前起病，初起症见口唇发干，偶有脱皮，时常舔舐，日久逐渐口唇发痒、增厚，甚则口周唇线消失。自行用红霉素软膏、龙胆紫及多种药膏外涂，症状未见缓解。3天前食用辛辣之物后上述症状加重，自觉口唇干痛，肿胀，进食时尤甚。伴有心烦口渴，口气酸臭，大便干，2日一行，小便黄，舌红，苔白厚腻，脉滑数。形体肥胖，面赤，口唇肿胀，唇色暗红、干裂，伴有触痛。心肺腹未见异常。微量元素回报正常。

中医诊断：唇风（心脾积热）；**西医诊断：**慢性唇炎。

治则治法：清热泻火。

方药：生栀子5g，生石膏20g，生地黄20g，黄芩20g，生甘草5g，陈皮20g，石斛20g，连翘20g，内金5g，莱菔子20g，淡竹叶20g。水煎取汁，日3次，口服。

其他疗法：黄连膏外涂口唇，日2次。

【二诊】

患者口唇溃破处愈合，略有肿胀，痛痒感及口气减轻，舌红，苔白厚腻，脉滑数。去生石膏以免应用苦寒之品日久败胃。

【三诊】

口唇无疼痛、肿胀，无口气，饮食、大便、小便正常，舌红，少苔，脉数。查体：面色淡红，口唇略干，偶有脱皮，唇线显露。治以滋阴清热润燥。方药更为：沙参20g，生地黄20g，麦冬20g，黄芩20g，枳壳20g，生甘草5g，石斛20g，玉竹20g，山楂20g，陈皮20g，白芍15g。

【治疗效果】

患者口唇无溃破、无肿胀及疼痛，大便、小便正常。查体口唇淡红润泽如常。

【按语】

《内经》云："脾之合肉也，其荣唇也。"口唇乃脾胃之外候，脾开窍于口，其华在唇，口唇又系足阳明胃经循行所经，"夹口环唇"。该患素体肥胖，喜食肉食、辛辣之品，久之脾胃蕴热，唇风生焉。因此，唇风一病虽发在口唇，病位实在脾胃。正如《诸病源候论》所述："脾胃有热，气发于唇，则唇生疮，而重被风邪、寒湿之气搏于疮，则微肿湿烂，或冷或热，乍瘥乍发，积月累年谓之紧唇。"

本患临证见湿热蕴蒸之象，唇痛、干、痒，以及口渴、心烦等系子病犯母所致。辨证为心脾积热。故方选泻黄散与导赤散为主方加减用药。泻黄散又名泻脾散，《小儿药证直诀》记载本方可用于治疗"小儿脾热弄舌"，方中栀子为主药，性味苦寒，泻火清热，善清三焦之火，配合生石膏，善清肺胃之火。导赤散药用生地黄、生甘草、竹叶等，酌加黄芩、连翘清心脾积热。患儿口气酸臭，为平素饮食辛辣，胃热火盛之象，故加莱菔子、陈皮等消食导滞。外用黄连、香油等为膏以清热、润唇，内外合治，清除心脾积热，后期以沙参麦冬汤等滋阴润燥之品，则唇风得愈。

小儿具有"脾常不足"的生理特点，二诊时减去生石膏以防伤脾败胃。三诊时热象渐去，现阴伤征象，故以养阴之品收功，平衡阴阳，防病反复。本病之发病及反复与饮食习惯密切相关，《医宗金鉴》指出应忌姜、葱、蒜、辣椒、花椒等物，因此除药物治疗，还应指导饮食调护，才能防病复发。

（整理：孙莹莹）

腹痛（功能性腹痛）案

腹痛的病名，首见于《内经》,《素问·举痛论》记载，"厥气客于阴股，寒气上及少腹，血泣在下相引，故腹痛引阴股"。小儿腹痛则首见于隋代巢元方《诸病源候论》。

【一诊】

李某，女，3.5岁。2010年11月18日，因"腹痛1周"初诊。患者平素易感，喜食冷饮。近1周内出现腹痛，呈阵发性，以脐周为主，1日内频繁发作，纳可，寐安，大便干，小便黄，舌淡，苔白，脉紧。神清，面色淡白。咽无充血，双肺呼吸音清，心率96次/分，音纯律整，未闻及杂音，腹软，脐周压痛（+），扪之腹凉，无反跳痛及肌紧张，叩诊呈鼓音。胃肠彩超回报：肠腔积气明显，腹腔淋巴结肿大，较大者1cm×0.59cm。

中医诊断：腹痛（气滞）；**西医诊断：**功能性腹痛。

治则治法：行气止痛。

方药：莱菔子15g，枳实15g，白芍15g，元胡15g，佛手10g，炒枳壳15g，槟榔15g，小茴香5g，乌药15g，郁李仁15g，厚朴15g。水煎取汁，日3次，口服。

【二诊】

诸症好转，患儿腹痛明显减轻，白天已无腹痛，晚上腹痛频率减少，呈阵发性，脐周为主，纳可，寐安，大便略干，1～2日一行，小便略黄，舌红，苔白，脉缓。咽无充血，心肺正常，腹软，上腹压痛（+），叩诊少许鼓音，无反跳痛及肌紧张。主证未变，原方去郁李仁，加地丁15g、鸡内金5g，3剂，水煎服。

【治疗效果】

患者无腹痛，纳可，二便正常。随访1个月未见反复。

【按语】

小儿脏腑娇嫩，脾常不足，运化力弱；小儿为稚阴稚阳之体，五脏六腑，成而未全，全而未壮，脏腑功能相对薄弱；加之小儿饮食不知自节，饥饱不能自调，饮食偏嗜生冷，情志易怒等因素，致脾胃易为饮食、寒邪等所伤，脏腑功能失调，气机郁阻不通，不通则痛。因此，腹痛的发生多与脾、胃的功能失调有关。

患儿平素易感，喜食冷饮，致脾胃升降功能失常，脾阳受损，温煦失职，气机受阻，发为腹痛，扪之腹凉。舌淡，苔白，脉紧为寒邪犯腹之象。

方选自拟白乌汤加减。方中乌药辛温，归肺、脾、肾、膀胱经，具有行气止痛、温肾散寒之功，为君药。元胡味辛、苦，性温，归肝、脾、心经，辛散温通，《本草纲目》称其"能行血中气滞、气中血滞，故专治一身内外上下诸痛"，为止痛良药，白芍取芍药甘草汤之意，其味苦、酸、甘、微寒，归肝、脾经，可养血柔肝，缓急止痛，为臣药。佛手、厚朴、小茴香、枳壳、枳实为佐药，共奏理气宽中，行气止痛之功。郁李仁、莱菔子、槟榔具有润肠通便行气之效。诸药合用，具有理气、缓急、温里、止痛之功。

二诊患者腹痛、大便干明显缓解，舌质红，说明有内热之象，在原方基础上去郁李仁，加地丁以加大清热之功，同时患儿腹部彩超示肠系膜淋巴结显示，此时地丁又奏消痈散结之效，可谓一药两用，一箭双雕。小儿脾胃功能薄弱，运化力弱，故加鸡内金，以健脾助运，消食导滞，调畅气机。

（整理：李晓静）

紫癜（过敏性紫癜）案

【一诊】

修某，男，14岁，学生。2011年2月23日，因"双下肢皮肤瘀点瘀斑3个月"就诊。患儿幼儿时为过敏性体质，对食物、西药等均出现过敏反应，此次发病是由于对食物过敏，口服药物治疗3个月（具体用药用量不详），病情未见好转。现患儿双下肢皮肤散在瘀点瘀斑，左踝关节肿痛，时有腹痛，纳可，寐安，二便正常，舌质红，苔黄，脉滑数。咽部无充血，扁桃体无肿大，心肺听诊正常。

中医诊断：紫癜（血热妄行）；**西医诊断：**过敏性紫癜。

治则治法：三期辨证论治。出疹期，治宜清热解毒，凉血止血；疹退期，治宜养血活血，佐以解毒；无疹期，治宜益气养阴。

方药：生地黄25g，牛膝15g，丹皮20g，生甘草10g，黄芩25g，白鲜皮20g，当归10g，丹参10g，紫荆皮15g，白芍15g，水牛角25g，紫草5g，白茅根20g。水煎取汁，日3次，口服。

【二诊】

患儿双下肢有少量新出瘀点瘀斑，无腹痛及关节疼痛，纳可，寐安，二便正常，舌质红，苔黄，脉滑数。症仍属于出疹期，但患儿无腹痛及关节疼痛，故去当归、丹参、白芍，加紫花地丁20g、地肤子15g、黄芪10g。

【三诊】

患儿双下肢原皮肤瘀点瘀斑变淡，未出现新瘀点瘀斑，无腹痛及关节疼痛，纳可，寐安，二便正常，舌质淡红，苔薄黄，脉滑数。症属于疹退期，故用犀角地黄汤合玉屏风散加减。生地黄25g，丹皮20g，太子参5g，防风10g，白术15g，陈皮25g，神曲25g，五味子5g，黄芪25g，旱莲草20g，仙鹤草20g，白鲜皮20g，生甘草10g。

【四诊】

患儿双下肢皮肤瘀点瘀斑全部消退，无腹痛及关节疼痛，纳可，寐安，二便正常，舌质淡红，苔薄白，脉和缓。症属于无疹期，故前方去神曲、白鲜皮、旱莲草，加熟地黄20g、玉竹20g、大枣25g扶助正气。

【治疗效果】

患儿双下肢皮肤瘀点瘀斑全部消退，无腹痛及关节疼痛，纳可，寐安，二便正常，舌质淡红，苔薄白，脉和缓。

【按语】

本案为过敏性紫癜，常与外感风热湿热伤络、饮食失节蕴生内热有关。患者由于饮食失节蕴生内热，导致热邪迫血妄行，则出现双下肢皮肤瘀点瘀斑。治疗本病分为三期辨证论治，本病在出疹期选用犀角地黄汤加减，方中水牛角苦寒，善能凉血清心解毒，配以甘苦寒之品生地，凉血滋阴生津，既能助水牛角清热凉血以止血，又能复已失之阴血，佐以牛膝、丹皮、丹参、黄芩、白鲜皮、当归、紫草、紫荆皮、白茅根、白芍以清热凉血，活血化瘀，又可化收斑之功，甘草则调和诸药。本病在疹退期和无疹期选用犀角地黄汤合玉屏风散加减，选用玉屏风散的本意在于防治本病的复发，起到益气固表，防病反复的作用。

二诊患儿双下肢有少量新出瘀点瘀斑，无腹痛及关节疼痛，症仍属于出疹期，故续用原方，但患儿无腹痛及关节痛，则减少活血止痛之品当归、丹参、白芍，增加紫花地丁、地肤子、黄芪以加强凉血解毒作用。三诊患儿前症明显好转，属于疹退期，故选用犀角地黄汤合玉屏风散加减。四诊患儿症状基本痊愈，属于无疹期，故续用三诊方加减，则患儿诸症均消。

（整理：符顺丹）

胎黄（新生儿肝炎）案

黄疸一病早在《内经》中已有记载，如《素问·平人气象论》说："溺黄赤安卧者，黄疸……目黄者曰黄疸。"其分类始于《金匮要略》，有阴黄、阳黄、谷疸、女劳疸、酒疸等之别。

【一诊】

王某，男，37天。1996年9月9日因"全身发黄1个月"入院。生后5天起病，症见皮肤、巩膜发黄，色泽鲜艳如橘皮。无发热及呕吐。乳食可，夜眠佳，大便略干，小便色深黄，舌质红，苔白厚腻，指纹色紫，隐现于风关。咽部无充血，扁桃体无肿大，心肺听诊正常。血常规回报：WBC 11.2×10^9/L，L 0.74，E 0.04，Sg 0.22。肝功能回报：TBIL 272.4μmol/L，DBIL 9.5μmol/L，IBIL 262.9μmol/L，AST 57U/L，GGT 71U/L，LAP 53U/L。三对回报：抗-HBc阳性。肝、胆、脾B超未见明显异常。其母肝功能正常，三对回报：抗-HBc阳性。

中医诊断：胎黄（阳黄）；**西医诊断**：新生儿黄疸。

治则治法：清热解毒，祛湿利胆。

方药：茵陈蒿6g，栀子6g，大黄1g，萱草5g，茜草5g，竹叶5g。水煎取汁，日3次，口服。

【二诊】

诸症好转，偶咳。主证未变，续用前方加黄芩 5g、白鲜皮 5g。

【三诊】

经治 25 日黄疸消退，乳食可，夜眠安，大便正常，小便淡黄。肝功能：TBIL 47.9μmol/L，DBIL 11.0μmol/L，IBIL 36.9μmol/L，AST 55U/L，GGT 67U/L，LAP 53U/L。更法为益气健脾，佐以退黄。

方药：黄芪 6g，白术 4g，五味子 3g，茵陈蒿 6g，金钱草 6g。

【治疗效果】

患儿无皮肤黄染，饮食、睡眠、二便正常。舌淡，苔薄白，指纹淡紫。10 月 8 日复查肝功能正常。

【按语】

本案为黄疸，属阳黄，病机关键是湿热郁蒸，肝失疏泄，胆汁外溢，病位主要在脾胃肝胆。脾失健运，湿邪壅阻中焦，则脾胃升降失常；脾气不升，则肝气郁结不能疏泄；胃气不降，则胆汁的输送排泄失常，湿邪郁遏，溢于肌肤，故身目俱黄，下注于膀胱，则小便黄。舌质红、苔厚腻、指纹色紫均为湿浊困阻脾胃肝胆，湿重热轻之征，指纹在风关，示病邪初入，病情轻浅。

本例黄疸颜色鲜明，以阳黄论治，应用茵陈蒿汤加减。方中茵陈蒿为治黄之主剂，功可清热利湿退黄。本病患儿系由毒邪所致，所以方中加用栀子、大黄、白鲜皮，功可解毒泻火，清除里热，佐用萱草、茜草、竹叶、黄芩，旨在增强清热利湿退黄之功，湿热解除则黄疸自退，再以黄芪、白术、五味子、茵陈蒿、金钱草之类巩固，除湿祛热退疸，扶助正气，并佐恢复脏腑之功能。整个治疗 1 个月获愈。

二诊患者黄染症状明显减轻，但余症仍在，说明主证未变，故守原方，加白鲜皮，以祛风解毒，清热燥湿。三诊黄疸消退，肝功好转，更法益气健脾，扶助正气，佐以退黄，故用黄芪、白术、五味子益气健脾，茵陈蒿、金钱草佐以退黄，服用 4 剂，患者余症皆消，要在益气固本，防病反复。

（整理：李珊珊）

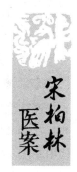

宋柏林（1962—），二级教授，博士研究生导师，享受国务院政府特殊津贴，吉林省高级专家。致力于点穴推拿手法防治 2 型糖尿病的临床与实验研究，强调"六郁和络滞"是 2 型糖尿病胰岛素抵抗的中医病机关键。

消渴病（2 型糖尿病）案

古代无糖尿病病名，在《素问·奇病论》有："帝曰：有病口甘者，病名为何？何以得之？岐伯曰：此五气之溢也，名曰脾瘅……此肥美之所发也，此人必数食甘美而多肥也，肥者令人内热，甘者令人中满，故其气上溢，转为消渴。"

【一诊】

李某，男，49 岁。2009 年 5 月 14 日因尿频、口渴 1 年，加重伴易饥 1 个月就诊。1 年前出现尿频、口渴等症状，曾诊断为 2 型糖尿病，此后血糖控制较好，但未规律、系统用药，1 个月前因家庭聚餐饮酒过多，自测空腹血糖达 16.0mmol/L，症状逐渐加重。现症：腰酸腿软，手足发热，口渴咽干，多食易饥，身体困重无力，小便频多，大便干燥，舌红苔黄厚，脉滑细数。查体：双下肢无浮肿，足背动脉搏动正常。四肢皮温正常，针刺痛觉无减退。四肢肌力、肌张力正常，双膝反射对称引出，病理反射（－）。理化检查：空腹血糖 14.9mmol/L，餐后 2h 血糖 24.2 mmol/L，糖化血红蛋白 12.0%，空腹胰岛素 10.06μU/mL，餐后胰岛素 24.96μU/mL，BMI 指数 33.0kg/m^2。

中医诊断：消渴病（湿热蕴结）；**西医诊断**：糖尿病（2 型）。

治则治法：清热化湿，益气养阴，活血通络。

处方：

1. 取穴：胰俞、肝俞、脾俞、胃俞、肾俞、中脘、关元、足三里、阴陵泉、丰隆、太溪、太冲等穴位。

2. 手法：滚法、点揉法、拿法、按法、摩法、一指禅法等。

3. 操作

（1）患者俯卧位：滚法放松两侧骶棘肌，自上而下，3 遍。继之以双手拇指点按胰俞、肝俞、脾俞、胃俞、肾俞，每穴 1 min。滚法放松双下肢后面，各 3 遍。

（2）患者仰卧位：以脐为中心，掌摩法顺、逆时针摩腹各 50 次。继之以一指禅推中脘、关元，每穴 1min。拿法放松双下肢前、侧面，各 3 遍。按揉足三里、阴陵泉、丰隆、太溪、太冲，每穴 1min。

【二诊】

连续治疗 1 个月后，患者自我感觉良好，身体较前轻便，二便基本正常。空腹血糖 7.7mmol/L，餐后 2h 血糖 8.3mmol/L，糖化血红蛋白 7.5%，BMI 指数 32.0kg/m²。续用原法。

【三诊】

连续治疗 2 个月后，患者已无明显不适感，但理化指标有时仍然高于正常值，空腹血糖 5.3mmol/L，餐后 2h 血糖 7.6mmol/L，糖化血红蛋白 6.2%，BMI 指数 32.5kg/m²。继续按原法巩固治疗。

【治疗效果】

连续治疗 3 个月后，患者已完全恢复正常。空腹血糖 4.7mmol/L，餐后 2h 血糖 7.32mmol/L，糖化血红蛋白 5.8%，空腹胰岛素 20.11μU/mL，餐后胰岛素 80.90μU/mL，BMI 指数 30.5kg/m²。

【按语】

本案为典型的肥胖 2 型糖尿病，病机关键为六郁和络滞，其病位与肝、脾（胃）、肾关系密切。传统认为，消渴病机主要是阴虚燥热，日久阴损及阳，阴阳俱虚，主要从三消论治，即上消肺热，中消胃热，下消肾虚。现代社会随着人们生活方式的改变，糖尿病的临床表现也发生变化，尤其是肥胖 2 型糖尿病患者，已较少出现"三多一少"表现，起病更加隐匿。大多数患者嗜食肥甘厚味，导致脾胃受损，脾胃运化失职，积热内蕴，化燥伤阴，消谷耗液，发为消渴；五志过极，皆从火化，火热内燔，消灼肺胃阴津，发为消渴；房事不节，劳倦过度，肾精亏虚，虚火内生，导致肾虚肺燥胃热诸证，亦可发为消渴。可见，禀赋不足是消渴发病的重要基础，饮食不节是其发病的重要环节。尤其是肥胖 2 型糖尿病患者，饮食是其发病的重要因素。患者嗜食肥甘，导致食郁，以食郁为先导，食郁中焦，损伤脾胃，滋生痰湿，痰湿既可直接耗伤阴液，又可郁而化火损伤阴液，更有痰湿日久闭阻经络，阴津失于输布，使机体失去濡养而发为消渴。脾胃气机壅滞，满而不化，郁而生热，进而化生膏、浊、痰、瘀、毒等病理产物，病理产物久而不化，或堆积于肓膜之上，或蕴藏于胸腹之中，或散布于肌肉腠理之间，阻碍气机的运行，气郁血瘀而化热，热则销铄津液，发为消渴，最终形成气、血、痰、热、湿、食六郁。

针对肥胖 2 型糖尿病六郁和络滞的病机关键，推拿处方中采用顺、逆时针摩腹以健腹助运，通调肠腹积滞，泻热通便；按揉肝之背俞穴肝俞，配合原穴太冲以疏肝理气解郁；按揉脾胃之背俞穴脾俞、胃俞，配合脾胃之合穴阴陵泉、足三里以健脾益胃，和中化湿；按揉肾之背俞穴肾俞、原穴太溪、小肠募穴关元以温阳化气，行水利湿；腑之会穴中脘、胃经络穴丰隆为临床常用对穴，二穴合用以祛痰降脂；糖尿病病程较长，久病多瘀，揉法放松两侧骶棘肌，放松双下肢，拿法放松双下肢前、侧面以活血化瘀，疏经通络；选取胰俞为治疗糖尿病之要穴。

推拿对初发患者疗效较好，可作为 2 型糖尿病的辅助治疗手段，可能机制为：一是减轻体重，有效纠正脂代谢紊乱，改善胰岛素抵抗，降低血糖。二是直接抑制炎症因子或通过降低血糖及血脂含量，解除糖脂毒性作用，从而消除或减少炎症因子的产生，进而改善胰岛素抵抗。三是推拿可通过促进血液循环，改善血小板活化状态，预防和延缓 2 型糖尿病血管并发症的发生。

（整理：吴兴全）

泄泻（溃疡性结肠炎）案

《内经》称本病证为"鹜溏""飧泄""濡泄""洞泄""注下""后泄"等，如《素问·太阴阳明论》指出："食饮不节，起居不时者，阴受之……阴受之则入五脏……下为飧泄。"

【一诊】

张某，女，30 岁。2009 年 9 月 20 日因腹泻 3 个月，加重 3 天就诊。3 个月前，因饮食不洁而出现腹泻，日行 4～5 次，质稀薄，自服中西药物后病情缓解，大便逐渐成形。停药后反复发作，用药效果不明显，迁延至今。现症：腹泻，日行 3～4 次，每日晨起后即感腹痛，泻后痛减，伴有黏液，偶有血丝。夜寐欠佳，纳差，舌体微胖，边有齿痕，舌质淡，苔薄白，脉细弱。查体：肠鸣音亢进，左少腹隐痛，叩击痛（＋）。乙状结肠镜示：溃疡性结肠炎。便常规未见异常。

中医诊断：泄泻（脾肾阳虚）；**西医诊断：**溃疡性结肠炎。

治则治法：温补脾肾，化湿助运。

处方：

1. 取穴：中脘、神阙、天枢、大横、气海、阴陵泉、上巨虚、足三里、三阴交、脾俞、胃俞、肾俞、大肠俞、八髎等穴位。

2. 手法：滚法、揉法、点法、摩法、擦法、一指禅法等。

3. 操作

（1）患者仰卧位，医者先以一指禅法施于中脘、天枢、大横、气海穴，每穴 1min，再顺时针摩腹 5min。

（2）按揉、点按阴陵泉、上巨虚、足三里、三阴交，每穴 1min，以透热为度。

（3）患者俯卧位，滚背部膀胱经 1、2 侧线，再以拇指按揉脾俞、胃俞、肾俞、大肠俞，直擦督脉及膀胱经，横擦腰骶部及八髎穴，以透热为度。

（4）上述手法结束后，隔姜灸神阙穴。

【二诊】

连续治疗 10 次后，患者大便次数明显减少，日行 2～3 次，大便逐渐成形，肠鸣音趋于正常，左少腹部疼痛减轻。续用前法巩固治疗，可适当延长对气海、阴陵泉、足三里、上巨虚的刺激时间。

宋柏林医案

327

【三诊】

连续治疗 20 天后，患者上述症状完全消失，恢复到了发病前的生活状态。

【治疗效果】

患者完全恢复正常。

【按语】

泄泻病多为饮食不洁，损伤脾胃，致水谷精微不能输布，水湿内停困遏脾阳，则运化功能减退，不能腐熟水谷，并入大肠而泄，泄泻日久不愈，损伤肾阳，即所谓"由脾及肾"，肾阳受损进一步累及脾阳，致脾肾阳虚，则泄泻缠绵难愈。本案患者属于泄泻病日久不愈，累及脾肾胃三脏。本案以推拿配合艾灸，方中灸神阙、横擦腰骶部、八髎穴可温补元阳，固本止泻。天枢为大肠募穴，能调理肠胃气机。上巨虚为大肠下合穴，可运化湿滞，取"合治内腑"之意。阴陵泉可健脾化湿，以分利小便而实大便。诸法合用，以达温补脾肾、化湿助运之功。

急性泄泻，即感受外邪和饮食所伤者，不宜单纯用推拿治疗，应进行便常规检查，在排除肠道传染病的情况下，结合中西药物综合治疗。推拿治疗慢性泄泻，疗效显著。病程短者，治疗 3～5 次即可明显见效，一般一个疗程可基本治愈。病程较长者，要取得明显疗效，则需要 2～3 个疗程。

（整理：吴兴全）

丛德毓（1961—），三级教授，博士研究生导师，长白山技能名师，吉林省特等劳动模范，吉林省第十二批有突出贡献的中青年专业技术人才。长期从事推拿临床、教学、科研与医院管理工作，逐渐形成了以滚法疏通经络，一指禅推法调和脏腑，按揉手法治疗筋肉等系列特色手法。

项痹病（神经根型颈椎病）案

古代中医学中并无"颈椎病"记载，相关症状散见于"痹证"、"痿证"、"头痛"、"眩晕"、"项强"、"颈筋急"和"颈肩痛"等疾病中，如《灵枢·经脉》里描写"不可以顾，肩似拔、似折"与神经根型颈病的症状表现相类似。

【一诊】

张某，女，50岁。2008年5月14日因左侧肩背部及上肢疼痛、麻木1个月余，加重3天就诊。1个月前出现左侧肩背部及上肢疼痛、麻木，经休息后略有缓解。3天前上症复现，并呈进行性加重。现症：颈肩部酸痛不适，时有左侧上肢酸痛伴左侧无名指、小指麻木，夜晚尤甚。舌红苔白，舌边瘀点，脉沉细。查体：颈部肌肉略僵硬，左侧肩胛骨内上角压痛（＋）并触及条索状硬结，C_5左侧横突部压痛，臂丛牵拉试验（＋），击顶试验（＋）。颈椎正侧位 DR 示：颈椎生理曲度变直，$C_{4\sim6}$椎体后缘骨质增生。

中医诊断：项痹病（气滞血瘀）；**西医诊断**：颈椎病（神经根型）。

治则治法：活血化瘀，通络止痛，理筋整复。

处方：

1.取穴：风池、肩井、天柱、肩外俞、天宗、肩髎、风府、大椎、合谷、曲池等。

2.手法：滚法、拿法、揉法、扳法、一指禅法、拔伸法等。

3.操作

（1）患者俯卧位，胸前垫一胸垫，额部置于枕上。在患者肩背部施以滚法，在颈项部施以拿法、揉法，点按肩井、天柱、肩外俞、天宗、肩髎、大椎等腧穴，以放松颈项部、肩背部肌肉，促进血液循环。

（2）患者仰卧位，去枕。弹拨胸锁乳突肌、斜方肌及枕后肌群，点按风池、风府，利用身体自身重力进行纵向牵拉，扩大椎间隙，缓解肢体麻木。

（3）患者仰卧位，左手托住患者枕骨粗隆，拇指置于颈 5 横突处，右手置于下颌部，使患者颈部前屈向健侧旋转，至最大生理角度时，双手协同用力的同时，左手拇指把偏歪的棘突推向健侧，轻巧扳动颈部，以恢复关节正常关系。

（4）患者坐位，在颈肩部施以一指禅手法，再以双手握患者患侧手腕部，使上肢外展并快速抖动上肢，点按合谷、曲池等穴位，以促进血液循行。

【二诊】

连续治疗 10 次，患者第 5 天后左侧肩背部疼痛、麻木减轻。查体：左侧肩胛骨内上角压痛（＋），C_5 左侧横突部压痛（＋），臂丛牵拉试验（－），击顶试验（－）。主证未变，续用前法，酌情增加手法刺激量。

【三诊】

患者颈肩部疼痛、麻木症状消失，食纳、睡眠尚可。舌质淡，苔薄白，脉细弦。查体：左侧肩胛骨内上角压痛（－），C_5 左侧横突部压痛（－），臂丛牵拉试验（－），击顶试验（－）。

【治疗效果】

患者症状消失，病情痊愈。

【按语】

项痹病的发生主要是气血运行失常所致。如《素问·调经论》说："人之所有者，血与气耳。"血气不和乃百病变化而生。气滞血瘀、风寒湿痹的臂痛，病累日久，脉络闭阻，气血运行不畅，致经气痹阻；气滞血瘀，所谓"病久入络""久病必瘀"。《杂病广要》云："若气滞血瘀，经络不行，臂痛不能举。"症见臂痛如刺，固定不移，肌肤不仁，肌肉萎缩。此外，风寒湿邪侵袭、脏腑虚损、经络闭阻、痰湿阻络、劳损等也是本病的主要成因。

本案处方体现了"筋骨肉并重，标本兼治"的治疗原则。处方中首先以滚法、拿法等手法活血化瘀、放松肌群，继以弹拨、牵引手法理筋，再以定点旋牵法滑利关节、纠正解剖关系。诸法合用，共奏活血化瘀，通络止痛，理筋整复之效。

本案患者二诊后，颈肩麻木症状即有减轻，但仍有不适，说明神经根的压迫未完全解除，故续用原法，但需加大手法刺激量，以促进局部血液循环。三诊患者诸症消失，颈肌和颈筋膜恢复正常功能，肌肉、韧带、骨骼的稳定性增强，达到"筋、骨、肉"并调，从而改善颈部不适及上肢麻木的症状。

（整理：吴兴全）

腰痛病（急性腰扭伤）案

《金匮翼·腰背》曰："瘀血腰痛者，闪挫及强力举重得之，盖腰者，一身之要，屈伸俯仰，无不由之，若一有损伤，血脉凝涩，经络壅滞，令人卒痛不能转侧，其脉涩，日轻夜重是也。"其与现代急性腰扭伤症状一致。

【一诊】

杨某，女，32岁。2008年12月20日因腰部疼痛、活动不利2天就诊。2天前不慎从高处跌落，扭伤腰部，出现腰痛，弯腰时疼痛明显，今日腰痛加剧。现症：腰部疼痛，不能转腰，行走困难，休息无改善，舌有斑点，苔薄，脉弦紧。查体：腰部肌张力增高，$L_{3\sim5}$棘突及两侧压痛明显，无侧弯，右侧直腿抬高40°，腰部活动前屈10°，后伸0°，左侧屈15°，右侧屈15°。腰椎正侧位DR未见异常。

中医诊断：腰痛病（气滞血瘀）；**西医诊断：**急性腰扭伤。

治则治法：行气活血，解痉止痛。

处方：

1. 取穴：肾俞、膀胱俞、气海俞、大肠俞、后溪、委中、腰阳关等。

2. 手法：㨰法、拿法、揉法、斜扳法、弹拨法等。

3. 操作

（1）患者俯卧位，肢体放松，先用轻缓的按揉法在腰椎两侧骶棘肌上下往返施术3～5分钟，然后按揉腰部肌肉，从L_1至腰骶部，由上而下，重点拿揉腰椎两侧骶棘肌和压痛点，反复拿揉2～4分钟，以缓解肌肉痉挛，改善局部血液循环。

（2）患者俯卧位，以拇指点按肾俞、膀胱俞、气海俞、大肠俞、委中、阳关等穴位及压痛点，每穴0.5分钟；然后在痛点或肌痉挛处施弹拨手法，每处2～3次，以解痉止痛，松解粘连。

（3）腰椎后伸扳腰法。患者俯卧位，术者一手掌按住腰骶部，另一手肘关节屈曲，用前臂抱住患者一侧大腿下1/3处施腰部后伸扳法，有节奏地使下肢一起一落，反复作3～5次，先扳健侧，再扳患侧，随后摇晃旋转腰骶和髋部，两侧各数次。

（4）腰椎斜扳法。患者侧卧位，健肢在下，自然伸直，患肢在上，屈膝屈髋，全身放松。术者一手扶按肩前，另一手扶按髋臀部，施快速腰部斜扳法，即可听到复位的弹响声，以调整腰椎后关节紊乱，使错位关节复位，嵌顿的滑膜复位回纳。

（5）患者俯卧位，术者以掌根或小鱼际着力，在患者腰骶部施揉按手法，从上至下，先健侧后患侧，边揉按边移动，反复作3～5次，然后用小鱼际直擦腰部两侧膀胱经，横擦腰骶部，以透热为度；重按后溪穴，必要时配合局部湿热敷，以达到疏经通络、散瘀活血的目的。

【二诊】

连续治疗3次，患者腰部疼痛症状明显缓解，腰椎活动范围加大。查体：腰部肌肉略紧张，右侧直腿抬高70°，腰部活动前屈60°，后伸10°，左侧屈30°，右侧屈30°。继续按原法治疗。

【三诊】

连续治疗7次，患者腰部疼痛完全消失、活动自如，食纳、睡眠尚可。舌质淡，苔薄白，脉弦细。

【治疗效果】

后来电告知已痊愈，随访 1 个月未见复发。

【按语】

《景岳全书》曰，"凡腰痛者，多由真气不足"，是对腰痛病机的高度概括。本案患者年龄较轻，但由于跌仆后，导致气血运行不畅，瘀阻于腰脊督脉，经络不通，故见腰部疼痛。舌有斑点，苔薄，脉弦紧，为气滞血瘀之征象。

本处方手法与中药热敷并用，以滚法、拿法、揉法等手法，解除肌肉痉挛，活血化瘀；后以伸扳法、斜扳法纠正解剖关系，解除滑膜嵌顿；以中药热敷，乃利用药袋的热量达到解痉、活血化瘀之目的；方中重按后溪穴，此穴乃手太阳小肠经的输穴，又为八脉交会穴之一，通于督脉、小肠经，具有舒经的效果。诸法合用，共奏行气活血，解痉止痛之效。

急性腰扭伤俗称"闪腰岔气"，为临床常见病、多发病。多由跌仆闪挫、姿势不良导致。在急性期局部会出现纤维组织的损伤或撕裂、水肿、充血等情况，往往疼痛较重，或出现肌肉保护性痉挛等情况，此时以中药外敷、点穴为主，慎用手法。本案中患者已发病 2 日，故直接使用手法治疗。

（整理：吴兴全）

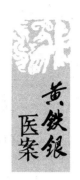

黄铁银（1956—），教授，硕士研究生导师。从事推拿学教学、实验与临床研究。主要研究方向为推拿治疗软伤疾病研究。

膝痹病（膝关节骨性关节炎）案

《张氏医通》指出："膝为筋之府……膝痛无有不因肝肾虚者，虚则风寒湿气袭之。"根据其病因病机和临床表现看，应属于中医"痹证""骨痹""膝痹""鹤膝风""痿证"或"痿痹"等范畴。

【一诊】

王某，男，62岁。2009年4月20日因右膝关节疼痛，活动受限1个月余，加重5天就诊。1个月前出现右膝关节疼痛，活动受限，并时有肿胀，后逐渐加重，于某院诊断为"右膝关节骨性关节炎"，予以相关治疗后症状缓解，5天前因感寒而上症复现，并呈进行性加重。现症：右膝关节疼痛、活动不利。舌质淡，苔薄白，脉沉细。查体：体态微胖，右膝关节肿胀，以内外膝眼及髌上囊处明显，屈曲明显受限，活动时关节内无明显交锁。右膝关节研磨试验（＋），浮髌试验（－）。右膝关节正侧位DR示：内侧膝关节间隙变窄，两侧不等宽，关节边缘有骨刺形成。

中医诊断：膝痹病（肝肾两虚）；**西医诊断**：右膝关节骨性关节炎。

治则治法：舒筋通络，滑利关节，活血止痛。

处方：

1. 取穴：内外膝眼、梁丘、血海、阴陵泉、阳陵泉、足三里、委中、承山、太溪等穴位。

2. 手法：㨰法、揉法、拿法、按法、弹拨法、摇法等。

3. 操作

（1）患者仰卧位，医者先㨰法、揉法、拿法等放松膝关节周围肌肉及膝髌周围，以拇指点按内外膝眼、梁丘、血海、阴陵泉、阳陵泉、足三里、承山、太溪等穴位。

（2）医者用拇指将髌骨向上、下、左、右方向推挤数次，按压髌骨边缘压痛点，力量由轻逐渐加重，然后用单手掌根部按揉髌骨下缘。

（3）医者做膝关节摇法，同时配合膝关节屈伸、内旋、外旋等被动活动，最后在膝关节周围行擦法，以局部发热为度。

（4）患者俯卧位，医者施滚法、揉法、拿法等于大腿后侧及小腿后侧，着重点按委中穴。

【二诊】

连续治疗 10 次后，膝关节肿胀基本消失，活动范围增大，疼痛减轻。查体：右膝关节研磨试验弱（＋）。续用原法。

【三诊】

患者完全恢复正常。舌质淡，苔薄白，脉弦细。

【治疗效果】

患者完全恢复正常，过度劳累后仍有复发。

【按语】

本虚标实，肝肾不足、气血亏虚是本病的基本病机。人到中年以后，肾阴虚较为明显。肾虚不能主骨充髓，而腰为肾之府，故肾虚则腰痛。肝肾同居下焦，乙癸同源，肾气虚则肝气亦虚，肝虚则无以养筋以束骨利机关。肝主筋，膝者筋之府，肝气虚则膝痛，且以夜间为重。因肾为寒水之经，寒湿之邪与之同气相感，深袭入骨，痹阻经络使气血不行，关节闭塞，筋骨失养，渐至筋挛，关节变形，不得屈伸，甚至出现筋缩肉卷，肘膝不得伸，尻以代踵，脊以代头的症状。肝肾精亏，肾督阳虚，不能充养温煦筋骨，使筋挛骨弱而留邪不去，痰浊瘀血逐渐形成，必然造成痹证迁延不愈，最后关节变形，活动受限。

本案处方以局部手法为主，通过放松肌肉、刺激经络腧穴、运动关节等方法，达到了以下目的：一是解除肌肉、韧带痉挛，松解关节周围粘连，增加关节活动度。二是促进患者局部致痛致炎物质的降解和转运，增加体内镇痛物质含量，提高痛阈，从而起到镇痛消炎作用。三是改变异常的血液流变学特征，通过神经体液及局部自动调节机制，改善膝关节微循环及淋巴循环，促进关节软骨对营养物质的吸收、转运，延缓关节软骨受损。四是运用手法治疗可以活血化瘀，改善微循环、血液流变及血流动力状态，促进炎症介质的吸收。

膝关节退变增生是随年龄增长的正常生理过程，中老年人都有一定程度的骨质疏松，当站立位和行走时全身重量均由双膝承担，膝关节长期劳损、反复扭伤时，膝关节肌力减弱、失衡，产生不协调的摩擦损伤，久之，软骨面退变，弹性降低，部分或完全碎裂、脱落，而导致膝关节疼痛、积液、纤维组织增生。

（整理：吴兴全）

漏肩风（肩关节周围炎）案

古中医学无肩周炎病名，相关记载散见于《黄帝内经》。如《灵枢·经脉》："肺手太阴之脉……气盛有余，则肩背痛……气虚则肩背痛寒""大肠手阳明之脉……所生病者……肩前臑痛""小肠手太阳之脉……是动则病……肩似拔"。其属"痹证"的范畴，亦称为肩凝症、五十肩、冻结肩等。

【一诊】

魏某，男，55 岁。2010 年 3 月 18 日因右肩关节疼痛、活动受限 5 个月，加重 3 天就诊，5 个月前因受凉后出现右侧肩部擎掣不适，逐渐加重，疼痛重着，活动后则疼痛加重，自行热敷、理疗后症状缓解，反复发作。3 天前因感寒再度发作并加重。现症：右肩关节疼痛，活动受限。舌淡，苔白微腻，脉弦紧。查体：右肩肌肉萎缩，肩部活动前屈 50°，内收 10°，后伸、外展受限。压痛点：三角肌下缘（＋），冈下窝（＋＋）。右肩关节正侧位 DR 示：右肩关节未见异常。

中医诊断：漏肩风（风寒湿痹）；**西医诊断：**肩关节周围炎（粘连期）。

治则治法：祛风散寒，解痉通络，活血化瘀，滑利关节。

处方：

1. 取穴：合谷、手三里、曲池、臂臑、肩井、肩髃、天宗、阳陵泉等穴位。

2. 手法：滚法、揉法、摇法、拿法、捏法、点法、弹拨、牵拉、搓法、抖法等。

3. 操作

（1）患者坐位，医者站于患侧，用滚法、揉法、拿法等放松肩关节周围肌肉 5～8 分钟，重点在肩前部、三角肌部及肩后部。

（2）医者一手扶住患肩，另一手握住患者腕部或托住肘部，以肩关节为轴心做环转摇动，幅度由小到大，反复 10 次；然后再做肩关节内收、外展、后伸及内旋的扳动各 5 次，以松解粘连，滑利关节。

（3）点按压痛点及合谷、手三里、曲池、臂臑、肩井、肩髃、天宗、阳陵泉等穴位，以酸胀为度；弹拨粘连部位及压痛点，解痉止痛，剥离粘连。

（4）用揉法、拿捏法放松肩关节周围，然后做肩关节牵拉提抖，用搓法从肩部到前臂上下搓动 3～5 遍，最后叩击肩关节周围。

嘱：进行手臂爬墙运动，做内收、外展、屈伸、耸肩运动，展翅飞翔势运动，梳头动作等。

【二诊】

连续治疗 10 次后，肩关节疼痛减轻，但活动仍受限。查体：前屈 60°，内收 20°，后伸 10°，外展 30°。压痛点：三角肌下缘弱（＋），冈下窝（＋）。续用前法，同时加大对腧穴刺激量。

【三诊】

连续治疗 20 次后，肩关节疼痛基本消失，活动范围尚可。舌质淡，苔薄白，脉弦细。查体：前屈 80°，内收 40°，后伸 40°，外展 75°。

【治疗效果】

患者基本恢复正常，遇风寒后偶感隐隐作痛。

【按语】

本病的发生主要是由于正气不足，感受风、寒、湿三邪。其内因是发病的基础，而素体虚弱、正气不足、腠理不密、卫外不固是引起痹证的内在因素。因其易受外邪侵袭，且在感受风、寒、湿三邪后，易使肌肉、关节、经络痹阻而形成痹证。正如《素问·痹论》曰："风寒湿三气杂至，合而为痹也。"

本案处方以局部推拿手法结合点穴，重点在肩周部位操作，并配合循经远部取穴。先以手法温通经脉、活血化瘀，再以穴位点按使渗透力更强，驱除体内寒邪，最后以牵抖、提拉等运动手法松解粘连，滑利关节。诸法合用以达祛风散寒、解痉通络、活血化瘀、滑利关节之目的。

一诊后，患者疼痛减轻，说明气血得以运行，但粘连还在，故关节活动仍受限，主证未变，可按原法继续操作。二诊后加大了手法刺激量，关键在于恢复组织深处气血运行。三诊后，患者症状已基本消失。本病为慢性病，切不可急于求成，应循序渐进，以免给患者造成新的创伤。

（整理：吴兴全）

中医临床带教经典医案

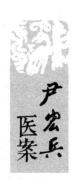

尹宏兵（1969—），教授，硕士研究生导师，第三批全国老中医药专家学术经验继承人。从事中医骨伤科临床工作，对颈、肩、腰、腿痛等症有深入研究。

骨痿（骨质疏松症）案

本病属于中医学"骨痿""骨痹""骨枯"等范畴。《灵枢·本神》曰："脾气虚则四肢不用。"《素问·痿论》曰："肾气热，则腰脊不举，骨枯而髓减，发为骨痿。"《千金要方·骨极》曰："若肾病则骨极，牙齿苦痛，手足痛，不能久立，屈伸不利。"

【一诊】

李某，女，63岁。2011年10月15日因驼背伴周身疼痛1年，加重3个月就诊。1年前出现驼背、周身疼痛等症，并日渐加重，尤以久坐、久站或手提重物时疼痛明显，3个月前，由于闪挫腰痛明显加剧，休息无效。现症：驼背并伴有周身疼痛，尤以腰背部明显，头目眩晕，心烦不眠，潮热盗汗，便秘，舌质淡黑，有瘀斑，脉细涩。查体：胸腰段向后侧凸出，呈驼背畸形，活动功能明显受限；棘上及棘突两侧压痛、叩击痛（+）；余症未见明显异常。腰椎正、侧位X线片显示：诸椎椎体骨密度减低，骨小梁减少，骨皮质变薄，骨结构模糊；胸12椎及腰1椎体均呈轻度楔形改变。双能X线骨密度仪（DEXA）检测结果：低于2.5个标准差（骨质疏松）。

中医诊断：骨痿（肾虚瘀血）；**西医诊断**：骨质疏松症。

治则治法：强腰补肾，活血化瘀。

方药：桃仁6g，红花6g，当归15g，川芎9g，牛膝9g，地龙9g，五灵脂9g，没药9g，羌活9g，香附9g，杜仲9g，骨碎补9g。水煎取汁，日3次，口服。

其他疗法：

1.中药塌渍：独活6g，防风6g，川芎6g，牛膝6g，寄生18g，杜仲12g，当归12g，茯苓12g，熟地15g，白芍9g，细辛3g，甘草3g。

2.穴位敷贴：将塌渍药方制成穴位贴，可选命门、关元、气海、肾俞、脾俞、足三里、三阴交、血海等，每次取穴不超过4～6个，每次2小时，每日或隔日1次。

3.物理治疗：采用XT-2000型骨质疏松治疗仪治疗，每日1次，每次20～30分钟。

4.传统体育疗法：根据体质可选太极拳或八段锦，亦可选练某一式。运动量的掌握以身体微微出汗为宜，每日 1 ～ 2 次，每次约 20 分钟。

5.嘱患者调饮食：如睡前补钙，多食牛奶、蛋类、谷类、豆制品及鱼虾、海带等，适当摄食蛋白质及柠檬、醋等酸味食物。

【治疗效果】

连续治疗 6 周后，患者周身疼痛及头目眩晕、心烦、盗汗等症消失，胸腰段活动功能恢复正常。

【按语】

肾主骨藏精，精生髓，髓养骨，故骨的生长、发育、强弱与肾精关系密切。若肾气不足，骨髓缺乏肾精填充濡养，则骨质丢失、骨强度下降，导致骨质疏松。脾主运化，主四肢肌肉，为后天之本，气血生化之源，化源充足则可使肢体骨骼强壮有力，不足则肢体骨骼痿弱，甚则失用，若脾气不健，气血生化不足，筋骨失于濡养，亦可发生骨质疏松。总之，本病的发生为肾亏脾虚、髓减骨枯。身痛逐瘀汤记载于清代名医王清任所著的《医林改错》，主治腰腿痛或周身疼痛，痛如针刺等血瘀痹证，具有活血行气、祛瘀通络、通痹止痛之功。方中川芎、当归、牛膝、桃仁、红花、五灵脂共奏活血行气止痛之功。骨质疏松症的病理变化为本虚标实，而标实多为瘀滞阻络为先，所以常配合活血化瘀、宣痹止痛之药。

本病在治疗上总体应遵循"虚则补之"的原则，选用药物多以甘温补益、滋养肝肾、兼及五脏为基本特点，以补肾益精为主，辅以健脾养血、活血祛瘀、强筋健骨，标本兼顾。大量临床证实，此类处方能够刺激成骨细胞的增殖，抑制破骨细胞的分化，促进骨形成，有效提高骨密度，从而防止骨质疏松症的发生发展。

（整理：崔镇海）

膝痹（膝关节骨性关节炎）案

本病属于中医学"骨痹""肾痹""尪痹"等范畴。痹是指痹阻不通的一种病理现象，多因正气不足，卫外不固，复加劳累之后，汗出当风，或久坐卧湿地，涉水冒寒而致风寒湿邪侵袭经络，痹阻气血，以致肢体和关节酸痛、活动不利。

【一诊】

辛某，女，55 岁。2008 年 3 月 21 日因双膝关节肿痛、活动不利 2 年，加重半个月就诊。2 年前出现双侧膝关节肿痛及活动不利等症，晨起及过度活动后明显。半个月前，由于过度劳累而致病情显著加剧。现症：双侧膝关节疼痛，肿胀，僵硬畸形，肌肉瘦削，屈伸不利，畏寒喜暖，腰膝酸软，手足不温，舌淡，苔薄白，脉沉细而弱。查体：双侧膝关节明显肿胀，未见内、外翻等畸形；股四头肌萎缩，关节周围触压痛（+），浮髌试验（+）；膝关节活动功能明显受限，屈伸时可扪及摩擦音。膝关节正侧位 X 线片示：双侧膝关节髌骨、股骨髁、胫骨平台关节缘呈唇样骨质增生，胫骨髁间隆突变尖，关节间隙变窄，软骨下骨质致密，可见关节内游离体。

中医诊断：膝痹（肝肾亏虚）；**西医诊断**：双膝关节骨性关节炎。

治则治法：补肝肾、养气血，舒筋、通络、止痛。

方药：补肾壮筋汤加减。

熟地黄 9g，当归 9g，牛膝 9g，杜仲 9g，山茱萸 9g，茯苓 9g，白芍 9g，五加皮 9g，补骨脂 9g，骨碎补 9g，淫羊藿 9g，薏苡仁 50g（包煎），寸云 9g，青皮 5g。水煎取汁，日 3 次，口服。

其他疗法：

1. 中药塌渍。独活 6g，防风 6g，川芎 6g，牛膝 6g，寄生 18g，杜仲 12g，当归 12g，茯苓 12g，熟地 15g，白芍 9g，细辛 3g，甘草 3g。

2. 中药敷贴。将塌渍药方制成穴位贴，可选犊鼻、内膝眼、阳陵泉、膝阳关、鹤顶、梁丘、伏兔、阿氏穴等，每次取穴不超过 4～6 个，每次 12～24 小时，每日或隔日 1 次。

3. 关节腔内注射。采用透明质酸钠 2mL 每周 1 次膝关节腔内注射，连续 3～5 次。

4. 功能康复训练

（1）自我功能训练。股四头肌、腘绳肌等长收缩训练，每日 2 次，每次 1～2 组，每组 20 个。膝关节活动度锻炼，每日 4 次，每次 30 分钟。踝关节主动屈伸训练，每日 2 次，每次 1～2 组，每组 20 个。

（2）应用多关节等速测试训练系统对膝关节进行测试（治疗前、治疗后）和训练，每日 1 次，每次 20 分钟。

5. 必要时，可短期应用非甾体抗炎药物。

【治疗效果】

连续治疗 5 周后，患者双侧膝关节疼痛、肿胀等症基本消失，活动功能明显恢复。

【按语】

肝主筋，肾主骨，诸筋者，皆属于节，筋能约束骨节。由于中年以后肝肾阴亏，肝虚则血不荣筋，筋不能维持关节之张弛，关节失去滑利；肾虚而髓减，使筋骨均失所养，致本病。说明本病病机为本虚标实，肝肾不足为本，寒湿之邪为标。

塌渍方中用独活、桑寄生祛风除湿，养血和营，活络通痹为主药。牛膝、杜仲、熟地黄补益肝肾，强壮筋骨为辅药。川芎、当归、芍药补血活血；甘草益气扶脾，均为佐药，使气血旺盛；又佐以细辛搜风除痹，茯苓利水渗湿。使以防风祛周身风寒湿邪。各药合用，是为标本兼顾，扶正祛邪之剂。中药塌渍治疗可以剥离粘连、改善血供、加快组织修复，使气血调和，血脉充盈，则筋有所养，经络通利则拘挛自除，取得较为满意的临床效果。该方法操作简便，适合在基层医疗单位推广、应用。

（整理：刘立东）

腰腿痛（腰椎间盘突出症）案

本病属于中医学"腰腿痛""腰痛""痹证"等范畴。《素问·刺腰痛》云："衡络之脉令人腰痛，不可以俯仰，仰则恐仆，得之举重伤腰。"又云："肉里之脉令人腰痛，不可以咳，咳则筋缩急。"《医学心悟》曰："腰痛拘急，牵引腿足。"

【一诊】

郑某，男，38岁。2011年7月26日因腰痛，伴左下肢麻痛、活动不利2天就诊。2天前扭伤腰部后出现腰部疼痛、左下肢麻痛及活动不利等症。现：腰及左下肢疼痛剧烈，痛有定处，拒按，仰俯活动受限，舌质紫暗，边有瘀斑，苔薄白，脉细涩。查体：腰椎生理弯曲变直，无侧弯畸形；腰4、5及腰5、骶1棘突间偏左2cm处压痛（＋），并伴有放射性疼痛至左足跟；左侧直腿抬高试验及加强试验（＋），左小腿外侧及足背外缘皮肤痛觉迟钝，左足拇趾背伸肌力及跟腱反射减弱；巴彬斯基征（－）。腰椎正侧位X线片示：腰椎生理弯曲变直，腰4、5及腰5、骶1椎间隙异常（前后等宽），相应的椎体前缘略呈唇样增生。腰椎MRI示：腰4、5及腰5、骶1椎间盘向后膨出伴疝，相应的硬膜囊受压。

中医诊断：腰腿痛（气滞血瘀）；西医：腰椎间盘突出症。

治则治法：行气活血止痛，补肾强筋壮骨。

方药：熟地50g，鸡血藤25g，申姜20g，狗脊20g，杜仲20g，地龙15g，鹿角霜20g，羌活15g，元胡15g，甘草10g，牛膝15g，木瓜15g，桃仁15g，红花15g，薏苡仁50g（包煎），蜈蚣2条，全蝎3g，黄芪10g，川芎10g。上药，水煎取汁，日3次，口服。

其他疗法：

1.中药塌渍：秦艽9g，川芎9g，桃仁9g，红花9g，甘草9g，羌活9g，香附9g，没药9g，五灵脂9g，牛膝9g，地龙9g，细辛3g。

2.中药敷贴：将塌渍药方制成穴位贴，可选命门、肾俞、大肠俞、环跳、血海、委中、阳陵泉、足三里、三阴交、昆仑等，每次取穴不超过4～6个，每次12～24小时，每日或隔日1次。

3.推拿治疗：采取两步十法，即按、压、揉、推、滚、摇、抖、扳、盘、运，每日1次，每次20～30分钟。

4.功能康复训练：可采取五点支撑法、三点支撑法或飞燕式以锻炼腰背肌，每日3～5组，每组10～20次。

【治疗效果】

连续治疗4周后，患者腰痛及左下肢麻木、疼痛、活动不利等症状消失。

【按语】

中医学认为"腰为肾之府""肾藏精，主骨生髓"，一般腰痛均与肾相关。肾气本虚，或因劳欲过度，或因多种慢性疾病迁延日久，导致肾精亏损。肝血不足，筋骨失养，是腰腿痛的根本原因。其诱因有三：一则在轻微外力下即发生筋伤骨错而发病。二则跌仆挫伤，损伤腰背脊柱、筋肉、经脉，导致气血运行不畅，气滞血瘀，经脉不通，不通则痛。三则风寒湿热之邪趁虚侵入而发为痹痛，尤以寒湿之邪为多。故腰椎间盘突出症为本虚标实之证，虚实错杂，主要与肝肾亏虚、气滞血瘀及风寒湿邪侵袭有关。

塌渍方中用秦艽、羌活祛风除湿，桃仁、红花、川芎活血祛瘀，没药、灵脂、香附行气血止痛，牛膝、地龙疏通经络以利关节，细辛搜风除痹，甘草调和诸药。各药合用，共奏活血化瘀、舒筋通络之效。

穴位贴敷疗法集针灸和药物治疗之所长，可与内治并行，并能补内治之不及。所用药方配伍组成来自于临床经验，经过了漫长岁月和历史的验证，疗效显著，且无创伤无痛苦，对惧针者，老幼虚弱之体，补泻难施之时，或不肯服药之人，不能服药之症，尤为适宜。

（整理：张维）

骨折（胫腓骨陈旧性骨折）案

我国古代医家对骨折早已认识，甲骨文已有"疾骨""疾胫""疾肘"等病名，《周礼·天官》记载了"折疡"，而"骨折"一词最早出自唐代王焘所著的《外台秘要》。

【一诊】

张某，男，41 岁。2009 年 3 月 21 日因右小腿肿痛、活动不利 2 个月就诊。2 个月前不慎滑倒而出现右小腿下段剧痛、肿胀、不能站立等症，经某诊所采取手法整复及小夹板外固定等处置后，回家卧床静养至今，症状未见好转。现症：右小腿下段略有疼痛及肿胀，不能站立及行走，面色少华，短气懒言，食少腹胀，舌质淡白，苔腻，脉细弱无力。查体：右小腿行小夹板外固定，小腿下段及足背轻度肿胀，但无明显的皮下瘀斑；中、下 1/3 处压痛（±），肢体纵轴叩击痛（±），未见明显畸形及异常活动；肢体末梢血运良好，足背动脉搏动有力。右小腿正侧位 X 线片示：右胫腓骨中、下 1/3 骨皮质不连续，可见螺旋形骨折线，骨折远、近端对位及对线良好，断端略有少量骨痂形成。

中医诊断： 右胫腓骨骨折（气血不足）；**西医诊断：** 右胫腓骨中、下 1/3 陈旧性骨折。

治则治法： 舒筋活血，补肾壮骨。

方药： 壮骨强筋汤加减。

熟地 12g，牛膝 9g，川芎 6g，当归 9g，续断 9g，桃仁 6g，红花 3g，补骨脂 9g，骨碎补 9g，煅自然铜 9g，茯苓 9g，泽泻 9g，甘草 3g。水煎取汁，日 3 次，口服。

其他疗法：

1. 中药塌渍：秦艽 9g，川芎 9g，桃仁 9g，红花 9g，甘草 9g，羌活 9g，香附 9g，没药 9g，五灵脂 9g，牛膝 9g，地龙 9g，细辛 3g。

尹宏兵医案

2. 中药敷贴：将塌渍药方制成穴位贴，可选命门、肾俞、脾俞、阳陵泉、足三里、三阴交、太溪、太冲等，每次取穴不超过 4 ～ 6 个，每次 12 ～ 24 小时，每日或隔日 1 次。

3. 足部药浴：熟地 15g，鸡血藤 12g，木瓜 12g，独活 10g，赤芍 10g，丹皮 10g，透骨草 6g，桑枝 12g，木香 10g，伸筋草 6g。

上药加水适量，煎煮取汁浸足。每次浸泡 30 ～ 40 分钟，最好在每晚睡前或晨起后进行。

4. 固定：考虑骨折虽已"后期"，但因该患骨折部的骨痂形成较为缓慢，骨折尚未达临床愈合，故继续"小夹板外固定"2 周。

5. 功能康复训练：应在进一步加强髋、膝、踝关节功能锻炼的基础上，逐步进行扶双拐负重及行走练习，强度应遵循"循序渐进"的原则。

【治疗效果】

连续治疗 3 周后，患者右小腿疼痛、肿胀等症消失，负重及行走功能明显恢复，复查 X 线片显示骨折端已有大量骨痂形成，骨折线已模糊。半年后随访，患者骨折已达骨性愈合标准。

【按语】

《内经》中指出"坠堕""击仆""举重用力""五劳所伤"等是导致骨折发生的因素。中医认为，人体是由五脏、经络、皮肉、筋骨、气血与津液等共同构成的整体，因而骨折的发生和发展与气血筋骨、脏腑经络等都有密切的关系。从表面上看，骨折似乎主要是局部皮肉筋骨的损伤，但人体受外力影响而遭受的局部损伤，常可导致脏腑、经络、气血的功能紊乱，如《正体类要》所说，"肢体损于外，则气血伤于内，营卫有所不贯，脏腑由之不和"。皮肉筋骨损伤会引起气血瘀阻、经络阻塞，或气血津液亏虚，或瘀血邪毒由表入里，累及肝肾精气，导致脏腑不和，也就是外伤与内损、局部与整体的关系是相互作用、相互影响的。

壮骨强筋汤用熟地黄、山药、骨碎补、补骨脂、续断补益肝肾，填精补髓，强壮筋骨；煅自然铜、牛膝、桃仁、红花、当归、川芎活血化瘀、行气止痛、舒筋活络；茯苓、泽泻利水渗湿；甘草既可调和诸药，又能缓急止痛。故全方具有舒筋活血、补肾壮骨之功能，且经临证加减，更增强疗效。

中药足浴疗法，是以中医理论为基础，以整体观念和辨证论治为原则，运用"补肾活血养血、舒筋通络除痹"中药药液浸泡足部，使药性通过穴位直达脏腑，最终达到"促进人体血脉运动、调理脏腑、平衡阴阳、疏通经脉"之目的。此法操作简单，经济安全，不仅避免了药物的不良反应，而且效果显著。现代医学证实，脚掌有无数的末梢神经，与大脑紧紧相连，同时又密布众多的血管，故有人的"第二心脏"之美称。足浴作为一种良性刺激，可使植物神经和内分泌系统得到调节；同时，又能使体表血管扩张，血液循环得到改善。

（整理：刘达）

齐伟（1974— ），博士研究生导师，长白山通经调脏手法流派传承人，国家名老中医药专家学术继承人，国家自然基金项目评审专家。从事软伤疾病治疗工作 10 余年，擅长颈肩腰腿痛等疾病的诊断及治疗，注重整体观念，强调辨证论治。

项痹（寰枢关节半脱位）案

《素问·痹论》曰："所谓痹者，各以其时重感于风寒湿之气也。"又曰："其风气胜者为行痹，寒气胜者为痛痹，湿气胜者为著痹也。"

【一诊】

刘某，女，9 岁。2010 年 1 月 29 日因颈部歪斜疼痛、不能转侧 1 个月就诊。1 个月前出现颊部肿胀疼痛，遂到某院就诊，诊断为"腮腺炎"，予以抗炎药物治疗后炎症消退，颊部肿痛消失，既而出现颈歪、颈部疼痛、活动受限。后拍颈椎三维重建 CT，确诊为寰枢关节半脱位。现症：头颈部剧痛，左侧头皮发麻，面部转向左侧，颈部活动不能，动则剧痛难忍，不能坐起及站立，卧位稍舒。大便干，小便黄，夜寐可，舌质红，苔薄黄，脉弦。查体：项部肌肉僵硬，左风池穴压痛（＋），并向后头部放散，头颈部弹性固定于左旋约 40°。颈椎活动度：前屈 15°，后伸 5°，左侧屈 10°，右侧屈 5°，左旋转 10°，右旋转 5°。颈椎三维重建 CT：寰椎以枢椎齿状突为轴逆时针旋转约 30°，寰枢中央关节及寰枢外侧关节错位，寰齿侧间隙明显不对称。

中医诊断：项痹病（气滞血瘀）；**西医诊断**：寰枢关节半脱位。

治则治法：活血通络，理筋整复。

处置：中药袋热敷项部 20 分钟后，再行卧位旋牵法治疗，手法操作如下：

1. 患儿仰卧位，以拿法、按揉、牵伸法松解颈阔肌、胸锁乳突肌、头最长肌、前中后斜角肌、斜方肌上部、头半棘肌、头夹肌、颈夹肌、头后大直肌、头后小直肌、头上斜肌、头下斜肌。

2. 将患儿头向左（逆时针）转至最大限度，右手掌根托枕部，中指扳枢椎棘突向右，左手掌根托下颌，沿躯干纵轴方向向上牵引，至身体与床面之间发生移动之前，患儿全身放松瞬间，双手协同用力快速向上牵抖，力度以不引起患者身体与床面之间移动为佳。

3. 将患儿头向右（顺时针）转至略超过最大限度，左手掌根托枕部，拇指推枢椎棘突向右，右手掌根托下颌，沿躯干纵轴方向向上牵引，至身体与床面之间发生移动之前，患儿全身放松瞬间，双手协同用力快速向上牵抖，力度同前。

【治疗效果】

经 22 次治疗，颈部歪斜、疼痛消失。查体：项部柔软，无压痛，颈椎活动度：前屈 45°，后伸 40°，左右侧屈 45°，左右旋转 80°。颈椎三维重建 CT：未见异常。回访：2010 年 4 月，无头颈部不适及活动受限；2010 年 7 月，无异于常童。

【按语】

痹证多为人体气血虚弱，复感风寒湿邪而发。本患因"痄腮"之后，体质虚弱，气血不足，腠理不固，风寒湿邪留滞项部经脉，气血运行不畅，痹阻不通，发为"项痹"。因外邪侵袭项部，致寰枢关节周围筋脉松弛，关节失稳，复因姿势不良，致筋歪骨错，不能自复，发为颈歪、颈痛、不能转侧。舌质红、苔薄黄、脉弦为气滞血瘀之象。

本案采用中药热敷后，再行卧位旋牵法治疗，先以活血化瘀、通络止痛之中药温通项部经脉，配以放松类手法柔筋止痛，借筋柔之机以卧位旋牵法整复错位之寰枢关节，达骨正筋顺之目的。筋骨归其位，则络脉得通，痹痛得止，功能得复。

手法在仰卧位进行，患者自觉安全舒适，容易配合治疗；仰卧位时患者颈部肌肉放松，手法事半功倍；卧位牵抖时最大力小于或等于患者身体与床面之间摩擦力，不会超过人体所能承受的力量极限；卧位旋牵法先旋转，后牵抖，发力过程中不加大旋转角度，不会超过颈部旋转极限。

患者为儿童，不易配合治疗，因此松解手法要由轻到重，由非痛区到痛区，做到全面无痛放松，以利于整复手法的实施；顺错位方向旋牵的旋转角度及牵引力度要小，尽量不引起患者不适或疼痛，获取患者对手法的信任，以利下一步手法的实施；逆错位方向旋牵为复位之关键手法，旋转角度及牵引力度要大，以求动中复位。

（整理：曹然）

小儿遗尿（遗尿症）案

《素问·经脉别论》曰："饮入于胃，游溢精气，上输于脾；脾气散精，上归于肺；通调水道，下输膀胱。"《素问·灵兰秘典论》曰："膀胱者，州都之官，津液藏焉，气化则能出矣。"《类症治裁·遗溺》曰："夫膀胱仅藏溺，主出溺者，三焦之气化而。"

【一诊】

张某，男，10 岁。2005 年 9 月 3 日因睡中小便自遗、醒时不能自控 7 年就诊。7 年前出现夜间遗尿、白天排尿自控困难，曾用中成药、中药汤剂及民间偏方验方治疗未效。现症：每夜父母叫起排尿 2 次的前提下，遗尿 2 次以上；白天有尿感后自控时间达不到 2 分钟，每节课如厕 1～2 次；神疲乏力，面色苍白，唇淡，畏寒肢冷，智力如常，大便正常，小便清长，舌质淡，苔白滑，脉沉无力。

查体：面色苍白，口唇色淡，四末不温，舌质淡，苔白滑，脉沉无力。

中医诊断：小儿遗尿（肾阳不足）；**西医诊断：**遗尿症。

治则治法：温补肾阳，固涩小便。

处方：关元中极三阴交(双)，遗尿点(双)，下1(双)。

关元直刺，补法；中极向下斜刺，使针感向阴器放散；三阴交直刺，补法；遗尿点强刺激使针点放散到腹部为佳；下1穴向上沿皮下平刺，不行针，无针感为佳。

【治疗效果】

针刺1次后，夜间未遗尿，每节课后如厕1次；针刺2次后，夜间遗尿1次，每节课后如厕即可，自控可达5分钟以上；针刺3次后未再遗尿。巩固针刺7次后，无遗尿，但面白唇淡、畏寒肢冷、小便清长、舌脉之象如前。嘱其家属买艾条灸关元、神阙、肾俞、命门20次。2个月后电话回访：患者未曾遗尿，且精力充沛，面色红润，无畏寒肢冷，舌脉未查。

【按语】

遗尿的发生在于膀胱不能约束及三焦气化功能失职，与肺、脾、肾相关。肾为先天之本，主水，藏阴而寓元阳，下通于阴，职司二便，与膀胱相表里。膀胱为津液之腑，小便乃津液之余，小便之排泄与贮存，全赖肾阳之温养气化。本患肾阳不足，下元虚冷，不能温养膀胱，膀胱气化功能失调，闭藏失职，不能化制水道，发主遗尿，舌质淡、苔白滑、脉沉无力。

关元为肝、脾、胃足三阴与任脉之会穴及小肠经之募穴，配膀胱经募穴中极，补益肾气，肾气充实则膀胱约束有权；三阴交为足之三阴经相交之会穴，针之补益中气，脾气得升，遗尿可止；遗尿点为治疗遗尿之验穴，强刺激使热感传至小腹，疏通经脉，益肾固涩；肾与膀胱位于人体前正中线两侧，为下1区所在，故针刺下1，温肾助膀胱气化，约束有权，遗尿可止。

遗尿点位于足小趾之下，足小趾下横纹中点，为肾经之经气始生始发之地，针之可调整脏腑经络功能。下1位于内踝上3横指，跟腱前缘，为腕踝针刺激点，针刺时采取平刺法，针尖达皮下即可，此处为肾经络脉之气散布之所在，可调整肾经之气及肾脏功能，以温肾化气。

（整理：曹然）

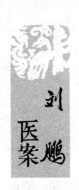

刘鹏（1973—），教授，硕士研究生导师，长白山通经调脏手法流派第四代传承人，国医大师刘柏龄教授亲传弟子，吉林省百名临床优秀中医人才。从事中医临床教学工作20余年，提倡应用中医"内调外治"模式治疗疾病。

不寐（失眠）案

不寐在《内经》称为"不得卧""目不瞑"，是以经常不能获得正常睡眠为特征的一类病证。《灵枢·大惑论》认为，"卫气不得入于阴，常留于阳，留于阳则阳气满，阳气满则阳跷盛，不得入于阴则阴气虚，故目不瞑矣"。不寐的病位主要在心，与肝脾肾有关。基本病机为阳盛阴衰，阴阳失交。

【一诊】

李某，女，68岁。2009年4月9日因入睡困难3年，加重1个月就诊。3年前出现入睡困难，曾自行服用"舒乐安定"，服后睡眠改善，停用则症状复发，1个月前病情加重，伴自汗、乏力。现症：入睡困难、多梦、易醒、醒后难寐，伴神疲乏力、自汗，纳差，四肢沉重，面色萎黄，舌质淡，苔薄白，脉缓弱。查体：神经系统检查未见阳性体征，生理反射存在，病理反射未引出。检查：匹兹堡睡眠指数18。BP 160/90mmHg，ECG未见异常。

中医诊断：不寐（心脾两虚）；**西医诊断：**失眠。

治则治法：补益心脾，养血安神。

处方：

1. 取穴：上脘、中脘、下脘、关元、气海、天枢、足三里、百会、四神聪、太阳、安眠等。

2. 手法：摩法、揉法、推法、点法、抹法等。

3. 具体操作步骤

（1）医者以一手置于患者脐部，以脐为中心做顺时针掌摩法3分钟，后逆时针摩3分钟。再以一手手掌置于脐下3寸丹田处，做环形摩动5分钟，以手的自然压力为主，不可带动皮下组织。

（2）双手叠加，掌根置于患者脐部，稍用力下压，以脐为中心做顺时针团揉腹部，力度稍重，以带动皮下组织为宜，约5分钟。

（3）医者立于患者头部，一手手掌置于上脘穴，双手交替自上而下进行直线推动至关元穴止30秒，力度稍重，以带动皮下组织为宜。

（4）自上而下依次点揉上脘、中脘、下脘、关元、气海、足三里等穴位，每穴30秒，以重点按、揉脾俞、胃俞、心俞、肝俞、膈俞养血安神。

（5）以拇指指腹置于印堂穴处，自印堂穴向上直抹至神庭穴止，可双手交替进行，约3分钟。自上而下依次点揉患者百会、四神聪、太阳、安眠等穴位，力稍重，每穴1分钟。

以上手法治疗为每次30分钟，日1次，10次为1个疗程。

【二诊】

患者入睡困难、多梦、易醒明显减轻，食纳好转，舌质淡红，苔薄白，脉和缓。专科检查未见异常。主证未变，继续原治疗方案。

【治疗效果】

患者无入睡困难、易醒、醒后难寐及多梦，无神疲乏力、自汗、四肢沉重，面色荣润，纳可，二便调和。匹兹堡睡眠指数为8。BP 165/95mmHg。

【按语】

本病的发生为内伤所致，以虚证为主。血为神的物质基础，血虚则神无以附，由于心脾两虚，气虚血少，导致气血不足，无以奉养心神而致不寐、多梦、易醒、醒后难寐；脾气虚则纳差，脾失健运，则水湿不运、四肢沉重；神疲乏力、自汗均为气血不足之象。舌质淡，苔薄白，脉缓弱皆为气虚血少之征。

脾胃为后天之本，脾主运化，脾失健运则精微不化、水液失布，故手法治疗时重点在腹部进行补法操作，摩腹，揉天枢、气海、关元以益气健脾，在背部膀胱经施以按、揉法，重点在脾俞、胃俞、心俞、肝俞、膈俞以养血安神。

一诊后患者入睡困难、神疲乏力及四肢沉重较减轻，食纳好转，但余症仍在，说明主证未变，故继续原方案治疗。二诊后患者夜寐转佳，纳可，二便调。舌质淡红，苔薄白，脉和缓。

（整理：张燕）

经行腹痛（痛经）案

痛经最早记载于《金匮要略·妇人杂病脉证并治》，其曰："经水不利，少腹满痛，经一月再见。"《景岳全书》完善了"不通则痛""不荣则痛"这两个主要病机。"凡妇人经行作痛，夹虚者多，全实者少……固其大法也"。

【一诊】

赵某，女，23岁。2011年8月18日因痛经7年，加重3个月就诊。患者16岁初潮，每遇行经前2～3天小腹疼痛，痛尚可忍，近3个月疼痛加重。现症：经前期胁腹胀痛，胀甚于痛，月经量少而不畅，间有小血块，自觉腹胀，矢气则舒，时有嗳气，情绪低落，舌淡紫，有瘀斑，脉弦细涩。妇科检查未见异常。

中医诊断：痛经（气滞血瘀）；**西医诊断：**痛经。

治则治法：理气活血，化瘀止痛。

处方：

1.取穴：气海、关元、太溪、三阴交、血海、肾俞、肝俞、太冲、膻中、八髎穴等。

2.手法：摩法、揉法、按法、点法、擦法、一指禅推法等。

3.具体操作步骤

（1）患者仰卧位，医者在患者小腹部施顺时针摩法治疗3分钟，再逆时针方向治疗3分钟，以微热为度。以手指点按气海、关元各1分钟。

（2）患者俯卧位，医者揉法放松腰部肌肉，点按肾俞、八髎穴各2分钟，点按太溪、三阴交、血海等穴各1分钟。

（3）横擦腰骶部，重点擦八髎穴，配合推压膀胱经腰骶部，以透热为度。

（4）点按肝俞、太冲、膻中等穴各1分钟。

以上手法3次为1个疗程，经前约1周开始进行治疗。

【二诊】

推拿治疗后，患者经前胁腹胀痛有所减轻，经量较前有所增加，仍有小血块，时有嗳气，舌质暗红，苔薄白，脉弦。继续原治疗方案。

【治疗效果】

经前期无胁腹胀痛，经色、经量正常，间无血块，腹胀、嗳气消失，情绪平和，舌淡红，苔薄白，脉和缓。

【按语】

患者年少青春，平素情志抑郁，致肝气不舒，气机郁滞，瘀滞冲任，气血结于胞宫，发为本病，不通则痛，故经行胁腹胀痛；冲任气滞血瘀，故经血量少，经色紫暗，间有小血块。舌淡紫有瘀斑，脉弦细涩，为气滞血瘀之征。

辨证论治时应首先考虑病人体质之强弱，病邪之盛衰，气滞与血瘀之轻重，寒热之不同，总的治疗原则是"通则不痛，痛则不通"。其"通"法各有不同，气滞者疏而通之，血瘀者活而通之。推拿具有温经散寒，疏通血脉，通经止痛的作用。同时又可调节冲、任、督脉的经气，故取气海、关元、血海、足三里等穴以补益行血化瘀。按揉肝俞、肾俞、命门、八髎等穴以强健先后天之本，疏调经气，开通闭塞；用推、揉、拿、摩腹等手法以疏通经络，调和气血，从而使滞留胞宫中的瘀血消散，气机通畅，气血运行恢复正常，达到"通则不痛"的目的。

一诊后患者经前胁腹胀痛有所减轻，经量较前有所增加，仍有嗳气，舌质暗红，苔薄白，脉弦，为肝气郁滞未解之候，继续原方案治疗。二诊后患者肝气得舒，血行亦畅，故经前无胁腹胀痛，经色、经量正常，间无血块，腹胀、嗳气消失，情绪平和，舌淡红，苔薄白，脉和缓。

（整理：张燕）

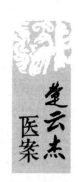

楚云杰（1965—），主任医师，硕士研究生导师，长春市名中医，主要从事应用推拿治疗脊源性疾病的临床与基础研究20余年，主张三步辨证，筋骨并重。

腰痛病（腰椎间盘突出症）案

古中医学典籍中无腰椎间盘突出症之名，本病属于"腰腿痛""痹证"范畴。《灵枢·经脉》曰："脊痛，腰似折，髀不可以曲，腘如结。"《医宗金鉴》说："有筋急而动摇不利或骨节微有错落不合缝者，惟宜推拿以通经络气血也。"

【一诊】

徐某，男，66岁。2009年8月17日因腰部疼痛3年，加重5天就诊。3年前受寒后出颈现腰背部疼痛，活动不利，诊断为"腰椎间盘突出症"，病情反复。5天前因搬抬重物致腰痛复作并加重。现症：腰部疼痛，活动不利，右下肢疼痛。饮食尚可，夜寐差，二便调和。舌质暗红，苔薄黄，脉沉弦。专科检查：腰部肌肉紧张，腰椎活动度：前屈15°、后伸5°、左侧弯10°、右侧弯20°，腰2～5棘突及右侧旁开1.5cm处压痛（+），叩击痛（+），并放射至右侧踝关节处。直腿抬高试验：右30°，加强试验（+），右70°。双下肢跟膝腱反射正常，双下肢巴彬斯基征（－）。腰椎CT示：腰2～5椎体骨质增生，腰4、5椎间盘变性伴突出。

中医诊断：腰痛病（气滞血瘀）；**西医诊断：**腰椎间盘突出症。

治则治法：活血化瘀，通络止痛。

处置：

1. 治疗部位与取穴：以腰、臀、下肢为主要治疗部位，配合压痛点、腰阳关、大肠俞、环跳、委中、承山等穴位。

2. 主要手法：滚法、揉法、弹拨、点法、拔伸牵引、腰部斜扳法等。

3. 具体操作

（1）患者俯卧位，医者用滚法、揉法等手法在患者脊柱两侧膀胱经及臀部和下肢后外侧施术5～8分钟，以腰部为重点，改善血液循环，缓解腰背肌肉痉挛。

（2）医者在助手配合下进行适当的腰椎拔伸牵引后，嘱患者侧卧位，医者用腰椎斜扳法，左右各1次，以调整关节紊乱，松解粘连，改变突出物与神经根的位置。

（3）患者俯卧位，弹拨、点按腰部压痛点，拇指按揉腰阳关、大肠俞、环跳、委中、承山等穴位，最后叩击腰部，横擦腰骶部。

4.中药塌渍：秦艽 9g，川芎 9g，桃仁 9g，红花 9g，甘草 9g，羌活 9g，香附 9g，没药 9g，五灵脂 9g，牛膝 9g，地龙 9g，细辛 3g。

【治疗效果】

经过 21 天治疗后，腰部疼痛及右下肢疼痛明显缓解，右下肢偶有麻木感，腰部活动较为灵活，久坐久站及长时间行走后腰痛及右下肢疼痛有所加重。回访：2009 年 11 月，腰部疼痛及右下肢疼痛症状基本消失。2010 年 1 月，劳累后略有腰部不适。

【按语】

患者劳伤日久，经脉受损，致腰部筋脉瘀阻，气血运行不畅。瘀血阻络，脉络不通，不通则痛，故为腰部疼痛。气血不能濡养肢体，则见肢体麻木、无力。瘀血为阴，入夜尤甚，故夜间寐差。舌质暗红，苔薄黄，脉沉弦，皆为气滞血瘀之象。

根据病情，腰椎间盘突出以推拿、手指点穴治疗为主，辅以针刺、中药塌渍等综合治疗方法，以活血化瘀，通络止痛。在充分放松患者腰部肌肉后，进行适当的腰椎拔伸牵引后，嘱患者侧卧位，医者用腰椎斜扳法，左右各 1 次，以调整关节紊乱，松解粘连，改变突出物与神经根的位置。

腰椎间盘突出症大多引起坐骨神经痛，故在 20 世纪 40 年代以前本病被坐骨神经痛所代替，以后经临床观察，才认识到腰椎间盘突出与坐骨神经痛的关系。

（整理：刘达）

项痹病（颈椎病）案

《灵枢·经脉》里描写不可以顾，肩似拔、似折，与神经根型颈病的症状表现相类似。本病属中医学中"痹证""痿证""头痛""眩晕""项强""颈筋急"和"颈肩痛"等范畴。

【一诊】

陈某，女，34 岁。2009 年 8 月 31 日因颈痛伴双上肢麻木 1 年，加重 5 天就诊。1 年前因劳累后出现颈部伴双上肢麻木，经休息后缓解，5 天前病情复现并加重。现症：颈痛，伴双上肢麻木、无力，颈部活动不利，饮食尚可，夜寐差，二便正常，舌质红，苔黄，脉弦。查体：颈椎生理曲度变直，颈肩部肌肉紧张。颈椎活动度：前屈 30°，后伸 25°，左右侧屈 25°，左右侧旋 30°。$C_{2\sim7}$ 棘突双侧旁开 1cm 处压痛（＋），旋颈试验（－），叩顶试验（＋），右侧臂丛神经牵拉试验（＋），霍夫曼征（－），双侧肱二、三头肌反射正常，双侧桡骨膜反射正常，双上肢肌力正常。颈椎 X 线示：颈椎生理曲度变直，C_4 椎体处见角折征象，$C_{4\sim5}$ 椎间孔变小，环椎关节间隙正常。

中医诊断：项痹病（气滞血瘀）；**西医诊断**：颈椎病（神经根型）。

治则治法：活血化瘀，通络止痛。

处置：

1. 治疗部位与取穴：以颈部为中心，风池、风府、天柱、百会、大椎、颈夹脊、风门、颈百劳、秉风、天宗、曲垣、肩贞、玉枕等。

2. 主要手法：先施以拿揉、𱍪法、点揉、弹拨，治以疏经通络，行气止痛；再施以叩击、牵抖上肢等手法理筋通络。

3. 具体操作

（1）患者取坐位，医者利于其后，按揉、拿捏患者颈项两旁的软组织自上而下操作5分钟，随后用揉法、𱍪法等放松患者颈肩部、上背部及上肢的肌肉5分钟。

（2）嘱患者放松，医者用双手托住下颌及后枕部，缓慢用力向上拔伸，做颈部拔伸牵引，然后再用斜扳法和颈部旋牵法，纠正颈椎关节错位。

（3）拿揉患者两侧肩部肌肉及患肢，以肱二头肌和肱三头肌为主，用多指横拨腋下臂丛神经分支，使患者手指有窜麻感为宜。

（4）点按压痛点，风池、风府、天柱、百会、大椎、颈夹脊等穴，夹挫、牵抖上肢2～3次，最后拍打、擦搓肩背部和上肢，使患者有轻快感为宜。

4. 中药塌渍：秦艽9g，川芎9g，桃仁9g，红花9g，甘草9g，羌活9g，香附9g，没药9g，五灵脂9g，牛膝9g，地龙9g，细辛3g。

【治疗效果】

经14次治疗，颈痛、双上肢麻木及颈部活动不利等症状较入院前明显好转。查体：颈椎生理曲度变直，颈椎活动灵活，$C_{2\sim7}$棘突双侧旁开1cm处压痛（－），旋颈试验（－），叩顶试验（－），双侧臂丛神经牵拉试验（－），霍夫曼征（－），双侧肱二、三头肌反射正常，双侧桡骨膜反射正常。回访：2009年10月，无颈痛、双上肢麻木及颈部活动不利。2010年1月，颈部无异常。

【按语】

患者劳伤日久，经脉受损，致颈部筋脉瘀阻，气血运行不畅。瘀血阻络，脉络不通，不通则痛，故为颈部疼痛。气血不能濡养肢体，则见肢体麻木，无力。瘀血为阴，入夜尤甚，故夜间寐差。舌质红，苔黄，脉弦，皆为气滞血瘀之象。

根据患者病情予以颈椎病推拿为主，辅以针刺、手指点穴、中药塌渍治疗，多种治疗方法共同使用，以活血化瘀，通络止痛。先施以拿揉、𱍪法、点揉、弹拨，治以疏经通络，行气止痛；再施以叩击、牵抖上肢等手法理筋通络。在充分放松患者颈部肌肉后，做颈部拔伸牵引，然后再用斜扳法和颈部旋牵法，纠正颈椎关节错位。

颈椎病是由颈椎退行性病变引起，除脊髓型外，其他各型预后良好，经推拿手法治疗能消除炎症，拉开椎间隙，纠正后关节错位。脊髓型颈椎病若出现痉挛性瘫痪和排便障碍时，则采用手术治疗为好。

（整理：刘达）

楚云杰医案

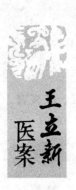

王立新（1957—），硕士研究生导师，长春市名中医，国家中医药管理局中医医疗技术协作负责人，国家推拿重点专科"小儿泄泻""小儿尿频"优势病种负责人。从事小儿推拿防治儿科疾病 30 余年。临证重视阴阳、脏腑辨证结合。

泄泻（慢性腹泻）案

小儿泄泻属于中医"泄泻"的范畴。《素问·脏气法时论》曰："脾病者……虚则腹满肠鸣，飧泄食不化。"《幼幼集成》曰："泄泻有五：寒、热、虚、实、食积也。"

【一诊】

李某，男，8 岁。2008 年 7 月 29 日因腹泻，大便夹有不消化残渣 4 年，加重 1 个月来诊。4 年前发生腹泻，大便每日 5 ～ 6 次，泻下为不消化稀便，服用药物后，症状有所缓解，但大便每日仍 3 ～ 4 次，便量多，便中含有大量不消化食物残渣。1 个月前症状加重，每日 5 ～ 6 次。现症：患儿形体消瘦，面色萎黄，舌质淡，苔薄白，脉细弱无力。查体：腹软，肛周红。便常规未见异常。

中医诊断：泄泻（脾虚泻）；**西医诊断**：慢性腹泻。

治则治法：健脾益气，温阳止泻。

处方：补脾经 3min，补大肠 2min，推上三关 2min，捏脊 10 遍，运内八卦 2min，按揉足三里 1min 等。

【治疗效果】

经推拿治疗 3 天后，患儿大便次数减少，每天 1 ～ 2 次，成形，但便中仍含不消化食物残渣。1 周后，患儿大便每日 1 次，为成形软便，便中无不消化食物残渣，面色淡红，舌质淡红，苔薄白，脉和缓。

【按语】

小儿泄泻的病位主要在脾、胃、大肠、小肠等脏腑。患儿一旦因某种因素伤及这些脏腑造成脏腑功能失调，脾失运化，胃失受纳，大肠失于传导，小肠不能分清化浊，水谷合污而下则泄泻作已。

本医案中，患儿泄泻日久，且夹杂不消化食物为典型的脾虚泄。脾气脾阳不足不振，导致水湿不化，最后中气不够而失举，泄泻迁延难愈。日久亦可损伤肠胃，耗阴液、伤阳气，致脾胃更加虚弱，则不能温运和腐熟水谷，水湿停留于体内，升降失司，导致气血生化不足，不能濡养，可出现面色萎黄，神疲乏力，肢体倦怠，形体消瘦等脾虚症状。

补脾经以健脾益气，补脾经常用于脾胃虚弱、气血不足所致食欲不振，形体消瘦，消化不良等；补大肠有涩肠固脱，温中止泄之功；推上三关以温阳散寒，补气行气；捏脊、运内八卦、按揉足三里以调理脾胃等各脏腑的功能。选用诸穴共同起到健脾益气，温阳止泻的作用。

（整理：马颖桃）

遗尿（遗尿症）案

遗尿一病，最早见于《灵枢·九针论》，其曰："膀胱不约为遗溺。"《诸病源候论》曰："遗尿者，此由膀胱虚冷，不能约于水故也……肾主水，肾气下通于阴，小便者，水液之余也，膀胱为津液之腑，腑既虚冷，阳气衰弱，不能约水，故令遗尿也。"这说明遗尿与肾气不足有关。

【一诊】

王某，女，9岁。2011年3月21日因尿床，日1～3次，加重半月来诊。患儿从小一直尿床至今，时好时坏，尿床每日1～3次，曾应用过多种中西药物治疗，症状有所缓解，但仍有尿床，每日0～1次。近半月症状加重，每日1～3次。现症：患者形体消瘦，小便清长，面色苍白，倦卧嗜睡，神疲乏力，肢凉怕冷，不欲饮食，舌质淡，脉沉无力。腰骶部X线正位片示隐性骶椎裂。

中医诊断：遗尿（肾阳不足）；**西医诊断**：遗尿症。

治则治法：温补肾阳，升阳举陷。

处方：按揉百会1min，补脾经2min，补肾经2min，揉足三里1min，揉三阴交1min，掐揉遗尿点、按揉关元2min，点按人中、擦八髎、揉肾俞1min等。

【治疗效果】

经推拿治疗，每日1次，2周后患者无尿床，睡中有尿能自醒起床排尿，双目有神，面色红润，四肢温，纳可，夜寐安，舌质淡红，苔薄白，脉和缓。

【按语】

遗尿的发生主要是肾和膀胱的气化功能失常，亦与肺、脾、肝等调节水液代谢的功能有关。其病位在肾、膀胱、脾、肺、肝。本案中，患儿先天禀赋不足，肾气不固，膀胱虚冷，制约失司，故睡中遗尿。肾阳不足，命门火衰，故见面色苍白，神疲乏力，肢凉怕冷。舌质淡、脉沉无力均为肾虚不固之征。小儿肾脏娇嫩，肾为先天之本，开窍于二阴，具有主水，主闭藏，主司二便之功效，又与膀胱互为表里之脏，如若先天肾气不足，下元虚冷，膀胱失于温煦，膀胱气化失职，通调水道功能失常则发生遗尿。

按揉百会有升阳举陷之功，人中有醒神的功效，掐揉遗尿点是治疗小儿遗尿的经验效穴，按揉足三里、三阴交及肾俞共同调节肺、脾、肾三脏的功能，促进对水液代谢的调节作用，揉丹田及擦八髎分别作用于身体的前后侧，与补脾经、补肾经结合，温肾阳，从而增强膀胱的气化功能，以上穴位共奏开窍醒神，补益肾气，助膀胱气化进而达到治疗遗尿的作用。

（整理：马颖桃）

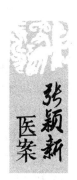

张颖新（1958—）。市名中医、主任医师。工作 20 余年，擅长运用针灸治疗神经系统疾病，如面瘫、失眠、抑郁症、中风、风湿病、各种痛症、遗尿、耳鸣、脱发、肥胖、痤疮及五官科病证。

风牵偏视（眼肌麻痹）案

眼肌麻痹属中医学之风牵偏视、斜视、眼废范畴，多因脾胃之气不足，脉络失养，风邪趁虚而入所致。《诸病源候论》载："目是五脏六腑之精华，人脏腑虚而风邪入于目，而瞳子被风所射，睛不正则偏视。"《证治准绳·杂病》将其中眼珠偏斜严重，黑睛几乎不可见者称为"瞳神反背"。

【一诊】

孙某，男，69 岁。2011 年 5 月 31 日因右侧眼睑下垂伴复视 9 天就诊。9 天前出现右眼睑下垂，伴有视物模糊、双影，头晕，遂到某院经头颅 MRI、颈部 CTA 等检查诊断为"动眼神经麻痹"。现症：右眼睑下垂，上眼睑提举无力，不能抬起，遮盖全部瞳仁，视物模糊、双影，劳累后加重，饮食尚可，寐佳，二便正常。舌质淡，舌苔薄白，脉细。右侧上睑下垂，右侧眼球上视、下视、内收受限，外展正常，对光反射正常，无眼震。生理反射存在，病理反射未引出。头颅 MRI、颈部 CTA 显示无异常。

中医诊断：风牵偏视（气血不足）；**西医诊断：**动眼神经麻痹。

治法治则：补益气血，疏通经络。

处方：睛明，四白，攒竹，阳白，丝竹空，百会，养老，合谷，足三里，太溪，申脉，照海，三阴交，阿是穴。

以上各穴均取右侧，睛明穴押入式进针得气后不留针。上眼睑毛刺法，不留针，采用单针点刺 30～40 次，力度要均匀，以得气但不痛为度，其他穴位常规针刺。针刺后配合电针治疗。电针选穴：四白配阳白，攒竹配丝竹空。采用连续波，强度以患者能耐受，肌肉微见跳动为宜，每次 30 分钟。10 次为 1 个疗程。翌日患者上眼睑可以睁开细小缝隙，略感上眼睑有力。

【二诊】

病人现右眼睑下垂遮盖瞳仁约 3/4，视物模糊、双影范围略有改善，右侧眼球上视、下视、内收较前好转，寐欠佳，余无改变。舌质红，舌苔薄白，脉细。患者夜寐欠佳，故在原穴方加刺安眠、四神聪、神门养心安神。同时配合推拿治疗，推拿主要采用眼周局部揉法、点按法改善眼周经脉气血功能。

【三诊】

病人右眼睑下垂基本不遮盖瞳仁，上眼睑活动略感无力，眼球活动明显好转，无视物模糊、双影，饮食、寐尚可，二便正常。舌质淡，舌苔薄白，脉细。双侧瞳孔等大同圆，对光反射正常，右眼睑略下垂，眼球活动较前明显好转，无视物模糊，双影明显减轻。患者基本痊愈，继续原方取穴巩固治疗。

【四诊】

患者右眼睑活动自如，无视物模糊、双影，饮食、寐尚可，二便正常。舌质淡，舌苔薄白，脉细。

【治疗效果】

该患者经治疗，右眼睑下垂及眼球上视、下视、内收受限症状消失，动眼神经功能恢复，夜寐尚可。

【按语】

风牵偏视类似于西医学之麻痹性斜视。多由气血不足，腠理不固，风邪乘虚侵入经络，使其眼目筋脉弛缓而致；脾胃失调，津液不布，聚湿生痰，复感风邪，风痰阻络，致眼带转动不灵，或热病伤阴，阴虚生风，风动夹痰上扰而致；因头面部外伤或肿瘤压迫，致使脉络受损而致。患者为老年男性，正气渐亏，气血不足，脉络空虚，兼见风寒外侵，阻滞经络，经络不通，久病后气血亏虚，筋肉失于濡养，故见右眼眼睑下垂，上眼睑提举无力，不能抬起，遮盖全部瞳仁，视物模糊、双影，舌脉等均为气血不足之征象。

上眼睑毛刺法结合辨证选穴为主。毛刺法可以益气养血，祛风通络。眼周穴位可起到疏通眼部经脉，使眼部气血充盛，滋养目系。由于本病多因脾胃之气不足，脉络空虚，风邪侵袭，目系拘急而成，故选用百会、足三里、三阴交、太溪、合谷等穴健运脾胃，补益气血。申脉、照海为跷脉的起点，跷脉有"司目之开阖"的功能，故选之。《铜人针灸经》记载养老可治"目视不明"，且目内外眦为手太阳小肠经所过之处，故取养老穴以助治疗。诸穴合用，使气血生化有源，肝肾精血得充而达治愈目的。

刺法源于《灵枢》，《灵枢·官针》曰："毛刺者，刺浮痹于皮肤也。"因浅刺在皮毛，故称毛刺。张志聪注："邪闭于皮毛之间，浮浅取之。所谓刺毫毛无伤皮，刺皮无伤肉也。"临床可以采用多针浅刺，密集排列，或单针浅刺多次的操作方法。二诊患者由于出现失眠，故加四神聪、安眠等养心安神，并指导患者坚定信心治疗。三诊、四诊患者眼部症状明显改善，继续原穴方坚持治疗，最后达到预期的治疗效果。

（整理：杨克卫）

中医临床带教经典医案

痹证（膝关节骨性关节炎）案

痹证病名，最早见于《内经》。《素问·痹论》指出："风寒湿三气杂至，合而为痹也。其风气胜者为行痹，寒气胜者为痛痹，湿气胜者为著痹也""所谓痹者，各以其时重感于风寒湿之气也"。巢元方等所著《诸病源候论》在《素问·痹论》的基础上，把痹证分为"风湿痹""风痹""风不仁""风冷""风四肢拘挛不得屈伸"等证候。

【一诊】

陈某，女，68岁。2011年7月25日因膝关节疼痛1年余，加重5天就诊。1年前膝关节过度运动后出现双膝部疼痛，活动受限，病情反复。5天前过度活动后症状加重。现症：双膝关节疼痛，痛有定处，活动不利，行走缓慢，上下楼梯时疼痛加重，纳尚可，寐欠佳，二便正常。查体：脊柱呈生理弯曲，双膝关节活动度受限，无肿胀及变形，皮肤颜色正常，皮温不高，双侧浮髌试验（−），膝内翻及外翻试验（−），双侧直腿抬高试验（−），无肌肉萎缩，四肢肌力正常。舌暗，苔薄白，脉细涩。双膝关节正侧位 X 片示：双膝关节骨质增生。既往腰椎间盘突出症20年。

中医诊断：痹证（气滞血瘀）；**西医诊断：**骨性关节炎（双膝）。

治法治则：行气活血，通络止痛。

处方：膝眼，血海，阳陵泉，鹤顶，三阴交，阴陵泉，阿是穴，梁丘，足三里。

以上各穴均取双侧，膝关节疼痛部位毛刺法，捻转进针，力度要均匀，浅刺2分。以得气但不痛为度，其他穴位常规针刺。针刺后配合电针治疗，采用连续波，强度以患者能耐受为度。每次30分钟，每10次为1个疗程。

【二诊】

患者自诉双膝关节疼痛好转，无肿胀，痛有定处，活动稍不利，上下楼梯时疼痛减轻。舌暗，苔薄白，脉细涩。双膝关节活动度受限，无肿胀及变形，余症无改变。主症未变，继续原穴方针刺。

【三诊】

患者双膝关节疼痛明显缓解，无关节肿胀，活动稍不利，上下楼梯时疼痛明显减轻。舌暗，苔薄白，脉细涩。双膝关节活动度略受限，无肿胀及变形，余症无改变。主症未变，继续原穴方针刺。

【四诊】

患者双膝关节疼痛明显减轻，无肿胀，上下楼梯时无疼痛。舌暗，苔薄白，脉细涩。双膝关节活动度无受限，余症无改变。

【治疗效果】

患者症状明显改善，经治疗双膝关节疼痛消失，上下楼梯时疼痛消失。寐尚可。

【按语】

痹证的发生主要是由于正气不足，感受风寒湿之邪所致。故发病有内、外两方面因素。内因主要是素体虚弱，正气不足，腠理不密，卫外不固，这是引起痹证的内在因素，在此基础上风寒湿热之邪乘虚侵入人体，以致经络阻滞，气血运行不畅引起肌肉、筋骨、关节出现疼痛麻木、重着、屈伸不利等症状。

该患者是老年女性，素体虚弱，正气不足，又反复关节运动，局部劳损，气血不畅，阻闭经络，不通则痛。痛有定处，活动不利为气滞血瘀疼痛的特点，舌脉等符合气滞血瘀证型。采用毛刺法结合经脉辨证取穴是该病例的治疗关键。膝关节毛刺法结合脾胃经穴及局部穴位常规针刺共同达到疏通经络，行气活血，通络止痛的作用。膝关节骨性关节炎是中老年人易患的一种慢性关节疾病，以膝关节疼痛和关节活动障碍等为主要表现。临床治疗过程中，我们发现局部毛刺法结合辨证用穴能有效地改善患者的临床症状，对骨性关节炎的疼痛治疗效果显著而且持久。在治疗过程中结合电针治疗，对疼痛的缓解亦疗效显著。

（整理：杨克卫）

蛇串疮（带状疱疹）案

《诸病源候论·疮病诸候》说："甄带疮者，缠腰生，状知甄带，因以为名。"《证治准绳·疡医》中说："或问：缠腰生疮，累累如贯珠，何如？曰：是名火带疮，亦名缠腰火丹。"《外科启玄·蜘蛛疮》曰："此疮生于皮肤间，与水窠相似，淡红且痛，五七个成攒，亦能荫开。"

【一诊】

杨某，女，54 岁。2010 年 12 月 31 日因左侧胁肋部疼痛伴红色丘疹 10 天就诊。10 天前出现左侧胁肋部疼痛，随后出现红色丘疹，疼痛加重。现：左侧胁肋部红色丘疹，簇集样小水疱，颜色鲜红，呈带状分布，局部皮肤灼热感，伴口苦、咽干、心烦，饮食正常，寐欠佳，二便正常。舌红，苔黄腻，脉滑。

中医诊断：蛇串疮（肝经郁热）；**西医诊断：**带状疱疹。

治法治则：清泻肝火，通络止痛。

处方：期门，足窍阴，中渚，外关，曲池，合谷，行间，太冲，阿是穴。

以上各经穴均取左侧，常规针刺，皮损局部采用毫针围刺法，以得气但不痛为度。初期疱疹未消采用围刺法配合阿是穴刺络放血拔罐，隔日一次。待疱疹消失后，疼痛明显可改用毛刺法配合刺络放血，隔日 1 次。

【二诊】

患者左侧胁肋部疼痛略减轻好转，红色丘疹干瘪，颜色鲜红，呈带状分布，局部皮肤灼热感好转，余症无改变。舌红，苔黄腻，脉滑。主症未变，继续原穴方针刺，配合患处刺络放血。

【三诊】

患者现无左侧胁肋部疼痛，红色丘疹基本消失，无局部皮肤灼热感，口苦、咽干减轻，心烦好转，饮食正常，寐好转，二便正常。舌红，苔黄腻，脉滑。继续采用毛刺法治疗 3 天，以巩固疗效。

【治疗效果】

患者经治疗左侧胁肋部疼痛、红色丘疹消失，无局部皮肤灼热感，其他伴随症状亦明显好转，治疗显效。

【按语】

蛇串疮主要是由于湿热搏结化火，脉络痹阻所致。本病多见于腰胁部位，病位在肌肤，与肺、肝、脾、胃等脏腑有关，病性多属实证、热证，多发于春秋季节。多因情志内伤，肝气郁结，久而化火，肝经火毒，外溢肌肤而发；或脾失健运，蕴湿化热，湿热搏结于皮肤而成；或年老体弱，血虚肝旺，或劳累感染毒邪，或湿热毒盛，气血凝滞所致。患者年老体弱，脾失健运，蕴湿化热，湿热搏结于皮肤；肝气郁结，久而化火，肝经火毒，外溢肌肤而致左侧胁肋部红色丘疹，簇集样小水疱，颜色鲜红，呈带状分布，局部皮肤灼热感；肝经郁热化火故见口苦、咽干，心烦等；舌红，苔黄腻，脉滑符合肝经郁热证型。

采用浅刺法（围刺和毛刺）及辨证选穴为主，结合刺络放血是该病例的治疗要点。《素问·针解》曰："菀陈则除之者，出恶血也。"故初期疱疹未消，采用围刺法配合阿是穴刺络放血拔罐，活血通络，祛瘀生新，直接将疱疹周围的致毒物质及毒素拔出体外，达到驱毒止痛的目的。待疱疹消失后，疼痛明显时用毛刺法配合刺络放血拔罐。在临床治疗中我们发现，带状疱疹出现后遗痛的患者比较常见，用毛刺法治疗后遗痛疗效显著。

治疗过程中一诊、二诊疱疹未消，采用阿是穴刺络放血拔罐，后疱疹逐渐消失，疼痛变为主要症状，选用毛刺法结合刺络放血，对处理后遗痛疗效显著。整个过程中刺络放血起到祛瘀生新，活血通络的作用。

（整理：杨克卫）

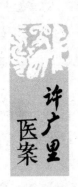

许广里（1958—），二级教授，吉林省名中医，国家中医药管理局中医师资格认证中心命审题专家。擅长用针刺疗法治疗运动系统疾病，如胸椎小关节紊乱、膈肌痉挛、腰椎间盘突出症及各种疑难杂病。

崩漏（功能失调性子宫出血）案

有关"崩漏"的记载，最早见于《素问·阴阳别论》，"阴虚阳搏谓之崩"。汉代张仲景在《金匮要略·妇人妊娠病脉证并治》首次提出"漏下""崩中下血"。《诸病源候论》首列"漏下候""崩中漏下候"。

【一诊】

季某，女，35岁。2010年1月25日因月经周期紊乱，经量时多时少半年就诊。半年前，因工作劳累、情绪波动至月经周期紊乱，有时2个月一行，有时10～15天一行，有时量多如崩，有时淋沥量少，持续一周余不净，劳累后经期延长，病情时有反复。现症：经色鲜红，质黏稠，有血块，伴腰膝酸软，小腹疼痛，少气懒言，食欲不振。查体：痛苦面容，面色㿠白，全腹平软，触手微寒，脐周深部有条索状硬结，腹部有压痛，压痛点集中，眠尚可，纳尚可，舌质淡，苔薄白，脉弦细数。

中医诊断：崩漏（肝郁血热）；**西医诊断：**功能失调性子宫出血。

治法治则：清热凉血，行气活血。

处方：肓俞，气海，关元，曲骨，横骨，太冲，三阴交。

患者取仰卧位，取0.35mm×40mm毫针缓慢进针1.0～1.5寸，平补平泻法。留针30 min。

【二诊】

患者经量减少，腹痛较前减轻，伴腰酸，有少量血块，质稠，色鲜红。饮食欠佳，大小便正常，睡眠差，舌质淡，苔薄白，脉弦细数。腹部平软，脐周硬结较前软而小，腹部触手温热，主证未变，续用前方，患者自诉近日睡眠差，故在原方基础上加神门，垂直于皮肤缓慢进针0.3～0.5寸，行提插捻转、平补平泻法，得气后留针30 min。嘱患者回去后适当运动、加强营养。

【三诊】

患者经量继续减少，腰酸及腹痛较前有改善，有少量血块，质稠，色鲜红。饮食欠佳，大小便正常，睡眠改善，舌质淡，苔薄白，脉弦细数。腹部平软，脐周硬结较前软而小，腹部触手温热，主证未变，续用前方。

【四诊】

患者有少量经血，色暗，无腰酸及腹痛。饮食、大小便均正常，睡眠好，舌质红，苔薄白，脉细数。腹部平软，脐周硬结消失，腹部触手温热。

【治疗效果】

患者经血量减少，血块消失，经色变暗，腰酸及腹痛消失。饮食、大小便正常，睡眠好，舌质红，苔薄白，脉细数。腹部平软，脐周硬结消失，腹部触手温热。

【按语】

中医认为，"冲为血海，任主胞胎"，冲任损伤，不能约制经血，致崩中漏下。病变非一脏一经，常是因果相干，气血同病，多脏受累。本病主要为肾虚、脾虚、肝郁、血热、血瘀造成冲任损伤，不能制约经血，经血从胞宫非时而下。临证常见虚实夹杂、气血同病、瘀热互见。故冲任损伤，不能固摄经血是崩漏的重要发病机理，不论是感受寒、热、湿邪，或生活所伤、内伤七情、体质因素，还是脏腑功能失常，气血失调，往往直接或间接地损伤冲任而致崩漏。

太冲为肝经的输穴又是原穴，能养肝疏肝，解肝郁，调冲任。三阴交为足三阴经交会穴，可清泄三经之病邪，又能疏肝理气，健脾益气，促进脾之统血的作用。气海、关元、曲骨均属任脉，而肓俞是肾经的重要穴位，为冲脉与足少阴之会，四穴配合可通调冲任，固摄经血。曲骨、横骨与胞宫邻近，起着近治作用。神门穴为心经之原穴，有改善睡眠的作用。

二诊患者经量减少，腹痛较前减轻，伴腰酸，有少量血块，质稠，色鲜红。饮食欠佳，睡眠差，舌质淡，苔薄白，脉弦细数。腹部平软，脐周硬结较前软而小，腹部触手温，证明此法治疗有效，因患者睡眠差，故在原方基础上加神门。三诊患者经量继续减少，腰酸及腹痛较前有改善，余症不变，睡眠改善，继续前方治疗。四诊患者无腰酸、腹痛，月经量少，故嘱其回去后适当活动，避免风寒及情绪紧张。

（整理：吕红艳、王晓涛）

经行腹痛（痛经）案

痛经最早见于《金匮要略·妇人杂病脉证并治》，其曰："带下，经水不利，少腹满痛。"《丹溪心法》指出，痛经由郁滞、瘀血所至，直至明清时期《景岳全书·妇人规》对本病辨证进行了较系统的论述，并以经行腹痛、经后作痛辨虚实。

【一诊】

田某，女，26岁。2011年1月4日因经期下腹部疼痛难忍11年就诊。15岁初潮后，每次月经第一天下腹部疼痛伴有少量血块，自用热水袋敷于下腹部后可缓解。11年间，症状反复发作。现症：经期下腹部疼痛难忍，并伴有经量减少，色深红，伴血块。查体：全腹平软，触手寒，脐周深部有条索状硬结，饮食睡眠尚可，舌淡，苔薄白，脉沉迟。

中医诊断：痛经（寒湿凝滞）；**西医诊断：**痛经。

治法治则：温肾暖宫，通调冲任二脉。

处方：肓俞，气海，关元。

患者取仰卧位，下肢伸直，常规消毒穴位后，取0.35mm×40mm毫针缓慢垂直于皮肤，进针25～30mm，用提插捻转平补平泻手法，使之得气，针感向小腹部传导，留针30min，每隔10min行针1次，同时用远红外照射小腹部30分钟。

【二诊】

患者未来潮，主证未变，续用前方。因患者自述素有恶心、腹泻，故在原方基础上加内关，垂直于皮肤缓慢进针0.8～1.0寸，行提插捻转，平补平泻法，得气后留针30min。

【三诊】

患者此次月经来潮，腹痛明显减轻，不影响正常生活工作，经量正常，色鲜红，无血块，无恶心、腹泻及畏寒。饮食、大小便正常，睡眠良好，舌红，苔薄白，脉弦滑。腹部平软，脐周硬结较前软而小，腹部触手温热。为巩固疗效继续治疗1次。

【治疗效果】

患者此次经期仅留有轻微腹痛，能忍受，血块消失，腹泻、恶心及畏寒消失，大小便正常。

【按语】

痛经的主要病机不外虚实两方面，实者"不通则痛"虚者"不荣则痛"。属于实者，或因忧思恼怒、情志不遂、肝郁气滞，经血运行不畅，或因经期起居不慎，感受风寒湿邪，或嗜食寒凉生冷，以至经血凝滞不通。属于虚者，或素体阳虚，不能温运胞宫，胞宫虚寒，胞脉失养，肝肾亏损，气血虚弱，经行血海更虚，胞脉失于濡养，不荣则痛。本病病位在冲任、胞宫，变化在气血、经络，故治疗以温肾暖宫，通调冲任二脉为主。

肓俞穴是冲脉和足少阴肾经之会，属于腹针理论范畴，腹针理论认为腹部存在着以神阙为核心的经络系统，针刺可以激发此系统恢复功能，调节整体的作用，治疗全身疾病。气海为任脉穴、为肓之原穴，可暖下焦，温养冲任。气海穴又为治疗一身气病之要穴，既可补，又可泻，既可行气化滞，又可益气补虚，旨在调理冲任。《采艾编》记载：关元，小肠募，三阴任脉之会。言元气之关会也，为女子蓄血之处，关元穴在脐下三寸，为人身元阴元阳关藏之处，补之可补肾阳，益精血调冲任，泻之可行气通瘀，散寒止痛。远红外作用于皮肤后，大部分能量被皮肤所吸收，被吸收的能量转化为热能，引起皮温升高，刺激皮肤内热感受器，使血管平滑肌松弛，从而促进和改善局部和全身的血液循环。内关穴是心包经之络穴，与三焦经相通，是八脉交会穴之一，通于阴维脉，主治胃心胸疾患，善理气降逆，为止呕要穴。

二诊患者自述未来潮，但因患者素有恶心、腹泻，原方基础上加配内关以降逆止呕。三诊患者此次来潮仅留有轻微腹痛，能忍受，无血块，无腹泻、恶心及畏寒。证明此法治疗本病效果显著，继续治疗1次。嘱其回家后适当运动，避免风寒。

（整理：吕红艳、王晓涛）

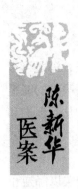

陈新华（1972—），主任医师，硕士研究生导师，从事中医专业24年，擅长治疗颈椎病、腰椎间盘突出、面瘫、耳鸣、耳聋、脾胃病、失眠、脱发、妇科病等疑难杂症。

马疥（结节性痒疹）案

结节性痒疹与古中医学文献中记载的"马疥"有许多相似之处。马疥这一病名，曾出现在《神农本草经》中，"柳花味苦寒……叶主马疥"。《诸病源候论》言："疥者，有数种，包括大疥、马疥、水疥、干疥、湿疥等，其中马疥不同于其他疥，其特点是皮肉隐隐如鳞，似有根，用手搔抓却不知痛。"

【一诊】

杨某，女，46岁。因肩部、背部、双侧腿起红色丘疹、夜晚巨痒难耐10年就诊。10年前出现肩部、背部、双侧腿红色丘疹、夜间巨痒难耐，曾诊为结节性痒疹，治疗后未见好转，病情反复。现症：情绪烦躁，面容焦虑，小便正常，大便时黏，睡眠差，纳可，舌淡有齿痕，苔薄有花剥，脉沉濡，重取则无。查体：肩部散在红点，因巨痒抓挠皮肤已结暗痂，背部、双腿红色丘疹较密，小者如粟米，大者稍大于黄豆。

中医诊断： 马疥（湿毒郁结）；**西医诊断：** 结节性痒疹。

治法治则： 祛湿解毒，化瘀散结。

针刺处方： 大椎，五脏，俞合谷，太冲，脐针穴（坤、兑、离），天枢，气海，关元，足三里。

方药： 麻黄10g，杏仁15g，桂枝15g，炙甘草12g，当归15g，红花10g，苍术15g，白术15g，连翘10g。

【二诊】

患者偶有痒感，但背部丘疹尚未完全消散，情绪烦躁明显缓解，睡眠稍改善，纳尚可，舌质淡，苔薄白，脉沉无力，二便正常，针刺处方不改变，配合自血疗法，抽取静脉血4mL，分别注射到双侧曲池与血海，每穴1mL。调整方药，以防风通圣散合玉屏风散加减为主治疗。嘱患者清淡饮食，忌食辛辣刺激性食物及鱼虾等发物。

【三诊】

患者大痒已消，但背部丘疹尚未完全消散，烦躁感明显缓解，睡眠明显好转，纳尚可，舌质淡，苔薄白，脉沉无力，二便正常。

针刺处方： 大椎，五脏俞，膈俞，合谷，脐针穴（坤、兑、离），太冲，天枢，气海，关元，足三里，太渊，冲阳。

配合自血疗法，抽取静脉血 4mL，分别注射到双侧足三里与肺俞，每穴 1mL。调整方药，以桂枝汤加肾四味为主治疗。嘱患者清淡饮食，忌食辛辣刺激性食物及鱼虾等发物。

【治疗效果】

该患者经治疗后，瘙痒症状消失，背部及双侧腿丘疹完全消散，其他伴随症状明显好转，效果显著。患者以往食用辛辣刺激性食物及海鱼等会诱发瘙痒与皮疹的复发，经坚持治疗后，食用任何食物均无复发，达到临床痊愈。

【按语】

结节性痒疹虽然从表象看是多种致病之邪蕴结于皮肤表面，但通过分析患者的症状体征可知，除感受外邪之外，追根溯源必是由于机体脏腑、气血、阴阳的失调。发病原因亦有内外之分，然而这种顽固性痒疹必是内外因相合而成。在辨证上注重病因与分期结合，发病初期外受风热、风湿，营卫失和，似太阳中风表虚，或因毒虫叮咬，毒汁内侵于气血。该期疾病的特点为皮疹颜色较鲜红、粟粒状高于皮肤，并奇痒无比，走窜于肌表，这时主要致病因素则是"风热、肌虚"；若素体湿气蕴结已久，平日饮食不节，血热内生，湿热与风毒相结，蕴积于肌肤，若搔抓就会出现浸淫流水流血等现象，湿邪乃重浊有质之邪，循经下沿，因此多先发病于下肢尤其是小腿，再加湿性黏浊，故病程缠绵，日久不愈。此时"湿热"之邪为主，病程迁延日久，至晚期患者多数营血亏虚，脉络瘀阻，或是久病忧思肝郁，脏腑受损，心神失养，邪胜正衰，风、毒、痰、瘀、湿、热相搏于肌肤，疹色愈发变暗，触之表面凹凸不平，扪之根盘紧束，诸毒瘀结，"瘀、毒"为主要致病因素。

治疗该病时，选择五脏俞，是五脏气血输注于背腰部穴位；由于患者有 10 年病史，必然出现脏腑虚损，故用五脏俞，可以调整五脏的偏颇与不足。大椎为督脉上穴位，为人体诸阳之会，选取该穴可以起到升阳开郁之功效。太冲、合谷相配属于四关穴，本病也为气机郁滞不通形成的结节性反应，故用此二穴，可以行滞开窍。天枢与足三里相配为合募配穴法，二者相配起到治病求本的目的。气海、关元为强壮保健穴，人体正气充足则邪不可干。脐穴坤位对应脏腑为脾，乃后天之本，气血生化之源；兑位对应脏腑是肺，肺主皮毛，本病的病理表现为皮疹，故选取兑位；离属火，有温阳益肾之功效，《内经》讲"诸痛痒疮，皆属于火"，故取离位可以治疗瘙痒疾病。太渊为肺经原穴，又是输穴，是寸口脉波动处，冲阳是胃经的原穴，亦是趺阳脉波动处，且原穴是脏腑气血输注的地方，因此选此二穴，可以起到气血双调之效。配合自血疗法，抽取自己的静脉血，自体的血相当于抗原，因为取自自身，故没有任何毒副作用，注到相应的腧穴上，使人体产生免疫反应，可以调动机体的防御功能，起到抗御病邪，防止复发的功效。

（整理：尚蕊）

不孕症（原发性不孕症）案

不孕之名首载于《周易》，"妇三岁不孕"。《诸病源候论》设"无子候"，详细阐述"月水不利无子""月水不通无子""子脏冷无子""带下无子""结积无子"等。《广嗣纪要》提及"五不女（螺、纹、鼓、角、脉）"，并认识到女子先天性生理缺陷和生殖器官畸形而致不孕。

【一诊】

王某，女，35岁。因结婚多年一直未孕就诊，患者曾做2次试管婴儿均未成功。现症：多汗易疲劳，面色萎黄，善太息，多眠易梦，腰膝酸软，手脚发凉，畏寒肢冷，大便稀溏，小便清长，舌质淡，苔薄白，脉细数。彩超结果显示：子宫小肌瘤，宫颈纳囊。

中医诊断：不孕症（脾肾阳虚型）；**西医诊断：**不孕症。

治法治则：补脾益肾，暖宫通络。

针刺处方：百会，手三里，合谷，中脘，关元，气海，天枢，子宫，带脉，足三里，地机，三阴交，太溪，太冲。

耳穴：神门，肾，内分泌。

艾灸：肾俞，脾俞，子宫，三阴交。

【二诊】

患者自述多汗症状稍有缓解，睡眠质量较前有所提高，在原方的基础上针刺时加肾俞、命门、次髎、秩边、腰阳关，并配合电针，命门、腰阳关为一组，双侧次髎为一组，子宫、三阴交为一组。

【三诊】

患者自述大便成型，腰膝酸软症状有所缓解，手脚变暖，面色较前改善，针刺处方不变，辅以中药塌渍疗法和中药灌肠疗法。

塌渍处方：金银花30g，夏枯草50g，透骨草30g，鸡血藤45g，皂角刺50g，三七9g，醋三棱50g，醋莪术50g，浙贝母30g。

灌肠处方：丹参25g，黄柏10g，炒薏苡仁25g，蜈蚣2条，土鳖虫10g，醋三棱15g，鸡血藤50g，茯苓25g，败酱草25g，知母10g，夏枯草25g，牡丹皮15g，桂枝15g。

【治疗效果】

患者经治疗后成功受孕，其他伴随症状显著缓解，治疗显效。

【按语】

女子婚后夫妇同居2年以上，配偶生殖功能正常，未避孕而未受孕者，或曾孕育过，未避孕又2年以上未再受孕者，称为"不孕症"，前者称为"原发性不孕症"，后者称为"继发性不孕症"。中医认为，男女双方在肾气盛，天癸至，任通冲盛的条件下，女子月事以时下，男子精气溢泻，两性相合，便可媾成胎孕，可见不孕主要与肾气不足、冲任气血失调有关。临床常见有肾虚、肝郁、痰湿、血瘀等类型。

该患者面色萎黄，精血亏虚，冲任失调；情志不畅，肝气郁结，腰膝酸软，气血不和，虚实夹杂，因此治疗时要标本兼顾。针刺选穴时，百会为督脉的穴位之一，督脉在十四经中占有重要地位，由于它的生理功能是"总督诸阳"并为"阳脉之海"，而百会又有百脉聚会之意，因此针刺该穴可以调整脏腑之阳气。合谷、太冲相配为开四关，该患者急于受孕，情绪低落，肝气郁结，善太息，因此选取该二穴一升一降，调节气机周流不息，通达全身四肢。肾俞、太溪为补肾固元之大穴，关元、气海为强壮保健要穴，针刺这四穴可益肾固本，调补冲任。三阴交为足太阴脾经、足少阴肾经、足厥阴肝经交会之处，针刺该穴可健脾益血，调肝补肾。子宫属于卵巢体表投影，针刺该穴位可以促排卵，提高生育机能。带脉穴亦是带脉经通过的位置，带脉经主经孕胎产，主管妊娠与胞胎，有很好的助孕功能。天枢归属胃经，是募穴，可以调节后天之本。手三里、足三里为阳明经穴位，且脉气较深，针刺此二穴可以起到调理脏腑，疏通经络之功效，且阳明经为多气多血之经，可以调补气血，作用较强。针刺脾俞、中脘、足三里、地机亦可调理中焦，健脾助运。兼以温灸肾俞、脾俞、子宫、三阴交从而强化温脾益肾通络之功。配合刺激耳穴（神门、肾、内分泌），对相应的脏腑起到调治作用。

二诊后在前方基础上加以命门、次髎、秩边、腰阳关，前后配穴，调达阴阳；辅以电针（命门、腰阳关、次髎、子宫、三阴交）加强疏通经络的作用。三诊后增加中药塌渍，不但可以治疗所塌部位的病变，还可以通过经络起到"内属脏腑，外络肢节，沟通表里，贯穿上下"的作用，有效调节身体状态，提高身体免疫机能。此外，塌渍的温热效应能够提高组织的温度，舒张盆腔毛细血管，改善盆腔脏器的循环，从而调节女性的生理状态，且对所覆盖穴位起到刺激作用。中药灌肠不仅能活血通络，促进盆腔炎症的吸收，还能使有效成分直达病所，局部治疗作用比口服用药效果更佳。

（整理：尚蕊）

陈新华医案

367

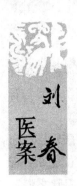

刘春（1961— ），主任医师，硕士研究生导师，曾两次参加中国驻科威特医疗队，主治面瘫、风湿、失眠、郁证、痤疮、脱发、头痛、耳聋、耳鸣等。

面瘫（面神经麻痹）案

面瘫是以口眼歪斜为主要症状的一种疾病，中医又称"口喎""卒口僻""口眼喎斜"，属于西医学的周围性面神经麻痹范畴。《灵枢·经筋》有明确记载："足之阳明，手之太阳，筋急则口目为僻，眦急不能卒视。"又云："足阳明之筋……其病……颊筋有寒，则急引颊移口；有热则筋弛纵缓不胜收，故僻。"

【一诊】

左某，女，69岁。2017年11月9日因左侧口眼歪斜4个月就诊。4个月前出现左侧面部口眼歪斜，伴耳后疼痛，治疗后效果不显。现症：左侧面部口眼歪斜，左侧眼睑闭合不严，左侧上眼睑下垂，两眼干涩，迎风流泪，嘴角下垂，鼓腮漏气，漱口微漏水，吃饭有夹饭现象，伸舌居中。饮食尚可，睡眠欠佳，二便正常。舌质淡，苔薄白，脉缓。生理反射存在，病理反射未引出。血常规示：嗜碱性粒细胞 $0.01 \times 10^9/$L，嗜酸性粒细胞百分比 0.10%，淋巴细胞百分比 22.20%。该患者既往糖尿病病史10余年，血糖控制尚可；高血压病史20余年，血压控制良好；冠心病病史9年。

中医诊断：面瘫（气虚证）；**西医诊断：**面神经麻痹（左侧周围型，后遗症期）。

治法治则：益气活血通络。

针刺处方：

主穴：地仓（左），下关（左），颊车（左），迎香（左），水沟，丝竹空（左），夹承浆（左），攒竹（左），阳白（左），四白（左），太阳（左），颧髎（左），合谷（双），太冲（双），承浆。

配穴：翳风（左），足三里（双），三阴交（双），阴陵泉（双）。

针刺手法：毫针采用平补平泻法，日1次，每次30分钟，10日为1个疗程。

【二诊】

患者左侧面部口眼歪斜，左侧眼睑闭合不严，左侧上眼睑下垂，两眼干涩，迎风无流泪，嘴角下垂，鼓腮漏气，漱口微漏水，吃饭有夹饭现象，伸舌居中。纳可，睡眠欠佳，二便正常。舌质淡，苔薄白，脉缓。治疗：根据患者病情，在原方针刺治疗的基础上，配合红外线治疗，日1次，以改善临床体征。

【三诊】

患者左侧面部口眼歪斜，左侧眼睑闭合不严，左侧上眼睑下垂，两眼干涩，迎风无流泪，嘴角下垂，鼓腮漏气，漱口微漏水，吃饭仍有夹饭现象。伸舌居中。纳可，睡眠欠佳，二便正常。舌质淡，苔白，脉缓。治疗：给予针刺配合红外线治疗，并配合电针治疗。作用于头面部，选穴地仓(左)、颊车(左)、丝竹空(左)、攒竹(左)，采用疏密波，20Hz，强度以患者能耐受为度，以加强刺激，促进肌肉功能恢复。

【四诊】

患者左侧面部口眼歪斜好转，左侧眼睑闭合不严，左侧上眼睑下垂，两眼干涩，迎风无流泪，嘴角下垂，鼓腮微漏气，漱口微漏水，吃饭仍有夹饭现象。伸舌居中。纳可，睡眠欠佳，二便正常。舌质淡，苔白，脉缓。根据患者病情，继续上述方案治疗。

【五诊】

患者左侧面部口眼歪斜基本消失，左侧眼睑基本闭合，左侧上眼睑微下垂，两眼无干涩，迎风无流泪，嘴角微下垂，鼓腮无漏气，漱口无漏水，吃饭无夹饭现象，患者症状改善明显。嘱患者自主进行康复训练，避风寒，慎起居。

【治疗效果】

患者临床症状基本消失。

【按语】

中医学认为，面瘫是因劳作过度，机体正气不足，脉络空虚，卫外不固，致气血痹阻，经筋功能失调，筋骨失于约束，出现㖞僻。面瘫的中后期在毫针刺入腧穴得气后，加以脉冲电的治疗，针与电两种刺激相结合，能替代留针过程中的行针手法，使穴位刺激量持久，且能准确掌握刺激参数，提高了毫针的治疗效果。

该患者取穴以局部取穴配合强壮保健、扶助正气的穴位，患者为老年女性，正气亏虚，精神紧张，发病初期伴有耳后疼痛，并合并高血压、冠心病、糖尿病等，对于疾病的转归及预后有一定影响。

中风（脑梗死）案

脑梗死中医学属"中风"，是以突然晕倒、不省人事，伴口角歪斜、语言不利、半身不遂，或不经昏仆仅以口歪、半身不遂为临床主症的疾病。因发病急骤，症见多端，病情变化迅速，与风之善行数变特点相似，故名中风、卒中。本病发病率和死亡率较高，常留有后遗症。本病近年来发病率不断增高，发病年龄也趋向年轻化，因此，是威胁人类生命和生活质量的重大疾患。

【一诊】

裴某，男，53岁。2017年12月24日因右侧肢体活动不利2个月，加重15天就诊。2个月前出现右侧肢体活动不利，遂至医院检查，头部CT示脑梗死。之后症状好转，15天前上述症状加重。现症：右侧肢体活动不利，言语謇涩，无饮水返呛，急躁易怒，睡眠尚可，饮食差，二便正常。头部CT示：脑干脑梗死；双侧多发腔隙性脑梗死，部分脑软化灶。

中医诊断：中风（中经络——风痰阻络）；**西医诊断**：脑梗死。

治法治则：祛风化痰，通窍活络。

主穴：印堂，四神聪(4个)，顶颞，前斜线(双)，肩髃(右)，肩贞(右)，肩井(右)，曲池(双)，外关(右)，环跳(右)，阳陵泉(右)，足三里(双)，阴陵泉(双)，太冲(双)。

配穴：丰隆(双)，风市(双)。

针刺手法：平补平泻，日1次，每次选10穴，每次30分钟，10日为1个疗程。

【二诊】

患者右侧肢体活动不利略缓解，言语謇涩，急躁易怒。查体：意识清楚，构音障碍，伸舌不能，右上肢肌力1级，右下肢肌力4级，左侧上、下肢肌力5级，右侧肢体肌张力略升高。根据患者病情，给予灸法治疗，选取足三里(双)、曲池(双)、肩髃(右)，日1次，以通经活络。因主症未变，继续原穴方针刺。

【三诊】

患者右侧肢体活动不利进一步缓解，言语謇涩，急躁易怒。查体：意识清楚，构音障碍，伸舌不能，右上肢肌力1级，右下肢肌力4级，左侧上、下肢肌力5级，右侧肢体肌张力略升高。患者语言謇涩，给予言语训练治疗，构音障碍训练治疗，给予认知知觉功能障碍训练治疗，以上治疗均日1次。余治疗方案不变。

【四诊】

患者右侧肢体活动不利持续缓解，言语謇涩略缓解。查体：意识清楚，构音障碍，伸舌不能，右上肢肌力1级，右下肢肌力4级，左侧上下肢肌力5级，右侧肢体肌张力升高。患者进行上肢康复训练，故给予手指点穴日1次，具体穴位如下：肩髃(右)，肩贞(右)，肩髎(右)，肩井(右)，臂臑(右)，曲池(双)，阳池(右)，支沟(右)，外关(右)，合谷(右)。

患者上肢康复效果良好，根据患者病情，停止关节松动训练，患者下肢康复训练，故给予运动疗法，日1次，嘱患者配合康复训练，早日恢复正常。

【五诊】

患者右侧肢体活动不利进一步缓解，言语謇涩缓解。查体：意识清楚，构音障碍，伸舌不能，右上肢肌力1级，右下肢肌力4级，左侧上下肢肌力5级，右侧肢体肌张力升高。患者病情明显好转，故停止运动疗法，停止针刺治疗。嘱患者注意休息，避风寒，调节情志，适量运动。

【按语】

中风的发生是多种因素所导致的复杂的病理过程，风、火、痰、瘀是其主要的病因，脑府为其病位。肝肾阴虚，水不涵木，肝风妄动；五志过极，肝阳上亢，引动心火，风火相扇，气血上冲；饮食不节，恣食厚味，痰浊内生；气机失调，气滞而血运不畅，或气虚推动无力，日久血瘀。当风、火、痰浊、瘀血等病邪上扰清窍，导致"窍闭神匿，神不导气"时，则发生中风。"窍"指脑窍、清窍；"闭"指闭阻、闭塞；"神"指脑神；"匿"为藏而不现；"导"指主导，引申为支配；"气"指脑神所主的功能活动，如语言、肢体运动、吞咽功能等。

该患者以右侧肢体活动不利，言语不能为主证，故辨病为中风，患者无神志昏朦，故辨为中经络。患者平素嗜食肥甘厚味，痰湿内生，痰湿郁久化热成瘀上扰清窍故头晕，痰瘀阻滞经络，故辨证为风痰阻络。舌质暗，苔白，脉细涩皆为风痰阻络之象。根据辨病施治原则选取相应上下肢体阳明经为主穴位以疏通肢体气血，取印堂等疏通头部经气，辨证配取益气活血效穴。中风病患者的预后转归不尽相同，主要取决于体质的强弱，正气的盛衰，邪气的浅深，病情的轻重，诊治的及时正确与否及调养是否得当等多种因素。治疗期间嘱患者避风寒，调情志，注意休息，防止复中。

针灸治疗中风疗效较满意，尤其对于神经功能的康复，如肢体运动、语言、吞咽功等有促进作用，针灸越早效果越好，治疗期间应配合功能锻炼。此外，本病应重在预防，如年逾四十，经常出现头晕头痛、肢体麻木，偶有发作性语言不利、肢体痿软无力者，多为中风先兆，应加强防治。

项痹（颈椎病）案

颈椎病属中医学之"项痹"，中医理论认为，感受外邪、跌仆损伤、动作失度；肝肾不足，气血亏损，督脉空虚，筋骨失养，经络受阻，气血运行不畅，均可导致上肢疼痛麻木等症状。颈椎病指颈椎间盘退行性变及椎间关节退行性变，刺激或压迫了邻近的脊髓、神经根、血管及交感神经，并由此产生头、颈、肩、上肢等一系列临床表现的疾病。

【一诊】

王某，女，57岁。2018年1月2日因颈部连及肩胛骨内侧疼痛7年，加重10天就诊。7年前出现颈部连及肩胛骨内侧疼痛，曾在我院骨科住院治疗，症状好转，10天前自觉上述症状加重。现症：颈部连及肩胛骨内侧疼痛，颈部活动受限，背部僵硬，头胀痛，口干，口苦，时有反酸，纳差，眠差，二便正常。舌质暗，苔薄白，脉弦涩。颈椎生理曲度存在，颈椎活动度：前15°，后20°，左10°，右10°。C_4、C_5、C_6、C_7棘突旁压痛（+），叩顶试验（-），双侧臂丛牵拉试验（+）。生理反射存在，病理反射未引出。颈椎CT示：颈5～6间盘突出。

中医诊断：项痹（气滞血瘀）；**西医诊断：**颈椎病（混合型）。

治法治则：行气活血，通络止痛。

主穴：大椎，曲池（双），风府，肩外俞（双），大柱。

配穴：合谷（双），风池（双），玉枕（双），后溪（双），肩贞（双），百劳（双），外关（双），百会，肩髃（双），天柱，完骨（双），太冲（双），阿是穴（6个），颈椎夹脊（6对）。

针刺手法：毫针泻法，日1次，主穴及配穴交替使用，每次30分钟。

配合浮针、电针治疗。浮针治疗选取主穴：大椎、曲池（双）、风府、肩外俞（双）、合谷（双）、风池（双）、后溪（双）、肩贞（双）、外关（双）、百会、天柱，选取其中10穴，以巩固疗效。予以电针，日1次，穴位同上，均作用于颈部，主配穴交替使用，采用连续波，强度以患者能耐受，肌肉微见跳动为宜，以缓解颈部疼痛，每次30分钟，10次为1个疗程。

【二诊】

患者颈部连及肩胛骨内侧疼痛缓解，颈部活动受限，背部僵硬略缓解，头微胀痛，偶有口干口苦，偶有反酸，纳差，寐差，二便正常。舌质暗，苔薄白，脉弦涩。颈椎生理曲度存在。颈椎活动度：前20°，后25°，左15°，右15°。C_4、C_5、C_6、C_7棘突旁压痛（±），叩顶试验（－），双侧臂丛牵拉试验（＋）。患者病情平稳，继续目前治疗。

【三诊】

患者颈部连及肩胛骨内侧疼痛消失，颈部活动略受限，背部无僵硬，头胀痛缓解，无口干口苦，无反酸，纳尚可，寐可，二便正常。舌质暗，苔薄白，脉弦涩。颈椎生理曲度存在。颈椎活动度：前25°，后25°，左20°，右20°。C_4、C_5、C_6、C_7棘突旁压痛（－），叩顶试验（－），双侧臂丛牵拉试验（－）。病情好转，嘱注意颈部的功能锻炼，病情变化随诊。

【按语】

颈椎病是以机体退变为主要原因所引起的疾患，因此在今后相当长的时间内不仅难以根除，而且随着国人平均寿命的延长，其发病率将呈上升趋势。为此，当前要重视对颈椎病的预防工作，重视治疗前后（包括手术病例）护理与康复，提高对颈椎病的治疗效果。

针灸治疗颈椎病可明显改善症状，对混合型颈椎病有较好的效果。发病期还可配合推拿、牵引等方法。

（整理：李莹莹）

刘洋（1966—），主任医师，医学博士后，硕士研究生导师。第三批名老中医继承人。从事中医临床及教学科研工作30余年，擅长面瘫、面肌抽搐、膈肌痉挛、颈腰椎疾病等。

面瘫（风寒袭络）案

《灵枢·经筋》记载："足阳明之筋……颊筋有寒，则急引颊移口；有热则筋弛纵缓不胜收，故僻。"其说明面瘫是一种经筋病，且与足阳明经筋的关系最密切。当人体的正气不足时，经筋容易受到外界风寒的侵袭而发生痉挛、麻木，"引缺盆及颊，卒口僻"，就会突然出现嘴歪；"急者目不合"，眼睛闭不上也符合面瘫的表现。

【一诊】

孙某，男，58岁。2017年12月1日因左侧口眼歪斜8日就诊。8日前受凉后出现左侧口眼歪斜。现症：左侧口眼歪斜，鼓腮漏气，吃饭有夹饭现象，并伴面部麻木、板滞，耳后疼痛，恶风，饮食、睡眠尚可，二便正常。舌淡，苔薄白，脉浮紧。查体：左额纹消失，眼睑闭合不全，鼓腮困难，人中沟偏右，舌不偏。生理反射存在，病理反射未引出。

中医诊断：面瘫（风寒袭络）；**西医诊断：**周围性面神经麻痹。

治法治则：祛风散寒，疏通经络。

处方：百会，四神聪，地仓（左），合谷（右），三阴交（双），下关（左），颊车（左），迎香（双），水沟，阳白（左），四白（左），太阳（双），颧髎（左），牵正（左），太冲（双），口禾髎（左），夹承浆（左），攒竹（左），头维（左），翳风（左），风池（左），丝竹空（左）。

针刺手法：毫针采用平补平泻，日1次，每次30分钟，10日为1个疗程。

【二诊】

患者仍有左侧口眼歪斜，吃饭略有夹饭现象，漱口有漏水现象，耳后疼痛，皱眉无力，眼睑闭合不全，鼓腮漏气，饮食、睡眠尚可，二便如常。舌淡，苔薄白，脉沉紧。查体：左侧额纹消失、鼓腮困难，人中沟偏右，舌不偏，给予原方针刺治疗。嘱患者积极配合治疗，心态放松，坚定可以痊愈的信心。

【三诊】

患者双侧面部对称，吃饭没有夹饭现象，漱口无漏水，耳后无疼痛，皱眉有力，眼睑闭合完全，鼓腮不漏气，饮食、睡眠尚可，二便如常，舌淡，苔薄白，脉和缓。专科检查：双侧额纹对称、鼓腮正常，人中沟居中，舌不偏，患者病情好转，嘱患者避风寒，慎起居，加强体育锻炼。

【治疗效果】

该患者经治疗，双侧面部对称，吃饭没有夹饭现象，漱口无漏水，耳后无疼痛，皱眉有力，眼睑闭合完全，鼓腮不漏气，夜寐尚可。

【按语】

从古至今很多医家都很详尽地论述了面瘫发生的病因病机，但归纳总结起来有内外因两种。面瘫发生的内部原因，如清代喻嘉言《医门法律》说，"口眼歪斜，面部之气不顺也"，《金匮要略广注》说，"中血脉者，病在半表半里，外无六经形症，内无便溺闭涩，但口眼歪斜"，这些都是本身正气虚弱，卫外不固，气血不足之致。外因有：《小儿杂病·中风口㖞》曰："小儿中风，是风入于颔颊之筋故也。"《灵枢·经筋》曰："急者目不合，热则筋纵目不开，颊筋有寒，则急引颊移口……故僻。"这些论著都证明了面瘫男女老少都可以发生，但其外因不外乎风寒热等外邪。

有的医家认为，面瘫的发病部位主要在头面部的经筋、肌肉脉络等之间，病位发生在浅表，所以针刺时浅刺效果比深刺效果好。大部分医家则认为急性期可以进行针刺，面瘫急性期针刺面部诸穴，可改善面神经各个分支部分的血液循环，同时针刺对毛细血管的通透性和舒缩活动有一定调整作用，可提高神经的兴奋性，改善局部炎症病灶淋巴循环和微循环，促进炎症渗出物的吸收，所以面瘫急性期尽早针刺治疗有利于面神经炎症水肿的吸收，减轻变性，越早针刺治疗疗效越好，疗程越短，更有利于面瘫预后的发展。

刺法源于《灵枢》，《灵枢·官针》曰："毛刺者，刺浮痹于皮肤也。"因浅刺在皮毛，故称毛刺。张志聪注："邪闭于皮毛之间，浮浅取之。所谓刺毫毛无伤皮，刺皮无伤肉也"。临床可以采用多针浅刺，密集排列；或单针浅刺多次的操作方法。二诊、三诊患者症状明显改善，继续原穴方坚持治疗，最后达到预期的治疗效果。

（整理：卫志远）

耳聋耳鸣（突发性耳聋）案

耳鸣、耳聋是指听觉异常的两种症状。耳聋，又称暴聋、猝聋、风聋、厥聋、久聋、渐聋、劳聋、虚聋。耳鸣以外界无相应的声源存在而自觉耳内鸣响为主症。耳聋则是以听力减退或丧失为主症，轻者又称之为"重听"，重者称之为"耳聋"。《诸病源候论·耳病诸候》曰："耳鸣不止，则变成聋。"

【一诊】

梁某，女，39岁。2017年12月5日因左耳突发性听力下降2天就诊。2天前出现左耳听力下降。现症：左耳听力下降，耳鸣，耳闷胀，神疲倦怠，面色无华，纳尚可，眠尚可。二便正常。舌质淡，苔薄白，脉细弱。

中医诊断：耳聋耳鸣（气血亏虚）；**西医诊断**：突发性耳聋（左侧）。

治法治则：补气养血，疏通经络。

处方：百会，四神聪，颈 $_{2\sim5}$，夹脊 $_{(取8穴)}$，风池 $_{(双)}$，外关 $_{(双)}$，合谷 $_{(双)}$，太溪 $_{(双)}$，听宫 $_{(双)}$，翳风 $_{(双)}$，印堂，足三里 $_{(双)}$，太阳 $_{(双)}$，气海 $_{(双)}$，关元 $_{(双)}$，曲池 $_{(双)}$。

以上各经穴均毫针针刺，手法采用平补平泻，留针30min，每日1次。

【二诊】

患者自述左耳听力下降有所缓解，耳鸣、耳闷胀症状减轻，睡眠、饮食、二便正常。患者病情好转，继续原方针刺治疗。

【三诊】

患者左耳听力恢复明显，耳鸣、耳闷胀症状好转，睡眠、饮食、二便正常。舌质淡，苔薄白，脉和缓。患者病情基本痊愈，嘱其合理饮食，注意睡眠和情绪变化。

【治疗效果】

患者经治疗后左耳听力恢复明显，耳鸣、耳闷胀症状好转，疗效显效。

【按语】

中医学认为，本病病因可分为内因、外因。内因分为四种，一是由恼怒、惊恐肝胆风火上逆，肝气实，经脉闭塞不通，则气滞不行，故而耳聋不聪。二是由痰火壅结耳窍，耳为空清之窍，清静则聪，痰浊上蒙，则耳窍不能司听。三是因肾精亏损，《景岳全书》云："若精气调和，肾气充足，则耳目聪明，若劳伤气血，精脱肾惫，必致聋聩。"四是由脾胃虚弱，脾胃为后天之本，气血生化之源，精气生化之所，若脾胃虚弱，精气生化不足，经脉空虚，不能上奉于耳则导致耳鸣耳聋。外因多由风邪侵袭，壅遏清窍，亦有因突然爆响震伤耳窍引起者。

百会为督脉和足三阳经、肝经等多条经脉的交会穴，升阳固脱，醒脑开窍，可治疗耳聋耳鸣。四神聪可镇静安神，聪耳明目。颈夹脊可改善头部气血，增加耳部濡养。风池、外关、合谷可祛风解毒、通利官窍。听宫为手太阳经与手足少阳经之交汇，可聪耳开窍，宁神定志，为治疗耳疾要穴，配合手少阳经靠近耳部的翳风穴，疏导少阳经气，宣通耳窍。肾为足少阴之经而藏经气通于耳窍，太溪、关元可补肾填精，上荣耳窍。气海、足三里可补气固本、健脾和胃、扶正培元、濡养耳窍。

本患者经过3个疗程的治疗耳聋耳鸣症状基本消失，应用针灸治疗本病效果较好，但必须辨证准确，取穴处方针对病情，操作规范，并且要细心体察针下感觉和患者反应方可取效，嘱患者合理饮食，注意睡眠和情绪变化。

（整理：卫志远）

刘洋医案

不寐（失眠）案

不寐，其病名最早见于《难经》，临床上尤以情志内伤为多见。情志不遂，致肝气郁结，郁而化火，从而扰动心神；或者素体肝阴亏虚，肝阳妄动，上扰神明而致不寐。《症因脉治》曾记载肝火不得卧的原因有二：一是恼怒伤肝，肝气怫郁；二是思虑过度，伤及肝血，又因肝主藏血，阴火扰动血室则不得卧。

【一诊】

张某，男，46岁。2017年11月8日因失眠半个月就诊。半个月前由于情绪变化出现入睡困难，睡后易醒，药物治疗效果不显。现症：入睡困难，多梦易醒，每晚睡觉时间为2～3小时，晨起乏力，面容憔悴，头晕脑胀，心烦急躁，时欲发怒，口苦，饮食尚可，大便干结，小便色黄，舌红苔黄，脉弦数。查体：意识清楚，语言流利，发育正常，营养中等，自动体位，全身皮肤黏膜未见黄染、皮疹及出血点，浅表淋巴结未触及肿大，双侧瞳孔等大同圆，对光反射灵敏，眼球各方向运动正常，无眼震，鼻唇沟对称，舌居中，生理反射存在，病理反射未引出。

中医诊断：不寐（肝火扰心）；**西医诊断：**失眠。

治法治则：清肝泻火，镇心安神。

处方：四神聪，太阳(双)，印堂，水沟，曲池(双)，内关(双)，神门(双)，三阴交(双)，解溪(双)，太溪(双)，尺泽(双)，太冲(双)。

以上穴位均平补平泻，每日1次，每次40分钟，10天为1个疗程。

【二诊】

患者入睡困难、多梦易醒、神疲乏力、头晕脑胀、口苦等症状稍有好转，每晚能睡4小时左右，纳尚可，大便干结，小便微黄，舌红苔黄，脉弦微数。主症未变，继续按原穴方针刺。

【三诊】

患者入睡困难、多梦易醒、神疲乏力、头晕脑胀、口苦等症状明显好转，每晚能睡5～6小时，饮食尚可，二便正常，舌红苔淡，脉微弦。主症未变，继续按原穴方针刺。

【四诊】

患者症状基本痊愈，每晚能睡7～8小时，纳可，二便正常，舌淡，苔薄白，脉数。

【治疗效果】

该患者经治疗入睡困难、多梦易醒、神疲乏力等症状消失，睡眠时间可达到7～8小时，治疗显效。

【按语】

《症因脉治》曰："肝火不得卧之因，或因恼怒伤肝，肝气怫郁；或尽力谋虑，肝血所伤，则夜邸不宁矣。"《王孟英医案》认为："肝主一身之气，七情之病必由肝起。"如果肝气上逆，或肝郁化火，则烦躁不安，容易发怒，情绪亢奋激动，难以自制；肝气疏泄不及，肝气郁结，则心情抑郁，郁郁寡欢；大怒伤肝，肝血不足，肝阳偏亢，则容易发怒，急躁癫狂。异常的情绪已经成为现代人不寐的主要病因，而肝脏异常会导致情绪的异常。

该患者由于心情不畅而至肝气郁结，时欲发怒。肝郁则肝藏血功能异常，夜晚血不入肝，故而入睡困难，多梦易醒。如唐宗海《血证论》云："肝病不寐者，肝藏魂，人寤则魂游于目，寐则魂返于肝，若阳浮于外，魂不入肝，则不寐。"夜不安睡，心神受累，则心烦急躁。肝郁化火，火性炎上，清窍受扰则出现头晕脑胀；肝火携胆气上行，则出现口苦；肝经绕行阴器，肝火下注于膀胱则出现小便黄；肝木之气过旺，反侮肺金，肺的肃降功能受阻，同时肺与大肠相表里，故大肠的排泄功能异常出现大便干结。

选用四神聪、太阳、印堂、水沟镇静安神；内关、神门共用，清心除烦；曲池、解溪、尺泽共用加强肺肃降功能，清热通便；三阴交、太溪、太冲合用，疏肝理气，清泻肝火。诸穴相配，共奏清肝泻火，镇心安神之功。故坚持原治疗方案。四诊患者症状基本痊愈，每晚能睡 7～8 小时，纳可，二便正常，舌淡，苔薄白，脉数。故嘱其回去后适当活动，避免情绪激动，清淡饮食。

（整理：卫志远）

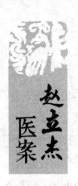

赵立杰（1958—），主任医师，擅长面瘫、偏瘫、球麻痹、三叉神经痛、颈椎病、腰椎病、肩周炎、风湿、类风湿关节痛及运动障碍、膈肌痉挛、胃肠痉挛、带状疱疹、斑秃、神经性耳聋、耳鸣、牙痛等各种原因引起的疼痛性疾病。

睑废（眼睑下垂）案

《目经大成》曰："此证……只上下左右两睑日夜长闭而不能开，攀开而不能眨……以手拈起眼皮，方能视。"以六经辨证应属太阴病。太阴者，土也。在脏为脾，在气为湿。寒邪侵入太阴与湿相搏，于是寒湿阻滞经络，精微物质不得上呈，眼睑失养，以致上胞肿垂，无力开阖。

【一诊】

文某，女，31岁。2018年1月15日因右眼胞下垂、无力睁开、复视1个月，加重7天就诊。1个月前出现右眼胞下垂，无力睁开，复视，视物困难，遂至医院就诊，确诊为眼睑"重症肌无力"，反复治疗无效。现症：右眼胞下垂，无力睁开，复视，视物困难，纳尚可，眠尚可，二便不调。

中医诊断： 睑废（太阴病）；**西医诊断：** 眼睑下垂。

治法治则： 开闭除湿，通经活络。

处方： 百会，太阳，睛明，攒竹，阳白，四白，颧髎，上眼睑，外关，血海，足三里，阴陵泉，丰隆，三阴交。

以上各经穴均取右侧，常规针刺，以得气但不疼为度。用毫针针刺。

【二诊】

患者右侧视物困难症状略缓解，能够略微睁开，眼胞下垂、复视未见改善，纳尚可，眠尚可，二便正常。现患者眼胞下垂、复视未缓解，继续原穴方针刺，配合穴位得气后加电针，用断续波，电流强度以患者肌肉微颤为度。

【三诊】

患者右侧视物困难症状减轻，能够睁开，眼胞下垂减轻，复视略缓解，纳尚可，眠尚可，二便正常。现患者复视未能明显缓解，继续原穴方针刺，配合雷火灸治疗，以温经通络，配合热敏灸治疗，寻找敏感点。

【四诊】

患者右侧视物困难症状基本消失，能够睁开，眼胞无下垂，复视略缓解，纳尚可，眠尚可，二便正常。现患者复视未消失，继续原穴方针刺，采用针刺配合热敏灸7天以巩固疗效。

【按语】

本病在中医上的病因分为先天及后天两种。先天性多为发育不全所致，发于双侧。后天性的多因脾弱气虚、脉络失和，风邪客于胞睑所致，常发生于单侧。其症状是上睑肌肉无力，不能开大睑裂，常需抬头皱额以帮助视物。在西医上的病因就很多，主要涉及神经科、眼科和内分泌科。其中发生于儿童的眼睑下垂主要原因包括：先天性单纯性眼睑下垂、下颌瞬目综合征、重症肌无力、外伤等最多见。发生于成年人的眼睑下垂的主要原因包括：重症肌无力、慢性进行性眼外肌麻痹、甲亢性眼肌病、颅内动脉瘤压迫性眼睑下垂等。发生于老年人的眼睑下垂的主要原因包括：老年眼睑膜退行性变、重症肌无力、脑梗死后睑下垂、糖尿病性动眼神经麻痹等。

治疗过程中，一诊后患者右侧视物困难症状略缓解，能够略微睁开，眼胞下垂、复视未见改善。故二诊在原治则基础上采用电针穴位刺激局部肌肉，以帮助其恢复运动功能。穴位刺络放血拔罐以应《灵枢·九针十二原》"凡用针者，虚则实之，满则泄之，菀陈则除之"之法。二诊后右侧视物困难症状缓解，能够略微睁开，眼胞下垂略缓解。三诊、四诊时配合热敏灸，疗效显著。整个过程中各种治疗方法均为开闭除湿，通经活络的作用。

（整理：徐立光、张敏）

不寐（失眠）案

失眠是以经常不能获得正常睡眠为特征的一类病证，表现为睡眠质量不高，睡眠时间不够，不易入睡，睡而易醒，醒后不能再睡，或时醒时寐，严重者彻夜不眠。明代李中梓提出："不寐之故，大约有五：一曰气虚，一曰阴虚，一曰痰滞，一曰水停，一曰胃不和。"

【一诊】

张某，女，52岁。2018年1月15日因失眠1个月，加重3天就诊。1个月前出现头晕头胀，目赤耳鸣，口干而苦，不思饮食，3天前失眠加重。现症：头晕头胀，目赤耳鸣，口干而苦，不思饮食，双目隐隐现红丝，往往终宵不能合目，大便时干时稀，小便黄，舌质红，苔黄，脉弦长。

中医诊断：不寐（肝火扰心）；**西医诊断：**失眠症。

治法治则：疏肝泻火，养心安神。

处方：神门，三阴交，心俞，厥阴俞，脾俞，肝俞，间使，太冲，胃俞，足三里。

以上各穴均取双侧，常规针刺，皮损局部采用围刺法，以得气但不痛为度。可配合雷火灸以温通经脉，助气血运行，养心安神，本病证属心神病变，积极对患者进行心理情志调整，克服过度紧张、兴奋、焦虑、抑郁、惊恐、愤怒等不良情绪，做到喜怒有节，保持精神舒畅。

【二诊】

患者失眠情况缓解，头晕头胀症状略缓解，目赤耳鸣，纳差，舌红，苔黄腻，脉弦。主症未变，继续原穴方围刺，帮助患者建立有规律的作息制度，从事适当的体力活动或体育健身活动。

【三诊】

患者失眠情况减轻，头晕头胀症状明显减轻，目赤耳鸣明显好转，纳可，眠尚可，二便正常。舌质红，苔薄白，脉弦。主症不变，在原方法上配合吴茱萸 9g、米醋适量，将药捣烂后用醋调成糊状，贴敷于两足心的涌泉穴，24 小时取下，增强疗效。

【治疗效果】

患者经治疗失眠、头晕头胀症状明显减轻，目赤耳鸣明显好转，纳可，眠可，二便正常。其他伴随症状亦明显好转，治疗显效。

【按语】

不寐多为情志所伤、饮食不节、劳逸失调、久病体虚等因素引起脏腑机能紊乱，气血失和，阴阳失调，阳不入阴而发病。患者为中年女性，肝气郁结，肝火扰心，久而化火，致头晕头胀，目赤耳鸣，口干而苦，不思饮食，大便时干时稀，小便黄，舌质红，苔黄，脉弦长，符合肝火扰心证型。

临床常以常规针刺配合吴茱萸治疗不寐，其机制为：吴茱萸能补水滋阴、引火下行，行气活血，同时艾灸具有温通经脉的作用，可以助气血运行，养心安神。针刺能通经脉，调气血，使阴阳归于相对平衡，使脏腑功能趋于调和，从而达到防治疾病的目的。局部的针刺治疗，更有助于发挥其调节微循环的作用，促进新陈代谢，从而达到了调整整个机体的作用。

（整理：徐立光、张敏）

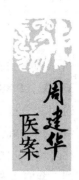

周建华（1958—），教授，博士研究生导师。吉林省名中医。擅长治疗各种肛肠疾病，尤其对复杂肛瘘、脓肿的治疗效果良好，对便秘、溃疡性结肠炎运用中医药治疗取得了良好疗效，对肛门病术后止痛及促愈有深入研究及独特见解。

肠澼（溃疡性结肠炎）案

肠澼属于中医学"痢疾"的范畴。古人对"痢疾"的病因病机、诊断、治疗都有充分认识。如《河间六书》在治疗上主张"后重则宜下，腹痛则宜和，身重则除湿，脉弦则去风"及"行血则便脓自愈，调气则后重自除"的法则，直到现在还属治痢之正法。在用药方面明确指出，"里急后重，须加大黄""宜加木香、槟榔"等，均为后世医家所宗。

【一诊】

杨某，女，36岁，已婚，教师。于2006年7月3日因"腹泻、黏液血便1年，加重1个月"就诊。患者1年前无明显诱因出现腹泻，日数十行，为黏液脓血便，黏液、血液与大便相混，血色较鲜。曾在某院就诊，给予"艾迪沙"口服，病情有所好转。1个月前，因情志不畅，腹泻加重，继续服用"艾迪沙"无效。现症：日排便10～20次，为黏液血便，里急后重，腹痛，便前疼痛加剧，便后有所缓解，伴低热，纳呆，轻度腹胀、痞闷，便后不减，舌质淡暗，苔白厚，根焦黄，脉弦细数。小便短赤。腹平坦，未见胃肠型及蠕动波，腹部轻度压痛，以左下腹为重，未触及包块，肝脾未触及肿大，肠鸣音略活跃，6～7次/分。肠镜检查：距肛缘40 cm以下的结肠黏膜重度充血，较密集溃疡面、出血点，溃疡面覆有脓苔，以直肠为重。实验室检查：WBC 12.3×10^9/L，RBC 3.5×10^{12}/L，HGB 98g/L，PLT 365×10^9/L，ALB 28g/L。

中医诊断：肠澼（肝郁胃热，肠络瘀滞）；**西医诊断：**溃疡性结肠炎。

治则治法：升清降浊，推荡积滞。

方药：大黄10g（后下），僵蚕10g，郁金10g，姜黄10g，党参15g，升麻10g，炙甘草15g。7剂，每日1剂，水煎取汁100mL，日2次，口服。

其他疗法：补液日2500mL。氧氟沙星0.2g，日2次，静点。

【二诊】

大便通畅，服汤药后约3小时，有急迫的排便感，连续排便5次，便中伴黏液和脓血，自觉腹中舒适，里急后重感亦明显减轻。昨日总计排便 12 次。查体：T 37.1℃，P 88 次 / 分，舌质淡暗，舌苔较前略薄，焦黄减轻，脉沉弦细。予以"通因通用"之法，诸症均有减轻。但脉见沉象，恐伤正气，故减轻通下之力。方拟半夏泻心汤加减：半夏 10g，黄芩 10g，黄连 10g，干姜 15g，厚朴 10g，五灵脂 15g，党参 15g，茯苓 15g，白术 10g，当归 15g，姜黄 10g，炙甘草 10g，蒲黄 15g，郁金 10g。7 剂，每日 1 剂，水煎取汁 100mL，日 2 次，口服。

其他疗法：继续补液及抗生素静点。

【三诊】

自述诸症均有减轻，日排便 3 次，成形但细软，带少许黏液及血液，有轻度排便不尽感，食欲增加。轻度腹痛，无腹胀及低热，小便正常。查体：T 35.6℃，舌质淡，舌苔薄白腻，根部微黄。上方不变，继续服用，停用抗生素及补液。

【四诊】

大便每日 3 次，成形而细软，仅带少许黏液，余无不适。查：一般状态良好，舌质淡，舌苔薄白微腻，脉细无力。肠镜检查：进镜 25 cm，见乙状结肠及直肠黏膜，色略淡，距肛缘 5 cm 直肠前壁黏膜可见少许、散在针尖样出血点，余无异常。血常规：WBC $7.3×10^9$/L，RBC $4.4×10^{12}$/L，HGB 116g/L，PLT $230×10^9$/L。

患者病情明显好转，结合症状及舌脉，呈虚象及轻度湿邪之象。故治疗以调理脾胃、健脾化湿法为主，前方去黄芩、姜黄，加山药 10g、砂仁 15g、薏苡仁 30g、升麻 10g。煎服法同前。

【五诊】

自述每日排便 2 次，大便成形，无黏液及不适。查：舌质淡，舌苔薄白，脉细。继续前方治疗，同时给予参苓白术散 3g，日 3 次，口服；固肠止泻丸 5g，日 3 次，口服。

【治疗效果】

自述无任何不适，肠镜检查未见异常，嘱病情有变化随诊。

【按语】

患者久病气血两伤，故以虚为本；复因情志不畅，肝郁克制脾土，致脾胃运化失职，湿热之邪内生，下注大肠，大肠传导失司，则生泄泻，并见实象；湿热下注，热伤肠络，肠络破损、血溢脉外，则见大便稀薄，黏液血便；另"久病入络"，故患者有出血亦有瘀血的病理改变，舌质及血小板的改变都说明了这一点。综上该患的表现是虚实夹杂，出血瘀血并见。

痢疾病位虽在大肠，但整个脾胃系统均受累，治疗上以调理脾胃为主导。但该患者表现有里急后重的症状，说明内有积滞，当以祛邪作为初期治疗的原则，故采用了以大黄为君药的方剂。大黄素有"将军"之称，具有推荡积滞，活血化瘀的强大作用，可暂用不可久用，故邪去六七分即停用，以免进一步伤及正气。

经用大黄祛邪后，其他的治疗竟能很快收功，这是意想不到的。此例难在摆正扶正祛邪的关系，若不祛邪，"误补益疾"，若下之，又恐伤正。故一时难以择决。受古人启发，予以通下为主，虽扶正与祛邪兼施，但初以祛邪为主，收到良好的疗效。对于这样的病人，目前多数医生（包括本人在内）认为，病人已经腹泻很重，再用通下之药，恐加重病情，所以，多不敢应用。实则不然，"通因通用"，古人已成定法，先哲已取得了丰富的经验，不是虚言，我们不用，是不遵先哲之法。再者，目前有非常好的支持疗法，即使增加了腹泻的次数又有何妨？

（整理：支晨阳）

肛痈（肛周脓肿）案

肛痈是典型的疮疡性疾病，正如《外科精义》中云："凡为疮医，不可一日无托里之药""脓未成者使脓早成，脓已溃者使新肉早生，气血虚者托里补之，阴阳不和者托里调之"。

【一诊】

房某，男，58岁，已婚，干部。2006年3月10日因"肛门肿痛1周，加重1天"就诊。该患1周前大量饮酒后，自觉肛门部不适，未予重视，逐渐出现肿痛，曾在某院就诊，诊为"肛周脓肿"，予以菌必治2g，每日1次静点，未见好转。现症：肛门肿痛，痛如鸡啄，恶寒发热，伴排便困难，排便时肛门疼痛加重，小便黄赤，行走不利，口干。舌红，苔黄干，脉滑数。专科检查：截石位：视诊见肛门左侧皮肤微红，触诊有深压痛，直肠指检，距肛缘6cm直肠左侧肠壁隆起，上极触不到，隆起处有压痛及波动感。实验室检查：WBC $18.0×10^9$/L，W-LCR 93%。

中医诊断：肛痈（成脓期，火毒炽盛）；**西医诊断：**骨盆直肠间隙脓肿。

治则治法：清热解毒，托里排脓。

方药：生黄芪25g，穿山甲10g，白芷15g，升麻10g，皂角刺10g，天花粉15g，乳香10g，没药10g，黄连10g，黄芩10g，栀子15g，甘草10g。7剂，每日1剂，水煎取汁100mL，日2次口服。

其他疗法：

1. 一次性切开引流，切开后流出约80mL黄稠脓汁，创腔内有大量的坏死组织，充分排出脓汁后，予盐水纱条填塞引流。

2. 次日给予黄连膏纱条掺八二丹引流，以祛腐为主，兼以生肌。

【二诊】

自觉局部肿消痛减，恶寒发热消退，仅行走时局部轻度疼痛。查体：T 37.1℃，P 88次/分，创口内有较多的脓汁及坏死组织流出，舌淡红，苔薄黄而干，脉滑，继按前法治疗。

【三诊】

自述无明显不适。查体：T 36.1℃，创口内无脓汁及坏死组织流出，仅少量滋水流出，创面新鲜。舌淡，苔薄白而干，脉微滑。血常规：WBC 7.3×10^9/L，W-LCR 71%。患者病情稳定，脓汁及坏死组织已排尽。下一步治疗应以促进生肌及创口愈合为主。法当益气滋阴，清热生肌。方拟如下：生黄芪30g，党参10g，白芷15g，当归15g，茯苓10g，天花粉15g，川芎10g，白芍10g，白术15g，黄芩10g，栀子15g，甘草10g。7剂，每日1剂，水煎取汁100mL，日2次，口服。外治：生肌玉红膏纱条掺珍珠散外用，每日1次。

【四诊】

自述无任何不适。查体：创腔明显缩小，仅有少许黄稠滋水，停服汤药，专以外治，外治法同前。

【治疗效果】

创口愈合，自觉无不适，痊愈。

【按语】

本病病机关键为热毒蕴结，热盛肉腐成脓。该患大量饮酒，湿热内生，下注肛周，造成局部气血凝滞，经络阻隔，营气不从，逆于肉理，乃生痈肿，又没有及时治疗，进一步化热，热盛肉腐，肉腐为脓，热毒入血，正邪交争，故见恶寒发热等。

采用内外结合的治疗方法，法当清热解毒、托里排脓，切开后初期脓未尽、坏死组织较多，内治法宜托里排脓。外治以祛腐为主。腐脱新生时，改用生肌玉红膏掺珍珠散以祛瘀生新。通过该例患者的治疗进一步体会到，对于疮疡的治疗托里排脓法则是不可缺少的。

该病发生在肛门直肠处，其脓肿与肛窦是相通的，任其自行溃破，或单纯在肛门外切开，必将形成肛瘘。所以，切开引流时必须将肛门齿线处的内口（肛窦）切开，同时是疮疡阳证，尚未发生内陷，故在治疗上应及早切开引流，引邪外出，避免闭门留寇。同时，外用药的使用也是必不可少的，尤其是提脓祛腐药与生肌收口药的辨证使用，溃疡初期宜用提脓祛腐药，使坏死组织尽快脱离、排出，当腐肉脱离、脓水将尽时，必须使用生肌收口药，促进创面愈合。只有这样辨证使用才能缩短疗程。

（整理：李国峰）

肠梗阻（直肠癌术后麻痹性肠梗阻）案

中医文献中无直肠癌病名记载，根据其临床表现可归属为"脏毒""肠覃""锁肛痔""结阴"等疾病范畴。《外科正宗》指出："蕴毒结于脏腑，火热流注肛门，结而为肿，其患痛连小腹，肛门坠重，二便乖违，或泻或秘，肛门内蚀，串烂经络，污水流通大孔，无奈饮食不餐，作渴之甚，凡犯此未见其有生。"

【一诊】

张某，男，71 岁，已婚，工人。于 2006 年 4 月 10 日因"腹胀、不排气、不排便 7 天"就诊。该患 7 天前行直肠癌前切术，术后给予补液、胃肠减压、留置导尿等处置。但现已术后第 7 天，腹胀，腹部无串气感，未排气、排便，伴口渴，低热。既往史：1 年前出现大便次数增加，黏液血便，体重减轻，至术前体重下降约 10kg。于 7 天前行直肠癌前切术，手术过程顺利，失血约 500mL，术中输红细胞 2 单位。专科检查：重病面容，卧位，查体合作。眼睑苍白，腹部膨隆，未见胃肠型及蠕动波，肝脾未触及，未闻及肠鸣音，有振水音，全腹散在压痛，无肌紧张及反跳痛。下腹部正中切口，长约 18cm，未拆线。胃肠减压通畅，24 小时引流草绿色胃内容物约 1500mL，留置导尿通畅，24 小时引流尿液约 2000mL。舌质淡而胖大，边尖有齿痕及瘀点，苔白厚腻，脉数而芤。实验室检查：WBC 15.6×10^9/L，W-LCR 93%，RBC 383×10^{12}/L，HGB 98g/L，PLT 280×10^9/L。白蛋白 25g/L，血钾 3.1mmol/L。余项正常。

中医诊断：肠梗阻（气虚血瘀，湿热阻滞）；**西医诊断**：直肠癌术后麻痹性肠梗阻。

治则治法：理气化瘀，清热祛湿，益气养血。

方药：厚朴 10g，枳实 10g，姜黄 15g，黄连 15g，郁金 10g，莱菔子 10g，党参 15g，生黄芪 25g，当归 15g，红花 10g，砂仁 15g，沙参 15g，麦冬 10g，肉桂 5g，炙甘草 15g。7 剂，每日 1 剂，水煎取汁 300mL，每次 50mL 注入胃管，注药后关闭胃管 2 小时，24 小时 6 次。

其他疗法：

1. 持续胃肠减压。

2. 留置导尿。

3. 补液，每日 4000mL（5% 葡萄糖 1000mL，0.9% 氯化钠 1000mL，林格液 1000mL，10% 葡萄糖 500mL，复合氨基酸 500mL）。

4. 10% 氯化钾 30mL 加入静点液中。

5. 抗生素，菌必治 2.0，日 2 次静点，甲硝唑 1.0，日 2 次静点。

【二诊】

仅口渴略好转，余未见明显改变。查体：T 38.2℃，P 96 次/分，BP 90/60mmHg，舌、脉同前。腹部检查，除腹部听诊可闻及极微弱的肠鸣音外，余无显著改变。胃肠减压引流出淡绿色胃内容物约 1300mL/24 小时，留置导尿引流出尿液约 2000mL/24 小时。患者症状略改善，需加大药力。前方加大黄 10g（后下）、升麻 15g，以增强升清降浊的作用，服用方法及其他治疗同前。

【三诊】

自述昨晚 23 时许排气，腹胀消失，低热及口渴减轻。查体：T 36.8℃，P 88 次/分，BP 100/60mmHg，一般状态良好，腹部无膨隆，肠鸣音活跃，6 次/分。舌质淡，边尖有齿痕，苔白腻，脉弦滑。胃管引流无色胃内容物约 300mL，留置导尿约

2000mL。实验室检查：WBC 9.2×10^9/L，W-LCR 73%，RBC 4.5×10^{12}/L，HGB 112g/L。白蛋白 33g/L，血钾 3.6mmol/L。患者经上述处理腑气已通，前方去大黄，继续服用，停止胃肠减压、留置导尿、补液，并嘱其可以饮水或鱼汤、鸡汤等。

【四诊】

自述无明显不适。查体：体温、脉搏、血压、血常规、血白蛋白、血钾等指标均正常。腹部听诊肠鸣音活跃，且已排便。舌淡，边尖有齿痕，苔白而薄，脉沉细。切口拆线，切口愈合良好。下一步治疗法当调理脾胃、疏通肠道、补益气血为主，方拟如下：半夏10g，黄连10g，干姜10g，厚朴10g，党参15g，茯苓15g，白术15g，当归20g，川芎10g，红花10g，生地15g，炙甘草10g。每日1剂，水煎取汁100mL，日2次，口服。

嘱：可以进食，以易消化饮食、少饮多餐为主。

【治疗效果】

5日后患者痊愈出院。

【按语】

本病病机关键为正虚邪实，六腑通降失常。直肠癌为本虚标实为病，加之手术创伤，更伤人体正气，犯虚虚实实之戒，致正虚邪盛，六腑通降失常，肠道不能运转发为本病。

该患患病日久，耗伤气血，加之手术重伤气血，肠道不能运转，湿热内生、气滞血瘀，致使其虚实夹杂。病情虽复杂，但只要肠道通畅，清气得升，浊气得降，气血津液就得以恢复。所以，治疗本着"六腑以通为用"的原则进行，收到良好的效果。

术后出现麻痹性肠梗阻，多发生于大手术后或重病后，身体极度消耗，"虚不受补"，同时，由于肠道不蠕动，肠道内蓄积、泌出大量的液体，进一步损伤机体的"正气"，又不能通过手术解决。因此，对于这样的病人应该在支持疗法的基础上，及早应用中医药，予以疏通肠道的治疗方法，千万不可迁延治疗而错过时机。

（整理：李国峰）

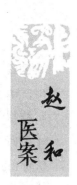

赵和（1959—），女，主任医师。全国优秀中医临床人才、吉林省名中医、吉林省有突出贡献的中青年专业技术人才。从事肛肠科临床、教学与科研工作30余年。擅长运用中医药治疗顽固性便秘、结肠炎及肛肠疑难病证。

肛门失禁（肛门失禁）案

肛门失禁中医又称"遗矢""大便滑脱"，中医古代书籍少有记载，其原因有多种，外伤、手术、中风、脾肾虚损均可引起肛门失禁。

【一诊】

杨某，女，45岁，农民。2009年3月16日因"大便不能自控3年，加重3个月"就诊。患者3年前因大便干燥出现排便排气不能自主控制，咳嗽、喷嚏等增加腹压动作时均有粪便自肛门溢出，夜间失禁症状加重，未治疗。3个月前症状加重，每晚均有粪便不自主溢出。现排便排气不能自主控制，夜间加重，咳嗽、喷嚏等增加腹压动作时均有粪便自肛门溢出，肛门瘙痒，粪便不成形，每日次数不等，小便黄，夜寐欠佳，舌质淡，苔白，脉沉弱。肛门指诊：肛门松弛，做提肛动作，括约肌收缩无力，做力排动作肛内有壅塞感，未触及肿物。肛镜检查：见直肠黏膜松弛，未见肿物及脓血。

中医诊断：肛门失禁（脾肾两虚）；**西医诊断：**肛门失禁。

治则治法：脾益肾，疏通气血，补气固脱。

【处方】肾俞，大肠俞，足三里，承山，长强，百会，关元。

承山、大肠俞给予电针刺激，每日1次。

【二诊】

7天后，患者肛门失禁症状逐渐好转，无夜间溢便现象。舌质红，苔薄白，脉沉。继续原治疗方案不变，每日1次。

【三诊】

半个月后，大便每日1～2次，成形，偶有稀便亦能自控。舌质红，苔薄白，脉和缓。继续原治疗方案不变，每日1次。

【四诊】

继续按方案治疗，巩固治疗 1 个月后回访，大便每日 1～2 次，成形，偶有稀便能自行控制，查病人肛门功能良好，舌质红，苔薄白，大便正常，脉和缓。

【治疗效果】

大便每日 1～2 次，成形，偶有稀便能自行控制，肛肠科检查肛门功能良好。

【按语】

本病病机关键为脾肾两虚，气血不通。《灵枢·经脉》篇说："经脉者，所以能决死生，处百病，调虚实，不可不通。"该患者辨证为长期大便干燥，燥屎阻于肠中，气血不畅，日久损伤脾肾二脏，脾主肌肉，肾司二阴，脾虚肌肉无力，肾亏后阴失约，而致肛门收缩无力，故出现排便排气不能自主控制。舌质淡，苔白，脉沉弱均为脾肾两虚之征。

肾俞为肾之背俞穴，助肾气、强腰脊；大肠俞为大肠之背俞穴，主治胃肠疾病，对肠道疾病有双向调节作用；承山经别入尻下、别入肛中，清热凉血止痛；足三里为足阳明胃经合穴及胃下合穴，为诸虚劳损保健常用穴，常用灸法；长强为督脉络穴，通任督、调肛肠，具有治疗便秘、腹泻、脱肛等作用；百会具有镇静安神、回阳固脱、升提之作用；关元为小肠募穴，补肾固本、调气升阳，治疗诸虚劳损尤为有效。诸穴合用补气升阳、健体固本，治疗诸虚劳损、脾肾两虚之证。

针刺 1 周后，患者肛门失禁症状逐渐好转，无夜间溢便现象，病情好转，说明气血不通得以改善，舌质红，苔薄白，脉沉，舌苔脉象均趋于正常，针刺半个月后，大便每日 1～2 次，成形，偶有稀便亦能自控，舌质红，苔薄白，脉和缓，舌苔脉象已经正常，进一步说明通过针刺上述穴位，脾肾得以双补，气血得以疏通。巩固治疗 1 个月后回访，病人肛门功能良好，大便正常，自控良好。

（整理：赵景明）

泄泻（溃疡性结肠炎）案

《内经》中将大便溏薄者称为"泄"，下如水样者为"泻"。中医认为，其病因不外乎外邪、饮食、情志、正虚等几个方面，其发病机制为脾胃运化失调、肾阳温运障碍、小肠受盛和大肠传导功能失常。故《灵枢·百病始生》曰："食不化，多热则溏而糜。"故本病总的治疗原则为温肾健脾，收涩止泻。

【一诊】

冯某，男，43 岁，干部。2009 年 6 月 12 日因"腹泻 3 年"就诊。患者 3 年前无明显诱因出现腹泻，每日大便 3～4 次，自服"补脾益肠丸"，病情无明显好转。现症：大便日 3～4 次，不成形，时如鸭溏，伴腹痛，小腹凉，手足不温，口渴，饮水较多，形体消瘦，舌淡苔薄黄，脉沉细数。腹平坦，未见胃肠型及蠕动波，全腹无压痛及反跳痛，未触及包块，肝脾未触及，肠鸣音 6 次/分。结肠镜检：直肠、乙状结肠黏膜充血、水肿，血管纹理紊乱，散在片状溃疡、糜烂。

中医诊断：泄泻（寒热错杂）；**西医诊断**：溃疡性结肠炎。

治则治法：清上温下，寒热并用。

方药：乌梅 25g，细辛 5g，干姜 10g，炮附子 15g，黄连 15g，黄柏 10g，当归 15g，桂枝 10g，党参 10g，蜀椒 10g。5 剂，水煎服。

【二诊】

治疗 1 周，腹泻渐止，手足渐温，腹痛减轻，口渴已除，舌淡，苔白，脉仍沉细，上方去黄柏，黄连改为 10g。

【三诊】

调治 2 周后，大便日 1 次，不成形，其余诸症均除，舌红，苔白，脉和缓。上方去黄连、干姜、附子，加白术 20g，故纸 15g，木香 10g。

【治疗效果】

患者连续治疗 1 个月后，便每日 1 次，成形，无腹胀腹痛，痊愈。

【按语】

本病病机关键为脾肾阳虚，上热下寒，形成寒热错杂。该患者烟酒过度，起居无常，损伤脾胃，日久肾阳虚衰，不能温煦脾土，脾失运化而致腹泻、腹痛，嗜酒过度，上焦郁热，而致上热下寒。舌淡苔薄黄，脉象沉细数均为寒热错杂之征。鉴别要点在于口渴。

方中乌梅为主药，味酸，能够收涩止泻，细辛、蜀椒、附子、桂枝以温肾阳、暖命门，用了大量热药，惟恐激动相火上冲，反而达不到温下的作用，故用黄柏、黄连监制，方中党参、当归能够补气血，全方共奏清上温下之功效。

治疗 1 周后，热象已退，故黄连减量，去黄柏。继调 1 周，热象寒象已除，故去黄连及大辛大热之附姜，顾护先后之本，加入白术、故纸等调整月余，使脾肾功能恢复，而大便正常。

（整理：赵景明）

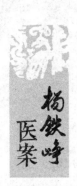

杨铁峥（1967—），教授，硕士研究生导师。从事肛肠疾病的中医外科及中西医结合外科治疗研究20余年。临证治疗中重视中医"整体观念"及中医先贤的"经方"运用。

肠澼（溃疡性结肠炎）案

本病名首见于《内经》，《素问·太阴阳明论》说："食饮不节，起居不时者，阴受之……入五脏，则膜满闭塞，下为飧泄，久为肠澼。"《东垣十书》曰："夫肠澼者，为水谷与血另作一派，如唧筒涌出也。时值长夏，湿热大盛，正当客气胜，而主气弱，故肠澼为病甚，以凉血地黄汤主之。"《河间六书》在治疗上主张"后重则宜下，腹痛则宜和，身重则除湿，脉弦则祛风"及"行血则便脓自愈，调气则后重自除"的法则，沿用至今。

【一诊】

刘某，男，57岁，已婚，职员。2010年3月2日因"间断性腹痛、腹泻15年，加重5天"就诊。该患者于15年前饮酒后出现腹痛、腹泻，大便日5～7次，偶有黏液脓血便，未予系统治疗。2009年12月自觉病情加重，就诊于某院，行肠镜检查，诊断为"慢性溃疡性结肠炎"，给予对症治疗，病情好转后出院。5天前无明显诱因上述症状加重。现症：腹痛、腹泻，大便每日7～8次，伴有黏液血便，质稀，伴排便不尽感、肛门下坠感，小便正常，饮食欠佳，肢倦乏力，睡眠可，无发热、恶寒。舌质淡，苔白厚，脉弦细涩。查体：腹平坦，未见胃肠形及蠕动波，左下腹部轻度压痛，无反跳痛及肌紧张，未触及包块，肝脾未触及肿大，肠鸣音活跃，6次/分。肠镜检查：自备2009年12月10日肠镜报告：降结肠、乙状结肠、直肠黏膜片状充血、水肿，血管模糊，见散在出血点。

中医诊断：肠澼（脾虚湿蕴夹瘀）；**西医诊断**：溃疡性结肠炎（慢性复发型）。

治则治法：活血祛瘀，温经止痛。

方药：小茴香10g，干姜10g，延胡索10g，没药10g，当归15g，川芎10g，官桂10g，赤芍15g，蒲黄20g，五灵脂15g，乳香10g，柴胡15g。7剂，每日1剂，水煎取汁200mL，日2次，口服。

其他疗法：

1. 给予温阳健脾理气中药塌渍及红外线照射脐周部，具体拟方如下：艾叶 10g，干姜 10g，土茯苓 20g，栀子 10g，泽兰 10g，白芷 10g，草豆蔻 10g，吴茱萸 10g。

2. 给予健脾理气、活血化瘀中药汤剂日 1 次灌肠，具体方药如下：白及 15g，白蔹 15g，白芷 15g，黄连 15g。上方每剂水煎取汁 200mL，取 100mL，日 1 次，保留灌肠。

3. 给予红花黄色素 100mg，0.9% 氯化钠注射液 250mL，日 1 次静点，以活血化瘀，改善微循环。

【二诊】

腹痛症状明显减轻，大便每日 5～6 次，便中黏液及血液量减少，余症无明显改变。舌质淡，苔白，脉弦细数。

患者瘀证明显缓解，但脾虚湿困症状未见好转，故给予健脾利湿兼祛瘀之法，方拟参苓白术散加减：白术 15g，陈皮 15g，茯苓 15g，党参 20g，香附 10g，当归 20g，黄连 10g，黄芩 10g，防风 10g，乳香 15g，没药 10g，柴胡 15g，白芍 15g，甘草 10g。7 剂，每日 1 剂，水煎取汁 200mL，日 2 次，口服。

其他治疗同前。

【三诊】

患者日排便 4 次，为黏液便，未见血性及脓性液体，伴有肛门下坠感，饮食睡眠尚可，小便正常。舌质红，苔薄黄，脉弦滑。查体：腹部未见肠型及蠕动波，左下腹部轻度压痛，听诊肠鸣音正常，5 次 / 分。停用红花黄色素，余治疗不变。

【四诊】

患者日排便 3 次，不成形，黏液便减少，肛门下坠感好转，轻度腹痛，便后缓解，无腹胀，小便正常，饮食、睡眠可。查舌质红，苔薄白，脉弦滑。患者体内湿象仍较重。故治疗以健脾化湿法为主，具体方药如下：白术 15g，陈皮 15g，茯苓 15g，党参 20g，香附 10g，当归 20g，扁豆 10g，砂仁 10g，防风 10g，乳香 15g，没药 10g，柴胡 15g，白芍 15g，甘草 10g，薏苡仁 30g。7 剂，每日 1 剂，水煎取汁 200mL，日 2 次，口服。

【五诊】

患者大便日 2 次，为正常黄褐色便，未见脓血及黏液，肛门无不适感，舌质淡红，苔薄白，脉象和缓。查体：腹软，全腹无压痛及反跳痛，肠鸣音正常，5 次 / 分。嘱患者进食高营养食物，适当减少纤维素摄入，禁食辛辣等刺激性食物。病情有变化随诊。

【治疗效果】

便次正常，便质软，无脓血及黏液。

【按语】

本病的病机关键是脾胃受损，湿困脾土，肠道功能失司。患者因饮酒后，酿生湿热，湿热内蕴肠腑，腑气壅滞，气滞血阻，气血与邪气相搏结，夹糟粕积滞肠道，肠络受伤，腐败化为脓血而下痢赤白；气机阻滞，腑气不通，闭塞滞下，故见腹痛，里急后重。本病初期多为实证，日久则伤及气血，而致虚证或虚实夹杂证。肠澼的病位在大肠，此患者初期以腹痛为主要症状，不通则痛，故以少腹逐瘀汤加减。方中五灵脂、蒲黄活血祛瘀、止痛止血（瘀血不去则出血不止），为君药，赤芍、乳香、没药助君药活血祛瘀之功，加入行气之川芎，气行则血行。服用3剂之后，瘀证虽除，患者久病必虚，故拟参苓白术散加减，以健脾渗湿止泻。

肠澼是常见病，易反复发作，病程长，可发生于各个年龄段，以20～40岁发病率最高。本病属本虚标实，病初或急性发作期，多为湿热内蕴，多为标实，以治标为主；病久则损及脾肾，多为本虚，故慢性迁延期以治本为主。但临床上由于病人情况各有所异，临床表现各型交错掺杂，所以在分型治疗基础上，应根据患者个体情况随证加减，方可取得更好效果。本证初起以腹痛为主要症状，不通则痛，故先给予少腹逐瘀汤加减去其瘀象，解决患者腹痛的症状，而不是按以往溃疡性结肠炎补脾化湿的治法。患者服药3剂后，瘀象已基本祛除，此时用参苓白术散加减健脾化湿止泻，从根本上解决患者的症状。

（整理：邢佼涛）

便秘（老年虚性便秘）案

《内经》认为大小便的改变与肾的关系密切。如《素问·金匮真言论》说："北方黑色，入通于肾，开窍于二阴。"《伤寒杂病论》则提出便秘当从阴阳分类。《伤寒论·辨脉法》提出："其脉浮而数，能食，不大便者，此为实，名曰阳结也……其脉沉而迟，不能食，身体重，大便反鞕，名曰阴结也。"本病的治疗法则为补肾养血生津，滋阴润肠通便。

【一诊】

赵某，女，65岁，已婚，退休。于2007年3月12日因"大便困难10年余"就诊。该患者10年前无明显诱因出现大便困难，5～6日一行，干结如栗状，伴口干、口苦，腹胀时而作痛，烦闷。曾自服麻仁软胶囊、芦荟胶囊等药物治疗，效果不明显。现症：排便困难，6～8日一行，便质硬，伴有腹痛、腹胀，口干、口苦，小便黄赤。舌红，苔黄稍腻，脉弦细。全腹平坦，未见肠型及蠕动波；全腹无压痛，无反跳痛及肌紧张；肠鸣音正常，4次/分。肠镜检查：未见器质性病变。

中医诊断：便秘（肾虚津亏）；**西医诊断：**便秘（老年虚性便秘）。

治则治法：补肾养血生津，滋阴润肠通便。

方药：肉苁蓉30g，当归15g，阿胶15g，何首乌10g，牛膝10g，玄参10g，杏仁15g，瓜蒌仁10g。7剂，每日1剂，水煎取汁200mL，日2次，口服。

其他：嘱患者多食蔬菜水果。

【二诊】

排便困难缓解，大便 3～5 日一行，便质稍干，腹痛、腹胀不明显，口干、口苦消失。舌淡红，苔薄黄，脉弦细。继续给予原方 10 剂。

【三诊】

排便困难明显好转，大便 2～3 日一行，便质软，无腹胀腹痛。舌淡红，苔白，脉和缓。嘱患者继续服用 10 剂。

【四诊】

自述大便 1～2 日一行，成形软便，考虑痊愈。嘱患者合理饮食，保持良好的生活习惯。

【治疗效果】

大便 1～2 日一行，成形软便。

【按语】

本病的病机关键为大肠传导功能失常。该患者年龄大，机体功能低下，阴津不足，致使肠道津液涸竭，无水行舟而便秘加重。此阴津不足，主要责之于脾阴虚。因为脾胃、大小肠共同完成饮食水谷的消化吸收及传导排泄，而肠道所需的动力"脾气"，有赖于脾阴的转化；肠道所需的润滑液，亦有赖于脾阴的直接下输。

本方选肉苁蓉补肾益精，润燥滑肠；当归、阿胶养血润肠通便；何首乌滋水之性迅速，其性发散，不及封藏，即随之而泄下，且无助火之虞；牛膝补肾强腰，性善下行；玄参滋阴润燥；杏仁、瓜蒌仁润肠通便。其主要功能是补肾养血生津，滋阴润肠通便，具有补肝肾、生精血，润下而不伤正，通便尚可滋阴的特点，对老年虚性便秘极为适合。

老年功能性便秘，以虚秘多见，因大肠传导功能失常所致，历代医家称其为"老人秘""后不利""大便难"等。中医学认为，其患大多阴虚血少，火盛水亏，津液少生，肠道失润，致便干质硬，排出不畅而成斯证，即所谓"无水则舟停"。惟当补肾滋阴、养血润肠，以"增水行舟"。若妄通利，则易耗伤真元。

（整理：邢佼涛）

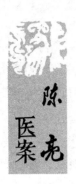

陈亮（1968—），主任医师，硕士研究生导师，从事中医外科肛门大肠疾病防治研究 25 年。临证重视四诊合参、辨证施治，主要擅长肛门大肠疾病的中药治疗及手术治疗，其"电针白环俞用于肛门病术后止痛的规范化研究"推广至全国使用。

肠澼（溃疡性结肠炎）案

本病最早见于《内经》，称本病为肠澼、赤沃，指出感受外邪和饮食不节是致病的重要因素。《难经》称本病为大瘕泄，指出"大瘕泄者，里急后重，数至圊而不能便"。张仲景将本病称之为下利。《景岳全书》说："凡治痢疾，最当察虚实，辨寒热，此泻痢中最大关系。"刘完素指出："调气则后重自除，行血则便脓自愈。"

【一诊】

刘某，男，52 岁，工人。2011 年 8 月 2 日因"腹泻 1 个月，伴腹痛 10 天"就诊。患者 1 个月前无明显诱因出现腹泻，大便每日 4 ～ 5 次，较稀薄，未予重视，此后症状逐渐加重，10 天前无明显诱因出现腹痛，呈间断性胀痛，便后可缓解，伴黏液血便，曾到我院门诊就诊，行肠镜检查，确诊为"溃疡性结肠炎"，后症状一直反复。现症：腹泻，大便每日 7 ～ 8 次，便质稀，有少量黏液血便，伴腹部持续性胀痛，以左下腹为重，里急后重，泻后痛减，困倦乏力，饮食较差，睡眠尚可，小便正常，舌质淡红，苔白腻兼青紫，舌体胖大有齿痕，脉细弱。腹部平坦，未见胃肠形及蠕动波，下腹部轻度压痛，无反跳痛，未触及包块，肝脾未触及肿大，肠鸣音活跃，6 ～ 7 次 / 分。肠镜检查：全结肠处黏膜散在弥漫性充血，肿胀色红，回盲瓣、直肠处散在少量点状糜烂，周围黏膜散在少量点状糜烂，余未见溃疡及异常隆起。血常规：WBC 6.1×10^9/L，RBC 4.35×10^{12}/L，PLT 286×10^9/L。便常规：黄色稀便。镜下：WBC（－），RBC（－），潜血（＋）。

中医诊断：肠澼（脾肾阳虚）；**西医诊断：**溃疡性结肠炎。

治则治法：温补脾肾，涩肠止泻。

方药：黄芪 20g，白术 20g，五味子 15g，乌梅 15g，厚朴 15g，土茯苓 30g，泽泻 15g，补骨脂 15g，山萸肉 15g，附子 10g，肉桂 10g，蛇蜕 15g，桃仁 10g，红花 10g，甘草 10g。7 剂，水煎服。

其他疗法：给予行气活血中药汤剂，日 1 次保留灌肠。具体方药如下：白及粉

15g，白蔹 15g，白芷 15g，黄连 15g。

上方每剂水煎取汁 100mL，取 50mL 保留灌肠，每日 1 次。

【二诊】

患者腹泻，大便日 4～5 次，便质稀，有少量黏液血便，伴腹胀，腹痛略减轻，仍以左下腹为重，舌质淡红，苔白腻兼青紫，舌体胖大有齿痕，脉细弱。肠鸣音活跃，5～6 次/分。予前方调整厚朴为 20g，酌加行气药，枳壳 15g、木香 15g。7 剂，水煎服。继续给予行气活血中药汤剂日 1 次保留灌肠。

【三诊】

患者大便日 2～3 次，便质成形，无黏液便，腹胀减轻，困倦乏力减轻，舌质淡红，苔白腻青紫，舌体胖大，脉细弱。肠鸣音正常。守方继续服用 7 剂。继续给予行气活血中药汤剂日 1 次保留灌肠。

【治疗效果】

患者日排便 2 次，便质成形，无黏液血便。

【按语】

本病基本病机为邪蕴肠腑，气血壅滞，传导失司，脂络受伤而成本病。本病病位在大肠，与脾、胃、肾相关。《证治汇补·下窍门》指出："饮食不节，起居不时……闭塞滞下，为飧泄肠澼。"脾虚中寒，寒湿留滞肠中，故腹泻，大便每日 7～8 次，便质稀，有少量黏液血便；寒盛正虚，肠中失却温养，故腹部疼痛；舌质淡红，苔白腻，舌体胖大有齿痕，脉细弱，皆为虚弱之象。

本方为自拟治疗结肠炎的方剂，深得李东垣补土真谛。方中黄芪、白术补脾益气，补骨脂、肉桂补肾温阳，厚朴、木香、枳壳温中行气，蛇蜕保护肠黏膜，久病入络而成瘀，故佐以桃仁、红花活血化瘀。

二诊主症减轻，但腹痛腹胀未见缓解，固守原方而加重温中行气药量，三诊饮食有所改善，余症也有所减轻。总之，围绕益气温阳，活血行气而用药。治疗经验：病久气血虚弱，久病入络，酌加行气活血药，疗效显著。

（整理：杜江）

肛裂（早期肛裂）案

《疮疡经验全书》指出，该病为肛门褶缝处破烂，大便如羊屎，便后鲜血出，剧痛难忍。早期肛裂一般采用润肠通便、陈旧肛裂则采用手术治疗。病因病机：阴虚津乏或者热结肠燥而致大便秘结，排便努责，肛门皮肤裂伤。《医宗金鉴》说："肛门围绕，折纹破裂，便结者，火燥也。"

【一诊】

张某，女，50 岁。2011 年 5 月 18 日因"便时及便后肛门疼痛反复发作半个月，加重 2 天"就诊。该患者半个月前大便干燥后出现排便后肛门烧灼样痛，伴便血，量少，色鲜红，自行外用痔疮膏（具体药名及剂量不详）后，症状缓解。此后每因大便干燥即出现便时及便后肛门疼痛，未经系统治疗，上述症状反复出现。2 天前患者大便干燥后再次出现上述症状。现症：排便时及便后肛门疼痛，呈烧灼样疼痛，疼痛可持续 10～30 分钟，伴便血，量少，色鲜红，大便日 1 次，黄褐色干便，饮食及睡眠尚可，小便正常。舌质红，苔黄，脉弦。专科检查：截石位视诊：肛门位置正常，6 时位肛缘可见一棱形溃疡面，创面浅而色鲜红，边缘整齐而有弹性，因患者疼痛剧烈未予肛内指诊和肛门镜检查。血常规：WBC 5.4×10^9/L，RBC 4.5×10^{12}/L，PLT 230×10^9/L。

中医诊断：肛裂（血热肠燥）；**西医诊断：**早期肛裂。

治则治法：凉血止血，润肠通便。

方药：茯苓 10g，泽泻 10g，地榆炭 15g，黄柏 10g，陈皮 10g，皂角刺 10g，薏苡仁 30g，火麻仁 15g，秦艽 10g，防风 10g，苍术 10g，槟榔 6g，大黄 5g。5 剂，水煎服。

其他疗法：外用生肌玉红膏，适量外用，每日 2 次。

【二诊】

患者排便时及便后肛门疼痛减轻，伴少量鲜红色血液，大便日 1 次，稍软，截石位视诊：同前。舌质红，苔薄黄，脉弦。调整大黄为 3g。5 剂，水煎服。其他疗法同前。

【治疗效果】

患者排便及便后肛门疼痛症状缓解，肛缘切口已基本愈合，无便血，大便正常。

【按语】

本病为热结肠燥而致大便秘结，排便努责，肛门皮肤裂伤，故排便时及便后肛门烧灼样疼痛；舌质红，苔黄，脉弦皆为燥热之象。

本方为凉血地黄汤加减，用于治疗热结肠燥之大便秘结。大黄、黄柏、秦艽、地榆炭、防风清热凉血止血；大黄、槟榔、薏苡仁、火麻仁润肠通便；茯苓、薏苡仁、苍术健脾和中。外用生肌玉红膏有活血镇痛、润肤生肌功效。

本方标本兼治对症治疗，凉血润肠兼健脾和中。热结肠燥缓解则便秘减轻，便秘减轻则疼痛减轻。

（整理：杜江）

便秘（慢传输型便秘）案

早在《内经》中就提及便秘一病。《伤寒论》首先提出了将便秘从阴阳分类，指出："其脉浮而数，能食，不大便者，此为实，名曰阳结也……其脉沉而迟，不能食，身体重，大便反鞭，名曰阴结也。"便秘实则祛邪，邪去便通；虚则扶正，正盛便通。

【一诊】

刘某，女，57岁。2011年4月16日因"便秘1年，加重1个月"就诊。该患于1年前无明显诱因出现大便干燥，3～4日一行，曾应用中成药治疗（具体药物及剂量不详），病情时轻时重。1个月前食用辛辣刺激食物后出现上述症状加重。现症：大便干燥，5～6日一行，面白神疲，肢体倦怠，乏力，盗汗，偶有心慌，心烦口干。舌质淡红，苔薄黄，脉弦细无力。腹平坦，未见胃肠型及蠕动波，全腹无压痛及反跳痛，未触及包块，肝脾未触及肿大，肠鸣音正常，肛肠科检查未见异常。肠镜检查：盲肠、升结肠、横结肠、降结肠、乙状结肠、直肠黏膜充血，血管纹理粗乱，血管网状结构消失；直肠、乙状结肠充血水肿明显，散在片状充血斑及糜烂，未见溃疡及异常隆起。

中医诊断： 便秘（气阴两虚）；**西医诊断：** 慢传输型便秘。

治则治法： 益气养阴，润肠通便。

方药： 五味子15g，麦冬15g，人参15g，麻子仁15g，当归20g，肉苁蓉20g，丹参20g，桔梗10g，白术15g，黄芪20g。7剂，水煎服。

【二诊】

患者大便干燥缓解，3～4日一行，乏力、盗汗、心烦口干减轻，肛肠科检查未见异常。舌质淡红，苔薄黄，脉细无力。续用前方，酌加滋阴润肠行气之药。五味子15g，麦冬20g，人参15g，麻子仁15g，当归30g，肉苁蓉20g，丹参20g，桔梗10g，白术15g，黄芪30g，火麻仁15g，枳实10g，熟地10g，白芍15g。7剂，水煎服。

【三诊】

患者大便干燥程度较前减轻，2日一行，余症均减轻，肛肠科检查未见异常。舌质淡，苔薄红，脉弱。在二诊基础上益气滋阴药与泻下药量略加重。五味子15g，麦冬20g，人参15g，麻子仁20g，当归30g，肉苁蓉20g，丹参20g，桔梗10g，白术15g，黄芪30g，火麻仁20g，枳实15g，熟地10g，白芍15g。7剂，水煎服。

【治疗效果】

患者大便稍干，1～2日一行，其他症状正常，舌质淡红，苔薄白，脉稍弱。

【按语】

本病治疗方药以黄芪汤与润肠丸合用加减而成，治疗素体虚弱之人便秘。患者年老体衰，气血阴阳皆见虚弱，此方从根本治疗，人参、黄芪、白术补气，当归补血，五味子、麦冬补阴，肉苁蓉补阳，有阳中求阴之意。肉苁蓉、麻子仁、火麻仁、枳实润肠通便，标本兼治，主次分明。

本方益气滋阴，润肠通便，二、三诊时气虚仍较明显，大便较干燥，酌加益气养阴药，恢复大肠功能，使大便得以滋润畅通。该方因人制宜，考虑患者体质，随证加减，益气不忘行气，补血配合滋阴，滋润肠道以助运化，阴阳调和则症状消除。

（整理：杜江）

陈亮医案

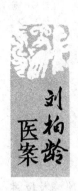

刘柏龄（1927—）。国医大师，终身教授，博士研究生导师，全国老中医药专家学术经验继承工作指导老师。"天池骨伤流派"主要创建、传承人。确立"治肾亦即治骨"学术思想，为"肾主骨"立论之大家。创立"二步十法"和"一针一牵三扳"手法。

颈椎病（脊髓型颈椎病）案

脊髓型颈椎病在中医学中虽然没有此提法，但其相关症状多体现在"痹病"中，痹之为病多为人体气血虚弱，复感风寒湿邪。《素问·痹论》云："风寒湿三气杂至，合而为痹也。"本病属于颈背部"督脉"和"足太阳膀胱经"两经气血运行失调，日久瘀痰互阻，正气不足，故治宜祛痰化瘀，益气通络。

【一诊】

李某，女，47岁，工人。2009年6月12日因"颈僵痛，伴两下肢无力，足底感觉迟钝，走路不稳1年余"就诊。该患1年前颈部外伤后，逐渐出现颈僵痛，手麻，两下肢酸痛、发紧、沉重，行走不稳，近日胸腰部有束带感，纳呆，尿急，便秘，脚落地似踩棉感。查体：颈部僵硬，活动受限，颈胸段压痛（＋），压顶试验（＋），双侧霍夫曼征（＋），双膝腱、跟腱反射亢进。X线摄片检查：颈椎生理曲度减小，C_4、C_5及C_5、C_6钩椎关节增生，相应椎间孔变窄。CT扫描显示：C_4、C_5及C_5、C_6椎间盘突出。脉沉缓无力，舌苔薄白。

中医诊断：颈椎病（正气不足，痰瘀互阻）；**西医诊断：**脊髓型颈椎病。

治则治法：祛痰化瘀，益气通络。

方药：黄芪30g，鸡血藤30g，当归20g，丹参20g，川芎15g，萆薢15g，穿山甲15g（炮），白芥子15g，胆南星15g，莱菔子15g，地龙20g，葛根20g，川牛膝15g，桃仁15g，红花15g，肉苁蓉20g。14剂，水煎服。

【二诊】

患者下肢酸痛减轻，走路稍有力，二便基本恢复正常。查脉沉缓，舌苔薄白。原方调整黄芪60g、地龙30g，加仙灵脾15g，连续服用3周。

【三诊】

患者两下肢行走有力，步态较稳，但仍有麻木感。查：脉沉弦细。二诊方加白茯苓 30g，嘱其连续服用 3 周，3 周后服用壮骨伸筋胶囊。

【四诊】

患者症状基本消失，活动基本自如。继续服用壮骨伸筋胶囊 2 周而愈。

【治疗效果】

前后历时 80 多天治疗，病情好转，活动基本自如。

【按语】

本病可因外邪之不同，而有偏胜，也可以因节气的不同，而中人体之不同部位。颈椎病是运动系统疾病之一，多由颈椎间盘等结构发生病变引起一系列临床症状与颈椎运动功能障碍。该患是由外伤后，导致椎体不稳，椎间盘突出压迫脊髓所致。选方以补气养血，改善局部血运，缓解肌肉痉挛，增强机体、肌力，稳定椎体，恢复肢体功能为目的。该患面色㿠白，体瘦、纳呆，颈痛，两下肢无力，沉重，步履艰难，一派虚象，系久病、血气虚、滞而不宣，痰瘀互阻之证。

方选补阳还五汤加减，重用黄芪，取其大补脾胃之元气，使气旺以促血行，祛瘀而不伤正，为君药；当归、川芎、桃仁、红花、鸡血藤、穿山甲、葛根、丹参、牛膝活血祛瘀，共为臣药；地龙、肉苁蓉、萆薢、白芥子、胆南星通经活络、除痹痛，莱菔子化痰、行脾胃滞气，共为佐使药。

脊髓型颈椎病不同于其他型的颈椎病，多因颈椎椎管狭窄或椎间孔变小、变形，直接压迫或刺激脊神经根和脊髓，容易引起瘫痪，故临床诊断要准确，否则会延误治疗的最佳时期。

（整理：刘茜）

痹证（肩关节周围炎）案

在中医古典医籍《素问·痹论》中有骨痹、筋痹、脉痹、皮痹等分类，认为其病因与风寒湿有关。在《灵枢·贼风》中首次提出其发病与外伤关系密切，认为伤后恶血停聚于肌肉筋骨之间，气血运行不畅，易受风寒湿邪侵犯，恶血与外邪侵袭则发为痹证。在隋唐时期，又进一步认识到其发病与劳伤气血不足有关。《仙授理伤续断秘方》中记载"带伤筋骨，肩背疼痛"，指出了其与外伤有明确关系。至清代《医宗金鉴》总结了数千年来对肩臂痛的认识，指出肩背痛有经络气滞、气虚、血虚以及兼风、兼痰等证候。治以活血化瘀，舒筋展痹。

【一诊】

姜某，男，65 岁，退休。2011 年 6 月 15 日因"左肩疼痛 3 个月"就诊。患者 3 个月前开始左肩疼痛，活动不利，自买祛风湿药治疗无效。双肩关节活动受限（各方向），左侧为著，肩部压痛明显。X 线（2011 年 6 月 15 日）显示：左肩关节无明显异常，肱骨大结节骨密度增高。舌质红，苔薄白，脉沉弦紧。

中医诊断：痹证（寒湿痹）；**西医诊断**：肩关节周围炎。

治则治法：活血化瘀，舒筋展痹。

方药：山楂 50g，桑椹 50g，桑枝 20g，桂枝 15g，片姜黄 15g，山萸肉 20g，五加皮 20g，秦艽 15g，豨莶草 15g，伸筋草 15g，薏苡仁 30g（包煎），白芍 30g，蜈蚣 2 条，鸡矢藤 15g，甘草 15g。5 剂，水煎服。

熏洗Ⅱ号日 2 次热敷肩关节，每次 1 小时。

嘱患者每日做肩关节功能锻炼，每日做高举，左手搭右肩，右手从下向上抬举左肘，左手攀爬墙，以身体力量向前加压，以达到最大幅度活动肩关节的目的。

【二诊】

患者肩痛减轻，活动进步，脉沉缓无力，舌质红，苔薄白根腻。症状减轻，守原方，加徐长卿 15g、全蝎 6g。5 剂，水煎服。

舒筋片 8 片，日 3 次口服（饭后）。

院内制剂熏洗Ⅱ号日 2 次热敷肩关节，每次 1 小时。

【三诊】

诸症逐渐好转，活动进步，脉沉弦细，舌质红，苔薄白。调整前方中片姜黄至 20g、山萸肉至 30g、鸡矢藤至 20g。5 剂，水煎服。舒筋片 8 片，日 3 次口服（饭后）。熏洗Ⅱ号日 2 次热敷肩关节，每次 1 小时。

【四诊】

诸症明显好转，活动幅度增大，脉沉弦细，舌质红，苔薄白。前方加鹿角霜 20g。5 剂，水煎服。嘱患者继续加强功能锻炼。

【五诊】

患者肩关节活动已不受限，偶有疼痛。舒筋片 8 片，日 3 次口服。

【治疗效果】

患者肩关节已活动自如，虽偶有疼痛感，但已不影响日常工作。

【按语】

本病为肩关节的关节囊与关节周围软组织发生的一种范围较广的慢性无菌性炎症反应，引起软组织广泛粘连，而限制肩关节活动，好发于 50 岁左右。肝主筋，肾主骨，脾主肌肉。人至中年以后，脏气渐亏，气血不足，筋骨肌肉失其濡养；兼之风寒湿邪乘虚袭入，留连于筋骨肌肉间，使气血不得流通，津液不得周行，而变生痰浊、瘀血，有形之邪，阻于经隧，不通则痛。

方选多年临床之经验方剂，随证加减。方中以山楂为主药，其味酸，酸入肝经，肝主筋，故山楂有舒筋软肩之功效，"肾主骨，治肾亦即治骨"，故方中加入桑椹、山萸肉、五加皮以滋补肝肾、强筋壮骨，复加入姜黄、鸡矢藤、蜈蚣以行气通经止痛，薏苡仁、伸筋草、秦艽以舒筋活络除痹，最后加入甘草以止痛调和诸药。配合院内制剂熏洗Ⅱ号、舒筋片外敷内服，效果显著。

肩周炎中医属痹证范围，多因劳累所致，需用药配合自行锻炼方能见效。后加入舒筋片，加全蝎、鸡矢藤止痛，加徐长卿行气活血，三诊后疗效明显。四诊加鹿角霜补肾助阳，因患者活动幅度增大，故熏洗Ⅱ号停用。五诊患者已基本活动自如，嘱其继续服舒筋片并进行功能锻炼以巩固疗效。

（整理：刘茜）

痹证（急性腰肌扭伤）案

急性腰肌扭伤，俗称"闪腰岔气"，是腰痛中最常见疾病。

【一诊】

郑某，男，38岁，职员。因"腰痛1天"就诊。该患1天前因搬重物，不慎扭伤腰部，致腰部疼痛，不能活动，遂来我院就诊。查体：腰活动背伸受限，腰部广泛压痛（＋），直腿抬高试验（＋）。脉弦紧，舌红苔白。在患者唇系带处见一粟米粒大小的白色结节。

中医诊断：痹证（气滞血瘀）；**西医诊断：**急性腰肌扭伤。

治则治法：活血祛瘀，行气止痛。

术前准备：术者选用三棱针1枚和1寸毫针1枚，常规消毒后待用；患者取坐位、仰头、张口。

点刺法：术者发现患者上唇系带之粟米大小的硬结时，先用三棱针将其刺破。然后将上唇捏起，用毫针刺入中穴（针尖斜向上45°）。重刺激，留针30分钟，每10分钟捻转1次。针刺后嘱患者深呼吸，活动腰部。

手法：

1. 揉法：术者单手张开虎口，拇指与中指分别置于两侧肾俞穴，轻轻颤动，逐渐用力。

2. 擦法：术者用手背掌指关节的突出部，沿患者足太阳膀胱经的经线自上而下地滚动，至腰部时稍加力，直至下肢（患侧）足跟部，反复3次。

3. 推法：术者以两手大鱼际自腰骶部中线向左右两侧分推。

4. 扳法：分俯卧扳法和侧卧扳法两种，俯卧扳法又分扳腿法和扳肩法。

【治疗效果】

针刺后，患者立即觉得腰部松快许多，活动幅度大大增加，疗效立竿见影。

【按语】

本病多见于从事体力劳动者，或平素缺乏锻炼的人。其发病急，症状重，往往影响人们的正常生活、工作和生产劳动。所以对急性腰肌扭伤的诊断、治疗、预防很重要。治以点刺"暴伤点"，通经活络。

本病首选刘柏龄教授"一针法"，即点刺"暴伤点"（配刺人中穴）治疗。这是刘老临床多年的实际经验，效果非常理想可靠。大凡急性腰肌扭伤患者，几乎都在上唇系带上出现"暴伤点"，该点位于督脉循行路线的尾端。《难经·二十八难》记载督为阳脉，起于前后二阴之间的会阴穴，上行合并脊柱之中，继而上行至风府穴入属于脑，又经过头顶的百会穴，由鼻柱之中间至上齿龈之"龈交穴"而出。"暴伤点"的出现，可能是由于腰肌扭伤后，行于腰部正中的督脉经气受到损伤。督脉总督一身之阳经，为"阳脉之海"，阳经受损，均可反映于督脉。

点刺"暴伤点"有活血祛瘀、行气止痛之效，符合《内经》"菀陈则除之"的治疗原则。另外《灵枢·终始》有"病在下者高取之"，《玉龙歌》曰："脊背强痛泻人中，挫闪腰痛亦可针"，故配合针刺人中穴亦增强疗效，且人中穴亦督脉之络也，如此，可以激发督脉之经气，并借以调节诸阳之气，使气血流畅，从而改善损伤局部的气血瘀滞状态，达到"通则不痛"的疗伤止痛目的。治疗后，适当地卧床休息很重要，一则损伤组织的修复需要一定时间，二则可以防止日后复发或后遗慢性腰痛。本方法操作简单，见效快，治愈率高，患者易于接受，值得推广。

经络受损，经气不利，影响气血的运行，循督脉上行传至唇系带（龈交穴）遂现"经结"即"暴伤点"。这种认识是否确切，有待进一步深入探讨。另外，急性腰肌扭伤早期治疗效果较好，往往立竿见影，但有些患者扭伤后不及时治疗，延误病情，会遗有长期腰痛，造成治疗困难的不良后果。

（整理：刘茜）

腰椎压缩骨折（腰椎压缩骨折）案

垫枕复位练功法治疗脊椎压缩骨折，是根据我国传统医学"脊柱屈曲型压缩骨折过伸复位法"亦即危亦林在《世医得效方》中首次记载的脊椎骨折的复位法，"凡脊骨不可用手整顿，须用软绳从脚吊起，坠下身，其骨自归窠，未直则未归窠，须要坠下，待其骨直归窠"，然后用"大桑皮、松树皮"做夹板固定，危氏还强调"莫令屈，药治之"，这是世界医学史上的最早创举。后世不仅沿用，更有发展，《医宗金鉴》对腰椎骨折脱位提出"但宜仰睡，不可俯卧或侧眠，腰下以枕垫之勿令左右移动"。实践证明"垫枕复位法"是本病完全可靠的首选疗法。

【一诊】

孙某，女，56岁，农民。2010年8月27日就诊。1天前，因劳动时有重物从高空坠下砸到胸腰部，致腰痛不敢活动。在家静卧1天，自买活血药服用，症状不减，第2天来诊。腰段活动受限，触痛明显，但无神经损伤症状。患者精神状态良好，面色略显苍白。唇干，舌苔薄白根腻，脉弦滑。血压120/80mmHg。二便未解，少腹略膨隆，无包块。X线摄片显示：腰2脊椎压缩骨折（椎体变扁），椎体压缩Ⅱ度。无附件骨折。

中医诊断：腰椎压缩骨折（瘀血阻络）；**西医诊断**：腰椎压缩骨折。
治则治法：活血化瘀，疏通脏腑，理气祛痛为宜。

方药：当归尾 20g，川芎 15g，丹参 15g，赤芍 15g，桃仁 15g，北柴胡 15g，红花 15g，山甲珠 15g，厚朴 15g，陈皮 15g，车前子 20g（包煎），大黄 15g（后下），杜仲 20g。4 剂，水煎服。

其他疗法：

1. 垫枕复位。患者平卧，垫一 6cm 薄枕于腰 2 位置，帮助第 2 腰椎压扁之骨复位，每隔一天增加 2cm。

2. 即日于伤椎后凸处垫一薄枕促其缓慢复位。

3. 接骨胶囊 3 瓶，每次 8 粒，每日 3 次口服。

【二诊】

患者服药后第 2 天腰痛减轻，小腹部膨隆亦减。每天解大便 1 次，起初大便头硬色黑，小溲深黄，以后逐渐好转，食纳差。脉弦滑，舌苔薄白根腻。原方去大黄，加郁李仁 15g、神曲 15g。4 剂，水煎服。

垫枕继续垫于腰 2 椎位置，每天增加 2cm，使其复位，嘱其开始腰背肌锻炼。

接骨胶囊 3 瓶，每次 8 粒，每日 3 次口服。

【三诊】

患者腰部已不疼痛，大小便正常，可以半卧。摄 X 线片复查：腰 2 椎体已基本复位。守前方，续服 4 剂，水煎服。

接骨胶囊 3 瓶，每次 8 粒，每日 3 次口服。

【四诊】

患者腰部不痛，活动进步。精神状态很好。按二诊方，继续服用 5 剂。

嘱：汤剂服完可停止，继续服用接骨胶囊 5 瓶，以巩固疗效。做腰背肌锻炼（俯卧飞燕式）。

【治疗效果】

2010 年 12 月 20 日来院复查，脊椎无后凸畸形，活动自如，无腰背痛，已恢复正常工作。

【按语】

腰椎压缩性骨折一般是由于直接或间接暴力所致。垫枕练功复位法是以伤椎后凸处为中心，背部垫一薄枕逐日增高，一般在开始时垫高 5～8cm，适应 2 日左右即可逐渐增高，在一周内达到 15～20cm 为宜。为使垫枕准确针对后凸畸形处，以制成塔状枕为佳。

只要全身症状允许，伤后第 2 天即可开始腰背肌功能锻炼。要求患者在 3 周内达到一定的背伸练功姿势，在 6 周内达到最大背伸肌力，6 周以后的练功要求主要是维持一定的背伸肌力（如俯卧飞燕式）。腰椎压缩性骨折一般为外力作用所致，瘀血气阻，不通则痛，故疼痛难忍，当活血祛瘀为先，药用复元活血汤加减。方中柴胡疏肝调气，大黄可下逐败血，两药一升一降，以攻瘀滞，合而为君。当归、川芎、丹参、赤芍、桃仁、红花活血祛瘀，通络止痛，共为臣。穿山甲破瘀通络，杜仲补肝肾强筋骨，车前子清热利尿，为佐。厚朴、陈皮疏肝理气共为使药。第 5 日于前方中减去大黄，加郁李仁 15g、神曲 15g 以保持润肠通便，疏通腑气，理脾和胃，固护中州，促进机体恢复。

腰椎压缩性骨折及其合并症，以气血脏腑经络学说为指导，采取筋骨并重、内外兼顾和动静结合的原则，运用中药辨证施治，对瘀血的消散，脊髓肿胀的消退，预防并发症和促进骨折愈合，防止后遗症，比之单纯垫枕练功疗效更佳，只要患者能积极配合练功，就能早日康复。

（整理：刘茜）

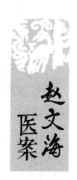

赵文海（1951—），博士研究生导师，长春中医药大学终身教授，享受国务院政府特殊津贴。从事中医骨伤疾病的防治研究40余年，在股骨头坏死等骨坏死病、骨性关节炎、骨质疏松症、腰椎管狭窄及颈椎病等颈腰腿痛、滑膜炎、骨错缝筋出槽、骨肿瘤、风湿痹痛、骨折、软组织损伤方面，临床经验丰富。

股骨头骨蚀（股骨头无菌性坏死）案

股骨头无菌性坏死又称股骨头缺血性坏死，以儿童和青壮年多见，男多于女。本病类似古代医学文献所称髋骨部位的"骨痹""骨蚀"。

【一诊】

王某，男，55岁，工人。2010年10月16日因"右髋部疼痛，活动受限3个月，加重5天"就诊。患者3个月前无明显诱因出现右髋疼痛，活动受限，经休息后略缓解，劳累后加重，未予特殊治疗，5天前症状加重，间歇性跛行。现症：右髋部疼痛，活动受限，间歇性跛行，纳可，寐差，二便调。舌淡红，苔薄白，脉沉弦无力。既往有激素药物服用史。无家族遗传病史。专科检查：跛行步态，右髋部周围无红、肿、热、畸形，无肌肉萎缩（股四头肌及臀大肌）。右大转子叩击痛（＋），右腹股沟中点压痛（＋），患肢轴向叩痛（＋），右髋关节外展、内旋活动受限，"4"字试验（＋）。骨盆X线平片示：可见右侧股骨头外形与关节间隙异常，骨质硬化头内囊泡性改变，近头缘皮质下呈"新月征"和条状透亮带改变。

中医诊断： 股骨头骨蚀（血瘀闭阻）；**西医诊断：** 股骨头无菌性坏死。

治则治法： 祛瘀通络，益肾壮骨，活血止痛。

方药： 骨碎补15g，淫羊藿20g，熟地15g，鹿角胶10g（烊化），生黄芪30g，肉苁蓉20g，丹参15g，延胡索20g，汉三七15g，广陈皮15g，怀山药20g。14剂，水煎服。

【二诊】

患者右髋部疼痛减轻，活动受限，间歇性跛行，纳可，寐佳，二便调。舌淡红，苔薄白，脉沉弦。查体同前。续用前方，酌增加活血止痛药物，藏红花15g、乳香10g、没药10g，14剂，水煎服。

【三诊】

患者右髋部稍痛，活动受限，偶有跛行，纳可，寐佳，二便调。舌红，苔薄白，脉弦略沉。查体同前。主证未变，续用前方，14剂，水煎服。

【四诊】

患者右髋部稍痛，活动尚可，无明显跛行，纳可，寐佳，二便调。舌红，苔薄白，脉弦。守三诊方续用14剂，水煎服。

【治疗效果】

患者右髋部稍痛，活动尚可，无明显跛行，纳可，寐佳，二便调。舌红，苔薄白，脉弦。

【按语】

《素问·生气通天论》曰："因而强力，肾气乃伤，高骨乃坏。""正气存内，邪不可干""邪之所凑，其气必虚"，故先天不足，卫外不固，又受各种外因的作用而发生本病。

中医认为，与股骨头坏死病变关系最为密切的为肝、肾。其病机关键是肝肾不足，血瘀阻络。肾藏精、主骨，肝藏血、主筋，且精血同源则肝肾同源，精血荣衰与共，精血充盈，故骨坚则筋强，反之，骨痿则筋弱。本病因长期或间断使用激素引起股骨头缺血性坏死，其机制为用药后引起脂肪代谢紊乱（高脂血症和脂肪肝），股骨头髓腔内脂肪细胞增生、堆积，股骨头的小血管内脂肪栓塞，导致早期骨细胞坏死，骨基质损害较晚，用激素剂量越大，时间越长，骨细胞坏死越多。

本病治疗使用赵文海教授经验方加减。原方中用当归、三七、丹参、鸡血藤祛瘀通络止痛为君药；以延胡索活血止痛为臣；佐以骨碎补、淫羊藿、熟地、鹿角胶、肉苁蓉、杜仲益肾壮骨，鹿衔草补肾活血强骨，龟甲滋肾潜阳，益肾健骨；陈皮、黄芪、山药为使，以行气、益气，补益脾肾。诸药合用，共奏祛瘀通络，益肾壮骨，活血止痛之效。

二诊患者乏力及四肢沉重稍轻，说明主证未变，但仍右髋部疼痛，故加藏红花、乳香、没药，增强活血止痛之力。三诊、四诊患者症状减去，效验则守方，故守前方，续服则诸症均消。

（整理：赵长伟、赵璐）

膝痹病（膝骨性关节炎）案

膝骨性关节炎是一种慢性关节疾病，又称增生性关节炎、肥大性关节炎、老年性关节炎、骨关节病、软骨软化性关节病等。它的主要病变是关节软骨的退行性变和继发性骨质增生。它可继发于创伤性关节炎、畸形性关节炎。本病多在中年以后发生。

【一诊】

许某，男，50 岁，工人。2009 年 12 月 16 日因"左膝疼痛 6 个月，加重 15 天"就诊。6 个月前无明显诱因出现左膝疼痛，行走、上下楼梯时疼痛加重，未予治疗，休息后症状缓解。15 天前因劳累过度导致症状加重，曾自行外敷膏药治疗，症状无缓解。现症：左膝疼痛，活动不利，行走、上下楼梯时疼痛加重，纳可，寐差，二便调。舌淡红，苔薄白，脉缓。专科检查：膝关节周围轻度肿胀，局部压痛，挤压髌骨时有压痛和磨擦感。X 线片显示：左膝关节关节面硬化，髁间隆起变尖，左膝关节关节间隙变窄。

中医诊断：膝痹病（肾虚夹瘀）；**西医诊断：**左膝骨性关节炎。

治则治法：补肾壮骨，通络止痛。

方药：肉苁蓉 20g，淫羊藿 30g，鸡血藤 20g，骨碎补 15g，熟地 20g，豨莶草 15g，香附 15g，独活 20g，甘草 10g。14 剂，水煎服。

其他疗法：

手法治疗：四步八法。

第一步：顺筋。

（1）筋肉放松法：患者取仰卧或坐位，暴露患膝，术者立其患侧，先以点、按、揉、推等法施于膝关节周围软组织。

（2）肌腱揉按法：患者取仰卧或坐位，术者立其患侧，以一手拇指及食指依次在患膝髌骨内上缘及外上缘将髌骨向外下方、内下方固定，另一手拇指指尖揉按股四头肌腱、髌韧带、双侧副韧带。

（3）弹拨法：患者取仰卧或坐位，术者立其患侧，用拇指及其余四指放置于在膝内外侧，依次由上至下、由外向内、由内向外弹拨揉按筋肉，继而取俯卧位，弹拨腘窝后方筋肉，反复操作数次。

第二步：拿髌（调整髌骨法）。

（1）髌周按摸法：患者取仰卧位，术者立其患侧，以双手的拇指掌面侧自髌骨上股四头肌向下按压及摸法至髌骨下髌韧带，连续三次。

（2）髌骨拨理法：患者取仰卧位，术者立其患侧，用拇指由下而上、从内上向外下进行分推及拨理髌骨数遍，手掌自下而上，由轻到重揉髌骨两侧，反复操作数遍；拇指在痛点处推揉、分拨，并顺纤维方向推理肌筋数遍。

第三步：调膝。

（1）按压屈伸关节法：患者取仰卧位，术者立其患侧，一手按压膝关节，一手握住踝部并向上提拉，使膝关节过伸，达最大限度后轻微震颤数次；然后患者取俯卧位，一手放在大腿后侧固定，另一手握住踝部屈曲膝关节，达最大限度后停滞数秒；反复屈曲膝关节数次。

（2）提拉环转法：患者俯卧位，术者立其患侧，一手四指平放按压在患肢腘窝部，另一手握住踝关节，向上提拉同时旋转小腿，反复操作 5 ～ 6 次。

第四步：点穴。

指穴法：患者取仰卧位，术者立其患侧，以拇指采用点揉结合的方法，依次取风市、膝眼、血海、梁丘、阳陵泉、阴陵泉、委中、承山等穴位。

行手法治疗 30 分钟后，嘱患者卧床休息 30 分钟，汗后避风冷，预防感冒，2 周为 1 个疗程。

【二诊】

患者左膝稍痛，活动不利，行走、上下楼梯时仍疼痛明显，纳可，寐差，二便调。舌淡红，苔薄白，脉缓。专科检查：膝关节周围微肿，局部压痛，挤压髌骨时可有压痛和磨擦感。主证未变，续用前方，酌增手法力度。

【三诊】

经 2 周治疗后，患者左膝无明显疼痛，膝关节活动自如，行走、上下楼梯时稍感酸痛。舌质红，苔薄白，脉缓。嘱患者加强膝关节无负重锻炼，以巩固疗效。

【治疗效果】

患者左膝无明显疼痛，活动尚可，行走、上下楼梯时稍感酸痛。舌质红，苔薄白，脉缓。

【按语】

膝骨性关节炎属于"痹证"中"骨痹"范畴。《素问·痹论》曰："风寒湿三气杂至，合而为痹……痹在于骨则重，在于脉则血凝而不流，在于筋则屈而不伸，在于肉则不仁。"

本病由于长期慢性劳损，加之风寒湿邪乘虚侵袭，留滞经络，日久气血瘀滞不行，阳虚寒凝，筋骨失却温煦，久而成骨痹。膝骨性关节炎系多种因素，包括生物因素（如遗传、年龄、炎症等）及机械性损伤造成关节软骨的破坏。病变初发于髌股关节或股胫关节，然后波及全关节，主要病理变化是关节软骨受损、破坏，从髌骨和股骨有软骨片剥脱，形成游离体，骨骼异常增生形成骨赘。滑膜、关节囊和髌下脂肪垫充血、增生、肥厚和纤维化。

《素问·血气形志》说："经络不通，病生于不仁，治之以按摩醪药。"说明营卫不和，经络气血滞而不宣，故病生麻木不仁，宜用推拿和药酒宣通经络，调和营卫，使气血周流，其病可痊。运用手法治疗，使经络气血得以宣通，则骨正筋柔其痛自止。采用赵文海教授经验方，以补肾壮骨，通络止痛为主。其方由熟地补精益髓、强筋壮骨为君药；肉苁蓉、淫羊藿补肾阳，强筋骨，骨碎补、鸡血藤肾强骨，活血通络止痛为臣；豨莶草强健筋骨，香附、独活理气活血止痛为佐；甘草调和诸药为使。

二诊患者左膝稍痛，活动不利，行走、上下楼梯时仍疼痛明显，症状改善，说明主证未变，故继续手法及汤药治疗。三诊患者诸症均消失。

（整理：赵长伟、赵璐）

中医临床带教经典医案

踝关节扭伤（踝关节扭伤）案

踝关节扭伤甚为常见，可发生于任何年龄，但以青壮年较多。多因踝关节突然受到过度的内翻或外翻暴力引起，如行走或跑步时踏在不平的地面上，上下楼梯、走坡路时不慎失足踩空，或骑车、踢球等运动中不慎跌倒，使踝关节突然过度内翻或外翻而产生踝部扭伤。临床上分为内翻扭伤和外翻扭伤两类。

【一诊】

李某，女，36 岁，营销员。2010 年 6 月 20 日因"右踝部疼痛、活动不利 1 天"就诊。患者 1 天前因意外扭伤右踝，出现右踝部疼痛，活动不利，站立、行走时疼痛加重，未治疗，休息后症状仍未缓解。现症：右踝部疼痛，活动不利，站立、行走时疼痛加重，舌质红，薄白，脉弦紧。专科检查：右踝关节周围肿胀，右外踝前下方可见皮下瘀斑，局部压痛，右踝内翻活动轻度受限。右踝关节正侧位 X 线片示：构成踝关节各骨质未见异常，关节面光滑，间隙正常。

中医诊断： 右踝关节扭伤（气滞血瘀）；**西医诊断：** 右踝关节扭伤。

治则治法： 活血化瘀，消肿止痛。

方药： 当归 30g，川芎 15g，丹参 15g，水蛭 9g，红花 15g，乳香 10g，续断 15g，桃仁 10g，牛膝 15g，栀子 10g，大黄 10g，姜黄 10g，冰片 3g。研末，以蜂蜜等调均，敷于患处。

手法治疗： 患者仰卧位，助手屈肘环抱患侧膝关节，以保持患肢屈髋屈膝位，另一手固定于膝关节前侧；术者双手用摸法，按其筋络走形，探其筋位，知其伤情后，点按足三里、解溪、承山、太溪穴，松解伤周肌筋，以通络止痛。术者一手握其前足，另一手握其足踝部，持续对抗牵引 3～5 分钟，以双手拇指、食指夹持踝关节，快速抖动 2～3 次，当闻及"咯嗒"声或手下有关节滑动感，顺势使踝关节内翻或外翻。保持内翻或外翻固定。复位后，按其筋络走形，捋顺伤踝关节周围，使其肌肉、韧带得到完全松解。以中药外敷于患处，用绷带固定。

【二诊】

患者右踝部疼痛减轻，站立、行走时仍疼痛明显，舌质红，薄白，脉弦。右踝关节周围轻度肿胀，皮下瘀斑范围减少，局部压痛，仍以外侧为著，右踝处于绷带固定中。以中药外敷于患处，用绷带固定。

【三诊】

经 14 天治疗，患者右踝无明显疼痛，活动基本正常，但站立、行走时仍稍有痛感。继续中药外敷于患处，用绷带固定 7 天。

【治疗效果】

右踝无疼痛，活动基本正常，站立、行走时无痛感。

【按语】

踝关节损伤属中医"伤筋"范畴，即"骨错缝、筋出槽"。唐代蔺道人《仙授理伤续断秘方》曰："凡左右损处，只相度骨缝，仔细捻捺、便见大概。"清代《医宗金鉴·正骨心法要旨》指出："或跌仆闪失，以致骨缝开错，气血瘀滞，为肿为痛。"

本病主要是遭受外来直接或间接暴力造成皮肉筋骨受到损伤，血脉破裂出血而形成瘀血肿胀、疼痛。在外力作用下，如行走或跑步时突然踏在不平的地面上或上下楼梯，关节骤然过度内外翻而产生踝关节扭伤，引起关节周围软组织，如关节囊、韧带、肌腱等发生撕裂伤，导致关节失稳，出现骨错缝。

本病的治疗手法是赵文海教授通过临床经验，建立在气血经络学说基础上，以稳、准、快为特点，捋顺其筋，使筋复位。中药外敷方选当归逐瘀血，生新血，使血脉通畅与气并行，周流不息。《本草正》说："补中有动，行中有补，诚血中之气药，亦血中之圣药也。"丹参善入血分，能通血脉，化瘀积，除血热，消肿定痛。《本草汇言》说："善治血分，祛瘀生新，调经顺脉之药也。"二者共为君药，使气顺血调，则为损伤所致的气血瘀结，自可消散。臣红花走而不守，迅速四达，活瘀血，生新血，治瘀血偏于散在全身无定处者。《本草汇言》说："跌打损伤而气血瘀积，皆是气血不和之症，非红花不能调。"水蛭活血通络止痛，大黄、冰片等与虫类药相伍，走窜之力最速，内而脏腑，外而经络，凡气血凝聚之处，皆能开之使邪气无留止之隙。《医学衷中参西录》说："乳香为宣通脏腑，温通经络之要药，故凡心胃胁腹肢体关节诸疼痛皆能治之。"使姜黄等专行肌腠，舒展筋脉。诸药协同，共奏活血化瘀，消肿止痛之功效。冰片功擅镇痛，并能活血，从而使本药作用快、疗效显著。

二诊患者右踝部疼痛减轻，站立、行走时仍疼痛明显，右踝处于固定中，筋已复位，仍有余症，故继续采用中药外敷，以活血化瘀，消肿止痛。三诊患者症状明显减轻，效验则守方，故守前方，续用7天，则患者诸症均消。

（整理：赵长伟、崔镇海）

腰痹病（腰椎间盘突出症）案

腰椎间盘突出症系因腰椎间盘发生退行性变，并在外力的作用下，使纤维环破裂、髓核突出，刺激或压迫神经根而引起腰痛及下肢坐骨神经放射痛等症状为特征的腰腿痛疾患，亦是临床最常见的腰腿痛原因之一。本病好发于20～40岁青壮年，男性多于女性。多数患者因腰扭伤或劳累而发病，少数可无明显外伤史。

【一诊】

王某，男，42岁，工人。2009年10月16日因"腰腿痛1个月，加重5天"就诊。患者1个月前搬重物时不慎扭腰，即觉腰部疼痛，症状逐渐加重，活动不利，右下肢疼痛，经某医院予服药、手法按摩，症状稍缓解，但仍持续疼痛，5天前症状加重。现症：腰痛，右下肢疼痛，活动不利，坐起、直立时疼痛加重，舌质红，苔薄白，脉弦紧。专科检查：平腰、略有侧弯，活动受限（前屈与后伸），腰3、4、5椎棘旁（右）压痛明显，并向臀部及右腿后外侧放射，腰背肌紧张，直腿抬高试验左80°、右40°，右小腿外侧有麻木区，肌张力减弱。病理反射未引出。CT扫描提示：$L_{4\sim5}$间盘突出，两侧隐窝狭窄。

中医诊断：腰痹病（血瘀气滞）；**西医诊断**：腰椎间盘突出症。

治则治法：活血通络，化瘀止痛。

手法治疗：牵、扳手法。

准备手法：运用按、压、滚手法，充分放松局部软组织。

（1）按压法：术者以两手拇指掌面侧（指腹）自患者上背部沿脊柱两旁足太阳膀胱经的第二条经线，由上而下的按摩至腰骶部，连续3次。然后术者两手交叉，右手在上，左手在下，以手掌自患者第1胸椎开始沿棘突（即督脉）向下按压至腰骶部，左手于按压时稍向足侧用力，连续3次。

（2）滚法：术者用手背或手背之掌指关节的突出部，沿患者足太阳膀胱经之两条经线，自上而下滚动，至腰骶部时稍加用力，患侧滚至足跟部，反复3次。

治疗手法：运用牵、扳手法，以达治疗之效。

（1）牵法：患者俯卧床上，术者立于患者足侧，以双手握住其双踝，患者双手拉住床头，使患者与床面约45°角用力牵伸，约1分钟，连续3次。

（2）扳法：分俯卧扳法和侧卧扳法两种，俯卧扳法又分为扳腿法和扳肩法。①俯卧扳腿法：术者一手按压患者第3、4腰椎，一手托对侧膝关节，使关节后伸至一定程度，双手同时相对交错用力。恰当时可听到弹响声，左右各做一次。②俯卧扳肩法：术者一手按压于患者第4、5腰椎处，一手扳起对侧肩部，双手同时交错用力，左右各做一次。③侧卧扳法：患者侧卧，健肢在下伸直，患肢在上屈曲，术者立于患者腹侧，屈双肘，一肘放于患者髂骨后外缘，一肘放于患者肩前（与肩平），相互交错用力，然后换体位，另侧再做一次。

整理手法：

（1）仰卧盘腰法：患者仰卧，屈膝屈髋，术者双手握其双膝，使贴近胸前，先左右旋转摇动，然后推动双膝，使腰髋膝过度屈曲，反复做数次，继之以左手固定患者右肩，右手向对侧下压双膝，扭转腰部，然后换右手压患者左肩，左手向相反方向下压双膝，重复1次。

（2）侧卧盘腿法：患者侧卧，健肢在下伸直，患肢在上屈曲，术者站于患者腹侧，一手从患肢下绕过按于臀部，前臂托拢患者小腿，以腹部贴靠于患者膝前方，一手握膝上方，前后移动躯干，使患者骨盆产生推拉动作，带动腰椎的活动，然后使患者屈髋，使膝部贴胸，术者一手向下方推屈膝部，一手拢住臀部，以前臂托高患肢小腿，在内旋的动作下，使患肢伸直。然后，术者以左手握患者膝部，右手握其踝部，运用徐缓加提的运动手法，使患肢做屈曲伸展逐渐升高和略行拔伸的动作，运展时间稍持久为好。

应用本法一次 20 分钟，每日治疗一次，一个月为一疗程。手法力量的大小依患者身体强壮程度、年龄大小不一等因素而调节，以患者能忍受为度。手法结束后，嘱患者卧床休息 30 分钟。每天可有规律地做腰背肌锻炼；避免在下肢伸直姿势下搬取重物，以防病情加重或复发；汗后避风冷，预防感冒。

【二诊】

患者自述腰部疼痛减轻，右下肢疼痛缓解，腰部前屈和后伸仍受限。舌质红，苔薄白，脉弦。查体：腰椎无侧弯。直腿抬高试验：左 80°、右 50°。余查体同前。继续采用手法治疗。

【三诊】

共经一个疗程手法推拿后，患者腰腿痛基本消失，直腿抬高双侧均达 90°。已恢复正常。

【治疗效果】

患者无腰腿痛，直腿抬高双侧均达 90°。腰椎活动恢复正常。

【按语】

本病首见于《内经》，将其归于六经病。《灵枢·经脉》曰："膀胱足太阳之脉……是动则……脊痛腰似折，髀不可以曲。腘如结，踹如裂。"其提出了足太阳膀胱经之病可致腰腿痛，并详细描述了其临床表现。

中医认为，凡脏腑经络，骨肉皮毛，都必须有气血的温煦和濡养。经络乃内连脏腑，外达肌表，贯通而网络整个机体，为人体气血循行之通路。正如《灵枢·邪气脏腑病形》所述，"经络之相贯，如环无端"，使气血周流不息，维持阴阳平衡，内外相互协调，而皮毛、肌肉、筋骨、脏腑都能获得营养，起到抗御病邪，保卫健康的作用。如果某一经络失调，气血不和，则病变丛生。该病主要原因是腰椎间盘退行性改变或受外伤后，纤维环破裂引起椎间盘向椎管内后方突出，压迫神经根导致腰腿痛等一系列神经症状。

《医宗金鉴》说："按其经络以通郁闭之气，摩其壅聚以散瘀结之肿，其患可愈也。"这说明营卫不和，经络气血滞而不宣，故病生麻木不仁，宜用推拿和药酒宣通经络，调和营卫，使气血周流，其病可痊。牵扳法可纠正脊柱的生理弧度及侧弯，促进局部血液循环，消除无菌性炎症，解除肌肉的痉挛，并使部分髓核发生位移，改变神经根和突出物的位置关系，恢复腰椎生理曲度，加强腰椎的稳定性，调整小关节紊乱，分离神经根的粘连，解除神经根受压或受刺激，使症状消失或缓解。

二诊患者腰部疼痛减轻，右下肢疼痛缓解，腰部前屈和后伸仍受限，说明症状已改善，故守原方。三诊患者诸症均消。

（整理：赵长伟、杨春辉）

痹证（强直性脊柱炎）案

强直性脊柱炎是以骶髂关节和脊柱附着点炎症为主要症状的疾病，一种慢性炎性疾病。主要侵犯骶髂关节、脊柱骨突、脊柱旁软组织及外周关节，并可伴发关节外表现。临床主要表现为腰、背、颈、臀、髋部疼痛以及关节肿痛，严重者可发生脊柱畸形和关节强直。属于中医"痹证"范畴。

【一诊】

陈某，男，18岁，学生。2002年8月12日因"腰骶部疼痛3年，加重1个月"就诊。患者3年前运动时不慎跌倒后时有腰痛，未予重视，后来经常腰骶部疼痛，曾在某医院治疗（具体用药不详），腰骶部疼痛症状时轻时重，近1个月腰骶部疼痛症状加重。现症：腰骶部疼痛，屈伸不利，头晕微怕冷，大便时有溏稀，舌苔薄白，脉沉缓。专科检查：腰骶部压痛（＋），叩击痛（＋），腰椎活动受限，"4"字试验（＋），双下肢运动、感觉未见异常。骨盆平片示：骶髂关节边缘模糊，并稍见致密，关节间隙变窄。血沉46mm/h，HLA-B27（＋）。

中医诊断：痹证（脾肾两虚）；**西医诊断：**强直性脊柱炎。

治则治法：健肾祛邪，止痛通督。

方药：桑寄生30g，土茯苓30g，川断30g，生地20g，狗脊15g，鸡血藤20g，白花蛇舌草30g，甘草10g，赤白芍各15g，牛膝15g，白鲜皮15g，金银藤30g，蜈蚣2条（研末冲服）。14剂，水煎服。

【二诊】

腰骶疼痛减轻。时有鼻衄，舌苔薄白，脉弦沉。血沉34mm/h。治以凉血健肾，解热止痛通督。方药如下：侧柏叶15g，土茯苓30g，川断30g，生地20g，狗脊15g，炒栀子10g，白花蛇舌草30g，丹皮10g，枸杞子15g，杜仲15g，秦艽15g，白鲜皮15g，鹿角10g，蜈蚣2条（研末冲服）。20剂，水煎服。

【三诊】

腰骶疼痛时轻时重，肢冷，大便溏稀，食欲不佳。舌质淡，苔白腻，脉沉。血沉20mm/h。治以温肾健脾，温养督脉。方药如下：鹿角霜10g，茯苓10g，白术15g，狗脊15g，补骨脂10g，党参10g，炙甘草10g，砂仁5g，炮姜10g，肉桂6g，吴茱萸5g，枸杞子10g。20剂，水煎服。

【四诊】

腰骶部疼痛明显减轻，手足温，食纳佳，大便正常。舌质淡红，苔薄白，脉沉。守三诊方续用14剂。

【治疗效果】

腰骶部疼痛明显减轻，手足温，食纳佳，大便正常。骨盆平片示：骶髂关节边缘模糊，并稍见致密，关节间隙变窄。血沉 15mm/h。

【按语】

古代中医典籍无强直性脊柱炎之病名，但在中医经典著作中早有相似于本病的描述。如《素问·痹论》说："肾痹者，善胀，尻以代踵，脊以代头。"《灵枢·寒热》说："骨痹，举节不用而痛。"

肾为先天之本，主骨生髓；督脉贯脊，属肾，总督一身之阳。若肾气充足，则肾督盈盛，骨骼坚强，邪不可侵。反之，先天禀赋不足，或后天失于调养，肾虚督空，外邪乘虚而入，直中伏脊之脉，气血凝滞，筋骨不利，佝偻不用，渐致"尻以代踵，脊以代头"之状。可知肾虚督空为本病发生的内在基础，感受外邪是本病形成的外在条件，肾虚致痹是最基本的病因、病机、病理过程。

早期辨证后方用白花蛇舌草甘、淡，凉，入胃、大肠、小肠，功能清热解毒；金银藤甘、寒，入肺、胃、心、脾，清热解毒，凉通经脉。二药合用，有加强清热解毒，通经活络之力。土茯苓性平，味甘、淡，入肝胃，除湿解毒，清热利小便，治湿热蕴结，筋骨疼痛；白鲜皮性寒，味苦，入脾、胃、膀胱、小肠，祛风除湿，清热解毒；赤芍、白芍合用具有养血活血、和营止痛的作用；川断苦温，补肝肾，强筋骨，通利血脉；狗脊苦、甘，温，补肝肾，强筋骨，祛风湿。后期辨证后方用鹿角霜，性味咸温，入肝肾二经，功能温补肝肾，强壮筋骨，通调督脉；白术苦甘温，能补脾燥湿，茯苓甘平，健脾渗湿，二药合用使水湿除而脾气健，益脾运湿；枸杞子甘平，入肝肾，补肾益精，养肝明目；狗脊苦、甘，温，补肝肾，强筋骨，祛风湿。诸药合用共奏温肾健脾，温养督脉之功。

患者体质较弱，食欲不佳，时有便溏，腰骶疼痛，肢寒怕冷，得暖症轻，脉象先弦滑后弦沉，明确为脾肾两虚、督脉瘀滞，用健脾补肾，通调督脉之法治之，疾病得以明显好转。

（整理：刘钟华、赵长伟）

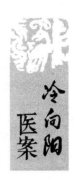

冷向阳（1966—），博士研究生导师，享受国务院政府特殊津贴，全国百名杰出青年中医，吉林省高级专家，长白山技能名师。从事诊治中医骨伤疾病近30年，在临床中重视"肾主骨，生髓""治肾亦治骨"的学术思想，强调补肾同时要兼补气血。

项痹病（神经根型颈椎病）案

项痹病（神经根型颈椎病）多因长期低头工作，或年老正虚，经气不利等所致。以颈部经常疼痛麻木，连及头、肩、上肢，可伴有眩晕等为主要表现。《素问·痹论》："风寒湿三气杂至，合而为痹也。"

【一诊】

陈某，男，57岁。2015年4月23日因颈痛、右手指麻木6个月就诊。6个月前因长期劳累出现颈部疼痛，并逐渐出现右手指麻木，曾口服中成药、针灸等治疗，症状略缓解。现症：颈痛，右手麻木，纳可，寐差，二便调。舌淡苔薄白，脉沉迟涩。查体：颈部肌肉紧张，颈部活动度不受限，颈4～7棘突旁压痛阳性，压顶试验阳性，右臂丛牵拉试验阳性，右侧肱二、三头肌腱反射略减弱，霍夫曼征阴性。X线检查：颈椎曲度变小，颈4～5、颈5～6、颈6～7钩椎关节增生改变。

中医诊断：项痹病（寒湿闭阻）；**西医诊断：**颈椎病（神经根型）。

治则治法：益气活血，温阳散寒通络。

方药：黄芪25g，当归15g，葛根20g，桂枝15g，姜黄15g，丹参15g，天麻15g，赤芍15g，延胡索15g，香附15g，泽泻15g，甘草10g，蔓荆子15g，菊花20g，蜈蚣2条，白蒺藜20g，全蝎5g，夜交藤50g，枣仁20g（加鲜姜、大枣）。5剂，水煎服。

【二诊】

患者服药后，颈部疼痛减轻，手指麻木缓解，偶有胸闷，腹胀不适，脉沉弦细，舌苔厚白。上方加山萸肉20g、厚朴10g、莱菔子10g。

【治疗效果】

三诊后，患者颈痛、手指麻木症状基本消失。

【按语】

本病例系长期低头伏案，素体虚弱，肝肾不足，气血亏损，腠理不固，寒湿之邪乘虚而入，邪留经络，络道受阻，气血运行不畅所致。故治以温阳散寒、益气通络为法。药用黄芪、当归以补气和血活血，尤其重用黄芪之气分要药；延胡索活血，蜈蚣、全蝎、香附通络，共用发挥止痛之功；配赤芍、姜黄活血化瘀通络之力益著；合桂枝等温经散寒；泽泻渗湿泄热；葛根虽凉，与桂枝、天麻等同用，其升阳解肌、止痉、止痛、理项背强痛之功甚笃；用菊花、蔓荆子、白蒺藜清肝利头目；夜交藤、枣仁养心安神；甘草以缓急、解痛。上述诸药配伍共奏温阳散寒，益气通络止痛，安神之功效。

二诊患者颈痛、手部麻木略有缓解，但出现腹胀不适症状，考虑寒湿困脾，故给予厚朴、莱菔子，以行气，同时加山萸肉，以补益肝肾，增强温阳功效。

（整理：罗宗键）

腰痛（腰椎管狭窄）案

腰痛首见于《内经》，《灵枢·经脉》曰，"膀胱足太阳之脉……脊痛，腰似折，髀不可以曲，腘如结，踹如裂"，提出了足太阳膀胱经之病可致腰腿痛。

【一诊】

计某，女，67岁，2015年4月就诊。因"腰痛3年，伴双下肢疼痛麻木3个月"就诊。患者3年前无明显诱因出现腰痛，自行休息按摩后，腰痛症状减轻，每遇阴雨天气，腰痛症状加重，3个月前无明显诱因腰痛加重，伴有双下肢疼痛麻木，行走约300m后出现腰痛和双下肢疼痛、麻木酸胀，蹲下休息后上述症状缓解。现症：腰痛伴双下肢疼痛麻木，面色苍白，精神不振，四肢发凉。脉沉细无力，舌淡微白苔。查体：腰椎生理曲度变直，腰3、腰4和腰5棘突和棘突旁开2.0cm压痛阳性，叩击痛阳性，无明显放射痛，腰椎活动后伸活动明显受限，双侧小腿前外侧皮肤感觉减退，左侧膝腱反射减弱，右侧膝腱反射正常，双侧跟腱反射正常，病理反射未引出。腰椎核磁示：腰椎生理曲度变直，腰椎各椎体增生，腰3～5节段关节突内聚，黄韧带肥厚，相应水平椎管狭窄。

中医诊断：腰痛（肾虚夹瘀）；**西医诊断：**腰椎管狭窄症。

治则治法：温补肾阳，通络止痛。

方药：熟地黄30g，鹿角霜20g，肉苁蓉15g，仙灵脾15g，熟附片7.5g，山茱萸15g，鸡矢藤15g，川杜仲15g，紫丹参15g，醋延胡索15g，枸杞果15g，肉桂5g，干姜7.5g。5剂，水煎服。

【二诊】

患者症状减轻，尿急、畏冷好转，但全身乏力。治按前方减肉桂、干姜，加人参15g、白术20g、黄芪20g。

【治疗效果】

诸症均除，连服 3 ～ 6 个月以资巩固，随访未见复发。

【按语】

患者腰腿部疼痛，伴间歇性跛行，多为肾气亏虚，加之急慢性劳损、损伤，或外感风寒湿邪而发病。《诸病源候论》指出："夫腰痛，皆由伤肾气所为。"腰者，一身之要也，是人体活动之枢纽，故易产生劳损，过劳则伤肾，加致外伤后延误治疗或治而不愈而成慢性劳损，或感受外邪，造成肾虚不固，血瘀气滞，而致腰腿部经脉痹阻，不通则痛，为本虚标实之证。故治疗上应以补益肝肾，祛瘀止痛，补肾通督为法。方用熟地黄为君药，以其甘温滋肾以填精，此本阴阳互根，于阴中求阳之意；鹿角霜、仙灵脾、肉苁蓉、熟附片、肉桂温补肾阳、强腰壮督而祛寒；山茱萸、枸杞子之养肝血，助君药滋肾养肝；鸡矢藤、紫丹参通经活络而住痛。

二诊时患者全身乏力，仍有尿急、畏冷等肾虚症状，给予人参、白术、黄芪补元气、强脾胃，于是先天之肾气得补，后天之脾气将复，一身症状俱消。

（整理：罗宗键）

冷向阳医案

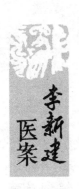

李新建（1959—），教授，硕士研究生导师，长春市名中医。从事中医骨伤科创伤、骨病诊疗研究工作 30 余年。临证重视筋骨并重，动静结合，将传统骨科独特疗法同现代医学先进技术相结合。

桡骨下端骨折（桡骨远端骨折）案

手法治疗损伤具有悠久的历史，唐代蔺道人对理伤手法加以发展，总结了"相度""揣摸""拔伸""捺正""搏平""搭入""屈伸"等手法。《医宗金鉴·正骨心法要旨》吸取了前人经验，将各类理伤手法归纳为摸、接、端、提、推、拿、按、摩八法，后世习惯上称之为"正骨八法"。

【一诊】

周某，女，66 岁。2010 年 1 月 26 日因"右腕部肿痛 1 小时"就诊。患者 1 小时前因不慎摔倒，右手着地，致右腕部肿胀、疼痛，不敢活动。来院时左手托右腕，右腕部肿胀、疼痛，痛如针刺，腕关节活动不利。查体：神清语明，右腕部肿胀，呈"餐叉样"畸形，右腕部桡侧压痛阳性，局部可触及异常活动及骨擦音，右腕部纵向挤压痛阳性，右腕关节屈伸活动受限。舌淡红，苔薄白，脉弦紧。右腕关节 X 线片：右桡骨远端骨皮质不连续，骨小梁断裂，骨折线未涉及关节面，骨折断端重叠，远端向桡、背侧移位。

中医诊断：桡骨下端骨折（气滞血瘀）；**西医诊断**：桡骨远端骨折。

治则治法：活血化瘀，消肿止痛。

方药：当归 15g，川芎 10g，白芍 15g，熟地 20g，桃仁 15g，红花 10g，乳香 10g，没药 10g，茯苓 15g，泽泻 10g。5 剂，水煎服。

其他疗法：

手法整复：患者取坐位，右肩外展 90°，屈肘 90°，前臂中立位。助手握住前臂上端，术者两拇指并列置于桡骨远端背侧，其他四指置于其腕部，扣紧大小鱼际肌，先顺势拔伸牵引 2 ～ 3 分钟，待重叠移位完全纠正后，将前臂旋前，并利用牵引力，骤然猛抖，同时迅速掌屈尺偏，使断端复位。若仍未完全复位，则由两助手维持牵引，术者用两拇指迫使骨折远段尺偏掌屈，即可达到解剖对位。

固定方法：先在骨折远端背侧和桡侧分别放置一平垫，然后放上夹板，夹板上端达前臂中、上 1/3，桡、背侧夹板下端超过腕关节，限制手腕的桡偏和背伸活动；然后扎上三条布带，松紧度以不费力能拉动扎带在夹板上面上下移动 1cm 为宜。最后将前臂悬挂胸前，保持固定。指导患者进行右手抓握锻炼。

整复后复查 X 线片示：桡骨长度恢复，远端关节面光滑，掌倾角及尺偏角恢复，固定垫及夹板位置良好。

【二诊】

患者 1 周后来诊。右腕部肿胀减轻，疼痛减轻，查右腕部外形正常，夹板位置良好，右腕桡侧压痛减轻，但手指不能完全抓握，右手背出现肿胀，舌质红，苔薄，脉弦。复查右腕关节 X 线片示：骨折断端对位、对线良好，夹板及固定垫位置良好。调整中药汤剂，以接骨续筋为主，兼以化瘀通络。给予调整夹板松紧度，指导患者加强患肢手指抓握锻炼以利消肿。

方药：当归 15g，赤芍 10g，白芍 10g，生地 15g，红花 6g，土鳖虫 6g，骨碎补 12g，煅自然铜 10g，续断 12g，乳香 6g，没药 6g。5 剂，水煎服。

【三诊】

患者 3 周后来诊。右腕部及右手背肿胀基本消退，右腕部疼痛进一步减轻，查夹板固定松紧适宜，右手可以完全抓握。舌质淡红，苔少，脉沉细。复查右腕关节 X 线片示：骨折断端对位对线良好，有少量骨痂生成，骨折线仍清晰。给予调整夹板位置及松紧度。调整中药汤剂，以补肝肾、强筋骨为主。

方药：熟地 25g，山药 15g，山萸肉 15g，泽泻 10g，茯苓 10g，牡丹皮 10g，肉桂 10g，炙附子 10g，白术 10g，伸筋草 15g，菟丝子 10g，甘草 10g，骨碎补 15g，淫羊藿 15g。10 剂，水煎服。

【四诊】

患者 5 周后来诊。右腕部及手背肿胀完全消退，右腕部疼痛消失，舌质淡红，苔少，脉沉细。复查右腕关节 X 线片示：骨折断端对位、对线良好，有连续性骨痂通过骨折线，骨折线模糊。拆除夹板外固定，守三诊方续用 5 剂。指导患者循序渐进地练习右腕关节屈伸及旋转活动。

【治疗效果】

患者右腕部无肿胀、无疼痛，右腕关节屈伸、旋转等各方向活动基本恢复，满足日常生活活动需要。X 线片示骨折达到临床愈合。

【按语】

该患桡骨损伤主要是由于外在因素所致，但也有内在因素，如年龄、体质、局部解剖结构等。年轻人气血旺盛、肾精充足、筋骨坚固，不易发生损伤，年老者气血虚弱、肝肾亏虚、骨质疏松，容易发生损伤。暴力作用于某一骨骼时，骨折常常发生在密质骨与松质骨交界处或保护较薄弱的部位，如该患者骨折即发生于桡骨下端 2～3cm 松质骨与密质骨交界处。根据骨折三期分治的原则。初期：由于筋骨脉络的损伤，血离经脉，瘀积不散，气血凝滞，经络受阻，故宜活血化瘀、消肿止痛为主，方选桃红四物汤加减。中期：肿胀逐渐消退，疼痛明显减轻，但瘀肿虽消而未尽，骨尚未连接，故治宜接骨续筋为主，方选接骨活血汤加减。后期：一般已有骨痂生长，治宜壮筋骨、养气血、补肝肾为主，患者偏阳虚，故方选金匮肾气丸加减。

桡骨远端骨折患者多数可以经手法整复、夹板外固定配合中药治疗而达到比较满意的临床效果，避免了手术治疗给患者带来的较大损伤及较重的经济负担。二诊患者右腕部肿胀虽有减轻，但出现右手背肿胀明显，考虑为右腕部局部固定后，肢体远端经脉运行不畅，瘀血未能完全消散，故虽属骨折中期，仍在接骨续筋的基础上，继续给予活血化瘀、消肿止痛药物应用，同时指导患者加大肢体远端活动的锻炼，以利于经络疏通，瘀血祛除。三诊患者虽已达到骨折临床愈合，但筋骨尚未坚实，功能尚未恢复，故继续给予补肝肾、强筋骨药物治疗，同时指导患者继续加强功能锻炼，以恢复筋骨功能。四诊患者诸症消失，故拆除夹板外固定，守三诊方续用5剂，以巩固疗效。

（整理：邓伟）

骨痿证（骨质疏松症）案

骨质疏松症属于中医骨痿证范畴。《素问·痿论》曰："肺主身之皮毛，心主身之血脉，肝主身之筋膜，脾主身之肌肉，肾主身之骨髓……肾气热，则腰脊不举，骨枯而髓减，发为骨痿""阳明者，五脏六腑之海，主润宗筋，宗筋主束骨而利机关也。冲脉者，经脉之海也，主渗灌溪谷，与阳明合于宗筋，阴阳总宗筋之会，会于气街，而阳明为之长，皆属于带脉，而络于督脉。故阳明虚则宗筋纵，带脉不引，故足痿不用也"。

【一诊】

解某，女，67岁。2010年8月2日因"腰背部疼痛4年，加重2周"就诊。该患4年前无明显诱因出现腰背部疼痛，曾到长春市某医院就诊，诊断为"骨质疏松症"。给予"益盖宁"治疗，病情时有反复。2周前腰背部疼痛加重。症见：腰背部疼痛，酸软无力，腰部活动不利，食少纳呆，腹胀，便溏，面浮不华，气短，神疲乏力。舌淡，舌体胖大，苔薄白，脉沉细。查体：患者步入诊室，胸腰段棘突间及棘突左右两侧压痛、叩击痛阳性，腰椎活动不利；双侧股四头肌肌力5级，肌张力正常，双下肢皮肤感觉正常，双直腿抬高试验及加强试验阴性，挺腹试验阳性，股神经牵拉试验阴性，双侧膝腱、跟腱反射减弱，双侧巴彬斯基征阴性。胸腰椎X片：胸腰椎骨质呈疏松改变，骨密度降低。腰椎及双髋骨密度测定示：骨质疏松。

中医诊断：骨痿证（脾肾亏虚）；**西医诊断：**骨质疏松症。

治则治法：健脾除湿。

方药：党参15g，生白术15g，山药15g，扁豆12g，莲子肉9g，茯苓15g，薏苡仁10g，陈皮15g，砂仁9g，大枣3枚，桔梗9g，黄芪15g，当归15g，甘草10g。10

剂，水煎服。

【二诊】

患者2周后来诊。腰背部疼痛，感觉酸软无力，腰部活动不利，食少纳呆减轻，腹胀缓解，便溏好转，面浮不华，气短、神疲乏力症状减轻。舌淡，苔薄白，脉沉细。调整中药汤剂，去桔梗、大枣，加升麻6g、柴胡6g，补卫气而实表，升阳益气，调补脾胃。10剂，水煎服。

【三诊】

患者4周后来诊。腰背部疼痛减轻，但仍感觉酸软无力，腰部活动不利，食少纳呆消失，腹胀不明显，大便正常，面色不华，仍略感气短、神疲乏力。舌淡红，苔少，脉细数。调整中药汤剂，补益肝肾，滋阴清热。药用如下：狗骨30g，锁阳15g，当归15g，白芍20g，黄柏10g，知母10g，熟地10g，龟甲10g，干姜5g，牛膝15g，黄芪15g，鸡血藤15g，补骨脂10g，仙灵脾10g，巴戟天10g。10剂，水煎服。

【四诊】

患者2周后来诊，腰背部疼痛减轻，酸软无力、腰部活动不利症状缓解，效不更方，续用三诊方药服用1周。同时，指导患者适度运动。营养方面应注意补充蛋白质、维生素与微量元素，要食用含钙量高的食物。

【治疗效果】

腰背部疼痛消失，酸软无力症状消失，腰部活动不利缓解，饮食及二便正常，无腹胀，面色红润，神疲乏力症状缓解。

【按语】

脾胃为后天之本，脾胃亏虚，精微不输。患者年老体弱，肝肾亏虚，肾阳虚衰，不能充骨生髓，致使骨松不健；肾阴亏损，精失所藏，不能养髓；肝肾同源，肝虚不能濡养筋骨，致生本病。用药宜补益后天，即益胃养阴，健脾益气之法。肺之津液来源于脾胃，肝肾的精血有赖于脾胃的生化，若脾胃虚弱，受纳运化功能失常，津液精血生化之源不足，肌肉筋脉失养，则肢体痿软，不易恢复。若脾胃功能健旺，饮食得增，气血津液充足，脏腑功能转旺，筋脉得以濡养，有利于痿证恢复。故一诊中党参、生白术、山药、扁豆、莲子肉益气健脾，兼能止泻，陈皮、茯苓、薏苡仁健脾化湿，大枣养胃，砂仁醒脾和胃，桔梗宣利肺气，载药上行，甘草健脾和中，黄芪、当归补益气血。诸药合用，补其中气，渗其湿浊，行其气滞，恢复脾胃受纳与健运之职。三诊方中狗骨壮筋骨、利关节，锁阳温肾益精，当归、白芍养血柔肝荣筋，黄柏、知母、熟地、龟甲滋阴补肾清热，少佐干姜以温中和胃。患者兼见面色萎黄不华，舌淡红，脉细数，用黄芪、当归、鸡血藤等以补养气血。

"治痿独取阳明"为临床指导治痿的根本大法，所谓独取阳明，即注重调理脾胃，培土固本，脾胃功能健全，食欲良好，营养增进，气血津液生化充足，脏腑功能改善，筋脉得以濡养，有利于痿证的康复。但不可为"独"字所拘泥，应以阳明为主或不离阳明为要，还应根据各种不同的病机，结合受邪之经及时令季节，而灵活治之。

既要重视后天之本，更应注意辨证论治。痿证日久，影响气血正常运行，经络瘀滞，而致筋骨失其濡养，关节不利，肌肉萎缩，若湿热浸淫，迁延日久，下注肝肾，而致肝肾亏损。如肝肾阴虚，日久不复，阴损及阳而出现阳虚证候，或为阴阳两虚之证。

（整理：邓伟）

闻辉（1964—），教授，硕士研究生导师，国医大师刘柏龄名老中医传承工作室主要继承人之一。从事中医骨伤科疾病防治研究 30 年。临证重视六经、八纲辨证结合。擅长套管针治疗。

项痹病（颈椎病）案

颈椎病的论述，散见于"痹证""痿证""头痛""眩晕""项强""项筋急"和"项肩痛"等。如《素问·逆调论》说："骨痹，是人当挛节也……人之肉苛者，虽近衣絮，犹尚苛也，是谓何疾……荣气虚，卫气实也，荣气虚则不仁，卫气虚则不用，荣卫俱虚则不仁且不用，肉如故也，人身与志不相有，曰死。"这里所描述的病证与脊髓型颈椎病相类似。《伤寒论》说："太阳病，项背强几几，无汗恶风，葛根汤主之""伤寒四五日，身热恶风，项强，胁下满，手足温而渴者，小柴胡汤主之"。《张氏医通》中说："肾气不循故道，气逆夹脊而上，致肩背痛……或观书对奕久坐致脊背痛。"其指出了类似颈椎病的形成原因，同时还详细记载了肩背臂痛的辨证施治，为后世治疗颈椎病提供了宝贵的经验。

【一诊】

王某，女，49 岁。2015 年 3 月因"颈项僵痛伴右上肢疼痛 2 周"就诊。2 周前缘于受凉，出现颈及右上肢疼痛，逐渐加重，有时疼痛影响睡眠，自外敷膏药不效。现症：颈项僵痛伴右上肢疼痛，夜间为著，恶寒，无汗，口微苦，咽干，无口渴，寐差，纳可，二便正常。舌质淡，苔薄白，脉弦紧。既往颈椎病病史 3 年。专科检查：颈椎略变直，颈项部肌肉紧张，椎旁及横突尖压痛，无放射痛，活动受限，右肩关节周围压痛，右臂丛牵拉试验阳性，霍夫曼征阴性。颈椎 MR 提示：颈椎变直，颈 3、4，颈 4、5，颈 5、6 间盘突出，硬膜囊受压。

中医诊断：项痹病（太阳少阳合病）；**西医诊断：**颈椎病。

治则治法：舒解太阳，和解少阳。

方药：柴胡 12g，黄芩 10g，清半夏 10g，葛根 30g，生晒参 10g，麻黄 5g，桂枝 10g，桑枝 10g，生姜 10g，大枣 10g，鸡血藤 30g。5 剂，水煎服，每日 2 次，口服。

【二诊】

诸症好转，颈及右上肢疼痛减轻，睡眠可，微恶寒，口微苦，咽干减轻。舌质淡，苔薄白，脉弦细。效不更方，增加套管针针刺胸 2 至胸 7 夹脊穴 1 次。

【治疗效果】

二诊后，无颈及右上肢疼痛，其他症状消失，疾病痊愈。

【按语】

患者正气不足为内因，风寒邪侵袭为外因，内外因相互影响发为本病。风寒之邪，外侵皮毛，卫气不固，营卫失和，邪气由表入里，停于半表半里之间，正气不复，邪气未去，故症见太阳与少阳合病，治疗上主要为辛温开表、和解少阳同施并举，方用葛根汤合小柴胡汤加味，以舒解太阳，和解少阳。加一味桑枝以增强祛风湿，利关节，治风寒湿痹，四肢拘挛。久病入络，加一味鸡血藤以养血活血、舒筋活络，取"治风先治血，血行风自灭"之意。

二诊诸症好转，说明辨证准确，增加套管针治疗，可缩短疗程，以增加疗效。

（整理：闻辉）

腰痹病（腰椎间盘突出症）案

中医学关于腰椎间盘突出症的论述，散见于"腰痛""痹证""痉证""痿证""腰腿痛""腿股风"等病的论述中。一般认为是因外感风寒湿热之邪、跌仆损伤致气血运行不畅，脉络瘀阻，不通则痛；或因患者素体肝肾亏虚，不能濡养筋脉，不荣则痛所致。如《素问·刺腰痛》中说："衡络之脉令人腰痛，不可以俯仰，仰则恐仆，得之举重伤腰""肉里之脉令人腰痛，不可以咳，咳则筋缩急"。《医学心悟》也说："腰痛拘急，牵引腿足。"

【一诊】

王某，男，30 岁。2015 年 12 月因"腰及左下肢疼痛 2 个月，加重 5 天"就诊。2 个月前抬重物时"闪腰"，出现腰及左下肢酸痛，时轻时重。5 天前晨起由腰部向左侧臀部及下肢放射性疼痛，放射痛由大腿后外侧至小腿外方、足背及足拇指，腹压增加（如咳嗽、喷嚏）时疼痛加重。曾于附近诊所针灸、拔罐、推拿、服用药物（名、量不详）等治疗，效果不佳。舌质淡，苔薄白，脉弦涩。既往腰椎间盘突出症病史 4 年。专科检查：腰 4、5，腰 5、骶 1 椎体棘间，左侧棘突旁及梨状肌下孔的投影点等处压痛，左直腿抬高试验 40°，加强试验阳性，膝腱反射无减弱，巴彬斯基征阴性。腰椎 MR 提示：腰椎生理曲度变直，腰 4、5，腰 5、骶 1 间盘突出，硬膜囊受压。

中医诊断： 腰痹病（血瘀气滞）；**西医诊断：** 腰椎间盘突出症。

治则治法： 活血化瘀，通络止痛。

套管针针刺治疗，每周 1 次。取胸 10～骶 3 夹脊穴，用套管针依次刺入，然后分别沿足太阳膀胱经、足少阳胆经循行的双下肢受累的肌肉群，依次刺入，每个刺入的穴位提插 2 次出针，不留针，套管针治疗一般在 10 分钟内完成。

【二诊】

诸症好转，腰腿痛减轻，睡眠好。继续套管针针刺 1 次。

【治疗效果】

二诊后，无腰腿痛，其他症状消失，病告痊愈。

【按语】

肌肉刺激疗法的套管针针刺术是以现代医学理论为基础的治疗慢性疼痛症的一门新技术。它传承了中医的针刺术，并在其基础上发展、创新。此疗法针刺间隔时间长，通常是 5～7 天 1 次，每次治疗时间短，一般在 10 分钟内完成，适于当今快节奏工作和生活患者的治疗。

肌肉刺激疗法理论认为，在没有明显的持续性伤害或炎症的情况下，绝大部分的持续性疼痛，是神经系统病变所致，而整个神经系统又以神经根部最容易出问题。患者除了一个部位疼痛外，还有属于同一分节水平的感觉性、运动性和自主神经性疾病，与中医经络理论及针灸理论不谋而合。

（整理：闻辉）

闻

辉

医

案

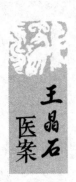
王晶石医案

王晶石（1964— ），教授，硕士研究生导师。从事骨伤科临床及教学工作30年。临证重视气血、脏腑、经络辨证与手法结合。

腰痛（腰椎间盘突出症）案

腰椎间盘突出症是骨科常见的疑难病证之一，该病病位在腰部，属"腰痛""痹证"范畴。

【一诊】

李某，男，52岁。2016年12月因"腰及左下肢疼痛3个月"就诊。现症：腰痛、左下肢放散痛，寐可，纳可，二便正常。舌质暗红，苔薄白，脉弦紧。查体：双侧腰肌紧张，腰4、5棘突及棘突旁左侧压痛阳性，放散痛阳性，左侧直腿抬高实验40°阳性，左小腿外侧皮肤感觉减弱，腰椎活动受限。腰椎核磁共振检查见：腰4、5椎间盘突出。

中医诊断：腰痛（血瘀气滞）；**西医诊断：**腰椎间盘突出症。

治则治法：活血行气，祛瘀止痛，兼补肝肾。

方药：丹参20g，当归20g，牛膝15g，枳壳10g，三七5g，红花15g，五灵脂15g，酒大黄15g，骨碎补30g，没药15g，续断20g，延胡索20g，香附10g，土鳖虫15g。7剂，水煎服。

手法治疗：两步八法，日1次。

嘱病人卧硬板床，减少活动，离床佩戴腰围。

【二诊】

腰痛消失，左下肢疼痛稍减轻，腰活动改善。原方加羌活20g、桑寄生30g、苏木10g。7剂，水煎服。

【治疗效果】

二诊后，腰及左下肢疼痛消失，腰椎活动无受限。

【按语】

腰椎间盘突出症病情缠绵，易反复，常虚实夹杂，多种证候兼见。《素问·脉要精微论》曰："腰者肾之府，转摇不能，肾将惫矣。"《素问·六元正气大论》谓腰股痛。《素问·气交变大论》谓，"民病腹满身重，濡泄寒疡流水"所致。《素问·刺腰痛》曰："得之举重伤腰。"综上可见，腰腿痛与肾虚、外感、伤湿、外伤等有着密切联系。

据此可以从不同方面分析腰腿痛病理病机的发展变化规律，可总结为在肾气失衡的基础上，瘀、湿、痰阻经脉乃本病的主要病机变化。同时配合手法治疗，加强局部气血循环，改变突出物与神经根的位置关系，松解粘连，解除或减轻对神经根的压迫。

（整理：王晶石）

项痹病（颈椎病）案

颈椎病是骨科常见病，该病病位在腰部，属"痿证""痹证""痉证""瘀证""痰证""眩晕"等范畴。

【一诊】

刘某，男，35 岁。2017 年 8 月因"颈部疼痛、僵硬 10 天"就诊。现症：颈部疼痛、放散至左背部，寐可，纳可，二便正常。舌质暗红，苔薄白，脉浮紧。查体：颈部左侧肌肉紧张，颈 4、5 棘突及棘突旁左侧压痛阳性，放散痛阳性，左臂丛神经牵拉试验阴性，颈椎活动受限，双侧霍夫曼阴性。颈椎侧位、双斜位 X 片见：颈椎生理曲度消失，颈 4、5 钩突略增生。

中医诊断：项痹病（风寒型）；**西医诊断：**颈痛型颈椎病。

治则治法：疏风散寒，活络止痛。

方药：葛根 20g，白芍 20g，羌活 20g，姜黄 15g，红花 15g，桂枝 15g，麻黄 10g，秦艽 10g，甘草 5g。

手法治疗：理筋法，日 1 次。

【治疗效果】

治疗 7 天，诸症消失。

【按语】

颈痛型颈椎病临床较常见，多为风寒湿邪痹阻经络，营卫气血不畅所致。治宜疏风散寒，通络止痛为原则。方用葛根汤加减，配合理筋手法缓解肌肉痉挛，临床效果显著。

（整理：王晶石）

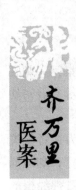

齐万里（1968—），教授，硕士研究生导师。从事中医骨伤临床工作 20 余年，擅长治疗四肢骨折脱位、强直性脊柱炎、痛风、骨性关节炎、腰椎间盘突出症和颈椎病，以及髋膝关节置换手术。

骨不连（骨折不愈合）案

中药治疗骨折在我国具有悠久的历史。《圣济总录》中说："人之一身，血荣气卫，循环无穷，或筋肉骨节，误伤所致，则血气瘀滞疼痛。仓猝之间，失于调理，所伤不得完，所折不得续。"中医传统的骨折治疗方法包括了现代医学的骨折迟延愈合和骨折不愈合的治疗方法。

【一诊】

赵某，男，58 岁。2009 年 11 月 6 日因"右上臂疼痛、活动不利 6 个月"就诊。该患 6 个月前因外伤而至右肱骨骨干骨折，在当地医院行"右肱骨骨干骨折切开复位钢板螺丝钉内固定术"，术后 2 个月拍 X 线片未见骨痂生成，此后每隔 2 个月复查 X 线片，均未见骨痂生成。现症：右上臂疼痛、活动不利，饮食、睡眠尚可，大小便正常。舌淡红，苔薄白，脉沉细。

中医诊断：骨不连（肝肾亏虚）；**西医诊断**：骨不连。

治则治法：补益肝肾，祛瘀生新，接骨续筋。

方药：熟地 20g，赤芍 15g，淫羊藿 15g，当归 15g，川芎 15g，桃仁 15g，红花 15g，水蛭 5g，续断 15g，骨碎补 15g，牛膝 15g，五加皮 15g，桑寄生 15g，煅自然铜 100g，乌鸡腿骨 2 根（烘干为粉，冲服）。15 剂，水煎服。

【二诊】

患者右上臂疼痛基本消失。饮食、睡眠尚可，大小便正常。舌质淡红，苔薄白，脉沉细。右上臂外侧中段可见一长约 10cm 手术瘢痕，切口愈合良好，压痛（－），纵向叩击痛（－）。复查右肱骨正侧位片示：右肱骨骨干骨折术后钢板螺丝钉固定良好，骨折对位对线良好，骨折断端无明显骨痂生成，骨密度较前片对比有所增高。患者病情好转，但主证未变，续用前方。

【三诊】

患者右上臂疼痛消失。饮食、睡眠尚可，大小便正常。舌质淡红，苔薄白，脉沉细。体格检查同前。复查右肱骨正侧位片示：右肱骨骨干骨折术后钢板螺丝钉固定良好，骨折对位对线良好，骨折断端毛糙，可见少量絮状骨痂生成。患者病情好转，骨折已有生长迹象，减少补益之品，去当归、续断、桑寄生，以防补益过多而日久生痰，加虎杖散结生新。

方药：熟地 15g，赤芍 15g，淫羊藿 15g，川芎 15g，桃仁 15g，红花 15g，水蛭 5g，骨碎补 15g，牛膝 15g，五加皮 15g，虎杖 15g，煅自然铜 100g，乌鸡腿骨 2 根（烘干为粉，冲服）。15 剂，水煎服。

【四诊】

患者右上臂疼痛消失。饮食、睡眠尚可，大小便正常。舌质淡红，苔薄白，脉沉细。体格检查同前。复查右肱骨正侧位片示：右肱骨骨干骨折术后钢板螺丝钉固定良好，骨折对位对线良好，骨折断端有大量骨痂生成，并已通过骨折线，骨折线模糊。患者病情好转，续用前方。

【五诊】

患者右上臂疼痛消失。饮食、睡眠尚可，大小便正常。舌质淡红，苔薄白，脉沉细。体格检查同前。复查右肱骨正侧位片示：右肱骨骨干骨折术后钢板螺丝钉固定良好，骨折线消失，有连续性骨痂通过骨折线。患者现骨折已达临床愈合，停止用药。

【治疗效果】

患者右上臂疼痛消失，骨折愈合。

【按语】

中医认为"肾主骨生髓""若骨干接而复脱，肝肾虚也"，根据肝主筋、肾藏精、精生髓、髓养骨之中医理论，骨折迟延不愈，连接在筋骨，本在肝肾。所以根据"损者益之，虚则补之"的原则，该患年老体迈，久治不愈，伤及肝肾，肝肾不足，精血亏虚，筋脉失养，故出现骨折的不愈合，舌质淡红，苔薄白，脉沉细。此均属肝肾亏虚、气血瘀滞之象，治疗上应当肝肾同治，精血齐补，祛瘀生新，接骨续筋。

本方为临床自拟续断方。方中应用赤芍、当归、川芎、桃仁、红花、牛膝，再加水蛭破血逐瘀，以加强祛瘀行滞活血之功效；熟地、淫羊藿、五加皮、桑寄生补肝肾强筋骨；煅自然铜、骨碎补、续断、乌鸡腿骨接骨续筋。诸药合用，共奏补肝肾、壮筋骨、祛瘀生新、续接骨筋之效。

二诊患者右上臂疼痛消失。饮食、睡眠尚可，大小便正常。舌质淡红，苔薄白，脉沉细。X 线片示：骨密度较前片对比有所增高，但没有骨痂生成，说明主证未变，固守原方。三诊 X 线片示：骨折断端毛糙，可见少量骨痂絮状生成。患者病情好转，骨折已有生长迹象，且已服药 1 个月，故减少滋补之品，去当归、续断、桑寄生，以防补益过多而日久生痰，加虎杖散结生新。四诊 X 线片示：骨折断端有大量骨痂生成，并已通过骨折线，骨折线模糊。患者病情明显好转，效验则守方，固守前方。五诊 X 线片示：右肱骨骨干骨折术后钢板螺丝钉固定良好，骨折线消失，有连续性骨痂通过骨折线。患者骨折已达临床愈合，停止用药。

（整理：龚庆）

膝痹（膝关节骨性关节炎）案

膝痹一证，中医经典有很详细的记载。《素问·痹论》中云："风寒湿三气杂至，合而为痹也。"《灵枢·营卫生会》中云："老者之气血衰，其肌肉枯，气道涩。"《张氏医通》曰："膝为筋之府……膝痛无有不因肝肾虚者，虚则风寒湿气袭之。"从这些典籍对"骨痹"所下的定义及其对病因、临床表现的描述来看，传统的"骨痹"包括了现代医学所指的膝关节骨性关节炎。

【一诊】

陶某，男，55岁。2010年4月13日因"双膝关节疼痛、活动不利1年，加重1个月"就诊。该患1年前因劳累出现双膝关节疼痛，经休息后缓解，近1个月双膝疼痛加重，伴有肿胀，右侧为重，为进一步治疗故来我院门诊。现症：双膝关节疼痛、活动不利，腰膝酸软乏力，行走及屈伸活动时疼痛加重，饮食、睡眠尚可，大小便正常。舌质淡红，苔薄白，脉弦细。

中医诊断：膝痹（肝肾亏虚）；**西医诊断：**双膝关节骨性关节炎。

治则治法：补益肝肾，活络止痛。

方药：熟地30g，锁阳15g，淫羊藿15g，龙骨15g，牡蛎15g，土虫5g，虎杖15g，牛膝15g，水蛭5g，伸筋草15g，桃仁15g，红花20g。10剂，水煎服。

【二诊】

患者双膝关节疼痛、腰膝酸软乏力等症状明显改善，但行走及屈伸活动时仍有疼痛。饮食、睡眠尚可，大小便正常。舌质淡红，苔薄白，脉弦。双侧膝关节周缘压痛弱（＋），双膝关节无肿胀，皮温正常，肤色正常，双侧研磨试验弱（＋），双膝关节浮髌试验（－），抽屉试验（－），侧向挤压试验（－）。双侧跟、膝腱反射未见异常，双巴彬斯基征未引出。患者病情好转，但主证未变，续用前方。

【三诊】

患者双膝关节疼痛、腰膝酸软乏力等症状消失，行走及屈伸活动时已无疼痛，饮食、睡眠尚可，大小便正常。停止用药。

【治疗效果】

患者双膝关节疼痛、腰膝酸软乏力等症消失，行走及屈伸活动时已无疼痛，饮食、睡眠尚可，大小便正常。

【按语】

膝痹是中老年人常见病、多发病和比较难治的一种慢性进行性骨关节病，其病因是年老正虚，肝肾精血不足，筋脉失养，寒湿之邪侵于人体，流注关节，使气血受阻，或因过度劳伤，瘀血停滞，经脉瘀阻，均可发为本病。患者年龄较大，久病而致肝肾亏虚，肝主筋、藏血，肾主骨、生髓，筋骨失养，加之劳累，气血运行不畅，以致脉络瘀阻，经络不通，故见双膝关节疼痛，行走困难，腰膝酸软乏力，遇劳加重，舌质淡红，苔薄白，脉弦。此均属肝肾亏虚、气血瘀滞之象。

本方为临床自拟方。方中熟地、锁阳滋补肝肾、益精填髓，入肝经肾经，为君药，所谓"肝主筋、藏血，肾主骨、生髓，筋骨失养，加之劳累，气血运行不畅，以致脉络瘀阻，经络不通"；再配以淫羊藿、龙骨、牡蛎、土虫、虎杖、伸筋草补肝益肾，补益气血，筋脉得养，则诸症自消，为臣药；红花、桃仁、水蛭活血破血、疏通经脉，为佐药；牛膝活血通经，引药下行，为使药。诸药合用，共奏补益肝肾、活络止痛之功效。

二诊患者双膝关节疼痛、腰膝酸软乏力等症状明显改善，但行走及屈伸活动时仍有疼痛。饮食、睡眠尚可，大小便正常。舌质淡红，苔薄白，脉弦。主证未变，故主方不变，为巩固疗效，继续用药巩固疗效。三诊患者诸症均消失，故停止用药。

（整理：龚庆）

痛风（痛风性关节炎）案

痛风一证，中医经典中有着详细的记载。《丹溪心法·痛风》描述痛风的症状为"四肢百节走痛是也"，还指出"他方谓之白虎历节风症"。《类证治载·痛风》则说痛风是"寒湿郁痹阴分，久则化热攻痛"。《证治准绳·痛风》认为痛风是由"风湿客于肾经，血脉瘀阻所致"。《医林绳墨》也述及痛风的各种证候。从这些典籍对"痛风"所下的定义及其对病因、临床表现的描述来看，传统的"痛风"包括了痛风性关节炎。

【一诊】

钱某，男，36岁。2010年10月18日因"左第一跖趾关节肿痛6个月，加重5天"就诊。患者6个月前因饮食不节出现左第一跖趾关节疼痛，肿胀，活动不利，行走后加重，曾到某院就诊，诊断为"痛风性关节炎"，自行口服止痛药物（具体不详）后稍有缓解。此后，病情时有反复，5天前再次出现左第一跖趾关节部红肿，疼痛，活动时疼痛尤甚，伴有多汗、头痛、心悸等症状。现症：左第一跖趾关节肿痛，痛有定处，活动不利，伴有多汗、头痛、心悸，饮食尚可，睡眠欠佳，大小便正常。舌质暗红，苔黄，脉弦涩。

中医诊断：痛风（湿热蕴结）；**西医诊断**：痛风性关节炎。

治则治法：清热解毒，祛湿活络。

方药：牛蒡子30g，黄连15g，黄芩15g，旋覆花15g，金银花15g，牛膝15g，大黄10g，川芎15g，地龙15g，桃仁15g，红花15g，水蛭5g。15剂，水煎服。

【二诊】

患者左第一跖趾关节肿痛明显好转，痛有定处，活动不利，多汗、头痛、心悸症状消失，饮食、睡眠尚可，大小便正常。舌质红，苔稍黄，脉弦。查体：左第一跖趾关节略肿胀，皮肤略红，左第一跖趾关节周围压痛（−），左第一跖趾关节周围皮肤温度正常。左第一跖趾关节活动度：屈曲10°，背伸5°。血尿酸示：420μmol/L。在前方基础上减少逐瘀破血之品。方药如下：牛蒡子30g，黄连15g，黄芩15g，旋覆花15g，金银花15g，牛膝15g，大黄10g，川芎15g，地龙15g，桃仁15g，红花15g。15剂，水煎服。

【三诊】

患者左第一跖趾关节肿痛消失，皮色正常，活动度正常。饮食、睡眠尚可，大小便正常。血尿酸示：258μmol/L。停止用药。

【治疗效果】

患者诸症消失。血尿酸：258μmol/L。

【按语】

痛风性关节炎的发生主要是风寒湿邪、血瘀为患。中医认为，痛风的发生与肝、脾、肾功能欠佳有关。"邪之所凑，其气必虚"，患者脏腑功能原本不足，加之饮食不当，脾胃运化失司，"痰湿""湿浊"在体内聚集，积久则"湿""热""瘀"并存。与此同时，如果肾的排泄湿浊功能缓慢，肝的疏泄气机、辅助清除病理产物的能力降低，机体内的这些致病因素就会乘虚而入，留驻于关节、肌肉，造成关节的气血运行不畅、闭阻不通而发为红肿、热痛、关节屈伸不利、活动不灵、肌肉疼痛、麻木等症状。

本方为临床自拟方。方中牛蒡子、金银花清热解毒、散结，为君药；配以黄连、黄芩、旋覆花、大黄、川芎、桃仁、红花清热除湿、泻火解毒、活血化瘀，为臣药；再佐以地龙、水蛭行血破血、通络，瘀证自去；使以牛膝引药下行。诸药合用，共奏清热解毒，祛湿活络之效。

二诊患者左第一跖趾关节肿痛明显好转，痛有定处，活动不利，多汗、头痛、心悸症状消失，饮食、睡眠尚可，大小便正常。舌质红，苔稍黄，脉弦。"湿""热""瘀"之邪均渐去，患者病情明显好转，为巩固疗效，故主方不变，但减少逐瘀破血之品，以防逐瘀破血过重，故去水蛭。三诊患者诸症均消失，故停止用药。

（整理：龚庆）

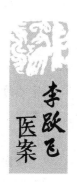

李跃飞（1963— ），教授，硕士研究生导师。从事临床、教学及科研工作30余年，积累了丰富的临床经验，擅长治疗颈肩腰腿痛、痛风性关节炎、骨质疏松症、骨转移瘤、神经病理性疼痛等疾病，主持参加了多项国家级科研课题。

痛风（痛风性关节炎）案

痛风性关节炎是一种代谢紊乱性疾病，是由于体内嘌呤合成过速、尿酸生成过多或尿酸排泄减少，过多尿酸沉积在骨关节形成。历代医典对痛风的病因病机都有相关论述。如《素问·痹论》曰："风寒湿三气杂至，合而为痹也。其风气胜者为行痹，寒气胜者为痛痹，湿气胜者为著痹也。"朱丹溪的《格致余论·痛风论》云："痛风者，大率因血受热，已自沸腾，其后或涉冷水，或立湿地……寒凉外搏，热血得寒，污浊凝涩，所以作痛，夜则痛甚，行于阴也，治法以辛热之剂。"

【一诊】

杨某，女，45岁。2010年5月17日因"左足拇趾红肿灼痛3天"就诊。该患3天前饮酒后出现左足拇趾红肿灼痛症状。现症：左足拇趾红肿灼痛，活动受限，遇热尤甚，烦躁不安，舌质红，苔黄腻，脉滑数。查体：左足第1跖趾关节红肿，压痛、叩击痛（+），活动受限。尿酸600μmol/L。

中医诊断：痛风性关节炎（风湿热痹）；**西医诊断**：痛风性关节炎。

治则治法：清热除湿，活血通络。

方药：当归15g，苍术15g，桂枝10g，桃仁10g，胆草15g，红花15g，羌活15g，川芎10g，威灵仙15g，防己10g，黄柏15g，甲珠10g，柴胡10g，栀子10g，丹皮10g，地龙10g。上方5剂，水煎取汁300mL，日2次，口服。

【二诊】

患者6天后来诊，左足拇趾红肿灼痛、烦躁不安等症状明显减轻，活动受限仍存在，舌质红，苔薄黄，脉滑。尿酸500μmol/L。患者主症明显减轻，上方改栀子为7g，续服3剂，煎服法同前。

【三诊】

患者4天后来诊，左足拇趾红肿灼痛明显减轻，已无烦躁不安症状，活动受限也有所缓解，舌质淡红，苔薄白，脉缓而有力。尿酸400μmol/L。上方去栀子，续服2

剂，煎服法同前。

【治疗效果】

患者 3 天后来诊，左足拇趾红肿灼痛已缓解，活动正常，舌质淡红，苔薄白，脉平缓有力。

【按语】

痛风是临床上常见病、多发病之一，以高尿酸血症、特征性急性关节炎反复发作和痛风石形成为特点，严重者可致关节畸形、活动障碍、尿酸性肾结石或痛风性痛病，而急性关节炎是原发性痛风最常见的首发症状。本病属中医"痹证"等范畴。中医认为，本病因感受风湿热邪，或风寒湿邪郁而化热，壅滞经络，流注关节，气血瘀滞不行，则肢体关节疼痛；湿热壅盛，热为阳邪，故局部红肿热痛，遇热尤甚。邪热上扰心神，则见烦躁不安；舌质红，苔黄腻，脉滑数，皆为湿热之象。

本案方中甲珠、当归活血生血；桃仁、红花、丹皮活血祛瘀；黄柏、栀子清热除烦；苍术燥湿；胆草泻火；防己利水；川芎行气止痛；柴胡解肌发表；羌活、桂枝、威灵仙祛手臂足胫风湿之邪；地龙通经活络。故此方既能疏风邪于上，又能泻热渗湿于下，能收相得益彰之效。若出现手足心烦热，可酌加玄参、生地、白芍等清热凉血之品；若患者自觉皮肤发热，可酌加柴胡剂量，以解肌发表透热。

痛风为本虚标实之证，脾失健运，肾气不化为病之本；浊毒留滞，瘀阻关节为病之标。治疗上，以健脾益肾，清泄湿浊治其本；活血化瘀，通络止痛治其标。现代医学将局部痛点封闭，可快速缓解症状，早期疼痛可外敷大黄配醋以消肿止痛。

由于痛风是嘌呤代谢紊乱所引起的疾病，故本病重在饮食预防，患者应避免饮酒，禁食富含嘌呤和核酸的食物，如动物内脏（肝、肾、脑等），以及豆类、鱼子、蟹黄等食物。同时，还要避免过度劳累和精神刺激等。

（整理：周国徽）

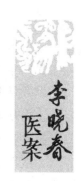

李晓春（1958—），教授，硕士研究生导师，名老中医药专家继承工作继承人。从事中医骨伤临床 30 余年，强调补益肝肾，通调髓络学术思想，在临床中取得良好的治疗效果。

膝痹病（膝骨性关节炎）案

膝痹病（膝骨性关节炎）属痹证范畴，《素问·长刺节论》中指出："病在骨，骨重不可举，骨髓酸痛，寒气至，名曰骨痹。"《张氏医通》指出："膝为筋之府……膝痛无有不因肝肾虚者，虚则风寒湿气袭之。"

【一诊】

王某，女，65 岁，退休。2010 年 7 月 20 日因"双膝关节疼痛 4 个月，加重 1 周"就诊。患者 4 个月前因劳累后双膝关节疼痛、肿胀、活动受限，就诊于附近医院，诊断为双膝关节滑膜炎，并给予西药以消肿止痛（具体用药不详），病情时有反复。1 周前上述症状加重。现症：双膝关节活动则痛，伸屈膝关节时有明显的摩擦感，关节活动时明显受限，纳可，寐可，二便调。舌质红，少苔，脉沉细而涩。查体：患者双膝肿胀，股四头肌萎缩，双膝髌骨下缘压痛，屈伸活动时疼痛加剧。浮髌试验阳性、膝关节回旋挤压试验阳性。X 线片回报：双膝关节关节间隙狭窄，胫骨平台两侧有骨赘形成，胫骨髁间隆起变尖。血液化验：抗链"O"、类风湿因子均正常。

中医诊断：膝痹病（肝肾亏虚）；**西医诊断：**双膝骨性关节炎。

治则治法：滋补肝肾，活血通络。

方药：炙何首乌 15g，杜仲 15g，黄芪 15g，牛膝 10g，穿山甲 10g（先煎），骨碎补 15g，甘草 10g，茯苓 15g，羌活 10g。7 剂，水煎服。

【二诊】

患者 1 周后疼痛缓解，肿胀减轻，但上下坡时仍然疼痛。舌质红，少苔，脉沉细。酌增加杜仲 25g、牛膝 20g、骨碎补 25g。7 剂，水煎服。

【三诊】

患者双膝关节疼痛及活动痛、肿胀明显好转。舌质红，少苔，脉沉细。因该患者疼痛症状缓解，故酌量减少羌活 5g。7 剂，水煎服。

【四诊】

患者双膝关节疼痛及活动痛、肿胀明显好转。守三诊方续用7剂。

【治疗效果】

患者双膝关节疼痛及活动痛、肿胀明显好转。

【按语】

本病主要是由于肝肾亏虚致正气不足，筋骨不固，风寒湿邪客于筋骨关节，气滞血瘀而发病。治疗上应标本兼治，扶正以补肝益肾健脾、强壮筋骨为主；祛邪则以行气活血化瘀、舒筋活络或祛风除湿、散寒止痛为主。方选何首乌平补肝肾。杜仲长于补肝肾而强筋骨，暖下元，又能止痛，以治肾虚筋骨不健之腰膝酸痛，下肢痿软见长。穿山甲以透达关节，黄芪补气以行血。以牛膝、骨碎补发挥补肝肾、强筋骨作用，通经络、利关节而止痛，共为佐药。茯苓能补气健脾以扶助正气。甘草有调和药性的作用，并可补脾益气。两药共为使药。以上诸药合用，以补肝肾之阴为主，辅以补肾阳，以达阳中求阴。肾为先天之本，主骨生髓通脑，肾气旺盛则筋骨强健；活血通络治其痛，祛除瘀血，舒展经络，解除关节局部症状；共奏补肾、活血、通络、止痛之效。全方配伍以补肝肾、健筋骨为本，活血通络，祛风除湿为辅，使骨强筋健，瘀去肿消，止痛活血，则膝骨性关节炎的症状缓解，功能恢复。

二诊患者疼痛已有缓解，但上下坡活动时仍然疼痛，余症仍在，说明主证未变，故守原方，在原方基础上多加补肝肾、强筋骨之品。三诊患者诸症明显好转，但因年龄较大，脾胃较虚弱，故减少苦燥药味，以防用药燥过重，而损伤脾胃。四诊患者症状已基本消失，效验则守方，故守前方，续服7剂，则患者可痊愈。本医案治疗上以补益肝肾、强筋壮骨为主，辅以活血通络，祛风除湿之法，使筋骨强健，临床症状缓解，使膝关节恢复功能。

（整理：李野）

痛痹（痛风性关节炎）案

"痛风"一词最早见于《名医别录》。《丹溪心法》描述痛风的症状为"四肢百节走痛是也"，还指出"谓之白虎历节风症"，《张氏医通》则提出"肥人肢节疼，多是风湿痰饮流注"的见解。

【一诊】

张某，男，40岁，饭店经理。2010年5月25日因"手指关节、脚趾关节疼痛3天"就诊。患者3天前自觉手指关节、脚趾关节活动时疼痛、活动受限、关节红肿等症状加重。现症：手足关节红肿疼痛夜甚，眠差，发热，多汗，头痛，纳可，寐差，二便可。舌质红，苔微黄，脉沉缓。查体：患者由家属搀扶入室，手指关节、脚趾关节红肿、压痛，各关节活动时疼痛加剧，活动受限。血尿酸499mmol/L。

中医诊断：痛痹（湿热瘀毒）；**西医诊断**：痛风性关节炎。

治则治法：解毒通络止痛，清热利湿。

方药：薏苡仁 30g，萆薢 10g，秦艽 10g，秦皮 10g，茯苓 15g，泽泻 5g，猫爪草 10g，山慈菇 10g，威灵仙 10g，甘草 5g。7 剂，水煎服。

【二诊】

患者手足关节疼痛、腰腿酸痛微有缓解，肿胀减轻，眠可，饮食可，大小便可，舌质红，苔薄白，脉弦滑。因患者疼痛未见明显缓解，酌加豨莶草 15g。7 剂，水煎服。

【三诊】

患者手足关节疼痛、腰腿酸痛有明显改善，余无明显症状，舌质红，苔薄白，脉弦滑。查尿常规正常。因患者症状缓解明显，守上方 7 剂，水煎服。

【四诊】

患者手足关节疼痛、红肿症状已好转，余无明显症状，舌脉同前。肾功能正常。血尿酸降到 240mmoL/L。守三诊方续用 7 剂。

【治疗效果】

患者手足关节疼痛、红肿等症状已明显好转。

【按语】

本病多为平素多食膏粱厚味，致脾失运化，痰湿内生，湿热凝炼生痰，阻滞经络引起关节肿痛。其病机为湿、热、痰浊、痹阻经络，脏腑积热，湿热痰浊流注于关节、肌肉、骨骼，气血运行不畅而成痹证。祛邪活络、缓急止痛是本病的总治疗原则。本方威灵仙、萆薢以利湿浊，祛风湿，为君药。猫爪草、山慈菇以解毒散结止痛。治疗风湿热痹，主要入肝胃经以清热解毒，散结止痛。秦皮、秦艽为臣药，秦艽以祛风湿，通经络，止痹痛。秦皮主要入肝与大肠经用以清热解毒燥湿，也主要用于治疗风湿热痹。茯苓、薏苡仁、泽泻为佐药，清热利水渗湿，使湿热之邪从小便排出。甘草调和诸药为使药。诸药共奏解毒通络止痛，清热利湿之效。

二诊患者疼痛略有缓解，余症仍在，说明主证未变，因而在原方基础上多加祛风除湿止痛之品。三诊患者诸症明显好转，故续用原方以巩固治疗效果。四诊患者症状已基本消失，尿酸已降至正常范围值内，效验则守方，故守前方，续服 7 剂，则患者可痊愈。在本病的治疗当中主要应用解毒通络止痛，清热解毒，辅以化湿止痛的药物进行治疗，以改善患者临床症状。

（整理：李野）

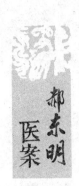

郝东明（1963—），教授，硕士研究生导师。从事中医骨伤科学临床、教学、科研 20 余年，擅长治疗退行性骨关节炎等骨科疾病，同时对中医教育及教学管理有丰富经验。

项痹病（椎动脉型颈椎病）案

项痹病（椎动脉型颈椎病）古代并无此病名，多归于痹证范畴，多因长期低头工作，年老正虚，经气不利等，外感风寒湿邪所致。以颈部经常疼痛麻木，连及头、肩、上肢，并可伴有眩晕等为主要表现的肢体痹证类疾病。《素问·痹论》曰："风寒湿三气杂至，合而为痹也。"

【一诊】

包某，女，33 岁。2016 年 4 月因"颈肩痛，头晕 4 年，加重 15 天"就诊。患者 4 年前出现颈肩部疼痛，伴头晕，自行理疗及休息后，症状未缓解，15 天前无明显诱因症状加重，颈椎活动受限。现症：头晕，颈痛，颈椎活动受限，纳差，寐差，二便可。舌淡苔薄白，脉沉弦细。查体：颈部僵硬，颈椎 4、5、6、7 棘突旁压痛，颈活动不受限，压顶试验阳性，双侧臂丛牵拉试验阴性，双侧上肢腱反射未见明显异常，双侧霍夫曼征阴性。X 线颈椎侧位、双斜位片：颈椎生理曲度略变直，颈 4～5、颈 5～6、颈 6～7 钩椎关节增生。

中医诊断：项痹病（痰瘀上扰）；**西医诊断**：颈椎病（椎动脉型）。

治则治法：化痰清眩，舒筋通络。

方药：天麻 15g，钩藤 20g，半夏 15g，白术 20g，茯苓 20g，陈皮 15g，旋覆花 15g（包煎），竹茹 15g，白芷 10g，川芎 10g，葛根 20g，石决明 30g（先煎），白蒺藜 15g，全蝎 5g，牡丹皮 15g，菊花 20g，蔓荆子 15g，女贞子 15g，夜交藤 20g。7 剂，水煎服。

【二诊】

症状明显好转，颈部稍痛，双手无麻木感，头晕、头痛减轻，不恶心。舌质淡红，苔薄白，脉沉细略弦。按前方加茺蔚子 15g、汉防己 15g。

【治疗效果】

患者自述颈部无头痛，无头晕、头痛。

【按语】

椎动脉型颈椎病，临床症状较复杂，为本虚标实之证，本虚乃脏腑功能衰弱，标实为经脉阻滞，影响气血津液的正常代谢，则产生痰浊、血瘀等病理产物，阻滞于经脉则影响精血上荣于脑，在素体精血亏虚的基础上，进一步加重了脑部的失养（供血不足）状态，从而产生"眩晕"等症状，这是本病的基本病理机制。方用天麻、钩藤、石决明平肝息风为主药，配川芎以通经活血，凉血清热，葛根、半夏、茯苓、白术、全蝎化痰解痉，合陈皮、旋覆花、竹茹以和胃降逆止呕，用白蒺藜、女贞子以明目，牡丹皮益阴凉血，白芷、蔓荆子、菊花清利头目、止痛。诸药相配，则肝风息，髓海充，阴阳和，晕止，头清目明，神亦安矣。

二诊患者头晕、头痛明显缓解，颈部仍有疼痛，给予汉防己、苍蔚子，以除湿止痛。

（整理：郝东明）

腰痛（腰椎间盘突出症）案

腰痛（腰椎间盘突出症），属于"痹证""腰腿痛"范畴。《诸病源候论》云："伤损于腰而致痛也，此由损血搏于背脊所为。"

【一诊】

安某，女，42岁。2014年11月16日因"腰及左下肢疼痛6个月"就诊。患者6个月前因劳累后出现腰及左下肢疼痛，活动受限。自行理疗、休息症状无明显好转。曾行腰椎MRI检查，诊断为"腰椎间盘突出症"。现症：腰及左下肢疼痛，活动受限，舌白，苔腻，脉沉缓无力。查体：脊柱腰椎生理弯曲减小，无左右侧弯畸形，腰4、5，腰5、骶1棘突及椎旁左侧2.0cm处压痛阳性，叩击痛阳性，向左下肢放散至足。腰椎活动度：前屈30°，后伸15°，左右侧屈各20°，旋转20°。左侧跟膝腱反射减弱，左小腿外侧皮肤感觉减弱，左足拇趾背伸力减弱。股神经牵拉试验阴性，直腿抬高试验左侧40°阳性，右侧60°阳性，屈颈试验阴性。腰椎MRI：腰3～4、腰4～5间盘突出。

中医诊断： 腰痛（肝肾亏虚）；**西医诊断：** 腰椎间盘突出症。

治则治法： 补肾壮骨，通络止痛。

方药： 杜仲25g，狗脊20g，仙灵脾20g，鹿角霜20g，熟地20g，骨碎补20g，鸡血藤20g，丹参15g，牛膝15g，伸筋草15g，桂枝15g，独活15g，延胡索25g，陈皮10g。7剂，水煎服。

【二诊】

腰已不痛，左腿痛不减，睡眠欠佳。上方加炙附子10g、肉桂6g、苏木10g。

【治疗效果】

经治疗患者腰痛及左腿麻木疼痛消失。

【按语】

本病是一种较常见的顽固性腰腿痛病。多因劳累过度，跌仆扭闪，外感风寒湿邪，致邪留督脉、足太阳膀胱经，两经气血运行失调所致。出现"背脊强直（活动受限），腰痛似折，下延腘（放射痛）"等症，腰为肾之府，肾虚则腰痛。

方中杜仲味甘、性温，归肝、肾经，是补肝肾治腰痛之要药。肝充则筋健，肾充则骨强。合狗脊、仙灵脾、鹿角霜以增强补肾强筋之力。熟地、骨碎补、鸡血藤不仅能补骨续筋而且有和血养血之功，配丹参、牛膝、伸筋草以活血通经，桂枝、独活之温经散寒宣痹，加入延胡索以镇痛，陈皮之调中和胃。全方共奏补肝肾，化瘀滞，通经络，健脾胃，止疼痛之功效。

二诊患者左腿仍有疼痛，加炙附子、肉桂、苏木，以增强温补肾阳，通络止痛的功效。

（整理：郝东明）

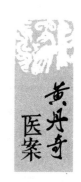

黄丹奇（1964—），教授，硕士研究生导师，第四批全国老中医药专家学术经验继承人。从事中医骨伤教学、临床研究近 30 年。熟练掌握中西医结合方法治疗骨伤科疾病。

项痹病（椎动脉型颈椎病）案

椎动脉型颈椎病，临床症状较为复杂，易与内科、神经科、五官科等多种疾病相混淆，其误诊率在颈椎病各型中占首位。本型多合并神经根型或交感神经型，临床诊治要分清主次轻重。

【一诊】

李某，女，44 岁，绘图员。1999 年 2 月 4 日因"头晕，伴颈肩痛 3 月余，"就诊。患者 3 个月前无明显诱因，出现头晕，伴颈肩痛，有时右臂酸痛、手麻。曾在某医院就诊，服用颈复康、颈痛灵等药，无明显效果。现症：头晕、头胀、颈肩痛、胸闷、恶心呕吐。舌红，苔薄白根稍腻，脉象弦滑。查体：颈活动不受限，颈胸段压痛（＋），压头试验（＋）。X 线片显示：颈椎生理曲度变直，项韧带钙化。斜位片示：颈 4、5，颈 5、6 钩椎关节增生，相应椎间孔变窄。

中医诊断：项痹病（痰凝血瘀，肝风内动）；颈椎病（椎动脉型）。

治则治法：通脉化痰，平肝息风，清眩舒颈。

方药：天麻 15g，钩藤 20g，石决明 25g（先煎），半夏 15g，茯苓 20g，葛根 20g，陈皮 15g，旋覆花 15g（包煎），竹茹 15g，黄芩 15g，丹参 15g，白僵蚕 15g，泽兰 15g，全蝎 5g，白芍 20g，甘草 10g。7 剂，水煎服。

【二诊】

患者服药 1 周后头晕减轻，无恶心，惟头胀、胸闷。按前方减旋覆花、竹茹，加菊花 20g，紫苏梗 15g。嘱再服 1 周。

【三诊】

胸闷减，头胀轻。惟颈僵、肩酸时作。嘱按二诊方连服 2 周。

【治疗效果】

三诊后，诸症悉退。

【按语】

本病以"眩晕"为主要症状，又常合并颈肩部疼痛，而具有痹证的特点，与其他各科之眩晕的病理机制有着很大区别。

历代医家对眩晕病理机制的认识较多。如《灵枢·口问》"上气不足"，《灵枢·海论》"髓海不足，则脑转耳鸣"，《景岳全书·眩晕》"无虚不作眩"，《丹溪心法·头眩》"无痰不作眩"，《素问·至真要大论》"诸风掉眩，皆属于肝"等。以上所论大体分为虚实两大类。椎动脉型颈椎病为本虚标实之证，本虚乃脏腑功能衰弱，标实为经脉阻滞，影响气血津液的正常代谢，则产生痰浊、血瘀等病理产物，阻滞于经脉则影响精血上荣于脑，在脏腑功能衰退、精血亏虚的基础上，进一步加重了脑部失养（供血不足）状态，从而产生"眩晕"症状，这是本病的基本病机。

现代医学认为，椎动脉型颈椎病是中老年人的一种常见病与多发病，多见于长期低头伏案工作者，主要由于颈椎的钩锥关节增生，椎间盘突出、横突孔狭窄等改变，使椎动脉受到挤压而痉挛、狭窄、迂曲、管腔闭塞、椎–基底动脉系统的供血不足等原因所致。出现脑、脑干、前庭系、颅神经等病变，临床主要表现为眩晕、头痛、视物不清、耳鸣、听力下降，甚至恶心呕吐等症状。

根据上述病因病机，既要辨证与辨病相结合又要抓住疾病的主要矛盾，进行针对性的治疗，同时，亦要权衡标本缓急，急则治标，缓则治本，不可盲从。

患者工作时颈部长期处于强迫姿势之疲劳状态，故局部经脉瘀滞，郁久生痰，影响精血上荣，髓海失充，肝风内动，风火上扰，而出现椎动脉型颈椎病之诸多见症。自拟"清眩舒颈汤"治之。方用天麻、钩藤、石决明平肝息风为主药，配以丹参、泽兰以通经活血，葛根、半夏、茯苓、僵蚕、全蝎化痰解痉，合陈皮、旋覆花、竹茹以和胃降逆止呕，用黄芩以清热，芍药、甘草之滋阴制亢、解痛。二诊因其头胀不解、胸闷，增菊花以清头目消胀，紫苏梗以宽胸利膈。诸药相伍，有增有减，则肝风息、髓海充，阴阳和、晕止、头清、胸宽、胃亦安矣。

（整理：黄丹奇）

膝痹病（膝关节骨性关节炎）案

中医认为，膝关节骨性关节炎属"痹证"范畴，其病位在膝部之骨、筋、肌肉。

【一诊】

金某，男，61岁，退休。2002年1月13日因"双膝部疼痛6年，加重15天"就诊。患者6年前因劳累后出现双膝部疼痛，未予重视。15天前着凉后上述症状明显加重，曾在个体医院针灸按摩治疗，效果不佳。现症：双膝部疼痛，腿软无力，上下楼梯及下蹲时稍疼痛，重压时疼痛，稍肿胀，疼痛难以忍受，夜间疼痛，舌苔薄白，脉象弦滑。查体：双膝关节周围压痛（＋），活动受限，双侧半月板挤压试验（－），双侧浮髌试验（－），双膝腱反射未见异常。双小腿部分肌肉略有萎缩。X线显示：双侧股骨远段、胫骨近段不同程度增生，髌骨前后缘不同程度增生，局部骨密度减低，髌骨上下极骨赘形成，胫骨髁间棘变尖，膝关节间隙内侧变窄。

中医诊断：膝痹病（肾虚）；**西医诊断**：双膝关节骨性关节炎。

治则治法：补肾壮骨。

方药：熟地 30g，当归 15g，白芍 15g，川桂枝 15g，山茱萸 25g，桑寄生 25g，补骨脂 20g，川牛膝 15g，龟甲 15g，焙鸡内金 25g，陈皮 15g，广地龙 15g，寻骨风 15g，汉防己 10g，制川乌、乳香、制南星各 6g，威灵仙、油松节各 15g。7 剂，水煎服。

【二诊】

疼痛减轻，行走时疼痛仍然，遇寒加重。上方加淫羊藿 15g、巴戟天 15g、黄芪 15g。嘱服 2 周。

【治疗效果】

症状明显好转。后继服骨质增生止痛丸调理 3 周，膝部疼痛基本消失。

【按语】

中医认为，膝关节骨性关节炎病理本质属本虚标实、虚实夹杂。肝肾亏虚、气血虚弱、筋惫骨衰是发病的病理基础；风寒湿阻、痰瘀留滞是邪实的主要表达形式。《类证治裁·痹证》已明示："诸痹……良由营卫先虚，腠理不密，风寒湿乘虚内袭，正气为邪所阻，不能宣行，因而留滞，气血凝涩，久而成痹。"膝骨关节炎大多为慢性损伤性疾病，旧病不复，或烦劳过度，必当耗伤气血，又脾虚失健，气血生化无源，无以充养精血，以致下肢无力，运动受限。临床治疗本病，抓住"膝者筋之总"和"膝者筋之府"的生理特点，并结合骨性膝关节炎的病理特点，重补肝肾强筋骨以壮膝，又祛风寒湿瘀之邪，标本兼治，方可奏效。正如《灵枢·本脏》曰："血和则经脉流利，营复阴阳，筋骨劲强，关节清利矣。"《医级》云："总之治痹之要，在宣通脉络，补养真阴为主。盖邪之感人，非虚不痹，但令气血充盛流行，则痹必自解，所以古方皆以补正祛邪立法。"

该方重补肝肾强筋以壮膝，取壮骨丸、活络丹意化裁，名之强筋壮膝汤。方中山茱萸补肝通利关节；白芍生肝血，配陈皮和调气血；川牛膝补肝肾，善治肝肾虚弱膝痛不能屈伸又能引经下行；熟地、当归益肝肾之精血；桂枝、补骨脂、桑寄生温肝肾之阳，治腰膝酸软；龟甲滋肝肾之阴，健骨疗骨痿；鸡内金入肝除肝热，擅化关节经络之瘀滞；乳香透窍理气，化瘀理血，为宣通脏腑、流通经络之要药；汉防己下行消水湿；川乌配南星祛风化痰、温阳治膝痹冷痛；松节舒筋通络擅治鹤膝风；威灵仙与寻骨风合用，散风湿，通经络，治骨节痛，可愈足膝痹痛积年不瘳。诸药有机配伍，共奏补肝益肾、强筋壮骨、祛风除湿、通经活络之功。

（整理：黄丹奇）

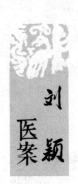

刘颖（1965—），教授，硕士研究生导师。从事中医皮肤科临床及教学工作30年，在皮肤病诊治方面积累了丰富的经验，尤其擅长治疗痤疮、湿疹、荨麻疹、银屑病、带状疱疹、过敏性紫癜、真菌性疾病，以及脱发、黄褐斑等。

蛇串疮（带状疱疹后遗神经痛）案

蛇串疮最早见于《诸病源候论》，书中记载"甑带疮者，缠腰生，状如甑带，因以为名"。明代《证治准绳》云："火带疮，亦名缠腰火丹。"清代《外科大成》中说："一名火带疮，俗名蛇串疮。"清代《医宗金鉴·外科心法要诀》将本病病因归纳为风、湿、热，并认为其发生与肝、脾、肺脏相关。

【一诊】

王某，男，68岁，退休干部。2008年4月20日因"左胸背起疱疹，疼痛4个月"就诊。患者于4个月前左胸背部出现成片的水疱，剧烈疼痛，于当地某医院诊为"带状疱疹"，经中西医多方治疗1个多月后，疱疹干燥、结痂、留有淡褐色色素沉着，但疼痛不减，反而日渐加重，不可忍受。曾服维生素 B_1、维生素 B_{12}、止痛片等药物，但仍未能缓解。现症：胸背部疼痛，夜间痛甚，难以安眠，同时伴心烦易怒，口苦咽干，小便黄赤，大便干结。专科检查：左胸乳至后背左侧见淡褐色色素沉着，呈带状排列。舌质暗红，苔黄，脉弦滑。

中医诊断：蛇串疮（气滞血瘀，余毒未清）；**西医诊断**：带状疱疹后遗神经痛。

治则治法：活血化瘀，清解余毒。

方药：当归15g，生地15g，赤芍10g，白芍10g，桃仁10g，红花10g，川芎10g，土茯苓10g，胆草10g，大黄10g（后下），枳壳15g，黄芩15g，黄柏10g，板蓝根15g，夜交藤20g。6剂，水煎服。

其他疗法：局部使用红外线照射治疗，每次30分钟，每日1次。

【二诊】

疼痛稍有缓解，心烦易怒，口苦咽干等症状已减轻，大便稍干，小便正常，睡眠仍因疼痛而不稳。舌质暗紫，苔薄黄，脉弦细。主证未变，疼痛不减，故加行气止痛之川楝子、元胡、丹参；因大便干结好转，减去大黄，加缓和润燥之瓜蒌。方药：生地15g，元胡15g，赤芍10g，白芍15g，桃仁10g，红花10g，川芎10g，丹参10g，胆草 10g，枳壳 15g，黄柏 10g，川楝子 20g，板蓝根 15g，夜交藤 20g，全瓜蒌 20g。6 剂，水煎服。

【三诊】

经服用上方后，大便已通，心烦易怒、口苦咽干已解，但仍疼痛，睡眠欠佳。舌暗红，苔白，脉弦细。治疗后虽余热已清，但气血瘀滞，经络阻塞，故疼痛未减。因此，选用破血逐瘀之三棱、莪术；通经活络之穿山甲、全虫；重镇安神之生龙骨、生牡蛎和珍珠母。恐伤伐太过，配以补气养血之当归、黄芪扶正祛邪。方药：当归 15g，赤芍 10g，白芍 10g，桃仁 10g，红花 10g，黄芪 15g，莪术 10g，三棱 10g，穿山甲 10g，全虫 6g，生龙骨 30g（先煎），生牡蛎 30g（先煎），珍珠母 30g（先煎）。6 剂，水煎服。

【四诊】

服后疼痛大减，睡眠佳，疼痛基本消失，饮食、二便均正常。舌质淡红，苔薄白，脉缓。于前方去三棱、莪术、穿山甲、全虫，加苡仁 20g、玄参 10g、麦冬 10g、厚朴 20g，以养护胃气。4 剂，水煎服。

【治疗效果】

病人疼痛感全部消失。疾病痊愈。

【按语】

本病病机关键为初期以湿热火毒为主，中期为湿毒火盛，后期多为火热伤阴，经络阻塞，余毒未清。该病人因湿热毒邪未清，邪毒瘀阻于经络，致气血凝结不通，而致疼痛剧烈。虽病已数月，但观其舌脉诸症，仍为实热之象而未见虚证。投以活血祛瘀、行气止痛之血府逐瘀汤加减，行血分之瘀滞，解气分之郁结。方中生地、丹皮凉血解毒；川芎、桃仁、红花、枳壳、赤白芍疏肝行气，化瘀止痛；加入清热解毒利湿之胆草、板蓝根，通腑泻热祛瘀之大黄以清解余热；土茯苓、黄芩、黄柏以清利湿热；夜交藤镇静安神。二诊时虽热毒稍减，但疼痛仍重，故加强行气止痛之川楝子、元胡、丹参；因恐大黄伤阴耗气，故换以缓和润燥之瓜蒌。三诊时虽便通热解，但疼痛不减，故用三棱、莪术破血逐瘀、行气止痛；黄芪补气健脾，扶正祛邪；穿山甲性善走窜，功专行散，可活血通经；全虫解毒散结，通络止痛。疗程历经月余，先期以清热活血通络为主，后期破血逐瘀、行气止痛为主，虑其年老，故用药顾护其胃气，又兼用安神之味，活血贯穿始终。

（整理：赵波桃）

粉刺（痤疮）案

隋代《诸病源候论》中记载："面疱者，谓面上有风热气生疱，头如米大，亦如谷大，白色者是也。"明代《外科正宗》中说："粉刺属肺，皶鼻属脾，总皆血热郁滞不散。所谓有诸内，形诸外，宜真君妙贴散加白附子敷之，内服枇杷叶丸、黄芩清肺饮。"《医宗金鉴·肺风粉刺》记载："此证由肺经血热而成。每发于面鼻，起碎疙瘩，形如黍屑，色赤肿痛，破出白粉汁，日久皆成白屑，形如黍米白屑。宜内服枇杷清肺饮，外敷颠倒散，缓缓自收功也。"

【一诊】

王某，男，19 岁，学生。2009 年 7 月 20 日因"面部起丘疹，痒痛 3 年，加重 1 个月"就诊。3 年前患者面部起丘疹，时痒稍痛，每逢过食辛辣油腻甘甜之物后，皮疹痒痛加重，曾到某医院就诊，诊为"痤疮"，口服红霉素、复合维生素 B 等，外用百多邦软膏，症状时轻时重。近日因临近高考，学习紧张，皮疹明显加重。现症：时有新起皮疹，皮疹红肿，疼痛，部分见脓疱，伴有口干口渴，腹胀纳呆，大便干结，小便黄赤。专科检查：面部皮肤油腻，前额、双颊及下颌部皮肤可见散在米粒到绿豆大小红色毛囊性丘疹，周围红肿，部分顶端有脓头，可挤出黄白色脂栓，部分互相融合，形成结节，同时可见少量黑头粉刺。舌质红，苔黄腻，脉象弦滑而数。

中医诊断：肺风粉刺（肠胃湿热）；**西医诊断：**痤疮。

治则治法：清热化湿，通腑。

方药：茵陈 10g，野菊花 10g，板蓝根 30g，生地 20g，生苡仁 20g，赤芍 10g，山栀子 10g，白茅根 15g，丹皮 10g，蒲公英 20g，黄芩 10g，生甘草 10g，地丁 20g，大黄 10g（后下）。6 剂，水煎服。

禁食辛辣油腻及甜食，禁用手挤压皮疹。生活规律。

其他疗法：外涂外用消炎液、金黄膏，每日各 1 次。

【二诊】

新皮疹减少，小脓疱干燥结痂，皮疹颜色变淡，疼痛感减轻，口干口渴消失，大便稍干，小便正常。舌质红，苔薄黄，脉滑。故拟以清解余热，凉血祛湿。方中去掉苦寒之大黄、栀子、板蓝根，以防寒凉伤及脾胃，加土茯苓 30g、山楂 20g、舌草 20g，以清热健脾除湿。6 剂，水煎服。

【三诊】

已无新发疹出现，部分皮损消退，无痒痛感，皮肤油腻减少，有少量结节及暗红色色素沉着，大便通畅。舌质淡红，苔白，脉滑。此应健脾散结，清宣肺热，故去茵陈、公英、地丁、白茅根、山楂，改土茯苓为茯苓 30g，加白芷 10g、皂刺 10g、桑皮 10g、杷叶 10g、枳壳 15g，以清热宣肺散结。6 剂，水煎服。

【四诊】

症状明显好转，皮疹基本消退。嘱患者少食肥甘厚腻，用温凉水洗脸。4 个月后随访患者，皮疹未再复发。

【治疗效果】

服药后皮疹全部消退。

【按语】

本病病机关键为饮食不节，肺胃湿热，上蒸头面，毒热凝结于患部则可见脓疱；脾虚湿阻，化湿成痰，湿热痰瘀互结，见结节及囊肿；此患者素喜辛辣油腻甘甜之物，而致脾湿不运，郁久化热，阻于肠胃，热盛伤津则口渴；内热炽盛则大便干，小便黄；湿热熏蒸，则面生脓疱，皮肤油腻；湿邪困脾，则腹胀纳呆；肠胃湿热则舌质红，舌苔黄腻，脉象弦滑数。

此病例选用茵陈蒿汤加减。方中茵陈清热利湿，栀子清泄三焦湿热，大黄通利大便，导热下行，三药相配，使湿热之邪从二便排泄，使湿去热除；黄芩、板蓝根、野菊花、公英、地丁、生甘草清肺胃热，解毒泻火；生地、丹皮、赤芍、白茅根凉血解毒；苡仁健脾利湿。

二诊时热毒减轻，诸症均减轻，恐苦寒药损伤胃气，因此减轻其用量，加入清热利湿解毒之土茯苓、山楂、舌草。三诊时皮损消退，但仍有结节，加白芷、皂刺、枳壳，加强健脾利湿，化痰散瘀之功，将土茯苓改为茯苓，加桑皮、杷叶以清宣肺气。外用药以清热解毒，消斑散结为主。

（整理：赵波桃）

刘
颖
医
案

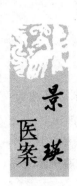

景瑛（1957—），教授，博士、硕士研究生导师，全国优秀中医临床人才、吉林省名中医，从事中医皮肤科临床教学及科研工作近30余年，拜师国医大师任继学、中医皮肤科专家张志礼，在中药治疗疑难皮肤病方面有独到之处。

白疕（银屑病）案

银屑病中医学称为"白疕"。清代《外科大成·白疕》首次提出"白疕"的病名，"白疕，肤如疹疥，色白而痛，搔起白疕，俗呼蛇风"。在中医文献中记述较早的有"松皮癣""干癣""白壳疮"等病名。如隋代《诸病源候论·干癣候》记载："干癣者，但有匡郭，皮枯索痒，搔之白屑起是也。"

【一诊】

刘某，男，18岁，农民。2004年3月9日因"全身红斑鳞屑，伴瘙痒1月余"就诊。缘于1年前患银屑病，全身有少量皮疹，未经系统治疗。1个月前不明原因突发全身红丘疹，上覆少量薄白银屑伴瘙痒，后因外用药物（具体用药不详）全身涂擦引起全身皮肤弥漫潮红，大量脱屑并伴发热，体温38.2℃，因四肢皮肤干燥皲裂伴疼痛，故行走困难，由其父背进诊室。专科检查：颜面及全身皮肤弥漫性红斑，伴大量脱屑，四肢关节部皮肤干燥皲裂，屈伸困难，体温38.2℃，痛苦面容，行走不便。舌质红绛，苔黄，脉数。

中医诊断：白疕（火毒炽盛证）；**西医诊断：**银屑病（红皮病型）。

治则治法：清热泻火，凉血解毒。

方药：生地20g，白茅根30g，白鲜皮30g，水牛角30g，黄芩20g，黄连20g，丹皮20g，马齿苋50g，重楼20g，忍冬藤30g。6剂，水煎服。

其他疗法：黄连膏外用，每日数次。

禁食鱼腥牛羊肉等发物，忌热洗、热烫及使用刺激性较强的外用药物，但可补充高维生素、高蛋白质流质饮食。

【二诊】

患者服用前方后皮疹明显减轻，红斑颜色变暗，四肢脱屑皲裂减轻。行走自如，体温正常，纳可，二便调。就诊时仍见全身弥漫性红斑，色暗红，上覆薄白鳞屑，头部皮疹较多，银屑较厚。察其舌质淡红，苔薄黄，诊其脉略数。此仍为内热蕴积，火毒未清，灼伤阴液而致，法当凉血清热解毒，并加知母20g以滋阴降火，润燥生津。10剂，水煎服。

【三诊】

经服用中药后，全身皮疹已明显减轻，但脱屑瘙痒加重，弥漫性红斑已消退，四肢皮肤干燥皲裂已消退，但自觉瘙痒加重。症见全身散在红斑丘疹，上覆少量鳞屑，四肢皮疹稍多，并见大片色素沉着斑，面部红斑稍多。察其舌质淡红，苔薄白，诊其脉略数。故此乃热毒虽消，阴津耗伤且血虚化燥所致，故法当泻火解毒，润燥止痒。在前方基础上减黄芩、黄连、重楼、忍冬藤，加菊花30g、双花20g，以引药上行清除颜面红丘疹，加玄参20g、当归20g，以养血润燥止痒。10剂，水煎服。

黄连膏局部外用。

【四诊】

经1个月的治疗后，全身皮疹基本消退。症见全身散在红丘疹，上覆少量鳞屑，可见大片色素沉着斑。头皮部见散在红丘疹，上覆薄白鳞屑。察其舌质淡红，苔薄白，诊其脉略数。此仍为余热灼伤阴液，阴虚血燥而致，故仍以凉血解毒，润燥止痒为原则，按前方加石斛15g，以养阴清热、益胃生津。10剂，水煎服。

服用10剂后，改用本院自制中成药治癣颗粒5盒，每次20g，日2次，口服，以巩固疗效。

【治疗效果】

皮疹全部消退。

【按语】

本病病机关键为素体营血亏损，血热内蕴，化燥生风，肌肤失养而发。该患者因素体营血亏损，内热蕴积，久则耗伤营血，阴血亏虚，生风化燥，肌肤失养而致，颜面及全身皮肤弥漫性红斑伴大量脱屑，因阴血亏损不能濡养肌肤而致肌肤干燥、皲裂，因而伴有疼痛，故屈伸困难，行走不便；因内热蕴积，灼伤肌肤则发弥漫性红斑大量脱屑及伴发热；内热灼伤阴津则舌质红绛，苔黄，脉数。

方选皮肤科专家张志礼的解毒凉血汤加减。其中生地、白茅根、丹皮、水牛角清热凉血，清营化斑；黄芩、黄连清肺胃实火；马齿苋、重楼、忍冬藤清热解毒。全方共奏凉血解毒，清热化斑之功效。

患者服用6剂药后皮疹明显减轻。但仍症见全身弥漫性红斑，色暗红，上覆鳞屑，头部皮疹多且银屑较厚。舌质淡红，苔薄黄，脉略数。故此仍为内热蕴积，火毒未清，灼热耗伤阴液而致，在原方基础上加知母，以加强滋阴润燥生津之效。服用10剂后，皮疹明显好转，弥漫性红斑已消退，四肢干燥皲裂已消退。全身仅见散在红斑丘疹，上覆少量鳞屑，四肢、面部皮疹稍多，并见大片色素沉着斑。舌质淡红，苔薄白，脉略数。乃热毒余热未消，且阴津已伤而致血虚化燥。在解毒凉血汤的基础上，以凉血解毒润燥止痒为法，减去清热泻火之黄芩、黄连，因面部皮疹稍多，加菊花、双花以引药上行，并加玄参、当归以养血润燥止痒。服用10剂后，全身皮疹明显减少，全身散在红丘疹上覆少量鳞屑，头皮部皮疹稍多，覆银白色鳞屑，乃余热灼伤阴液，以凉血解毒润燥止痒为原则，按前方加石斛以养阴清热，益胃生津。再服用 10 剂后，全身皮疹基本消退。此病的治疗一直把握着凉血解毒之大法，虽病情好转，皮疹减轻，但仍有余热未除，故在增加润燥滋阴药的同时，凉血解毒药物不能减少，以防内热复燃。另外，外用我院自制的黄连膏，对银屑病红皮病型皮疹具有清热燥湿，泻火解毒，收敛止痒的功效，对减轻红皮病红斑充血、大量脱屑起到了直接的改善作用。

（整理：孙颖）

湿疮（湿疹）案

湿疹中医称之为湿疮，文献中根据皮损形态、部位不同，名称各异，如"浸淫疮""血风疮""粟疮""旋耳疮""脐疮""四弯风"等。明代《外科正宗·血风疮》记载："血风疮，乃风热、湿热、血热三者交感而生。发则搔痒无度，破流脂水，日渐沿开。"《诸病源候论·浸淫疮候》记载："浸淫疮，是心家有风热，发于肌肤。初生甚小，先痒后痛而成疮，汁出，侵溃肌肉，浸淫渐阔，乃遍体……以其渐渐增长，因名浸淫也。"

【一诊】

李某，男，51 岁，教师。2004 年 11 月 5 日因"全身皮疹反复 2 年"就诊。缘于 2 年前原因不明，全身皮肤出现红丘疹，小水疱伴痒甚，曾多方治疗，皮疹不减轻，故前来我院就诊。专科检查：全身散在红丘疹，结痂抓痕，双手掌部皮肤增厚，苔藓样变，皲裂，并伴有鳞屑。察其舌质暗红，体胖大有齿痕，诊其脉滑数。

中医诊断： 湿疮（湿热证）；西医：湿疹（亚急性湿疹）。

治则治法： 清热凉血，除湿解毒止痒。

方药： 生地 30g，丹皮 20g，白鲜皮 30g，地肤子 30g，黄芩 20g，马齿苋 50g，白茅根 30g，忍冬藤 30g，公英 20g，苦参 15g，车前子 15g（包煎），炒苡米 20g。6 剂，水煎服。

禁食鱼腥、牛羊肉等发物，双手掌部禁用肥皂、洗衣粉，减少刺激。

【二诊】

经服用中药后，全身皮疹明显减轻，痒亦减轻，双手皲裂明显减轻。

症见全身散在红丘疹，少量抓痕，双手掌轻度苔藓化，少量皲裂。察其舌质淡红，苔薄白而腻，诊其脉弦滑。病人近日胆囊炎复发伴口苦，腹胀，右腹疼痛。前方加金钱草 10g、白花蛇舌草 15g，以加强清热除湿解毒之功效。6 剂，水煎服。

【三诊】

经服用中药后，皮疹明显减轻，全身少量红丘疹，散在色素沉着斑，双手掌部夜间稍痒，症见全身皮疹基本消退，见轻度苔藓化。察其舌质淡红，苔薄白而腻，诊其脉沉缓。胆囊炎症状亦消失，故此为湿热之邪已大部清除。因湿热蕴肤，耗伤津液，致阴虚血燥，故见双手掌部轻度粗糙，苔藓化表现，法应在前方基础上减车前子、炒苡米、黄芩，加当归20g以助养血润燥之功。6剂，水煎服。

【四诊】

服药后，全身皮疹已消退，双手掌部皮疹已基本不痒。症见：双手掌部可见少量角化丘疹。察其舌质淡红，苔薄白，脉沉缓。故仍以前方法则：除湿解毒，润燥止痒。在前方基础上加玄参15g以清热凉血，泻火解毒。6剂，水煎服。

【治疗效果】

服药后皮疹全部消退。

【按语】

本病总因禀赋不耐，风、湿、热阻于肌肤所致。饮食失节，或食辛辣刺激、荤腥动风之物，脾胃受损，失其健运，湿热内生，又兼外受风邪，内外两邪相搏，风湿热邪浸淫肌肤所致。此证为脾虚湿困，湿邪蕴肤，化热伤津，肌肤失养而出现的散在红丘疹，小水疱，结痂抓痕；因脾虚不能化生气血以滋润肌肤，故可见双手掌部粗糙干裂脱屑；因湿热之邪蕴积于内，故可见舌质暗红，体胖大有齿痕，脉滑数。

先法以除湿解毒，泻火止痒为原则，自拟除湿解毒汤加减。其中黄芩、苦参、马齿苋、车前子清热利湿，泻火解毒；炒苡米健脾除湿；生地、丹皮、白茅根凉血清热；忍冬藤、公英清热解毒；白鲜皮、地肤子除湿止痒。全方共奏清热除湿，凉血解毒之功，以达热清湿利，皮疹消退之目的。

该患者服用6剂中药后，全身皮疹瘙痒明显减轻，皮疹亦减少，双手皲裂亦明显减轻。察其舌质淡红，苔薄白而腻，诊其脉沉缓。因其胆囊炎复发，故在原方基础上加金钱草、白花蛇舌草以加强清热除湿解毒之功效。予以6剂中药后，全身皮疹仅见少量，双手掌部皲裂消退，见轻度苔藓样化。察其舌质淡红，苔薄白而腻，脉沉缓。胆囊炎症状消失，此为湿热大部分消除，因其湿热伤阴耗血而致阴虚血燥之双手掌部轻度粗糙、苔藓化。故在此方的基础上减车前子、炒苡米、黄芩等，加当归以助养血润燥之功。经治疗后，全身皮疹已消退，仅见双手掌部少量角化丘疹。察其舌质淡红，苔薄白，脉沉缓。故仍以除湿解毒、润燥止痒之法，在前方基础上加玄参，6剂，口服。服药后，双手掌部皮疹全部消退。本例的治疗以除湿清热解毒为主，重视皮疹与舌苔脉象相结合，始终以除湿解毒泻火为基础，在治疗后期增加养血润燥之品。

（整理：孙颖）

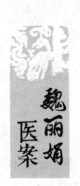

魏丽娟医案

魏丽娟（1962—），吉林省名中医。创立了中药汤剂Ⅰ、Ⅱ、Ⅲ号熏眼，"三步法"治疗干眼症，离子导入及药物穴位注射疗法，毫针透刺法治疗眼科疾病，发掘传承创新，提出"开导之后宜补论"，形成了一套完整的理论系统，为眼病的治疗提供了新的思路。

眼底血症（视网膜中央静脉阻塞）案

该病以"暴盲"症为名载于《证治准绳·杂病·七窍门》。《银海精微·肾经主病》提出其病因为"属相火上浮，水不能制"。

【一诊】

张某，男，55岁。2011年4月27日因"右眼视力突然下降5天"就诊。患者5天前无明显诱因突然自觉右眼视物不清，曾到某院就诊，诊为"右眼视网膜中央静脉阻塞"，建议转入上级医院进一步行眼底荧光造影检查，为求中医药治疗来我院门诊。右眼视物模糊、眼前遮挡感，伴口渴，胁痛易怒，饮食、睡眠尚可，二便正常。舌质暗红，苔薄白，脉弦涩。专科检查：视力右：指数/眼前，矫正不应，散瞳见右眼底静脉迂曲怒张，以视盘为中心可见片状出血，黄斑区点片状出血，中心凹反射（-）。眼底荧光血管造影报告：右眼13秒见动脉充盈，16秒见静脉层流，19秒见静脉完全充盈，静脉期可见视盘周围及黄斑区点片状荧光遮蔽。

中医诊断：右眼络损暴盲（气滞血瘀证）；**西医诊断：**右眼视网膜中央静脉阻塞。

治则治法：理气活血化瘀，通络散结明目。

方药：归身20g，生地20g，桃仁10g，红花10g，甘草5g，枳壳15g，赤芍15g，柴胡15g，川芎15g，桔梗10g，葛根10g，牛膝10g，青皮10g。7剂，水煎服。

其他疗法：川芎15g，茺蔚子10g，桃仁15g，红花15g，姜黄15g，柴胡10g，昆布20g，海藻20g。3剂，水煎外用熏眼及离子导入。

丹参注射液穴位注射，日1次。

主穴（患侧）：攒竹透睛明、丝竹空透太阳。

配穴（双侧）：百会、合谷、太冲、风池、血海针刺，日1次。

【二诊】

患者右眼视物渐清晰，口渴、胁痛症状减轻。舌质暗红，苔薄白，脉弦涩。查视力（矫正后）右：0.1，右眼底静脉迂曲怒张减轻，片状出血明显吸收。患者眼底出血吸收，前方去桔梗、枳壳，加入路路通 25g，葛根用 15g，以增通络散结之效。7 剂，水煎服。

针刺穴位中可加入光明穴通络明目。离子导入及穴位注射方药不变。

【三诊】

患者右眼视物清晰，口渴、胁痛症状消失。舌质红，苔薄白，脉弦涩。查视力（矫正后）右：0.3，静脉迂曲怒张明显减轻，片状出血吸收。守二诊方续用 7 剂。针刺、离子导入及穴位注射续用 2 周。

【治疗效果】

患者视力由指数／眼前增至 0.3，口渴、胁痛症状消失，眼底静脉迂曲怒张减轻，片状出血吸收，中心凹反射（－）。眼底荧光血管造影较之前荧光遮蔽面积缩小。

【按语】

本病的病机关键为眼底脉道瘀阻、损伤而血溢脉外。该患者此病的发生主要是情志不舒，肝失条达，肝郁气滞而致血瘀，或暴怒伤肝，气血逆乱，壅遏通光窍隧，故视力骤降，眼内气血不得回流，致目中脉络阻塞，则见视神经乳头充血、水肿，静脉高度迂曲、怒张，呈腊肠状。瘀血阻络，津液不行，致视网膜水肿。血不循经，泛溢络外，络破血溢，故视网膜上大量出血。瘀血阻络，津液不行，故口渴；肝失条达，肝郁气滞，故胁痛。舌质暗红，苔薄白，脉弦涩均为肝郁气滞血瘀之征。

方选血府逐瘀汤加减，取其活血化瘀之功用。肝经郁滞，"郁者达之"，故用柴胡、青皮舒肝理气解郁，气机通利，气血畅旺，目得濡养则神光充沛；桃仁、红花、赤芍、川芎活血化瘀通络；枳壳、生地、归身、葛根养血活血而明目；甘草益气健脾和中；桔梗载药上行，使活血化瘀之药力上达目窍。诸药合用共达理气活血化瘀、通络散结明目之功。

针刺具有调和气血、平衡阴阳、疏通经络作用。眼周取穴可疏通眼区之经气，活血通络，从而改善视功能。透刺法在古代即已倡用，通过攒竹与睛明、丝竹空与太阳的透刺，达到疏通本经、表里经脉、邻近经脉的经气，行气活血；透刺还可增强刺激量，针感易扩散、传导，起到分别刺两穴所不能起到的作用，改善局部的血液循环，调理局部经气，加强刺激，提高疗效。配穴中首选风池穴，意在疏导眼部经气，通络明目；血海、太冲、合谷行气活血化瘀，配合百会、光明共达通络明目之功。其充分将《内经》理论付诸针刺配穴的实践，充分体现了局部与整体相结合，全面调理。

将丹参注射液注射到眼部周围穴位，既起到丹参药物的治疗作用，又起到针刺作用，且药物在眼部周围组织中浓度较高，作用时间持久，以达散结通络明目之功。离子导入所选药物均为化瘀散结、通络明目之中药，既发挥了药物的治疗作用，又增强了眼局部血液循环，组织代谢。共达活血化瘀、散结通络明目之功。

二诊患者视力提高，眼底出血吸收，口渴、胁痛症状减轻，故去桔梗、枳壳，加入路路通、葛根，以增通络散结之效。三诊患者视力明显提高，口渴、胁痛症状消失，续用前方治疗以巩固疗效，增强视力。

（整理：沈桂兰）

聚星障（角膜炎）案

聚星障病名首见于《证治准绳·杂病·七窍门》。书中曰："聚星障证，乌珠上有细颗""翳膜者，风热重则有之"。

【一诊】

姚某，女，24岁，职员。2010年11月11日因"左眼磨痛伴羞明流泪1周"就诊。患者1周前感冒后自觉左眼磨涩疼痛，流泪，眵泪胶黏。曾在外院诊为"左眼角膜炎"，对症治疗，症状不缓解。左眼磨痛，羞明流泪，伴口干多饮，胸闷心烦，睡眠多梦，饮食、睡眠可，便结溲赤。舌质红，苔黄腻，脉弦。专科检查：视力：左0.8，左眼球结膜混合性充血，结膜囊见少量淡黄色分泌物，角膜表面粗糙，距角膜缘2mm处角膜上皮环形浸润，角膜实质层斑点状混浊。理化检查：左眼角膜荧光素染色，角膜上皮着色。

中医诊断：左眼聚星障（肝胆火炽证）；**西医诊断**：左眼角膜炎。

治则治法：清热泻火解毒，通络明目。

方药：双花20g，连翘20g，大青叶15g，板蓝根15g，黄芩15g，栀子10g，黄连10g，秦皮10g，当归10g，赤芍15g，荆芥10g，蔓荆子10g，菊花10g，柴胡15g，青皮10g。7剂，水煎服。

其他疗法：双花15g，连翘15g，柴胡10g，黄芩20g，茯苓20g，川芎10g，丹参20g。3剂，水煎外用熏眼。

【二诊】

患者左眼磨痛、羞明流泪症状基本消失，口干多饮、胸闷心烦、便结溲赤症状减轻。舌质红，苔黄腻，脉弦。左眼球结膜混合性充血、结膜囊分泌物消失，角膜表面粗糙好转，角膜上皮环形浸润部分吸收，角膜实质层斑点状混浊。角膜荧光素染色，角膜上皮仍有少量点状着色。患者病程月余，表症已解，中药原方去荆芥、蔓荆子，加白蒺藜10g、蝉衣10g、蒙花15g，以退翳明目。7剂，水煎服。

中药熏眼方剂不变。

【三诊】

患者自述经口服中药汤剂后，口干多饮、胸闷心烦、睡眠多梦、便结溲赤症状明显缓解。舌质红，苔白，脉弦。左眼球结膜混合性充血明显减轻，角膜上皮环形浸润大部分吸收，角膜实质层斑点状混浊部分吸收。患者入院时根据症舌脉表现，中医辨证为风火攻目，治以清热泻火，通络明目。口服中药汤剂，经1个月治疗，患者火热已清，苦寒药不能久服，目前以养血益气，退翳明目为法。改方如下：黄芪20g，当归 10g，川芎 10g，白术 15g，茯苓 15g，木贼 10g，白蒺藜 10g，蝉衣 10g，菊花 10g，丹皮 15g，泽泻 15g。7 剂，水煎服。

中药熏眼暂停，以退翳明目汤剂口服为主。

【四诊】

视力：左 1.0，左眼球结膜混合性充血吸收，角膜上皮环形浸润吸收，角膜实质层斑点状混浊大部分吸收。守三诊方续用 7 剂。

【治疗效果】

视力：左 1.0，左眼球结膜混合性充血吸收，角膜上皮环形浸润吸收，角膜实质层斑点状混浊吸收。角膜荧光素染色检查（－）。

【按语】

本病的病机关键为火热之邪循肝经上犯于黑睛，至黑睛生翳。黑睛属风轮，内应于肝，今肝经素有伏热，又夹外邪，内外相搏，以致肝火炽盛，火性上炎，黑睛受灼，故病变扩大加深，症状剧烈。口干多饮，胸闷心烦，睡眠多梦，便结溲赤。舌质红，苔黄腻，脉弦均为肝火炽盛之候。黑睛疾患后期，邪退正复，病变修复，故红退痛止。遗留瘢痕翳障，致黑睛失去晶莹清澈，阻碍神光发越，故视物昏朦，甚则视力严重下降。津液亏耗，阴津不足，故眼内干涩。病情基本痊愈，无邪正交争之象，故舌脉无特殊变化。

《秘传眼科纂要》曰："至若退翳之法，如风热正盛，则以祛风清热之药为主，略加退翳药；若风热稍减，则以退翳之药为主，略加祛风药、清热药。若一味清热，以至热气全无，则翳不冰即凝则燥，虽有神药，不能去矣。夫翳自热生，疗由毒发，发必在乌轮，乌轮属肝，则以清肝、平肝、行肝气之药，如柴胡、芍药、青皮之类，皆退翳药也。"方中双花、连翘、大青叶、板蓝根、黄连、秦皮、荆芥、蔓荆子清热解毒；栀子、黄芩、当归清泻肝胆实热。

中药熏药除药液的温热作用，使眼部气血流畅，能疏邪导滞之外，尚可通过泻火解毒的药物达到清热解毒明目的功效。

二诊患者风热表证已解，故原方去荆芥、蔓荆子，但肝胆火邪仍存，说明主证未变，固守原方，因患者角膜表面仍粗糙，角膜上皮环形浸润，角膜实质层斑点状混浊，故加白蒺藜、蝉衣、蒙花以退翳明目。三诊患者火热已清，苦寒药不能久服，故以养血益气，退翳明目为法，以缩小和减薄瘢痕翳障。四诊患者诸症渐消，效验则守方，故守前方，续服 7 剂，则患者诸症均消。

（整理：沈桂兰）

绿风内障（青光眼）案

绿风内障病名始见于《太平圣惠方》。《龙树菩萨眼论》叙述本病症状及预后较为详尽，说："若眼初觉患者，头微旋，额角偏痛，连眼眶骨及鼻额时时痛，眼涩，兼有花，睛时痛……初患皆从一眼前恶，恶后必相牵俱损。其状妇人患多于男子……初觉即急疗之……若瞳仁开张，兼有青色，绝见三光者，拱手无方可救。"

【一诊】

刘某，男，63岁。2010年9月3日因"左眼胀痛、视物不清4个月，加重2天"就诊。患者4个月前自觉左眼胀痛、视物不清，伴同侧头痛、恶心、呕吐，经诊为"左眼急性闭角型青光眼"，并行左眼青光眼巩膜板层灼滤术。术后眼压控制不稳定。2天前自觉左眼胀痛、视物不清加重。现症：左眼胀痛、视物不清，偶有胸闷、口干苦、心烦、胸胁胀痛，睡眠欠佳，大便干燥。舌质红，苔薄，脉弦滑。专科检查：视力左0.1，眼压左40mmHg，左眼球结膜略充血，上方滤过泡形成但略扁平，前房略浅，虹膜根切欠清，瞳孔欠圆，中度散大，6点至8点位虹膜后粘连，晶体雾状混浊，眼底视乳头界清，色淡，C/D＞0.7，生理凹陷加深扩大，血管偏向鼻侧，呈屈膝状，可见动脉搏动，视网膜动脉细，黄斑中心凹反射（－）。视野检查提示：周边视野缺损。P-VEP检查提示：P100波潜伏期延长、振幅轻度下降。

中医诊断：左眼绿风内障（肝郁火滞证）；**西医诊断：**左眼青光眼。

治则治法：疏肝解郁，泻火导滞明目。

方药：龙胆草20g，栀子15g，黄芩20g，茯苓20g，泽泻15g，柴胡10g，谷精草15g，当归15g，大黄5g。7剂，水煎服。

【二诊】

患者左眼胀痛减轻，视物渐清晰，胸闷、口干苦、心烦、胸胁胀痛、大便干燥等症状缓解。舌质红，苔薄，脉弦滑。视力左0.15，眼压Tn。左眼上方滤过泡扁平，虹膜根切欠清，瞳孔欠圆，中度散大，6点至8点位虹膜后粘连，晶体雾状混浊，眼底视乳头界清，色淡，C/D＞0.7，生理凹陷加深扩大，血管偏向鼻侧，呈屈膝状，可见动脉搏动，视网膜动脉细，黄斑中心凹反射（－）。患者近日眼压控制良好，胸闷、口渴、胸胁胀痛、大便干燥症状缓解。痰火郁结、亢盛已清，故中药原方去龙胆草、栀子，加石决明15g，菊花10g以清头明目。7剂，水煎服。

【三诊】

患者左眼无胀痛，视物渐清晰，口干苦、心烦、大便干燥等症状不显。守二诊方续用7剂以巩固疗效。舌质红，苔薄，脉弦滑。

【治疗效果】

眼压左14.3mmHg，左眼上方滤过泡扁平，虹膜根切欠清，瞳孔欠圆，中度散大，6点至8点位虹膜后粘连，晶体雾状混浊，眼底视乳头界清，色淡，C/D＞0.7，生理凹陷加深扩大，血管偏向鼻侧，呈屈膝状，可见动脉搏动，视网膜动脉细，黄斑中心凹反射（－）。

【按语】

本病病机关键为脉络不利，玄府郁闭，神水瘀滞。患者因情志过伤，肝失疏泄，气机瘀滞，化火上逆。《外台秘要》所载"绿翳青盲"颇类本病，并认为是由"内肝管缺，眼孔不通"所致。目为肝窍，肝主疏泄，性喜条达而恶抑郁，肝气虚则恐，实则怒，暴怒伤肝，伤则神水散，诸病皆因于气，肝气郁滞，气郁化火，火灼津为痰，闭塞经络，上扰清窍，房水外流受阻，房水道路瘀而不通，故眼压升高。肝郁则心烦，胸胁胀痛，睡眠欠佳，胸闷，口干苦；气郁化火灼津故大便干燥。舌质红，苔薄，脉弦滑均为肝郁气滞痰浊阻络证。

方选龙胆泻肝汤加减，取本方泻肝胆实火之功效。方中龙胆草、柴胡疏肝解郁；栀子、泽泻、谷精草清肝泻火；当归养血柔肝；黄芩清肝胃之火，以降其逆；茯苓理脾渗湿，和胃止呕；大黄降火逐痰。此方用于本证，使上壅之痰火得降，肝风平息，诸症方能缓解。

二诊患者左眼胀痛减轻，视物渐清晰，胸闷、口干苦、心烦、胸胁胀痛、大便干燥等症状缓解。可见痰火郁结、亢盛已清，故中药原方去龙胆草、栀子，加石决明、菊花以清头明目。三诊患者诸症不显，效验则守方，故守前方续用7剂以巩固疗效。

（整理：沈桂兰）

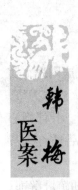

韩梅医案

韩梅（1963—），教授，博士、硕士研究生导师，长春市名中医，从事临床、教学、科研工作30余年，擅长治疗耳鼻喉科疑难病例，特别是采用中西医结合方法治疗腺样体肥大取得了满意疗效。

鼾眠（腺样体肥大）案

古代文献中对鼾眠的表现早有记载。如《伤寒论·辨太阳病脉证并治》曰："风温为病，脉阴阳俱浮，自汗出，身重，多眠睡，鼻息必鼾，语言难出。"《诸病源候论》称其为鼾眠，曰："鼾眠者，眠里喉间有声也。人喉咙，气上下也，气血若调，虽寤寐不妨宣畅；气有不和，则冲击喉咽，而作声也。"

【一诊】

李某，女，4岁。2011年2月14日因"睡眠时打鼾伴张口呼吸6个月，加重1周"就诊。患儿家属代诉，6个月前患儿感冒后出现睡眠时打鼾伴张口呼吸症状，给予抗生素治疗，6个月间，患儿上述症状时轻时重，1周前感冒后，出现睡眠时打鼾伴张口呼吸，憋醒，鼻塞，鼻流黏涕。现症：咳嗽，咯痰色白，肢体倦怠，纳少便溏，小便正常，表情淡漠，舌质淡，苔白，脉细弱。专科检查示：鼻外观无畸形，鼻黏膜淡红，双侧下鼻甲略肿大，双侧鼻腔见大量白色黏涕；咽黏膜淡红，扁桃体Ⅱ度大，表面无脓性分泌物。纤维鼻咽镜检查示：腺样体肥大，约占后鼻孔2/3，鼻腔大量黏白涕。

中医诊断：鼾眠（肺脾气虚）；**西医诊断：**腺样体肥大。

治则治法：补益肺脾，软坚散结。

方药：党参8g，白术8g，茯苓8g，路路通8g，辛夷5g，白芷5g，夏枯草5g，海藻5g，昆布5g，山慈菇5g，陈皮5g，黄精8g，苍耳子5g。7剂，水煎服。

【二诊】

患儿睡眠时打鼾伴张口呼吸缓解，偶有憋醒、鼻塞、鼻流黏涕症状减轻，大便成型，咳嗽稍轻，食纳好转，双侧下鼻甲无肿大，双侧鼻腔见少量白色黏涕。舌质淡，苔白，脉细弱。原方基础上去苍耳子。

【三诊】

患儿睡眠时偶有打鼾、张口呼吸症状，无流涕，无咳嗽，晨起时偶有咯痰，双侧鼻腔无分泌物。纤维鼻咽镜检查示：腺样体肥大，约占后鼻孔 1/2。舌质淡，苔白，脉细弱。上方基础上减路路通，加蜂房 3g。

【治疗效果】

患儿睡眠时打鼾、张口呼吸症状基本消失，无流涕，无咳嗽，咯痰，纳食佳，大便正常。纤维鼻咽镜检查示：腺样体缩小。

【按语】

本案为腺样体肥大，病发于冬季，肺气亏虚，脾失健运是本病的主要病机。治疗上以通畅气道为外治原则，以化痰散结，活血祛瘀，健脾益气，升清通窍为内治原则，用补中益气汤合二陈汤加减以补益肺脾、软坚散结。方中以黄精、党参补益肺脾之气为主药；辅以白术、茯苓益气健脾，和中渗湿，以消生痰之源；诸药伍用，使肺脾之气充盛，脾胃运化强盛，痰湿之邪得以蠲除；海藻、昆布、山慈菇以助化痰散结之功；苍耳子以散邪通窍。诸药合用，则诸症自解。

二诊患者睡眠时打鼾伴张口呼吸稍轻，但余症仍在，说明主证未变，故守原方，减苍耳子。三诊患者诸症明显好转，但服药已半月，故减少通窍之药，加蜂房以加强散结之功，续服 7 剂，则患者诸症均消。

本病有外感时应积极治疗，以免加重鼻窍、颃颡及喉关等部位的阻塞症状。儿童或青年患者多属单纯打鼾，若能除去阻塞原因，辅以中医药治疗，预后良好。

（整理：乔德玲）

喉痹（咽炎）案

喉痹一词，最早见于帛书《五十二病方》，以后《内经》多次论述了喉痹，如《素问·阴阳别论》曰："一阴一阳结谓之喉痹。"痹者，闭塞不通之意。《喉科心法·单蛾双蛾》说，"凡红肿无形为痹，有形是蛾"，从形态上加以鉴别；又如《医林绳墨》说："近于上者，谓之乳蛾、飞蛾，近于下者，谓之喉痹、闭喉，近于咽嗌者，谓之喉风、缠喉风。"

【一诊】

常某，男，18 岁。2011 年 4 月 11 日因"咽痛、咽痒、咽干 1 年，加重 2 周"就诊。患者缘于 1 年前无明显诱因出现咽痛、咽痒、咽干等症状，自行服用药物（具体用药及剂量不详）后，咽痛症状稍有缓解，咽干、咽痒症状未见好转。2 周前患者咽痒、咽干症状加重，伴有咳嗽少痰，自行服用药物（具体用药及剂量不详）后，上述症状未见明显好转，为求中医药治疗来我院门诊。现症：咽痛，咽痒，咽干，咳嗽，少痰色黄，睡眠尚可，大便燥结，小便短赤。舌质红，苔黄，脉数。专科检查示：咽黏膜暗红，咽后壁淋巴滤泡增生，扁桃体Ⅰ度大。间接喉镜检查示：喉黏膜淡红，会厌抬举正常，声带运动正常。血常规：白细胞 12.63×10^9/L、中性粒细胞百分比 75.51%，中性粒细胞 9.54×10^9/L。

中医诊断：慢喉痹（肺胃热盛）；**西医诊断**：慢性咽炎。

治则治法：清热解毒，消肿利咽。

方药：薄荷10g，桔梗12g，金银花12g，玄参12g，射干10g，连翘12g，夏枯草12g，牛蒡子10g，麦冬12g，茜草10g，甘草10g，公英10g。7剂，水煎服。

【二诊】

患者咽痛、咽痒、咽干缓解，仍有咳嗽、少痰，睡眠尚可，大便燥结、小便短赤症状好转。专科检查示：咽黏膜暗红，咽后壁淋巴滤泡增生，扁桃体Ⅰ度大。间接喉镜检查示：喉黏膜淡红，会厌抬举正常，声带运动正常。血常规示：白细胞10.3×10^9/L。舌质红，苔薄黄，脉滑。症状有改善，酌加祛痰之品。原方去公英、茜草，加桑白皮12g、陈皮12g以行气化痰。

【三诊】

患者偶有咽干、咳嗽，睡眠尚可，大便略干、小便正常。咽黏膜淡红。血常规示：未见异常。舌质红，苔薄黄，脉滑。主证未变，酌减药之品。上方基础上去射干、夏枯草、牛蒡子、桑白皮、陈皮，加生地12g、百合12g、白芍12g以养阴生津，润肺止咳。

【治疗效果】

患者咽痛症状明显减轻，无咽痒、咽干，无咳嗽、咳痰色黄，睡眠尚可，大小便正常。舌质红，苔黄腻，脉滑数。

【按语】

本案为慢性咽炎，病发于春夏之交，常因气候急剧变化，起居不慎，风邪侵袭，肺卫失固；或外邪不解，壅盛传里，肺胃郁热；或温热病后；或久病劳伤，脏腑虚损，咽喉失养；或虚火上铄咽部所致。治疗以疏风清热，泻火解毒，利咽消肿，补益脾肾，祛痰化瘀为原则。用清咽利膈汤加减，方中薄荷疏风散邪；金银花、连翘泻火解毒；桔梗、甘草、牛蒡子、玄参利咽消肿止痛；咳嗽痰黄，可加射干、夏枯草。

二诊咽痛、咽痒、咽干稍轻，但咳嗽少痰仍在，说明主证未变，故守原方，加陈皮、桑白皮增加祛痰之功。三诊患者诸症明显好转，但偶有咽干，故加养阴之药，续服7剂，则患者诸症均消。

治疗慢性咽炎，患者应饮食有节，起居有常，忌过食辛辣醇酒及肥甘厚味。积极治疗临近器官的疾病，如伤风鼻塞、鼻窒、鼻渊等，以防诱发本病。本病应用中医辨证治疗，大多预后良好。

（整理：乔德玲）

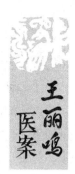

王丽鸣（1967—），教授，硕士研究生导师，拜第三批全国老中医药专家学术经验继承工作指导老师谢强教授为师，跟师学习3年。从事中医耳鼻喉科疾病防治研究20余年，临证针药并用、标本兼顾、消补并施。

鼻鼽（变应性鼻炎）案

鼻鼽病名首见于《内经》，如《素问·脉解》云："所谓客孙脉则头痛鼻鼽腹肿者，阳明并于上，上者则其孙络太阴也，故头痛鼻鼽腹肿也。"此外，在古代文献中尚有鼽嚏、鼽鼻、鼽水、鼻流清水等别称。《素问玄机原病式》谓："鼽者，鼻出清涕也""嚏，鼻中因痒而气喷作于声也"。治疗本病本着益气固表以治本，散寒通窍以治标的原则。

【一诊】

张某，女，48岁。2011年8月11日因"鼻痒、喷嚏、流清水样涕反复发作10年"就诊。患者自诉10年前秋季无明显诱因出现鼻痒、喷嚏、流清水样涕症状，于外院诊断为"过敏性鼻炎"，并给予口服抗组胺药及外用药（具体用药及剂量不详）治疗，症状缓解。此后上述症状每遇秋季反复发作。此次发病继用以前药物无效。现症：鼻痒，喷嚏频作，间歇性鼻塞、流清涕，伴目痒、咽痒，畏风怕冷，遇风加重，气短懒言，语声低怯，睡眠欠佳，饮食及二便正常。面色苍白，舌质淡，苔薄白，脉虚弱。专科检查：耳郭无畸形，双耳道洁，鼓膜正常；鼻中隔居中，鼻黏膜淡白，双下鼻甲肿胀，鼻腔底见大量水样分泌物；咽黏膜淡红，咽后壁淋巴滤泡增生。纤维鼻咽镜检查回报：鼻黏膜苍白色，双下鼻甲肿胀，与中隔相贴，鼻中隔居中，右侧咽鼓管咽口可见少许分泌物，余未见异常。变应原筛查（吸入组＋食入组）：羊肉（++），蟹肉（+++），黑胡椒（+++），蟑螂（++），菊属（+++），莘草（+++），松属（++），杂草（+++），禾本科/谷类（+++），动物毛（++）。血常规示：白细胞 12.55×10^9/L、嗜酸性粒细胞百分比 5.30%，中性粒细胞 8.10×10^9/L，嗜酸性粒细胞 0.67×10^9/L，血小板 393.00×10^9/L，血小板压积 0.36%。

中医诊断： 鼻鼽（肺气虚寒）；**西医诊断：** 变应性鼻炎。

治则治法： 益气固表，散寒通窍。

方药： 荆芥10g，防风10g，干姜3g，僵蚕10g，茜草15g，紫草15g，乌梅

15g，白蒺藜 10g，白术 15g，诃子 10g，黄芪 30g。7 剂，水煎服。

【二诊】

患者间歇性鼻塞、流清涕、打喷嚏减轻，偶有目痒、咽痒、鼻痒，畏风怕冷，遇风加重，气短懒言，睡眠较好，面色苍白好转，查体：鼻黏膜淡白，双下鼻甲轻度肿胀，鼻腔底见少量水样分泌物。舌质淡，苔薄白，脉虚弱。原方减荆芥、干姜、茜草、紫草，加鹿角霜、益智仁、桔梗、甘草引药上行，温肾助阳。方药：防风 10g，僵蚕 10g，黄芪 30g，乌梅 15g，白蒺藜 10g，白术 15g，诃子 10g，鹿角霜 15g，益智仁 15g，桔梗 8g，甘草 10g。7 剂，水煎服。

【三诊】

患者无目痒、咽痒、鼻痒，偶有鼻塞、流清涕、打喷嚏，气短懒言，睡眠正常，食纳尚可。舌质淡，苔薄白，脉虚弱。双下鼻甲略肿胀，鼻腔底未见分泌物。血常规：白细胞 10.48×10^9/L、嗜酸性粒细胞百分比 9.71%，嗜酸性粒细胞 1.02×10^9/L，接近正常。继用前方 7 剂，以巩固疗效。

【治疗效果】

患者鼻塞、打喷嚏症状消失，无流涕、眼痒、鼻痒，纳食佳，睡眠正常。检查：鼻中隔居中，鼻黏膜淡红，双下鼻甲无肿胀，鼻腔底未见分泌物。

【按语】

本案为病发于秋季，邪正相搏于鼻窍所致。肺气虚寒，卫表不固，风寒乘虚而入，邪正相争，则喷嚏频频；肺失清肃，气不摄津，津液外溢，则清涕自流不收；水湿停聚鼻窍，则鼻黏膜苍白、肿胀，鼻塞不通；肺气虚弱，精微无以输布，则气短懒言、语声低怯；肺卫不固，腠理疏松，故畏风怕冷，遇风加重；面色苍白、舌质淡、苔薄白、脉虚弱为气虚之证。本病一直以玉屏风散为主方，是卫气虚弱，不能固表，则腠理空疏，营阴不守，津液外泄，导致表虚自汗，兼见恶风、脉虚等症。玉屏风散益气固表以治本；茜草、紫草凉血活血起到治风先治血，血行风自灭的作用；荆芥疏风散寒；诃子补肺敛气；鼻痒甚，酌加僵蚕、白蒺藜；若畏风怕冷，清涕如水者，加酸涩收敛的乌梅和有温中散寒作用的干姜。

二诊患者间歇性鼻塞、流清涕、打喷嚏减轻，但仍畏风怕冷，遇风加重，说明主证未变，还有寒象，故加具有温肾助阳作用的鹿角霜、益智仁，并加桔梗载药上行，减掉凉血活血的茜草、紫草。三诊患者诸症明显好转，症状四已去三，效验则守方，故守前方，续服 7 剂，则患者诸症均消。

治疗变应性鼻炎首先要温经通脉、益卫生津、收敛固涩、祛风消肿，迅速提升阳气。

（整理：乔德玲）

耳胀耳闭（分泌性中耳炎）案

历代文献虽无耳胀耳闭病名，但在不少资料中，可找到与之有关的论述。如《诸病源候论》曰："风入于耳之脉，使经气痞塞不宣，故为风聋。"《太平圣惠方》有关于"上焦风热，耳忽聋鸣"的论述，及至近代《大众万病顾问》始立耳胀病名，"何谓耳胀，耳中作胀之病，是谓耳胀"，并列举了病源、症状及治法。耳闭作为病名，见于明代《医林绳墨》，其曰："耳闭者，乃属少阳三焦之经气之闭也。"关于耳闭的治疗，在《内经》中已有提及，《灵枢·刺节真邪》有咽鼓管吹张法的最原始记载，《景岳全书》中详细描述了几种耳闭的病因病机及治疗，并记载了鼓膜按摩法，一直沿用至今。耳胀和耳闭为一个疾病的两个阶段。根据发病特点，以疏风通窍，利湿升清，行气活血为主要治法。

【一诊】

姜某，男，11岁。2011年8月6日因"双耳痛、耳内闷胀感1个月"就诊。患儿家属代诉，1个月前感冒后出现双耳痛、双耳内闷胀感，自行服用头孢类抗生素6天（具体用药及剂量不详），双耳痛缓解，耳内仍有闷胀感。现症：双耳内闷胀闭塞感、自听增强、听力减退，偶有咳嗽、无痰，患儿常以手指轻按耳门，以求减轻耳部不适。舌质淡红，苔白，脉浮。专科检查：耳郭无畸形，双耳道洁，鼓膜内陷明显、充血；鼻腔未见明显分泌物，双下鼻甲充血、肿胀；咽黏膜淡红，扁桃体Ⅱ度肥大，双侧声带未见明显异常。舌淡红，苔白，脉浮。声导抗测听示：左耳"C"型曲线，右耳"B"型曲线。纯音听阈测定示：左耳平均言语听阈25dB，右耳平均言语听阈28dB。纤维鼻咽镜示：腺样体约占后鼻孔1/3，余未见明显异常。

中医诊断：耳胀耳闭（外邪侵袭，闭塞耳窍）；**西医诊断**：分泌性中耳炎。

治则治法：疏风散邪，祛痰通窍。

方药：白芥子10g，苏子10g，莱菔子10g，川芎10g，桔梗15g，石菖蒲10g，柴胡10g，车前子10g，当归15g，甘草5g，蔓荆子10g。7剂，水煎服。

【二诊】

患儿双耳内闷胀感、自听增强、听力减退稍好，偶有咳嗽、无痰，舌淡红，苔白，脉浮。鼓膜内陷明显、轻度充血。声导抗测听示：右耳"C"型曲线，左耳"As"型曲线。纯音听阈测定示：左耳平均言语听阈20dB，右耳平均言语听阈28dB。症状有改善，原方基础上减川芎、桔梗、车前子、当归，加连翘、牛蒡子、淡竹叶、金银花、甘草以清热解毒，疏风散邪。

方药：白芥子10g，苏子10g，莱菔子10g，石菖蒲10g，柴胡10g，蔓荆子10g，连翘15g，牛蒡子15g，淡竹叶15g，金银花10g，甘草5g。7剂，水煎服。

【三诊】

患儿双耳内闷胀感症状明显减轻、自听增强、听力减退好转，无咳嗽、无痰，舌淡红，苔白，脉浮。鼓膜无充血，轻度内陷；双下甲略充血。声导抗测听示：左耳"A"型曲线，右耳"As"型曲线。纯音听阈测定示：双耳平均言语听阈20dB。耳内已无积液，上方基础上减白芥子、苏子、莱菔子，加黄芪、白术、党参以益气健脾。

方药：黄芪15g，白术10g，党参10g，连翘15g，牛蒡子15g，柴胡10g，淡竹叶15g，金银花10g，蔓荆子10g，甘草5g，石菖蒲10g。7剂，水煎服。

【治疗效果】

患儿双耳内无闷胀感，听力正常，舌淡红，苔白，脉浮。双耳道洁，双耳鼓膜标志清晰；鼻腔黏膜淡红，鼻腔未见分泌物，双下甲不大、无充血；咽黏膜淡红，扁桃体Ⅱ度肥大，双侧声带未见明显异常。

【按语】

耳胀多为病之初起，多由风邪侵袭，经气痞塞而致。耳闭为病之久。本病是风邪外袭，肺经受邪，耳内经气痞塞不宣，故耳内作胀；风邪扰于清窍，故听力突然减退；因用手指按压耳门，能帮助疏通经气，故可减轻耳内不适症状；舌淡红，苔白，脉浮为风邪侵袭之象。方用三子养亲汤加减，祛耳内痰饮。川芎、车前子、桔梗、当归意在加强主方的活血行气、利湿通窍之功；耳胀堵塞甚加石菖蒲以加强散邪通窍之功；柴胡宣肺解热；蔓荆子疏散风热；甘草调和诸药。

二诊双耳内闷胀感明显减轻、自听增强、听力减退好转。声导抗检查：右耳"C"型曲线，左耳"As"型曲线，鼓室内已无积液，故减弱祛痰之力，加大疏风散邪之功。三诊患者诸症明显好转，故减掉三子养亲汤，加黄芪、白术、党参以健脾。服药21剂，则患者诸症均消。

（整理：乔德玲）

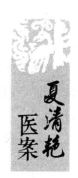

夏清艳（1968—），教授，硕士研究生导师。从事中医五官科工作 20 余年，擅长治疗视网膜病变、黄斑变性、葡萄膜炎。

瞳神紧小（葡萄膜炎）案

"瞳神紧小"一名载于《证治准绳·杂病·七窍门》。《原机启微》提出其病因为"足少阴肾为水，肾之精上为神水，手厥阴心包络为相火，火强抟水，水实而自收，其病神水紧小，渐小而又小，积渐之至，竟如菜子许"。

【一诊】

王某，女，44 岁。2017 年 3 月 1 日因"双眼间断性红痛、视物模糊 8 年，加重 1 天"就诊。患者缘于 8 年前自觉双眼红痛、视物模糊，曾在某院眼科就诊，诊断为"双眼葡萄膜炎"，予全身激素等治疗（具体用药及剂量不详），病情好转。以后病情多次反复，并多次住院治疗。2 年前因情志不遂自觉双眼红痛、视物模糊，于我院住院治疗，入院后应用曲安奈德注射液双眼球后注射，病情好转出院。1 天前无明显诱因自觉上述症状加重，遂至当地医院就诊，诊断同前，予普拉洛芬滴眼液及妥布霉素地塞米松滴眼液点眼，症状未见明显好转。现症：双眼视物模糊，伴胸闷，心烦，口干，口苦，饮食、睡眠尚可，大便略干，2～3 日一行，小便正常。舌红少苔，脉细数。专科检查：视力：右 0.03，矫正 0.4；左 0.1，矫正 0.4。双眼球结膜混合性充血，角膜后可见 KP（角膜后沉降物），房水闪辉（+），右眼瞳孔欠圆，4～8 点虹膜后粘连，对光反射迟钝，左眼瞳孔欠圆，4～5 点虹膜后粘连，对光反射迟钝，晶体可见色素，双眼玻璃体絮状、尘状混浊，双眼眼底视盘界清，色尚可，网膜血管走形大致正常，黄斑区水肿，色素紊乱，中心凹反射（－）。双眼黄斑 OCT：双眼黄斑区神经上皮层隆起，其下可见囊样低反射信号。

中医诊断：双眼瞳神紧小（阴虚火旺）；**西医诊断**：双眼葡萄膜炎。

治则治法：滋阴降火，通络散结明目。

方药：海藻 15g，栀子 15g，盐泽泻 15g，当归 15g，昆布 20g，川芎 10g，柴胡 10g，黄芩 15g，生地黄 15g，牡丹皮 15g，菊花 15g，车前子 20g，龙胆草 15g。7 剂，水煎服。

其他疗法：

1. 金银花 20g，连翘 20g，薄荷 10g，蔓荆子 10g，桑叶 5g，秦皮 15g。3 剂，水煎外用，熏眼及离子导入。

2. 针灸

主穴：攒竹、睛明、丝竹空、太阳。

配穴：百会、合谷、太冲、风池、血海。

针刺，日 1 次。

3. 美多丽眼药水散瞳，日 2 次，防止瞳孔粘连。

4. 普南扑灵滴眼液，日 4 次，点双眼，以抗炎治疗。

【二诊】

患者双眼视物渐清晰，胸闷、心烦、口干、口苦症状减轻。舌红少苔，脉细数。视力：右 0.03，矫正 0.8；左 0.1，矫正 0.6。双眼结膜无充血，角膜后可见 KP 减轻，房水闪辉（+）吸收，右眼瞳孔欠圆，4～8 点虹膜后粘连，对光反射迟钝，左眼瞳孔欠圆，4～5 点虹膜后粘连，对光反射迟钝，晶体可见色素，双眼玻璃体絮状、尘状混浊减轻，双眼眼底视盘界清，色尚可，网膜血管走形大致正常，黄斑区水肿较前减轻，色素紊乱，中心凹反射（－）。前方加入炒蒺藜 10g、牛膝 15g 以增平肝解郁、通络散结明目之效。7 剂，水煎服。

针刺穴位中可加入光明穴通络明目。离子导入方药不变，继续使用美多丽眼药水及普南扑灵滴眼液。

【三诊】

患者双眼视物渐清晰，视力：右 0.03，矫正 0.8；左 0.1，矫正 0.6。双眼结膜无充血，角膜后可见 KP 减轻，房水闪辉（+）吸收，右眼瞳孔圆，对光反射存在，左眼瞳孔圆，对光反射存在，晶体可见色素，双眼玻璃体絮状、尘状混浊减轻，双眼眼底视盘界清，色尚可，网膜血管走形大致正常，色素紊乱，中心凹反射（－）。守二诊方续用 7 剂。针刺、离子导入续用 2 周。美多丽眼药水及普南扑灵滴眼液续用 1 周。

【治疗效果】

患者双眼视物渐清晰，视力：右 0.03，矫正 0.8；左 0.1，矫正 0.6。双眼结膜无充血，角膜后可见 KP 减轻，房水闪辉（+）吸收，右眼瞳孔圆，对光反射存在，左眼瞳孔圆，对光反射存在，晶体可见色素，双眼玻璃体絮状、尘状混浊减轻，双眼眼底视盘界清，色尚可，网膜血管走形大致正常，色素紊乱，中心凹反射（－）。

【按语】

本病病势相对较缓，时轻时重，眼痛较轻，干涩不适，视物模糊；胞轮红赤，黑睛后细小附着物，神水混浊，瞳神缩小，展缩迟缓，素体阴虚，阴不制阳，虚火上炎，煎灼黄仁瞳神，胸闷，心烦，口干，口苦，舌红少苔，脉细数，属阴虚火旺之征。

方选龙胆泻肝汤加减，取其活血化瘀之功用。本方治证是由肝胆实火，肝经湿热循经上扰下注所致。上扰则头颠耳目作痛，或听力失聪；旁及两胁则痛且口苦；下注则循足厥阴肝经所络阴器而肿痛、阴痒；湿热下注膀胱则为淋痛等证。故方用龙胆草大苦大寒，上泻肝胆实火，下清下焦湿热，为本方泻火除湿两擅其功的君药。黄芩、栀子具有苦寒泻火之功，在本方配伍龙胆草，为臣药。泽泻、车前子清热利湿，使湿热从水道排出；肝主藏血，肝经有热，本易耗伤阴血，加用苦寒燥湿，再耗其阴，故用生地、当归滋阴养血，以使标本兼顾；方用柴胡，是为引诸药入肝胆而设。综观全方，是泻中有补，利中有滋，以使火降热清，湿浊分清，循经所发诸症乃克相应而愈。

针灸具有调和气血、平衡阴阳、疏通经络的作用。眼周取穴可疏通眼区之经气，活血通络，从而改善视功能。透刺法在古代即已倡用，通过攒竹与睛明、丝竹空与太阳的透刺，达到疏通本经、表里经脉、邻近经脉的经气、行气活血。透刺还可增强刺激量，针感易扩散、传导，起到分别刺两穴所不能起的作用，改善局部的血液循环，调理局部经气，加强刺激，提高疗效。配穴中首选风池穴，意在疏导眼部经气，通络明目；血海、太冲、合谷行气活血化瘀，配合百会、光明共达通络明目之功。

离子导入除由于药液的温热作用，使眼部气血流畅，疏邪导滞之外，尚可通过泻火解毒的药物达到清热解毒明目的功效。

二诊视力提高，视力：右 0.03，矫正 0.8；左 0.1，矫正 0.6。双眼结膜无充血，角膜后可见 KP 减轻，房水闪辉（＋）吸收，晶体可见色素，双眼玻璃体絮状、尘状混浊减轻，双眼眼底视盘界清，色尚可，网膜血管走形大致正常，色素紊乱，中心凹反射（－）。

三诊续用前方治疗以巩固疗效，增加视力。

（整理：贾秀爽）

消渴内障（糖尿病性视网膜病变）案

《秘传证治要诀》中曰，"三消久之，精血既亏，或目无见，或手足偏废"，说明本病病程长，多为虚证。

【一诊】

任某，男，50 岁，公务员。2017 年 6 月 28 日因"双眼视物模糊 4 天"就诊。患者 4 天前无明显诱因出现双眼视物模糊，遂到某院就诊，诊断为"双眼糖尿病性视网膜病变"，给予和血明目片口服，症状未见明显改善。现症：双眼视物模糊，口渴多饮，大便干，小便黄赤。舌质红，苔微黄，脉细数。专科检查：视力：左 0.8，右 0.8。散瞳眼底见双眼视盘界清，色尚可，网膜血管走形大致正常，散在大量片状及点状出血，硬性渗出及微血管瘤，黄斑区中心凹反射弥散。双眼黄斑 OCT：双眼黄斑区神经上皮层隆起，其下可见高低反射信号。

中医诊断：双眼消渴内障（肾阴不足，燥热内生证）；**西医诊断**：双眼糖尿病性视网膜病变。

治则治法： 滋肾养阴，凉血润燥，通络明目。

方药： 郁金15g，丹参20g，黄柏15g，泽泻15g，天花粉20g，五味子20g，山茱10g，熟地黄10g，麦冬20g，山药15g，墨旱莲15g，蒲黄15g，郁李仁10g，牛膝15g，牡丹皮15g，知母15g，生地黄15g。7剂，水煎服。

其他疗法： 川芎15g，桃仁15g，红花15g，赤芍20g，姜黄15g，柴胡15g。3剂，水煎外用熏眼。

【二诊】

患者视力：左0.8，右0.8。散瞳眼底见，双眼视盘界清，色尚可，网膜血管走形大致正常，散在大量片状及点状出血，硬性渗出及微血管瘤，黄斑区中心凹反射弥散。前方去墨旱莲、蒲黄、郁李仁、生地黄，增入决明子20g、泽兰20g、益母草20g，以活血调经，清热通络明目。7剂，水煎服。

中药熏眼方剂不变。

【三诊】

患者自述经口服中药汤剂后，口渴多饮、大便干、小便黄赤明显缓解。舌质红，苔微黄，脉细数。双眼网膜散在大量片状及点状出血较前吸收，硬性渗出及微血管瘤。故改方如下：郁金15g，丹参20g，黄柏15g，泽泻15g，天花粉20g，五味子20g，山茱萸10g，麦冬20g，山药15g，决明子20g，泽兰黄20g，益母草20g，牛膝15g，牡丹皮15g，知母15g，昆布15g，海藻15g。7剂，水煎服。

中药熏眼暂停，以滋肾养阴，凉血润燥，通络明目汤剂口服为主。

【治疗效果】

视力：左0.9，右0.9。散瞳眼底见，双眼视盘界清，色尚可，网膜血管走形大致正常，散在大量片状及点状出血、硬性渗出较前吸收，黄斑区中心凹反射弥散。

【按语】

本病的病机关键为肾阴不足，阴愈虚则燥热愈盛，燥热甚则愈虚，虚火上炎，灼伤目中血络，形成微血管瘤、出血及渗出，口渴多饮，大便干，小便黄赤，舌质红，苔微黄，脉细数皆为肾阴不足，燥热内生之征。

方用知柏地黄丸加减。知母清热泻火，生津润燥，用于外感热病，高热烦渴，肺热燥咳，骨蒸潮热，内热消渴，肠燥便秘；黄柏清热燥湿，泻火除蒸，解毒疗疮，用于湿热泻痢，黄疸，带下，热淋，脚气，痿痹，骨蒸劳热，盗汗，遗精，疮疡肿毒，湿疹瘙痒；盐黄柏滋阴降火，用于阴虚火旺，盗汗骨蒸；熟地黄滋阴补血，益精填髓；山茱萸补益肝肾，涩精固脱，用于眩晕耳鸣，腰膝酸痛，阳痿遗精，遗尿尿频，崩漏带下，大汗虚脱，内热消渴；牡丹皮清热凉血，活血化瘀，用于热入营血，温毒发斑，吐血衄血，夜热早凉，无汗骨蒸，经闭痛经，痈肿疮毒，跌仆伤痛；山药补脾养胃，生津益肺，补肾涩精，用于脾虚食少，久泻不止，肺虚喘咳，肾虚遗精，带下，尿频，虚热消渴，麸炒山药补脾健胃，用于脾虚食少，泄泻便溏，白带过多；泽泻利小便，清湿热。中药熏眼滋阴潜阳，活血通络。

二诊患者出血未减，故加决明子、泽兰、益母草以活血调经，清热通络明目，促进出血吸收。但余症仍在，说明主证未变，故用原方加减。三诊出血吸收，但视网膜病变吸收慢，消渴目病的后期往往出现增生改变，故加昆布、海藻以软坚散结，为巩固治疗，继续服 7 剂。

（整理：贾秀爽）

青盲（视神经萎缩）案

青盲名始见于《神农本草经》。《诸病源候论·目病诸候》指出："青盲者，谓眼本无异，瞳子黑白分明，直不见物耳。"

【一诊】

李某，女，62 岁。2016 年 7 月 3 日因"双眼视物模糊 6 年，加重 3 天"就诊。患者 6 年前无明显诱因自觉双眼视物模糊，无头痛、眼痛，未予注意。4 年前自觉双眼视物模糊加重、视物范围缩小，曾到某院眼科就诊，行视野、24 小时眼压曲线、房角检查等，诊断为"双眼青光眼，双眼视神经萎缩，双眼白内障"，给予卢美根、派立明滴眼液点眼，眼压控制在 12 ～ 14mmHg，并在表麻下行左、右眼白内障超声乳化吸除、人工晶体植入术，25 天症状好转出院。3 天前自觉上述症状加重。现症：双眼视物模糊，睡眠欠佳，心悸气短，饮食可，二便正常。舌淡苔薄白，脉细无力。专科检查：视力：左 0.4，右 0.6。眼压：右 15.5mmHg，左 16.6mmHg。查眼底见双眼视盘界清，色淡，血管偏向鼻侧，呈屈膝状，C/D=0.8，视网膜动脉细，黄斑区色暗，黄斑中心凹反射（－）。双眼视盘 OCT：双眼神经纤维层部分变薄。

中医诊断：双眼青盲（气血两虚证）；**西医诊断**：双眼视神经萎缩、双眼青光眼。

治则治法：补益气血，宁神开窍。

方药：女贞子 20g，丹参 20g，防己 20g，楮实子 20g，五味子 20g，熟地黄 20g，枸杞子 20g，茯神 20g，石菖蒲 20g，党参 20g，山药 20g，当归 15g，决明子 20g，酸枣仁 20g，川芎 15g，牛膝 15g，细辛 6g，赤芍 15g，炒白术 20g。7 剂，水煎服。

其他疗法：予布林佐胺滴眼液 0.1mL 日 2 次点眼，曲伏前列腺素 0.2mL 每晚 1 次点眼。

【二诊】

患者睡眠未改善，心悸气短症状缓解。视力：左 0.4，右 0.6；眼压：右 14.7mmHg，左 12.1mmHg。查眼底见双眼视盘界清，色淡，血管偏向鼻侧，呈屈膝状，C/D=0.8，视网膜动脉细，黄斑区色暗，黄斑中心凹反射（－）。患者近日眼压控制良好，睡眠未改善，心悸气短症状缓解，故原方中去细辛，加入远志 20g，以安神助眠，通络明目。7 剂，水煎服。

继续布林佐胺滴眼液 0.1mL 日 2 次点眼，曲伏前列腺素 0.2mL 每晚 1 次点眼。

【三诊】

患者双眼视物模糊症状改善不显，舌淡苔薄白，脉细无力。守二诊方，续用 7 剂以巩固疗效。

继续布林佐胺滴眼液 0.1mL 日 2 次点眼，曲伏前列腺素 0.2mL 每晚 1 次点眼。

【治疗效果】

视力：左 0.4，右 0.6；眼压：右 12.7mmHg，左 11.1mmHg。查眼底见双眼视盘界清，色淡，血管偏向鼻侧，呈屈膝状，C/D=0.8，视网膜动脉细，黄斑区色暗，黄斑中心凹反射（−）。

【按语】

久病过劳，营血亏虚，目窍失养致目系淡白；面色无华，唇甲色淡，神疲乏力，舌淡苔薄白，脉细无力，皆为气血两虚之征。

方用八珍汤加减，本方治证多由久病失治或病后失调，或失血过多，以致气血两虚，而见上述诸症，治宜益气与养血并用。方中人参与熟地相配，益气养血，共为君药。白术、茯苓健脾渗湿，协人参益气补脾；当归、白芍养血和营，助熟地补益阴血，均为臣药。佐以川芎活血行气，使之补而不滞。炙甘草益气和中，调和诸药，为使药。上述参、术、苓、草，即四君子汤；地、芍、归、芎，即四物汤。因此，本方实为四君子汤和四物汤的复方。

二诊患者睡眠未改善，心悸气短症状缓解，故原方中去细辛，加入远志以安神助眠，通络明目。三诊患者诸症不显，效验则守方，故守前方，续用 7 剂以巩固疗效。

（整理：贾秀爽）

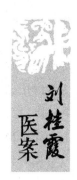

刘桂霞（1963—），教授，硕士研究生导师。吉林省工伤鉴定专家。从事中医眼科30年，善以中西医结合辨证施治眼表疾病。

消渴目病（糖尿病性视网膜病变）案

《秘传证治要诀》认为："三消久之，精血既亏，或目无见，或手足偏废如风疾。"

【一诊】

李某，男，58岁，退休。2009年1月15日因"双眼视物不清半年，加重10天"就诊。患者10年前确诊为糖尿病，一直口服二甲双胍，血糖控制不理想。近半年自觉视物不清，未予诊治，近10天视物不清加重，并伴有胸闷，头昏目眩，肢体麻木，舌质暗，有瘀斑，脉细涩。眼科检查：视力：右眼0.6，左眼0.5，矫正视力均不提高。眼压：右12mmHg，左14mmHg。双眼睑结膜无充血，角膜光滑透明，对光反射（+），晶体及玻璃体轻度混浊。眼底情况：视盘边界清，色尚可，视网膜血管走形大致正常。网膜散在微小动脉瘤及大片状出血、渗出。黄斑区色素紊乱，中心凹反射（-）。血糖10.0mmol/L，肝功能、肾功能、心电图、胸透、血尿常规均正常。荧光素眼底造影提示：糖尿病性视网膜病变（Ⅱ期）。

中医诊断：消渴目病（瘀血内阻）；**西医诊断**：糖尿病性视网膜病变（Ⅱ期）。

治则治法：化瘀通络。

方药：桃仁25g，红花15g，生地15g，赤芍15g，川芎10g，地龙10g，柴胡20g，桔梗15g，甘草5g，当归10g。

其他疗法：

1. 怡开注射液穴位注射。攒竹、睛明、丝竹空、太阳。

2. 针刺风池、承泣、球后、太阳，攒竹透睛明、丝竹空透太阳。通络名目，每日1次。

3. 丹参注射液离子导入。器具：DY-多功能眼病治疗仪。

【二诊】

患者自述视物较以前清楚，面全身症状减轻，舌质暗，少苔，脉细涩。视力：右眼0.7，左眼0.7，矫正视力不提高。眼压：右15mmHg，左17mmHg，双眼前节未见异常。眼底情况：视盘边界清，色尚可，视网膜血管走形大致正常。网膜散在微小动脉瘤，仍有大片状出血，渗出部分吸收，黄斑区色素紊乱，中心凹反射（－）。主证未变，继用前方，因出血未减，故加大蓟15g、小蓟15g以增强凉血止血的功效。继续其他眼科治疗。

【三诊】

患者自述视物较以前明显清楚，全身无明显不适，舌淡，苔薄白，脉沉细。视力：右眼0.8，左眼0.8。眼压：右13mmHg，左11mmHg，双眼前节未见异常。眼底情况：视盘边界清，色尚可，视网膜血管走形大致正常，网膜散在微小动脉瘤，无新鲜出血，陈旧出血呈条状，渗出少量，伴轻度增殖。黄斑区色素紊乱，中心凹反射（＋）。主证减轻，前方去大蓟、红花，加昆布20g、海藻20g以软坚散结。继续其他眼科治疗。

【治疗效果】

患者自觉视物清晰，全身症状消失，舌淡白，脉细无力。眼科检查：视力：右眼0.8，左眼0.8。眼底情况：视盘边界清，色尚可，视网膜散在微小动脉瘤，无新鲜出血，陈旧出血呈条状，渗出少量，伴轻度增殖。黄斑区色素紊乱，中心凹反射（＋）。

【按语】

消渴目病因消渴病日久而伴随的眼部病变，其原发病为消渴病。消渴病日久伤阴，虚火内生，火性炎上，灼伤目中血络，久病血瘀内停，故见眼底视网膜血管瘤、出血及渗出。瘀血内停，新血不生，阻滞脉络，故胸闷，头昏目眩，肢体麻木等，均为瘀血症状。舌质暗，有瘀斑，脉细涩均为瘀血内阻之征。方选血府逐瘀汤加减。该方是清代王清任著名的活血祛瘀方剂，血府逐瘀汤中当归、川芎、桃仁、红花等均是以活血化瘀为见长的药物，对于各种眼底出血者，有祛瘀生新的作用。配牛膝祛瘀血、通血脉，引眼底瘀血下行。方中又配以柴胡、桔梗、枳壳等疏肝行气的药物，使气行则血行，达到既行血分瘀滞，又解气分郁结，活血而不耗血，祛瘀又能生新的功效，起到改善眼底微循环的目的，使出血吸收。

二诊患者出血未减，故加大小蓟，以凉血止血，促进出血吸收。但余症仍在，说明主证未变，故用原方加减。三诊患者诸症明显好转，虽眼底出血大部分吸收，但视网膜病变吸收慢，消渴目病的后期往往出现增生改变，故加昆布、海藻以软坚散结。据现代药理研究，昆布、海藻有促进机化吸收的作用，为巩固治疗，继续服10剂。

（整理：刘桂霞）

瞳神紧小（虹膜睫状体炎）案

本病名首载于《证治准绳·杂病·七窍门》，书中是以发病时的特征而命名的。该病在《原机启微·强阳抟实阴之病》中对瞳神改变进行了形象描述，说："其病神水紧小，渐小而又小，积渐之至，竟如菜子许。"《秘传眼科龙木论》其描述瞳神变化说："或上或下，或东或西，长不圆正。"

【一诊】

张某，女，28岁。2010年10月19日因"右眼红痛、视物不清2天"就诊。患者缘于2天前大怒后自觉右眼红痛、视物不清，休息后未见明显好转。现症：右眼红痛，视物不清，伴口苦咽干，饮食及睡眠欠佳，大便秘结，小便短赤。舌红苔黄，脉弦数。眼科检查：视力：右0.3，矫正视力不提高，左1.0。眼压：右18mmHg，左15mmHg。右眼睑红肿，睫状充血，角膜后壁大量灰白色细小点状KP，房水混浊（+++），瞳神欠圆，3点到5点位粘连，对光反应迟钝，眼底窥不清。左眼无充血，角膜光滑透明，房水清，瞳孔圆，对光反射灵敏，晶体透明，玻璃体无混浊，眼底视盘边界清，色尚可，网膜血管走形正常，黄斑中心凹反射（+）。血沉检查14mm/h。类风湿因子检查阴性。HLA-B27阴性。梅毒抗体检查阴性。

中医诊断：瞳神紧小（肝胆火炽）；**西医诊断：**虹膜睫状体炎。

治则治法：清泻肝胆。

方药：龙胆草20g，生地20g，当归20g，柴胡20g，黄芩20g，泽泻10g，木通10g，车前子15g（包煎），栀子10g，生甘草10g，赤芍10g，丹皮10g，茜草10g。

其他疗法：

1. 美多丽眼药水散瞳，日2次，防止瞳孔粘连。

2. 普南扑灵滴眼液日4次点双眼，以抗炎治疗。

3. 针刺治疗，以通络开窍明目。取穴如下：攒竹、鱼腰、丝竹空、太阳、四白、头围、百会、翳风、风池、风府，上方双侧穴位日1次。

【二诊】

患者自述右眼红痛、视物不清症状明显减轻，伴口苦，饮食尚可，睡眠欠佳，二便正常。视力：右0.5，矫正视力不提高，左1.0。眼压：右18mmHg，左15mmHg。右眼睑红肿减轻，球结膜轻度充血，睫状充血减轻，角膜后灰白色细小点状减少，房水混浊（+），瞳孔圆，瞳孔已全部散开，对光反应迟钝，眼底视不清。右眼情况同前。舌质红，苔薄黄，脉弦数。主证未变，继续用前方，去清热凉血之赤芍、丹皮、茜草，酌加龙胆草剂量至30g，并加远志10g、茯神15g以安神明目。患者病情好转，消炎药水改为每日3次。继续保持散瞳，防止瞳孔粘连。其睡眠欠佳，针刺加四神聪、内关、合谷、神门、安眠。

【三诊】

患者自述右眼疼痛消失、视物清楚，偶伴有口苦，饮食尚可，睡眠质量明显改善，二便正常。视力：右1.0，左1.0。双眼睑无充血，球结膜无充血，角膜光滑透明，房水清，瞳孔圆，对光反射灵敏，晶体透明，玻璃体无混浊，眼底视盘边界清，色尚可，视网膜血管走形正常，黄斑中心凹反射（+）。舌质红，苔薄黄，脉数。患者眼科情况痊愈，继续口服二诊方减龙胆草、栀子，加黄芪30g、党参15g，3剂，巩固疗效。余眼科治疗均停止。

【治疗效果】

右眼疼痛消失，视物清楚。视力：右1.0，右眼睑无红肿，球结膜无充血，无睫状充血，角膜光滑透明，房水清，瞳孔圆，对光反射灵敏。

【按语】

《原机启微》中说："足少阴肾为水，肾之精上为神水，手厥阴心包为相火，火强抟水，水实而自收，其病神水紧小。"临证中瞳神紧小发病原因复杂，虹膜属肝，房水属胆，该患者大怒伤肝，而十二经脉、三百六十五络，惟有肝脉上连目系，大怒伤肝，肝火上攻，灼烧虹膜，故虹膜肿胀，展而不缩，灼烧房水，故角膜后壁大量灰白色细小点状KP及房水混浊（+++）。肝胆火邪上犯故口苦、咽干，下灼大肠则大便秘结。舌质红，苔黄，脉弦数均为肝胆火炽之证。本方以龙胆泻肝汤为主方，方中龙胆草善泻肝胆实火，并能清下焦湿热为君。黄芩、栀子、柴胡苦寒泻火，车前子、木通、泽泻清热利湿，使湿热从小便而解，均为臣药。肝为藏血之脏，肝经有热易伤阴血，故佐以生地、当归养血益阴，少佐赤芍、丹皮、茜草以清热凉血。甘草调和诸药为使。诸药合用，共奏泻肝胆实火，清肝经湿热之功。

二诊患者右眼睑红肿及睫状充血减轻，说明火邪减弱，故酌减清热凉血药物，但其仍口苦，同时伴有睡眠欠佳，故加大龙胆草用量以增清泻肝火之力，同时加远志、茯神以安神明目，针刺酌加安神穴位以通络安神。因余症还在，故其余药守原方。三诊患者症状已去，因苦寒伤阴，不利于疾病恢复，故减龙胆草、栀子，又因该病的特点是反复发作，所以加黄芪、党参。

（整理：刘桂霞）

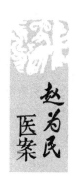

赵为民（1963—），硕士研究生导师，吉林省名中医。从事中医工作30余年，擅于通过中医体质辨识进行中医养生保健、健康指导及亚健康状态调理，对中医治未病、心脑血管病、头痛、失眠、情志病、疑难病证及肝脾胃系统疾病的治疗有独到心得。

日晒疮（光敏性皮炎）案

日晒疮首见于《外科启玄》，明代申斗垣认为其病因乃由"三伏炎天，勤苦之人，劳于工作，不惜身命，受酷日晒曝"而成。治疗当以"清热消暑解毒"。根据中医理论"邪之所凑，其气必虚""正气存内，邪不可干"，当补其正气，祛其外邪。

【一诊】

韩某，女，32岁。2011年7月6日因"日晒2天后于面部、颈部和颈前'V'形区、手背及上肢伸侧出现皮疹，且皮疹表现为小丘疹、小水疱，自觉瘙痒"就诊。该患者10年前因日晒后于面部、颈部和颈前"V"形区、手背及上肢伸侧出现皮疹，皮疹多表现为风团样的小丘疹、小水疱、瘙痒性红斑，离开阳光后1～2小时后消散。病情反复发作，曾就诊于某院，应用外治法，效果不佳。现症：耳前、颈后部、手背等边界较清楚的部位可见表皮状红斑，偶见斑丘疹，色淡红、鲜红或暗红，轻者为散在的小片，重者可融合成大片，伴或不伴水疱，局部脱屑伴色素沉着，食纳尚可，二便调，寐差，舌体大，舌尖微红，苔黄薄，脉弦。

中医诊断：日晒疮（暑热型）；**西医诊断**：光敏性皮炎。

治则治法：扶正祛邪，清热解毒，祛风止痒。

方药：生黄芪10g，白术10g，防风10g，当归10g，益母草10g，枸杞10g，桑椹10g，覆盆子10g，柴胡10g，香附10g，川芎10g，黄芩5g，生姜3片，大枣5枚。10剂，水煎服。

【二诊】

患者过敏症状明显改善，但颈后部、手臂外侧局部红肿，痒甚，皮肤干燥，时有脱屑及色素沉着。舌体大，有齿痕，苔薄黄，脉弦。因主证未变，续用前方，酌加清热燥湿之品。前方加黄芩10g，再加苍术20g、黄柏10g。10剂，水煎服。

【三诊】

患者全身皮疹明显消失，颈后部、手臂外侧局部红肿，皮肤干燥的现象明显改善，皮肤光滑，色素沉着颜色变浅。舌体略大，有齿痕，苔薄白，脉濡。酌情施以补肾、活血、利湿药巩固疗效。

方药：川芎 10g，杜仲 10g，生地 10g，枸杞 10g，牛膝 5g，菟丝子 10g，泽泻 15g，车前子 15g，柴胡 10g，白芍 10g，甘草 10g，当归 10g，双花 10g。

【治疗效果】

患者症状明显好转，全身皮疹明显消失，皮肤光滑，阳光下曝晒已无皮疹出现，食可，寐可，二便调。

【按语】

本病在日光曝晒之下，阳热毒邪侵入体表，蕴郁肌肤，灼皮伤肌而致，毒热夹暑湿或与内湿搏结，浸淫肌肤所致。邪之所凑，其气必虚；正气存内，邪不可干。当补其正气，祛其外邪，治拟扶正祛邪，清热解毒，祛风止痒。肺主皮毛，肺气不足则外感之邪留恋在表，营卫失和则腠理不密，病情缠绵难愈。肾气不足则肺气虚，肺气虚则不能固表，外感邪气，发之为病！

治疗以玉屏风散加减。大凡表虚不能卫外者，皆当先建立中气。故黄芪为君药，归经入于脾肺，甘温益气，大补脾肺，使其本固而标荣，气足则卫充，卫气外固则汗出自止。白术为燥湿健脾之要药，可协助黄芪补中益气，是本方之臣药。肺虚则卫不固，故易感受外邪，配合防风与黄芪同用者，寓有"补中兼疏"之意，使其卫邪得补而风邪得除，三药相辅相成，疗效显著，为疏风固表之良剂。"无风不作痒"，风邪去，则痒自消。配以桑椹、枸杞滋补肾阴，黄芩清热燥湿解毒，川芎、益母草活血祛风，后期配伍活血利湿，解毒滋肾药，使得肾气足，则肺气自足，疗效倍增。

二诊时过敏症状明显好转，但颈后部、手臂外侧局部红肿，痒甚，皮肤干燥，时有脱屑及色素沉着，舌体大，有齿痕。症见内湿、外湿流注于表，治当酌情加入清热燥湿之品。三诊患者皮疹皆除，但仍有内湿之象，加入活血利湿之品，清其内湿，并入补肾药物，补其肾气以固其肺气。

治疗光敏性皮炎，驱邪扶正是关键。在临床治疗过程中，早期表虚不能卫外者，皆当先建立中气；后期滋肾益肺，肾气足，则肺气自足，疗效倍增，以防复发。

（整理：徐洋）

湿疮（湿疹）案

湿疹又称湿疮、浸淫疮、粟疮、血风疮。湿疮病名首见于《诸病源候论》：肝膝虚，风湿搏于血气生疮，若风气少，湿气多，其疮痛痒，搔之汁出，常濡湿者，此虫毒气，深在于肌肉内故也。根据病变部位不同，名称亦不相同。但不论所发部位在何处，总以辨证论治为准。治则当以清热利湿，祛风止痒。

【一诊】

沈某，男，63 岁，退休。2011 年 7 月 21 日因红色皮疹、红斑弥漫全身，痒甚，皮损有结痂、糜烂，反复发作 3 年，加重 2 个月就诊。患者 3 年前出现全身皮肤弥漫性潮红，继而出现丘疹、水疱，瘙痒难忍，抓痒后局部渗液，流黄水，结痂。病情反复发作，以四肢为著。曾就诊于一些医院，并给予中药口服，西药外用（具体用药不详），病情时好时坏。近 3 个月皮疹迅速扩散，陈旧性皮疹处有干燥，色素沉着。该患每日应用双氧水、碘伏擦拭全身，方能控制感染。但仍有直径为 2cm 的圆形糜烂面。患者四处求医无果，经人介绍来我院就诊。刻下红色皮疹，红斑，弥漫全身，痒甚，皮损有结痂，糜烂，食少，寐差，大便稀。舌体大，有齿痕，苔薄白，脉弦有力。

中医诊断：湿疮（湿热俱盛）；**西医诊断：**湿疹。

治则治法：清热利湿，活血解毒，祛风止痒。

方药：杏仁 10g，白豆蔻 10g，薏苡仁 10g，厚朴 10g，赤芍 15g，清半夏 10g，通草 10g，滑石 15g，淡竹叶 10g，玄参 10g，荆芥 10g，防风 10g，苦参 10g，地肤子 10g，金银花 15g，当归 10g。7 剂，水煎服。

其他疗法：艾叶 10g，红花 10g，透骨草 10g，鸡血藤 10g，清风藤 10g，伸筋草 15g，地肤子 10g，蛇床子 10g。外用泡脚。

【二诊】

患者皮肤瘙痒症状减轻，夜间能够安然入睡，左上臂皮损面积缩小，但仍有痒感，局部抓痕。近 3 日双足夜间浮肿，晨起肿轻，溲黄，尿量正常。舌体略大，有齿痕，苔薄微黄，脉弦而有力。患者的症状体征及表现均为热重于湿，方药改为龙胆泻肝汤主之，酌情加入活血化瘀，祛风燥湿之品。

方药：龙胆草 10g，栀子 10g，黄芩 10g，柴胡 10g，生地 10g，车前子 15g，泽泻 10g，通草 10g，甘草 10g，苦参 10g，艾叶 15g，荆芥 10g，防风 10g，菊花 10g，升麻 10g，金银花 15g，当归 10g，玄参 10g，赤芍 15g。7 剂，水煎服。

【三诊】

患者全身皮疹明显减轻，右下肢直径 2cm 的糜烂面已结痂，面积缩小，无流水，无渗液。但皮肤增厚现象仍存在，双足背肿，小便混浊，尿量尚可。舌体大，有齿痕，苔黄微腻，脉弦滑有力。病情好转，主证未变，续用前方，酌情加入燥湿之品。前方加苍术 15g、黄柏 10g。

【四诊】

刻下阴雨绵绵，患者上肢、下肢内侧及锁骨处皮肤潮红，痒甚，其余部位少许结痂，下肢肿胀减轻。舌尖红，苔中部黄，脉弦滑。主证未变，效不更方，加入清热解毒之品半枝莲 10g、金钱草 10g、虎杖 10g。

【五诊】

患者全身皮疹明显好转，现下肢局部仍有陈旧性结痂，其余皮肤光滑，双下肢肿胀均已消失，食可，二便调。现舌体大，有齿痕，苔白，根部微腻，脉弦。守四诊方药续用10剂，巩固疗效，未见复发。

【治疗效果】

全身皮疹消失，无糜烂，无脱屑，皮肤光泽，但原糜烂部位有色素沉着。

【按语】

本病因素体血热，或饮食不节，伤及脾胃，致使脾胃不和，脾失健运，水湿停滞，湿热内蕴；外因则是风湿热邪搏结肌肤，以致血行不畅，营卫失和而发病。久病则邪亦深，湿郁化火，耗伤津血，血虚生风化燥，肤失濡养，发之为病。《医宗金鉴》指出："此证由肝脾二经湿热，外受风邪，袭于皮肤，郁于肺经，致遍身生疮。形如粟米，瘙痒无度，抓破时，津脂水浸淫成片，令人烦躁、口渴、瘙痒，日轻夜甚。"该患者由于素体血热，外感风湿之邪，湿热俱盛，搏结肌肤而成，故症见红斑、痒甚、溃烂等。

本案一诊选三仁汤合四妙勇安汤加减，清热利湿，宣畅气机，活血解毒疗效甚佳。继而应用龙胆泻肝汤合四妙勇安汤加减。方中龙胆草泻肝胆，祛湿热；黄芩、栀子助其清热祛湿之力；通草、车前子、泽泻清利湿热，使邪从小便而出；为了防止火邪、湿热和苦燥淡利之药伤阴，故以生地、当归滋养阴血以柔肝；肝胆性喜条达，火邪或湿热犯之，则气机被郁，故又用柴胡疏之，并作为引经药；甘草除协助龙胆草、黄芩、栀子清热解毒外，尚有调和诸药及避免苦寒伤胃之作用。因此，本方泻中有补，疏中有养，既泻肝，又保肝，攻不伤正，养不留邪，实为泻肝胆，利湿热之良方。

二诊患者皮肤瘙痒症状减轻，左上臂皮损面积缩小，但仍有痒感，局部抓痕。双足夜间浮肿，溲黄，舌体略大，有齿痕，苔薄微黄，湿瘟已除，热重于湿。故应用龙胆泻肝汤，酌情加入活血化瘀，祛风燥湿之品。

三诊因病情好转，主证未变，续用前方，酌情加入燥湿之品。四诊、五诊症状四已去三，效不更方，故守前方，续服10剂，诸症皆消。

（整理：徐洋）

水肿（高血压肾病全身重度水肿并三腔大量积液）案

水肿在《内经》中称为"水"，根据不同症状分为风水、石水、涌水。《金匮要略·水气病脉证并治》曰："血不利则为水""心水者，其身重而少气，不得卧，烦而躁，其人阴肿；肝水者，其腹大，不能自转侧，胁下腹痛，时时津液微生，小便续通；肺水者，其身肿，小便难，时时鸭溏；脾水者，其腹大，四肢苦重，津液不生，但苦少气，小便难；肾水者，其腹大，脐肿腰痛，不得溺，阴下湿如牛鼻上汗，其足逆冷，面反瘦"。本病以肾为本，以肺为标，以脾为制水之脏。当治以健脾逐水，补肾温阳，化浊利尿。

【一诊】

陈某，男，33岁。因"周身水肿3个月，加重半个月，伴心悸、喘促3天"，于2005年9月27日就诊。该患者于3个月前因"全身重度水肿"，于某院住院治疗，诊断为"酒精性肝炎、酒精性肝硬化、腹腔积液、肺内感染"，予利尿、降压、补充蛋白等治疗，症状无明显好转。症见周身高度水肿，四肢压陷如泥，良久不起，水牛背，象皮腿，腹肿厚而韧，周身皮色黄暗，心悸，喘促，难以平卧，夜不能寐，腹胀大如鼓，皮色暗黄，目黄，尿黄而少，每日尿量600～700mL。既往慢性支气管炎病史近30年，高血压病史5年，饮酒史15年，每日摄入乙醇量为250g。活动后气短。舌体大，有齿痕，有裂纹，苔白厚腻，脉沉滑。专科检查：身高170cm，体重97kg，血压190/146mmHg，双巩膜黄染，口唇轻度发绀，胸廓对称，双下肺叩诊浊音，语音传导减弱，可闻及干湿啰音，心界大，心率120次/分，心音弱，律整，蛙腹，腹壁水肿，触诊不理想，叩诊上腹鼓音，中下腹浊音，移动性浊音阳性，四肢皮肤颜色黑，角化，双上肢压陷性水肿，下肢非压陷性水肿。理化检查：尿常规：血（++），蛋白质（++）。肝功能：血清总胆红素50.4μmol/L，血清直接胆红素23.3μmol/L。肾功能：尿素氮8.10mmol/L，血肌酐371.7μmol/L。血离子：Na^+ 132.0mmol/L。B超：瘀血肝，大量腹水，双肾积水，胆囊炎，胆汁混浊。心脏彩超示：全心增大，左室壁增厚，肺动脉瓣、二尖瓣、三尖瓣相对关闭不全，肺动脉内压力增高，左室收缩、舒张功能均减退。胸片示：左肺炎，心包积液，肺内感染，左侧胸腔积液。

中医诊断： 水肿（水湿浸渍）；**西医诊断：** 高血压肾病全身重度水肿并三腔大量积液。

治则治法： 提壶揭盖，升清降浊。

方药： 千金鲤鱼汤加减。

鲤鱼500g，防己10g，葶苈子20g，大腹皮20g，地龙10g，泽兰10g，益母草20g，枳实10g，赤小豆10g。7剂，水煎服。

【二诊】

患者血压逐渐下降，尿量由每日600～700mL，增至1500mL，心悸、气短明显减轻，夜间可以平卧，体重明显下降。皮色淡黄，目黄消失。舌体大，有齿痕，苔白微腻，脉沉滑。心脏彩超示：少量积液。腹部彩超示：少量胸水。各项实验室检查基本恢复正常。主证未变，但为防止利水伤阴，消耗正气，中药汤剂进行相应调整：鲤鱼500g，赤小豆10g，泽泻15g，茯苓15g，猪苓15g，泽兰10g，益母草20g。

【治疗效果】

中药口服50天，患者全身水肿消退，症状全部缓解，血压120～110/85～80mmHg，体重减至70kg，血、尿常规恢复正常，肾功能等正常，肝功能轻度改变，胸水完全吸收，余有少量心包积液及腹水。嘱效不更方，继续服用变通鲤鱼汤。2005年12月5日复查，心包积液、腹水消失。半年后复查，病情未见任何反复。

赵为民医案

479

【按语】

本病病机关键为肺脾肾三脏功能失调，水液代谢受阻，溢于肌肤而成水肿，多因全身气化功能失常，导致肺不通调，脾失传输，肾失开阖，终至膀胱气化无权，三焦水道失畅，水液停聚，泛滥肌肤，而成水肿。《素问·水热穴论》指出："故其本在肾，其末在肺。"《素问·至真要大论》又指出："诸湿肿满，皆属于脾。"本证主要责之于心，心主血脉的功能失常，血行瘀滞，导致肺气失宣，肝血内瘀，脾运失常，肾的气化功能失调，上中下三焦同病，气血水代谢障碍，水液内渗外溢，终成本证。此外，高血压是引起心病、肾病的原因。肾病之后，开阖失常，水津大量流失，是引起体虚、病情加重的重要因素。

主方选用千金鲤鱼汤加减，具有健脾利水及协助利尿的功效。在鲤鱼汤中，加入葶苈子泻肺行水，取肺为水之上源，开上窍通下窍之意，实为提壶揭盖；加大腹皮下气宽中行水，治疗中焦气机不通，使中焦能够升清降浊；加泽兰、益母草活血祛瘀，利水消肿，改善血瘀，恢复膀胱气化功能。诸药合用，使上中下三焦的气化功能逐渐恢复正常，水津得蓄，水液得排，高度浮肿逐渐消退，白蛋白稳步升高，直至各脏功能恢复正常。

该患水肿病机复杂，与五脏皆有所相关，为至虚至实之候，若求速效，惟快利其水，必水去复生，正气阴精枉耗；若专思培补，必因壅遏而水泛无边，险象丛生。因此，在二诊治疗中稳扎稳打，扶正祛邪，徐缓图之，不求速效，连续口服中药30剂，使水肿缓慢稳定消退，没有出现反复。本病在治疗过程中，中西药合用，给予降压、补充白蛋白、利尿、扩冠、减轻心脏前后负荷、控制感染、平喘、常规吸氧、监护等西医治疗方案，也起到了一定的积极效果。

（整理：徐洋）